HANDBOOK OF RECONSTRUCTIVE FLAPS

皮瓣重建手术图解

主编 ［美］Matthew M. Hanasono
　　 ［美］Charles E. Butler
主译 　王增涛　陈超
主审 　丁自海

山东科学技术出版社
·济南·

Copyright © 2021 of the original English edition by Thieme Medical Publishers, Inc, New York, USA.
Original title:
Handbook of Reconstructive Flaps, 1st edition by
Matthew M. Hanasono/Charles E. Butler
Simplified Chinese translation edition © 2025 by Shandong Science and Technology Press Co., Ltd.

版权登记号：图字 15-2021-204

图书在版编目（CIP）数据

皮瓣重建手术图解 /（美）马修·M.哈纳索诺（Matthew M. Hanasono），（美）查尔斯·E.巴特勒（Charles E. Butler）主编；王增涛，陈超主译. 济南：山东科学技术出版社，2025. 5. -- ISBN 978-7-5723-2605-9

Ⅰ. R622-64

中国国家版本馆 CIP 数据核字第 2025LK0177 号

皮瓣重建手术图解
PIBAN CHONGJIAN SHOUSHU TUJIE

责任编辑：冯　悦
装帧设计：李晨溪

主管单位：山东出版传媒股份有限公司
出 版 者：山东科学技术出版社
　　　　　地址：济南市市中区舜耕路 517 号
　　　　　邮编：250003　电话：（0531）82098088
　　　　　网址：www.lkj.com.cn
　　　　　电子邮件：sdkj@sdcbcm.com
发 行 者：山东科学技术出版社
　　　　　地址：济南市市中区舜耕路 517 号
　　　　　邮编：250003　电话：（0531）82098067
印 刷 者：山东新华印务有限公司
　　　　　地址：济南市高新区世纪大道 2366 号
　　　　　邮编：250104　电话：（0531）82091306

规格：16 开（210 mm×285 mm）
印张：19.25　字数：431 千
版次：2025 年 5 月第 1 版　印次：2025 年 5 月第 1 次印刷
定价：196.00 元

主　编

Matthew M. Hanasono, MD, FACS
Professor
Reconstructive Microsurgery Fellowship Program
　Director
Department of Plastic Surgery
The University of Texas MD Anderson Cancer Center
Houston, Texas

Charles E. Butler, MD, FACS
Chairman
Professor of Plastic Surgery
Department of Plastic Surgery
Charles B. Barker Endowed Chair in Surgery
The University of Texas MD Anderson Cancer Center
Houston, Texas

编　者

David M. Adelman, MD, PhD
Associate Professor
Department of Plastic Surgery
The University of Texas MD Anderson Cancer Center
Houston, Texas

Andrew Michael Altman, MD
Clinical Assistant Professor
Division of Plastic Surgery
Department of Surgery
Baylor Scott & White Health
Texas A&M University Health Science Center College of
　Medicine
Temple, Texas

Blair M. Barton, MD
Resident
Otolaryngology – Head and Neck Surgery
Tulane University
New Orleans, Louisiana

Donald P. Baumann, MD, FACS
Professor
Department of Plastic Surgery
The University of Texas MD Anderson Cancer Center
Houston, Texas

Charles E. Butler, MD, FACS
Chairman
Professor of Plastic Surgery
Department of Plastic Surgery
Charles B. Barker Endowed Chair in Surgery
The University of Texas MD Anderson Cancer Center
Houston, Texas

David S. Cabiling, MD
Assistant Professor
Department of Plastic Surgery
The Ohio State University
Columbus, Ohio

Christopher A. Campbell, MD, FACS
Associate Professor
Department of Plastic Surgery
University of Virginia Health System
Charlottesville, Virginia

Martin J. Carney, MD
Resident Physician
Division of Plastic Surgery
Yale New Haven Hospital
New Haven, Connecticut

David W. Chang, MD, FACS
Professor
Section of Plastic and Reconstructive Surgery
Department of Surgery
The University of Chicago Medicine and Biological Sciences
Chicago, Illinois

Edward I. Chang, MD, FASC
Associate Professor
Department of Plastic Surgery
The University of Texas MD Anderson Cancer Center
Houston, Texas

Eric I-Yun Chang, MD, FACS
Associate Professor
Division of Plastic Surgery
Program Director, Reconstructive Microsurgery Fellowship
Surgical Oncology
Fox Chase Cancer Center
Philadelphia, Pennsylvania

Albert H. Chao, MD
Assistant Professor
Department of Plastic Surgery
The Ohio State University
Columbus, Ohio

Sydney Ch'ng, MBBS, PhD, FRACS
Associate Professor
Institute of Academic Surgery at Royal Prince Alfred Hospital
The University of Sydney
New South Wales, Australia

Mark W. Clemens, MD, FACS
Associate Professor
Department of Plastic Surgery
The University of Texas MD Anderson Cancer Center
Houston, Texas

Noopur Gangopadhyay, MD
Assistant Professor
Division of Plastic Surgery
Ann & Robert H. Lurie Children's Hospital of Chicago
Northwestern University Feinberg School of Medicine
Chicago, Illinois

Patrick B. Garvey, MD, FACS
Professor
Department of Plastic Surgery
The University of Texas MD Anderson Cancer Center
Houston, Texas

Deepak Gupta, MD
Assistant Professor
Division of Plastic Surgery
Department of Surgery
University of California San Diego
San Diego, California

Kevin Hagan, MD
Associate Professor, Plastic Surgery
Vanderbilt University Medical Center
Nashville, Tennessee

Matthew M. Hanasono, MD, FACS
Professor
Reconstructive Microsurgery Fellowship Program Director
Department of Plastic Surgery
The University of Texas MD Anderson Cancer Center
Houston, Texas

Summer E. Hanson, MD, PhD, FACS
Associate Professor
Director of Translational Research
Department of Plastic Surgery
The University of Texas MD Anderson Cancer Center
Houston, Texas

Christian P. Hasney, MD, FACS
Attending Physician
Otorhinolaryngology and Communication Sciences
Ochsner Health System
New Orleans, Louisiana

Aladdin H. Hassanein, MD, MMSc
Assistant Professor
Division of Plastic Surgery
Indiana University School of Medicine
Indianapolis, Indiana

Victor J. Hassid, MD, FACS
Associate Professor
Department of Plastic Surgery
The University of Texas MD Anderson Cancer Center
Houston, Texas

Suhail K. Kanchwala, MD
Associate Professor of Surgery
Division of Plastic Surgery
Hospital of the University of Pennsylvania
Philadelphia, Pennsylvania

Sahil K. Kapur, MD
Assistant Professor
Department of Plastic Surgery
The University of Texas MD Anderson Cancer Center
Houston, Texas

Ergun Kocak, MD
Plastic Surgeon
Midwest Breast and Aesthetic Surgery, Inc.
Gahanna, Ohio

Jeffrey H. Kozlow, MD, MS
Associate Professor (Clinical Track)
Section of Plastic Surgery
University of Michigan
Ann Arbor, Missouri

Howard N. Langstein, MD
Chief
Division of Plastic and Reconstructive Surgery
University of Rochester
Rochester, New York

Rene D. Largo, MD
Assistant Professor
Department of Plastic Surgery
The University of Texas MD Anderson Cancer Center
Houston, Texas

Gordon K. Lee, MD, FACS
Professor
Director of Microsurgery
Division of Plastic and Reconstructive Surgery
Stanford University School of Medicine
Stanford, California

Michelle Lee, MD
Plastic Surgeon
PERK Plastic Surgery
Beverly Hills, California

Samuel Lin, MD, MBA
Associate Professor
Program Director
BIDMC/Harvard Plastic Surgery Residency Program
Divisions of Plastic Surgery and Otolaryngology
Beth Israel Deaconess Medical Center
Harvard Medical School
Boston, Massachusetts

Alexander F. Mericli, MD
Assistant Professor
Department of Plastic Surgery
The University of Texas MD Anderson Cancer Center
Houston, Texas

Brian Moore, MD, FACS
Chair
Otorhinolaryngology and Communication Sciences
Ochsner Health System
New Orleans, Louisiana

Mauricio A. Moreno, MD
Associate Professor
Department of Otolaryngology, Head and Neck Surgery
University of Arkansas for Medical Sciences
Little Rock, Arizona

Amanda Murphy, MD
Resident
Department of Plastic Surgery
Dalhousie University
Halifax, Nova Scotia, Canada

Sara A. Neimanis, MD
Resident Physician
Division of Plastic and Reconstructive Surgery
University of Rochester
Rochester, New York

Anson Nguyen, MD
Plastic Surgeon
Scott & White Memorial Hospital
Temple, Texas

Laurence S. Paek, MD, CM, MSC, FRCSC
Assistant Professor
Plastic Surgery Service
Department of Surgery
Centre Hospitalier de l'Université de Montréal
Montreal, Quebec
Canada

Sameer A. Patel, MD, FACS
Associate Clinical Professor
Program Director
Temple University Hospital Plastic Surgery Residency
Division of Plastic and Reconstructive Surgery
Department of Surgical Oncology
Fox Chase Cancer Center
Philadelphia, Pennsylvania

Geoffrey L. Robb, MD, FACS
Professor of Plastic Surgery
Department of Plastic Surgery
The University of Texas MD Anderson Cancer Center
Houston, Texas

Justin M. Sacks, MD, MBA
Assistant Professor
Director, Oncological Reconstruction
Codirector, Microsurgery Fellowship
Department of Plastic and Reconstructive Surgery
Johns Hopkins School of Medicine
Baltimore, Maryland

Michel Saint-Cyr, MD
Director
Division of Plastic Surgery
Vice Chairman
Surgical Services
Wigley Professor in Plastic Surgery
Baylor Scott & White Medical Center
Temple, Texas

Mark Schaverien, MBChB, MD, MSc, Med, MRCS, PGCert(FLM), FRCS(Plast)
Assistant Professor of Plastic Surgery
Department of Plastic Surgery
The University of Texas MD Anderson Cancer Center
Houston, Texas

Jesse C. Selber, MD, MPH
Associate Professor
Department of Plastic Surgery
The University of Texas MD Anderson Cancer Center
Houston, Texas

Basel Sharaf, MD, DDS, FACS, FRCDC
Assistant Professor
Division of Plastic Surgery
Mayo Clinic
Rochester, Minnesota

Deana Shenaq, MD
Chief Resident
Department of Plastic and Reconstructive Surgery
The University of Chicago
Chicago, Illinois

Amanda K. Silva, MD
Microsurgery Fellow
Department of Plastic and Reconstructive Surgery
New York University
New York, New York

Geoffroy C. Sisk, MD
Assistant Professor
Department of Plastic and Reconstructive Surgery
The Ohio State University
Columbus, Ohio

Roman J. Skoracki, MD
Division Chief
Oncologic Plastic Surgery
The Ohio State University
Columbus, Ohio

Pankaj Tiwari, MD
Plastic Surgeon
Midwest Breast and Aesthetic Surgery, Inc.
Gahanna, Ohio

Jon Ver Halen, MD, FACS
Private Practice
Ver Halen Aesthetics and Plastic Surgery
Colleyville, Texas

Mark Villa, MD
Associate Professor
Department Plastic Surgery
The University of Texas MD Anderson Cancer Center
Houston, Texas

Jason G. Williams, MD, Med, FRCSC
Associate Professor
Department of Surgery
Dalhousie University
Halifax, Nova Scotia, Canada

Stacy Wong, MD
Plastic Surgeon
Department of Surgery
Division of Plastic Surgery
Baylor Scott & White Health
Temple, Texas

Liza C. Wu, MD, FACS
Associate Professor
Division of Plastic Surgery
University of Pennsylvania Health System
Philadelphia, Pennsylvania

Peirong Yu, MD, FACS
Professor
Department of Plastic Surgery
The University of Texas MD Anderson Cancer Center
Houston, Texas
Thomas Jefferson University Hospital
Philadelphia, Pennsylvania

主　　译　王增涛　陈　超

主　　审　丁自海

译　　者（按姓氏笔画排序）

　　　　　　王　猛　王云鹏　王增涛　王德华　仇申强　文朝喜

　　　　　　朱明昇　刘志波　刘林峰　刘树一　刘培亭　刘焕龙

　　　　　　许兰伟　李　辉　张　迪　张立山　陈　超　陈京国

　　　　　　陈晓彬　官士兵　郝丽文　荣　凯　钟　硕　侯致典

　　　　　　徐广琪　寇　伟　韩钦一　程天庆　程连杰　魏宝富

学术秘书　朱明昇　陈京国

致 谢

我们将这本书献给我们的导师、家人和患者。对于导师，我们诚挚地感谢您教给我们的一切。对于家人，我们感谢你们的不断支持和帮助。对于患者，我们受到你们的勇敢及仁爱精神的鼓舞并对之充满敬畏。我们为学生、住院医师、进修医师写了这本书，希望本书的内容不仅能帮助你们学习，而且能激发你们的想象力，总有一天你们会将重建外科发展到远超我们想象的程度。

Matthew M. Hanasono, MD
Charles E. Butler, MD

前　言

作为外科医生，我们两位的职业生涯中都有幸在得克萨斯大学安德森癌症中心执刀手术。安德森癌症中心被认为是世界顶级的癌症治疗中心之一。特别值得骄傲的是我们的重建显微外科培训项目。我们两人都担任过该培训项目的负责人，而且 Butler 医生是现任科室主任。因此，我们有幸见证了很多在这里接受培训的学员，之后成长为世界顶级的重建外科医生。在写这个前言的时候，已经有超过 150 名医生完成了我们的培训项目。同样令人印象深刻的是，在我们科室工作过的医生中，许多人已经成为美国多家顶级学术机构的领导者。本书是由科室的老师和曾经的学生们充满激情地合作完成的。

本书旨在系统梳理目前最常用的带蒂及游离皮瓣解剖过程中的关键点。此外，鉴于近年来淋巴水肿的治疗已经成为临床治疗中十分重要的一部分，本书还详细介绍了淋巴管静脉转流术以及带血运的腹股沟和锁骨上淋巴结移植。它不是一部鸿篇巨著，因为类似的优秀专著已经出版多部。我们的目的是编写一本重建外科手册，重点阐述这些手术的重要部分，使手术医生在手术前可以随时学习。我们希望每一位尚在学习重建外科手术技术的医生都能把这本书随身携带并随时翻看。我们相信，本书对于有经验的显微外科医生在做不熟悉的组织瓣移植手术时也能提供帮助。

本书着重描述了每个组织瓣或手术的相关解剖、指征，以及术前的相关准备，之后是简明扼要的手术步骤描述，包括手术设计、手术操作、供区闭合等。这部分内容侧重于对手术操作影响大的一些关键点，并辅以清晰的示意图及手术照片。每章都包含"要点与难点"部分，以总结手术操作及患者治疗方面的关键理念与细节。我们认为任何手术都有不止一种"正确"的方法，书中所述是经过医生们反复临床实践改良后的方法，实用可靠，希望读者能够认可。

Matthew M. Hanasono, MD

Charles E. Butler, MD

中文版前言

中国的显微外科一直居于世界先进水平。数十年来，与中国显微外科不断发展进步相对应的是多部高水平显微外科专著的问世。这些专著为中国显微外科的教育、普及做出了巨大贡献。

尽管《显微外科学》《皮瓣外科学》《王成琪显微外科学》等国内相关专著已堪称经典，但国外的一些优秀著作仍然值得我们借鉴和学习。

这本《皮瓣重建手术图解》由美国安德森癌症中心重建外科的Hanasono医生与Butler医生携手主编，编者团队汇聚了该中心及全球范围内众多在安德森癌症中心学习过的显微外科医生。安德森癌症中心重建外科，作为美国显微外科领域的一颗璀璨明珠，一直以来都以其精湛的技术、严谨的态度和卓越的研究成果闻名遐迩。这里不仅培养了一大批优秀的显微外科医生，还吸引了来自世界各地的学者前来学习交流。许多从这里走出去的医生，如今已成为显微重建外科领域的领军人物，其中不乏世界显微重建外科学会的前任主席等重量级人物。

正是这样一支高水平的编者团队，为《皮瓣重建手术图解》的编写提供了坚实的保障。本书不仅涵盖了显微外科领域最常用的带蒂及游离皮瓣，还紧跟时代发展，详细介绍了近年来备受关注的淋巴水肿手术，包括淋巴管静脉吻合术、淋巴结瓣移植术等技术。

《皮瓣重建手术图解》并非一部冗长的专著，而是一本精炼实用的参考书。它以简洁明了的语言、图文并茂的形式，将复杂的显微外科技术生动直观地呈现出来，使得临床医生能够迅速掌握要点，提高手术操作的准确性和安全性。在国内显微外科领域，这样一本兼具实用性和便捷性的工具书确实不多见，因此它的翻译出版无疑将填补这一空白，为广大显微外科医生提供一个不可多得的学习参考。

最后，我们要特别感谢原著的编者团队和出版社，为我们提供了这样一本优秀的著作。同时，也要感谢所有支持和关注本书翻译出版的朋友们，是你们的鼓励和支持让我们有动力将这本书呈现在大家面前。希望《皮瓣重建手术图解》的中文版能成为国内广大年轻显微外科医生的口袋书，在需要的时候可以随时翻阅。

由于译者水平有限，翻译过程中难免会出现一些错误和用词不当之处。我们衷心希望广大读者在阅读过程中能够不吝赐教，指出不足和错误，以便再版时修正和完善。

王增涛　陈　超

2024 年 12 月

目　录

第一部分　头颈部 ... 1

1. 头皮局部组织瓣 ... 2
2. 旁正中前额瓣 ... 7
3. 颞肌瓣 ... 12
4. 颞顶筋膜瓣 ... 16
5. 面动脉肌黏膜瓣 ... 22
6. Abbe-Estlander 瓣 ... 26
7. Karapandzic 瓣 ... 32
8. 颏下岛状瓣 ... 36
9. 锁骨上带蒂皮瓣 ... 40

第二部分　胸部 ... 45

10. 胸廓内动脉穿支皮瓣 ... 46
11. 胸大肌带蒂肌瓣、肌皮瓣 ... 52

第三部分　背部 ... 59

12. 斜方肌肌瓣或肌皮瓣 ... 60
13. 椎旁肌带蒂肌皮瓣 ... 66
14. 带蒂或游离背阔肌肌瓣、肌皮瓣 ... 71
15. 胸背动脉穿支皮瓣 ... 77
16. 前锯肌肌皮瓣和带肋骨的前锯肌肌骨瓣 ... 83

17	肩胛皮瓣与肩胛旁皮瓣	89
18	肩胛和肩胛旁皮瓣转移	96
19	梯形皮瓣	102

第四部分　腹部　107

20	游离横行腹直肌肌皮瓣	108
21	横行腹直肌带蒂肌皮瓣	116
22	深层腹壁下动脉穿支皮瓣	123
23	腹壁浅动脉皮瓣	127
24	纵行腹直肌游离、带蒂肌皮瓣	132
25	大网膜瓣	138
26	游离空肠瓣和增压空肠瓣	143
27	腹股沟/旋髂浅动脉穿支皮瓣	153

第五部分　盆部　157

28	髂骨（旋髂深动脉）瓣/游离骨皮瓣	158
29	新加坡皮瓣	166
30	臀上动脉穿支皮瓣	171
31	臀下动脉穿支皮瓣	175

第六部分　上肢　181

32	臂外侧皮瓣	182
33	前臂桡侧皮瓣及骨皮瓣游离移植术	187
34	尺动脉穿支皮瓣	194

第七部分　下肢 ··· 199

35　股前外侧皮瓣 ··· 200

36　股前内侧皮瓣 ··· 204

37　股直肌肌皮瓣 ··· 209

38　股薄肌肌皮瓣 ··· 214

39　横行股薄肌近侧组织瓣 ··· 221

40　股深动脉穿支皮瓣 ··· 226

41　股后侧皮瓣 ·· 232

42　比目鱼肌肌皮瓣 ·· 238

43　腓肠肌肌皮瓣 ··· 243

44　腓肠内侧动脉穿支皮瓣 ··· 248

45　逆行腓肠动脉皮瓣 ··· 253

46　游离腓骨骨皮瓣 ·· 258

47　足底内侧动脉穿支皮瓣 ··· 267

第八部分　淋巴水肿 ··· 271

48　锁骨上淋巴结移植 ··· 272

49　腹股沟淋巴结移植 ··· 277

50　淋巴管静脉吻合术 ··· 282

第一部分
头颈部

1	头皮局部组织瓣	2
2	旁正中前额瓣	7
3	颞肌瓣	12
4	颞顶筋膜瓣	16
5	面动脉肌黏膜瓣	22
6	Abbe-Estlander 瓣	26
7	Karapandzic 瓣	32
8	颏下岛状瓣	36
9	锁骨上带蒂皮瓣	40

1 头皮局部组织瓣

Victor J. Hassid

摘要

本章阐述了头皮缺损利用局部组织瓣修复的流程概要和技术要点。通过对头皮局部组织瓣转移过程中（如毛发的保护、颅骨凸面外形的特殊性）所涉及的手术细节做重点讨论，包括适应证、应用解剖、术前注意事项及成熟可靠的手术操作，以期为患者带来最佳修复效果。

关键词：头皮重建，重建策略，局部组织瓣，软组织层，血管供应，神经支配

1.1 引言

近年来，头皮重建技术取得了显著进步，由以往通过二期手术修复颅骨外露发展到利用显微外科技术一期封闭创区。17世纪末，颅骨外露首选治疗是采用颅骨外板打孔待肉芽组织形成，而后逐渐上皮化以达创面愈合。随后发展到皮片移植、局部组织瓣、软组织扩张和显微外科重建。头皮自身所特有的厚而无弹性、存在毛发、颅骨凸面形状等特点，增加了修复重建的难度。

1.2 适应证

- 肿瘤切除术后继发缺损。
- 创伤性缺损。
- 放射性颅骨坏死。
- 影响美观的脱发或瘢痕。

1.3 应用解剖

头皮包含3种组分：①软组织；②血供；③神经[1,2]。由浅入深为皮肤（3~8 mm）、皮下组织（血管、淋巴管和神经）、帽状腱膜（与额肌和枕肌及颞顶筋膜相连，坚韧致密）、疏松结缔组织（帽状腱膜下筋膜）和骨膜（致密地附着在颅骨上）（图1.1）。

头皮的血管分布以颈内、颈外血管系统的动脉分支和静脉属支为主干，分为4个不同的血管区域。前部供血血管为颈内动脉系统的终末分支——眶上动脉（穿经眶上切迹/孔）和滑车上动脉（位于眶上动脉内侧，距正中线约2 cm）。外侧区域（最大的区域）由颈外动脉系统的终末分支即颞浅动脉供应，颞浅动脉在耳轮上水平处分成额支和顶支。后外侧区域（最小的区域）由耳后动脉（颈外动脉）供应。后部区域由枕动脉（项线上至头顶）、斜方肌和头夹肌的穿支（项线下）供应（图1.2）。

感觉神经由三叉神经的3个分支、颈丛神经的分支和颈脊神经支配。眶上神经分浅、深两支，浅支穿出额肌支配前额和前发际线区域皮肤。

深支向深层延伸到额部骨膜，至冠状缝的水平，在上颞线内侧0.5~1.5 cm处穿出帽状腱膜层支配额顶部头皮。颧颞神经（起自三叉神经上颌分支）支配眉外侧小部分区域，继续上行至颞嵴前缘浅出。耳颞神经（起自三叉神经的下颌支）支配外侧头皮。枕大神经和枕小神经（分别来自颈神经背侧支和颈丛神经）支配

1 头皮局部组织瓣

枕区（图 1.2）。

运动神经由面神经额支（走行在颞深筋膜浅层）和面神经耳后支（耳前肌、耳后肌、枕肌）支配（图 1.2）。

术中游离头皮局部组织瓣过程中，应明确血管位置及走行以保证皮瓣血供，同时也要兼顾术区毛发分布特点。

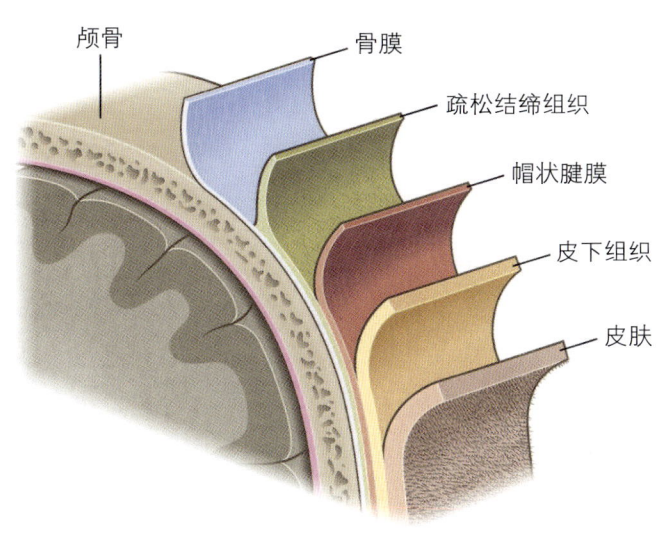

图 1.1 头皮分层

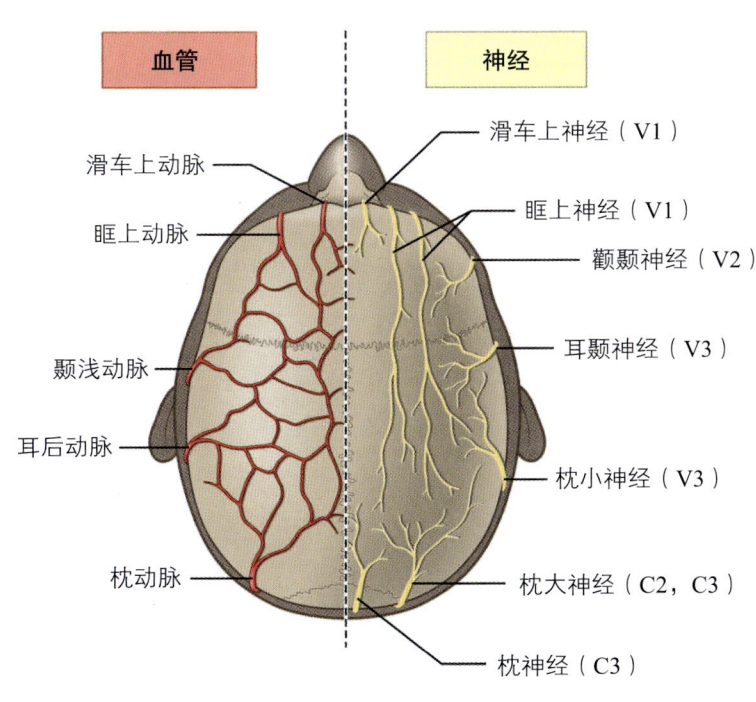

图 1.2 头皮血管和神经

1.4 组织瓣类型

- 头皮局部组织瓣类型主要取决于设计的不同，如推进皮瓣和旋转皮瓣[3]。
- 在组织构成方面变化不大，主要是除骨膜以外的所有头皮解剖层次，通常在帽状腱膜下层分离。
- 根据缺损的部位、类型、大小及血管解剖结构，头皮组织瓣可以切取1~3个分叶瓣。对于中央区头皮缺损，可以设计两个反向或同向旋转皮瓣修复创区。此外，Orticochea提出了"三瓣法"的修复术式，由此术式衍生出"风车皮瓣"，即沿缺损周缘等距设计3个外形近似的旋转分叶瓣，同向旋转至缺损处以覆盖创区。
- 头皮组织瓣切取时不推荐在皮肤和皮下组织的"非解剖学"平面（帽状腱膜层下为"解剖学"平面）进行锐性剥离，因该平面下分离会增加出血和毛囊损伤的风险。

1.5 术前准备

术前首要工作是评估头皮缺损病因、位置和深度，周围皮肤松弛度，之前手术切口及患者耐受性等问题。之前经放疗者通常会导致周围组织纤维化，故而增加了局部组织瓣转移的难度。之前做过手术者，手术切口若伤及邻近血管，也会限制局部组织瓣的切取。依据创周组织松弛度并预估组织转移后最大张力点来设计头皮局部组织瓣。此外，结合患者是否需要进行后续辅助治疗如放疗等，综合各因素设计成熟可靠的手术方案，以确保患者后续治疗不受影响。

将手术设计思路，结合患者的合并症、期望值、手术风险及术后并发症与患者及其家属充分沟通后，确定最终的重建方案。

1.6 体位和标记

常用手术体位：仰卧位、侧卧位或俯卧位。由法国Integra Lifesciences、Saint Priest研发的梅菲尔德旋转马蹄形头枕（Mayfield Swivel Horseshoe Headrest）有助于更好地暴露术区。为了便于手术操作，应调整手术床以使术区与麻醉设备保持一定距离。术区除整个头皮外，还应包括腹股沟和（或）大腿等部位，上述部位可作为头皮局部组织瓣转移后缺损区植皮的供区。

恰当的组织瓣设计和皮肤标记应考虑到以前的头皮切口和创周皮肤松弛度。皮瓣设计时宽度应为修复缺损的4~6倍。也可根据周围皮肤松弛情况设计多叶旋转组织瓣（如"阴阳"皮瓣），以降低转移后皮瓣张力（图1.3）。

头皮组织弹性差，该区域推进组织瓣应用受到一定限制，但对于组织相对松弛的（<3 cm）外侧头皮缺损仍可使用（图1.4）。

1.7 手术操作

术前利用多普勒对头皮动脉定位并做标记，沿设计组织瓣及切缘于帽状腱膜下局部注射含有稀释肾上腺素麻醉肿胀药，以减轻出血并使解剖层次清晰。待麻醉药起效后，对创区边缘进行清创，根据术前标记切开皮肤皮下至帽状腱膜，于帽状腱膜下乏血管疏松结缔组织层广泛分离组织瓣。头皮切开时切口要有一定倾斜度，使之与毛囊生长方向平行，术中电凝止血要精准，避免损伤毛囊引起脱发。

为便于组织瓣旋转和推进，可对组织瓣的内面即帽状腱膜层做多条与张力线相垂直的切口，间距1 cm左右，每做一条切口需要对组织瓣推进后张力进行评估（图1.5）。头皮动脉紧

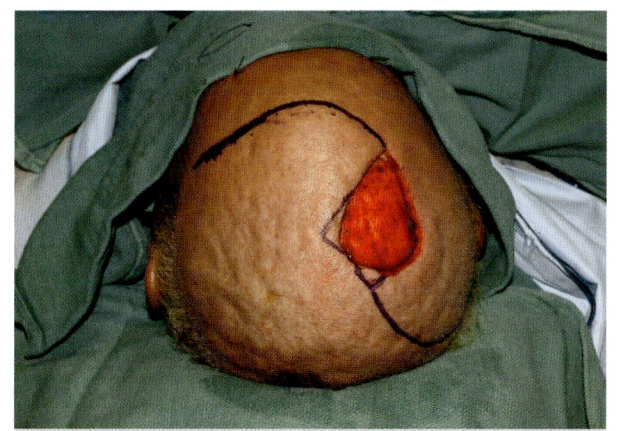

图1.3 皮肤恶性肿瘤扩大切除后头皮缺损设计"阴阳"皮瓣修复

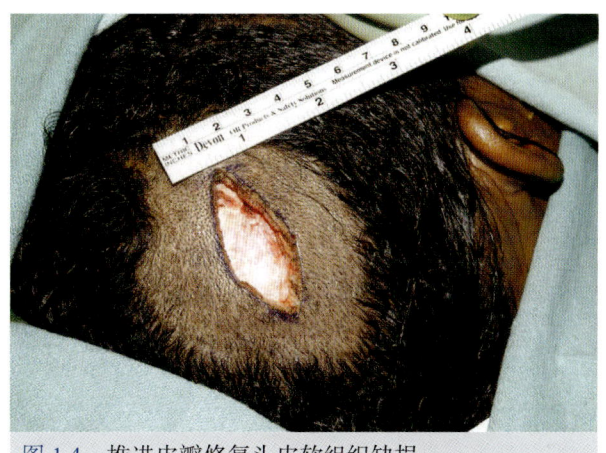

图1.4 推进皮瓣修复头皮软组织缺损

密附着于帽状腱膜上,采用此项操作时需要小心谨慎,务必不要损伤血管。若组织瓣旋转闭合时张力过大,亦可在旋转组织瓣蒂部做回切切口以减小张力,但在操作时需仔细观察蒂部血液循环,以免损伤血管导致蒂部变窄而影响组织瓣成活。

1.8 供区闭合

为减小供区闭合时的张力,通常需要对供区周围组织进行广泛潜行剥离。剥离范围较大时术后放置小口径布雷克(Blake)或杰克逊-普拉特(Jackson–Pratt)引流管。皮瓣转移后,先做尖端固定缝合,其次是中间曲线部分,最后是蒂部(图1.6a,b)。帽状腱膜致密坚韧,皮瓣转移后缝合该层是关键。若供区缺损不能直接闭合,应采用全厚或中厚皮片打包加压植皮覆盖(图1.6c)。

组织瓣转移时产生的皮角多数会随着时间而消退,术中通常不予以修整,以免影响组织瓣血运,确有必要者,可后期再处理。

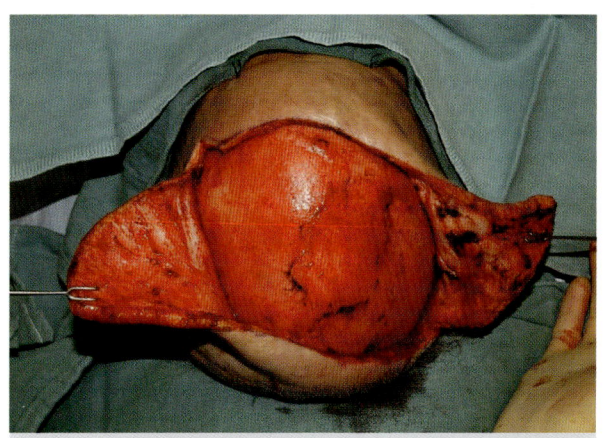

图1.5 广泛分离"阴阳"瓣,垂直皮瓣张力方向划开帽状腱膜层以减小缝合张力

1.9 要点与难点

- 顶部因包含颞顶筋膜和颞肌筋膜,故活动度最大。
- 术中避免伤及眶上神经的深支导致额顶部头皮感觉障碍。
- 头皮已有的切口可能会伤及血管网。
- 设计较大旋转组织瓣时,至少要达到缺损宽度的4~6倍。
- 必要时可做辅助切口,以减小缝合时的张力。也可以行皮片移植覆盖供区缺损。

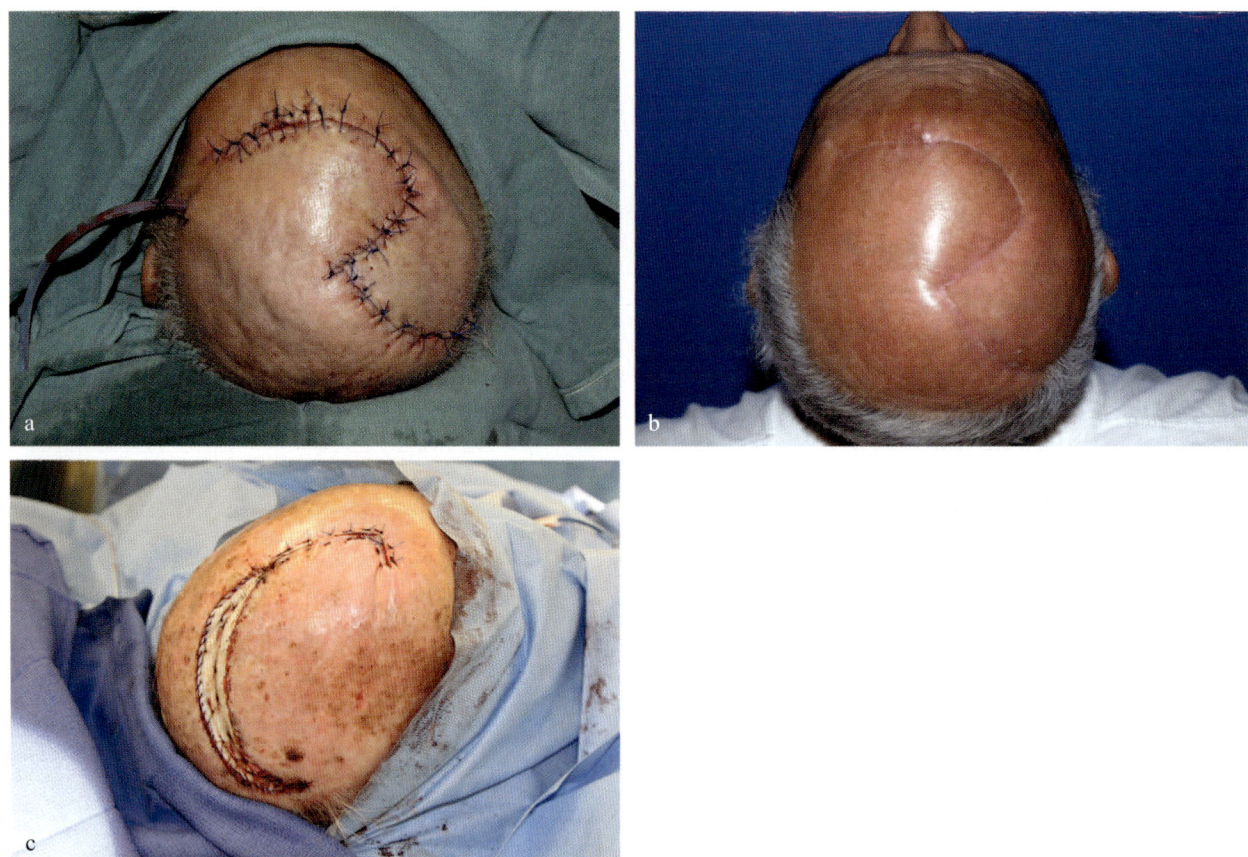

图1.6 a.术后即刻，皮瓣转移和放置引流。b.长期效果。c.皮瓣旋转推进后张力较大而无法直接拉拢缝合，可行皮片移植覆盖供区缺损

（徐广琪 译，丁自海 陈超 校）

参考文献

[1] LEEDY JE, JANIS JE, ROHRICH RJ. Reconstruction of acquired scalp defects: an algorithmic approach[J]. Plast Reconstr Surg 2005,116(4):54–72.

[2] LEEDY JE. Scalp and calvarial reconstruction. In: Janis JE, ed. Essentials of Plastic Surgery[M]. St. Louis, MO: Quality Medical Publishing, 2007.

[3] HOFFMANN JF. Reconstruction of the scalp. In: Baker SR, ed. Local Flaps in Facial Reconstruction[M]. 2nd ed. Philadelphia, PA: Mosby, 2007.

2 旁正中前额瓣

Mark Villa

摘要

对于部分或全鼻缺损，旁正中前额瓣可提供修复外部覆盖和鼻腔衬里所需的足量且肤色理想的组织，故该瓣是鼻缺损修复的首选方案。鼻部具有复杂的解剖结构并承担重要的功能（包括气道通畅和嗅觉功能），也给重建工作带来较大挑战。本章阐述了鼻修复重建所需的一系列必要环节和步骤，以期达到修复后鼻部最佳美学效果和功能。

关键词：旁正中前额瓣，斜形组织瓣设计，解剖标志，蒂

2.1 引言

旁正中前额瓣因色泽、质地等方面与鼻部最为相似而被广泛用于鼻缺损的修复。公元前6世纪，旁正中前额瓣最早刊登在一篇名为《苏舒鲁塔·萨米塔》（the Sushuruta Samita）的印度医学论文，此后诸多先驱如 Lisfranc、Dieffenbach、Gillies、Converse、Millard、Burget 和 Menick 等对其进行深入的解剖研究和手术改良[1]，其中 Menick 和 Burget 两位学者较全面、翔实地阐述了应用旁正中前额瓣行鼻再造[2,3]。

不论是部分还是全鼻缺损，前额瓣均可提供足量且肤色与鼻部最为接近的外层覆盖及鼻腔衬里。

鼻部结构复杂、形态立体，同时还兼具气道通畅和嗅觉方面的重要功能，因此是面部修复重建最为重要的一环。旁正中前额瓣修复鼻缺损前，务必仔细评估鼻缺损情况、手术分期及各期具体工作细节。若考虑不周，可导致重建达不到应有的美学效果，更严重者尚不如重建前。

2.2 适应证

可以修复全部或部分鼻缺损。除常用于鼻再造外，也可用于面中部和眼睑区域软组织缺损的修复。

2.3 应用解剖

前额的血供起自颈内动脉的眼动脉终末支，包括眶上动脉、滑车上动脉、滑车下动脉和鼻背动脉（这里提及的滑车，指的是附着在鼻骨上的"定滑轮"，改变上斜肌腱方向，主要作用是使眼球做内旋、下转）。此外，面部动脉各分支，包括内眦动脉，同侧和对侧血管相互吻合形成密集血管网，为前额组织供血。

滑车上动脉（图 2.1）是旁正中前额瓣的主要血供来源，自眼动脉发出，走行于眼眶上内侧，穿眶隔，在滑车上切迹处经眶缘转而向上走行，其间与滑车上神经伴行。穿出眶缘骨膜，走行于皱眉肌与额肌间[4]。滑车上动脉穿眶缘骨膜浅出皱眉肌表面的位置结构复杂，有小静脉伴行，该处游离需仔细谨慎，以免损伤血管[5]。

滑车上动脉穿出额肌向上走行于额正中部皮下达发际线或更上水平，上行过程中渐行渐浅直至真皮深层[4]。

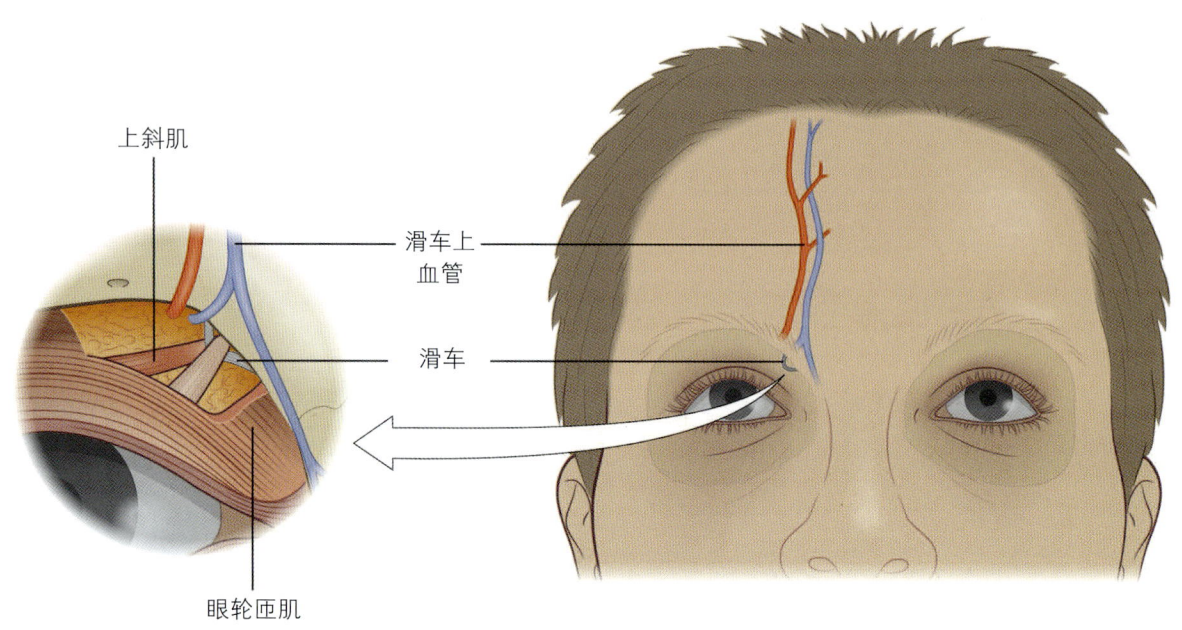

图 2.1　在眶内上方，滑车上血管与滑车毗邻关系

2.4　其他组织瓣类型

避免设计斜形的额瓣，该设计易伤及血管，影响组织瓣远端血供（图 2.2b）。

2.5　术前准备

术前设计对于旁正中前额瓣鼻再造至关重要。任何类型鼻重建均需考虑缺损的大小、深度、位置和性质，包括缺失组织的类型。此外，缺损处也需做好充分的准备，包括去除瘢痕组织和之前手术缝合所致的陈旧性伤口，还要考虑术区局部肿胀麻醉注射影响。周密的术前准备是获得最佳重建效果的先决条件。

2.6　体位和标记

术前标出术区重要的解剖结构，如滑车上血管的走向（多普勒定位）、发际线、鼻唇沟、面部中线、鼻的亚单位和上唇[2,3]。根据滑车上血管的走行，以缺损形状为模板，设计以滑车上血管为蒂的组织瓣（图 2.2a）。通常组织瓣选在重建的缺损同侧[6]。为增加组织瓣长度，也有学者提出以一定角度设计跨越前额斜向组织瓣（图 2.2b）。该设计虽然可以增加瓣的长度，但因切断了滑车上动脉远端部分进而影响旁正中前额瓣末端血运。鉴于此，可采用将组织瓣的远端向上延伸过发际线到有毛发的头皮，或者眶缘附近组织瓣蒂部做彻底游离松解也可在一定程度上增加蒂的长度。

组织瓣转移过程蒂部存在一定消耗，故术前准确测量蒂部长度，确保组织瓣转移至缺损处张力最小。关于组织瓣的设计，可在术中以最终的缺损创面拓样设计组织瓣，也可以对侧未受影响的鼻亚单位作重建模板；若术前确定修复范围者，也可在术前制作修复模板并在灭菌术中备用。

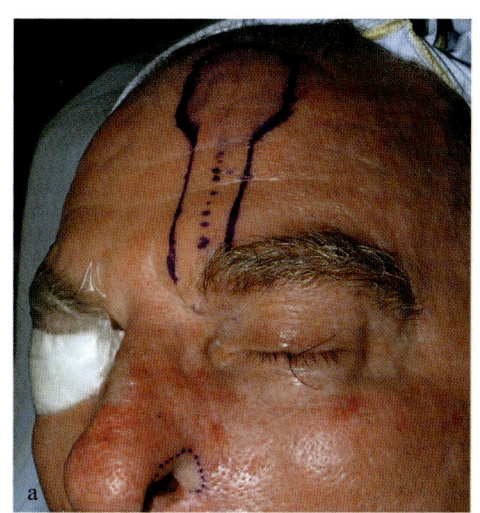

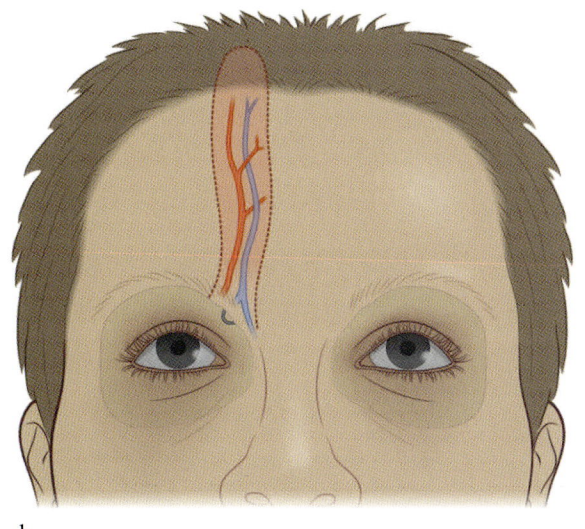
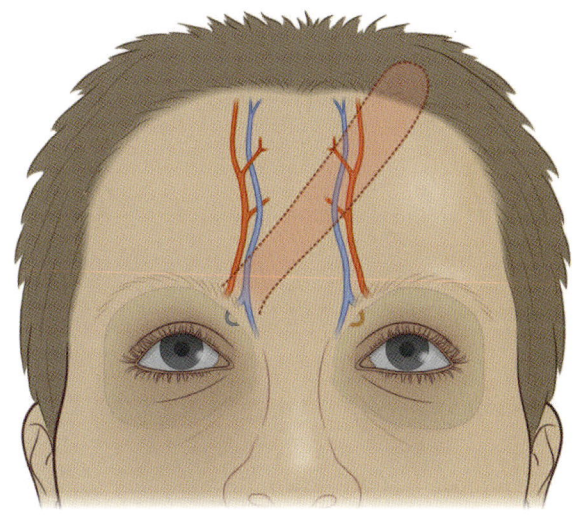

图 2.2　a. 沿滑车上血管走行，自眼眶内侧向发际线方向垂直设计组织瓣；若需增加长度，组织瓣可以延伸到发际线以上。b，c. 为延伸皮瓣长度的示意图，但斜向设计组织瓣时，因不完全以滑车上血管为轴，其远端为随意组织瓣，故增加了远端坏死风险（a 图由 Matthew M. Hanasono 提供）

鼻缺损的模板做好后，在前额做组织瓣的标记，用含肾上腺素的 1% 利多卡因注射到前额组织瓣周围，以方便组织瓣解剖层次暴露和供区闭合过程中的止血。不要将含有肾上腺素的麻醉剂注射到组织瓣内，因为肿胀后的皮肤颜色苍白会影响组织瓣的血运评估。注射麻醉剂后会使局部组织变形，因此模板应在注射麻醉剂之前制作。

2.7　手术操作

沿组织瓣外周切开，由远端向近端分离（图 2.3）。组织瓣的远端 1/3 可在皮下平面做分离，以保护滑车上血管真皮深处的分支。若组织瓣远端有毛发，可仔细修剪掉皮下脂肪层内毛囊，或后期行激光脱毛，但前者更为彻底[3]。

组织瓣的中 1/3 可在额肌下方 / 帽状腱膜下层分离，以保护额肌表面的滑车上血管。

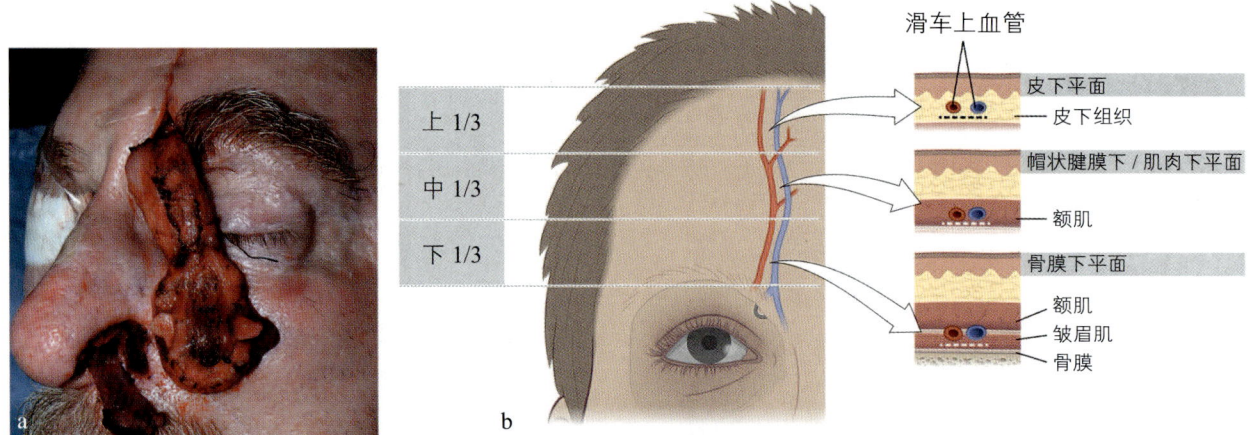

图 2.3　a. 切取完成后翻起组织瓣。远端可见肌纤维，可以作为鼻翼软骨替代物支撑鼻翼。用于鼻翼衬里的鼻黏膜瓣从鼻孔伸出。b. 左图为旁正中前额瓣分上、中、下三部分示意图。右图为三部分组织瓣的横截面及该截面滑车上血管深度示意图（a 图由 Matthew M. Hanasono 提供）

对于组织瓣的近端 1/3，分离平面需深至骨膜下层。如前所述，滑车上血管在眶缘处走行于皱眉肌和额肌之间[2]，蒂部紧贴骨膜下掀起组织瓣以保护滑车上血管[4]。

滑车上血管穿经眼眶，出眶隔，于滑车上切迹处跨眶缘上行，该处滑车上血管不会穿经任何孔径，只要在骨膜下仔细分离，不会离断血管[5]。沿骨膜下可以一直分离至内眦处，既增加了蒂部长度也增大了蒂部旋转灵活度。

2.8　供区闭合

旁正中前额瓣完全游离后，在无张力的情况下转移至缺损后，闭合供区（图 2.4）。若切取组织瓣面积不大，沿供区缺损向两侧于帽状腱膜下潜行分离至颞肌前缘，向上达发际线以上充分游离，供区可直接拉拢缝合。面积较大者，供区近端可以一期缝合，远端不能一期缝合的部分可以通过换药二期愈合，愈合需要数周时间，早期外观不佳，但最终待创面完全愈合后效果可以接受，换药过程中务必保持骨膜油性湿润，避免干燥坏死，增加愈合时间，甚至导致颅骨外露而不得不采取其他方式封闭创面。

旁正中前额瓣可采用蒂部穿皮下隧道手术一期完成，但更常采用断蒂方法于二期甚至三期重建。断蒂时间通常需在一期术后 3~4 周，此时组织瓣与受区周围建立血供。断蒂前，蒂部采用血流阻断试验（如止血带环形扎紧蒂部），观察组织瓣远端的变化，若蒂部阻断血流一段时间后组织瓣远端仍红润无缺血或淤血，则断蒂；若苍白或充血，可以考虑延迟断蒂。

蒂部断开后，受区缝合，剩余蒂部原位缝合以恢复眉间正常形态（图 2.5）[3]。

2.9　要点与难点

- 组织瓣分离平面：上 1/3 在皮下平面，中间 1/3 在额肌下平面，下 1/3 在骨膜下平面。
- 由于斜形前额瓣不能完全包含滑车上血管，切取该组织瓣存在一定风险。
- 应用不含肾上腺素的局部麻醉药，以避免用药后组织瓣血管挛缩而影响术中血供评估。
- 组织瓣切取后供区创面不能干燥，否则会影响供区愈合。

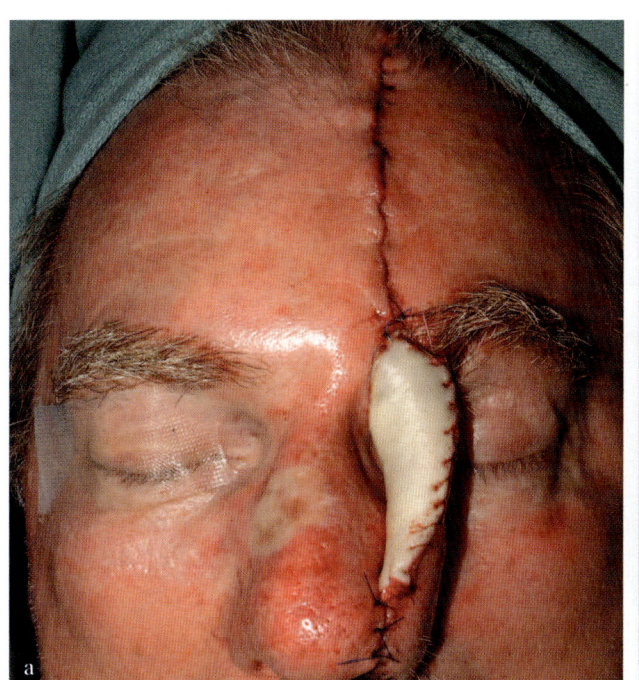 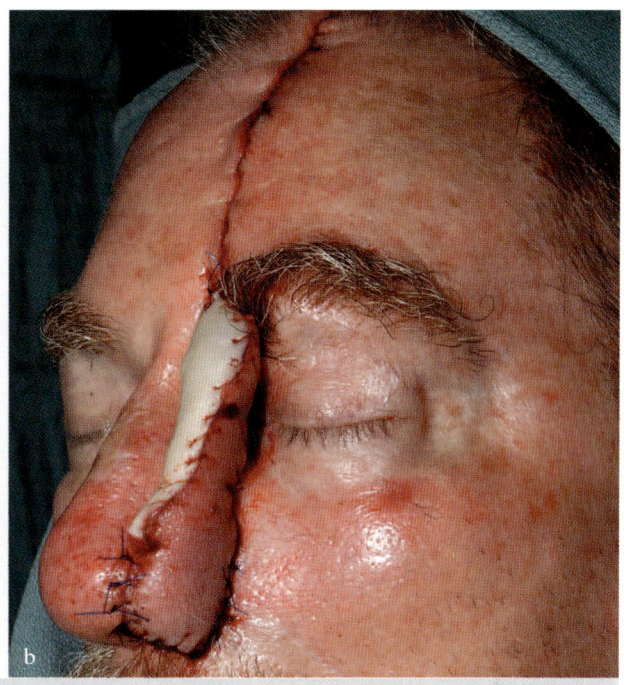

图 2.4 旁正中前额瓣修复缺损后,供区直接缝合,蒂部下表面采用全厚皮片移植(图片由 Matthew M. Hanasono 提供)

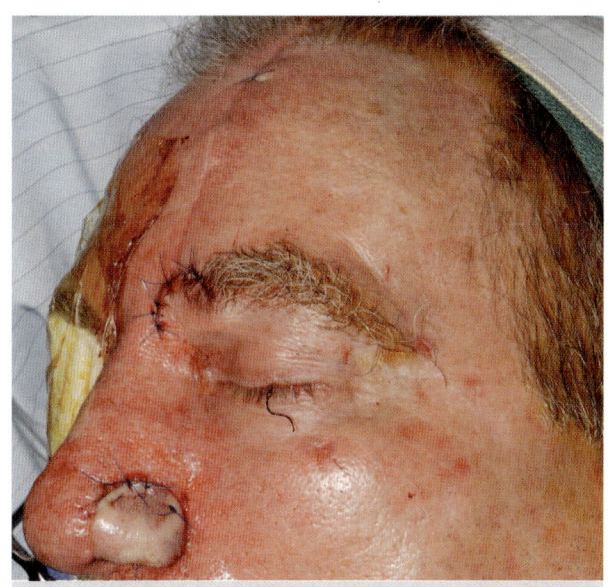

图 2.5 组织瓣断蒂后即刻(图片由 Matthew M. Hanasono 提供)

(徐广琪 译,丁自海 陈超 校)

参考文献

[1] CORREA BJ, WEATHERS WM, WOLFSWINKEL EM, et al. The forehead flap: the gold standard of nasal soft tissue reconstruction [J]. Semin Plast Surg, 2013, 27(2):96–103.

[2] MENICK FJ. Nasal Reconstruction: Art and Practice [M]. Edinburgh: Saunders, 2008.

[3] BURGET GC, MENICK FJ. Aesthetic Reconstruction of the Nose [M]. St Louis, MO: Mosby-Year Book, Inc., 1994.

[4] SHUMRICK KA, SMITH TL. The anatomic basis for the design of forehead flaps in nasal reconstruction [J]. Arch Otolaryngol Head Neck Surg, 1992, 118(4):373–379.

[5] REECE EM, SCHAVERIEN M, ROHRICH RJ. The paramedian forehead flap: a dynamic anatomical vascular study verifying safety and clinical implications [J]. Plast Reconstr Surg, 2008, 121(6):1956–1963.

[6] MENICK FJ. Aesthetic refinements in use of forehead for nasal reconstruction: the paramedian forehead flap [J]. Clin Plast Surg, 1990, 17(4):607–622.

3 颞肌瓣

Summer E. Hanson

摘要

随着显微外科技术日臻成熟，游离组织瓣已广泛应用于重建外科。头颈局部组织瓣因其薄而柔韧，能提供与缺损更为接近的组织，且供区并发症少，仍是该区缺损重建常选方案。在眼眶和面部重建中，颞肌瓣是一种较理想的手术选择。本章对颞肌瓣的应用及存在的不足加以分析，并着重讨论了该肌瓣切取过程中规范的操作步骤。

关键词：颞肌瓣，下颞线，颞深神经，颞深动脉，上颌动脉，颊脂肪垫，眼睑悬吊

3.1 引言

伴随显微外科技术的进步，各式游离组织瓣移植已广泛应用于重建外科。头颈局部组织瓣因其薄而柔韧，能提供与缺损更为接近的组织，且供区并发症少，仍是该区缺损重建常选术式。对于眼眶和面部区域重建，颞肌瓣是一种较理想的手术选择。1895年，该瓣最早用于颞下颌关节强直治疗[1]，此后扩展到眼眶和面部缺损修复[2]。颞肌瓣可通过一期或延期手术重建眶区、上颌骨、颅底、腭、后口咽、口和舌底区缺损[3]。此外，颞肌瓣劈开分别用于面瘫的下睑和唇悬吊，并通过三叉神经第三分支（V3）实现重建区域动态运动。

3.2 适应证

- 眶周缺损/眼内容剜除术。
- 面颊缺损/面部重塑。
- 颅底缺损。
- 上颌缺损。
- 口腔缺损：
  - 腭。
  - 口底。
  - 后磨牙三角区。
  - 扁桃体窝。
  - 咽部缺损。
- 面瘫。

3.3 应用解剖

颞肌呈扇形，位于颞窝和颞筋膜深面间，是质软较薄的 Mathes 和 Nahai Ⅲ 型（带肌皮穿支）组织瓣（图3.1）。颞筋膜层包括颞顶筋膜（最浅层，是浅层腱膜系统的延续）和颞深筋膜（覆盖颞肌，进一步分为浅层和深层）。颞肌长度为 12~16 cm，厚度为 0.5~1.0 cm[4]，向上起源于下颞线，跨颅骨外侧，穿颧弓深面，向下止于下颌骨的冠突和下颌支的前缘，使下颌骨上提和向后运动。此外，颞肌也维持了面部上外侧丰满外形。

颞肌由三叉神经下颌支的颞深神经支配。营养血管主要是颞深动脉（由上颌动脉翼肌段发出）的前支和后支[5]，血管向上由附着端深面进入颞肌。次要血供来自颞中动脉（由颞浅动脉发出），在颞肌转移时通常会被结扎。头皮血供丰富，颞肌瓣可以携带皮肤和筋膜构成复合组织瓣，又与传统的肌皮瓣不同，颞肌复

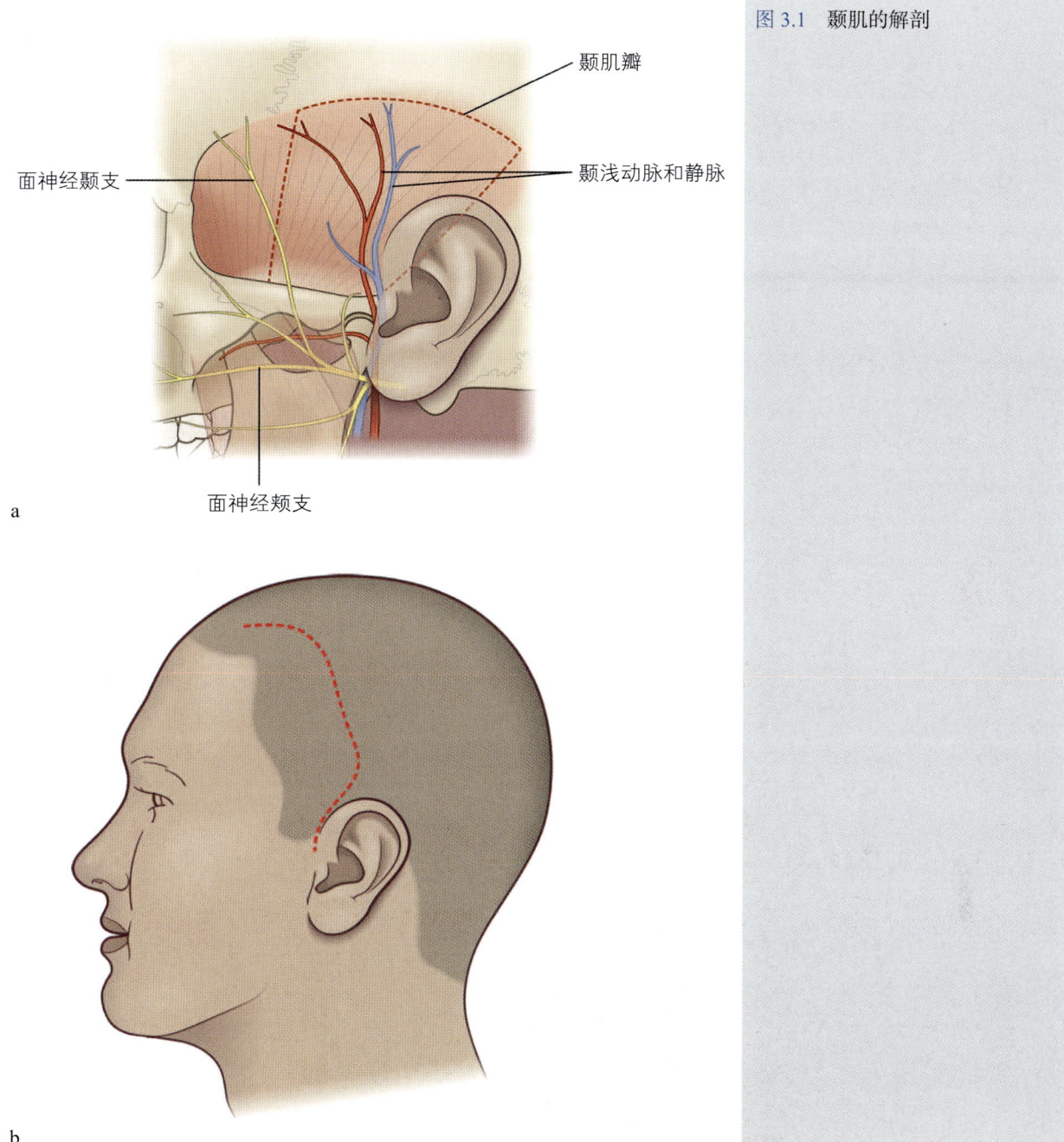

图 3.1 颞肌的解剖

合组织瓣是由血供彼此独立的肌瓣和皮肤筋膜瓣组成的。

3.4 组织瓣类型

- 肌瓣。
- 分裂肌瓣。
- 带有颞顶筋膜瓣的嵌合肌瓣。

3.5 术前注意事项

颞肌瓣切取时选择颞区易于隐蔽的有毛发头皮做半冠状切口。通常肌瓣血供可靠，但如遇同侧上颌动脉或颈外动脉有缺如或受损，则不能使用。

3.6 定位和标记

用力咬合以确定颞肌轮廓，下方在颧弓中点附着，上缘约在耳郭上缘和顶点的中间。术中，头部的体位要便于头部两侧颞区的显露。

3.7 手术方法

在耳前做半冠状切口，以利于暴露颞肌（图3.2a）。拟行颈部淋巴结清扫者，需做面部除皱切口走向的颞侧延长切口（图3.2b）。于颞顶筋膜层下自上而下掀起头皮，达颞浅脂肪垫部位转自颞深筋膜进行分离，继续向下分离由颞

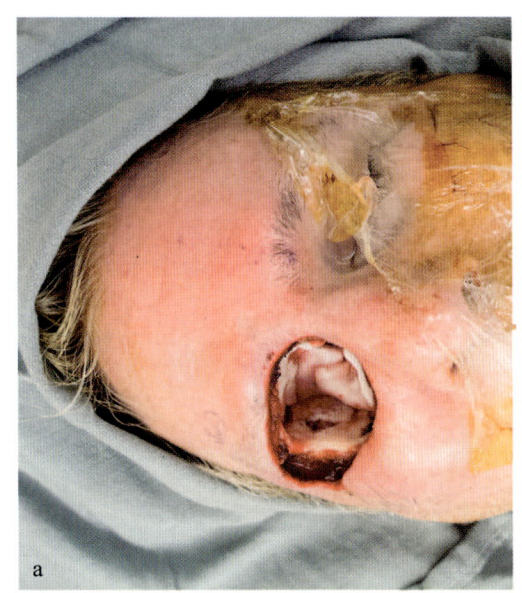
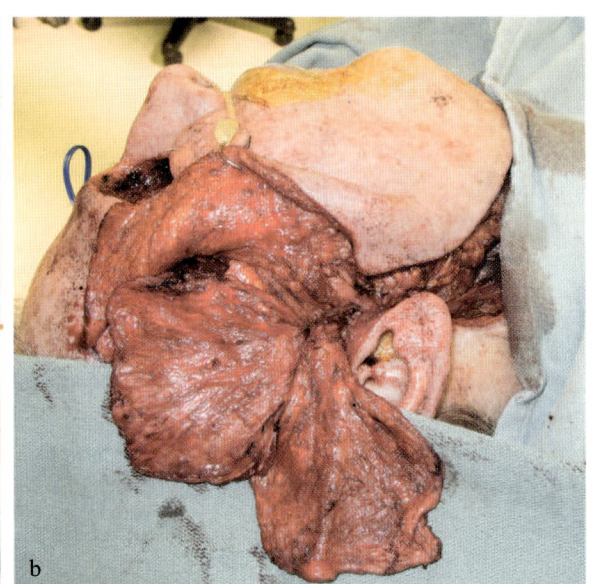
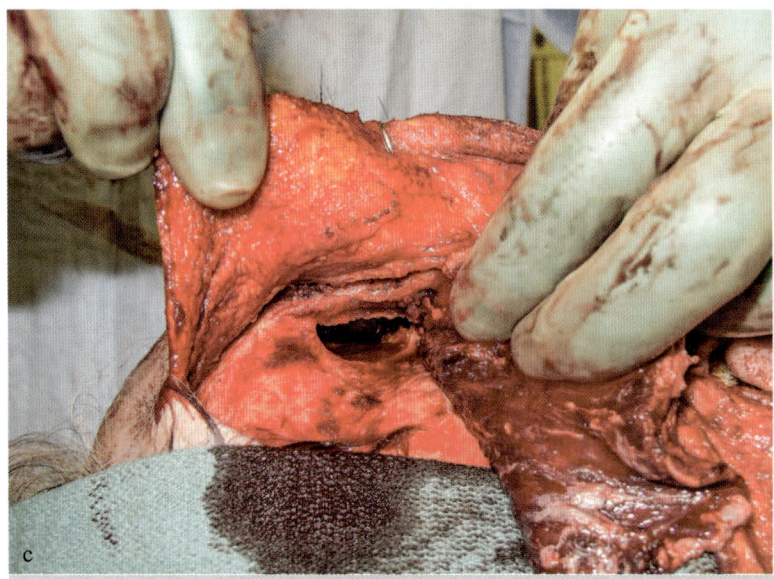
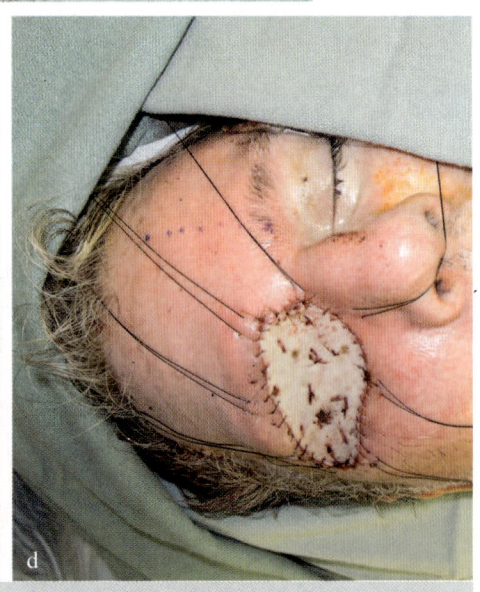

图3.2 a. 泪腺皮脂腺癌眼眶切除后的缺损。b. 颞肌和颞顶筋膜同时切取。c. 眶外侧壁做骨性隧道，避免组织瓣蒂部受压。d. 颞肌瓣转至眶区，全厚皮片移植覆盖

脂肪垫转为在颞深筋膜深层直至颧弓水平。沿颧弓做水平切口，分离脂肪垫暴露颧弓深面的骨膜。切开骨膜，于该层下从耳屏前至颧骨眶外侧缘做潜行分离。上述操作可确保颞脂肪垫保留在头皮浅表组织中，既保护脂肪垫内的面神经颞支，也在一定程度上减轻了肌肉转移后颞区出现局部凹陷。为了便于肌瓣转移到眶部，可以在眶外侧壁打孔做骨性隧道（图3.2c）。为利于肌瓣转移至口腔，可做颧弓部分截骨，在颞窝、咬肌上方和口腔中钝性分离形成隧道。截骨后的颧弓，因由颞肌填充也不会出现明显的凹陷，相反，若保留颧弓肌瓣需跨越骨性结构而导致受压，影响肌瓣血运。颞肌瓣表面皮片移植覆盖（图3.2d）；对于转移到口腔内的颞肌瓣可待表面上皮化，不需要植皮覆盖。由于颞肌血管纵向分布特点，故可以前和后分支血管为蒂做分裂肌瓣，用于面瘫功能重建。

3.8 供区闭合

颞肌瓣浅层头皮组织充分游离对于肌瓣的切取至关重要，切取后的空腔应放置较细的负压引流管。供区分层缝合。颞肌瓣切取后常会导致颞区凹陷影响美观，保留颞脂肪垫或前1/3颞肌可减少凹陷，也可通过周围组织瓣移植或局部填充减少供区畸形。

3.9 要点与难点

- 如需进行腮腺切除或颈淋巴清扫术，可做面部除皱切口走向的颞侧延长切口。
- 大多数缺损需要切取颞肌全长，而非全宽，保留前1/3颞肌可最大限度地减少颞区的凹陷。
- 当颞肌用于填充眼眶缺损时，可在眶外侧壁做骨性隧道以防止蒂部卡压。

（徐广琪 译，丁自海 陈超 校）

参考文献

［1］LENTZ J. Resection du col du condyle avec interposition d'un lambeau temporal entre les surfaces de resction［J］. Guerison Assoc Franc de Chirur (Paris) 1895, 9:113–117.

［2］GILLES HD. Plastic Surgery of the Face［M］. London: Oxford University Press, 1920:54–55.

［3］HANASONO MM, UTLEY DS, GOODE RL. The temporalis muscle flap for reconstruction after head and neck oncologic surgery［J］. Laryngoscope, 2001,111(10):1719–1725.

［4］BRADLEY P, BROCKBANK J. The temporalis muscle flap in oral reconstruction. A cadaveric, animal and clinical study［J］. J Maxillofac Surg, 1981, 9(3): 139–145.

［5］CHEUNG LK. The vascular anatomy of the human temporalis muscle: implications for surgical splitting techniques［J］. Int J Oral Maxillofac Surg, 1996, 25(6):414–421.

4 颞顶筋膜瓣

Basel Sharaf

摘要

颞顶筋膜瓣是在眶区、面中区、耳、鼻和口腔重建中最有应用价值的局部皮瓣。颞顶筋膜瓣和下述组织瓣［旋髂浅动脉穿支皮瓣、前锯肌筋膜（肌）瓣、臂外侧筋膜瓣和股前外侧筋膜瓣］构成人体最薄而柔韧的带血管蒂组织瓣。本章着重讨论颞顶筋膜瓣临床应用中的适应证、认知误区、应用解剖、术前注意事项和手术操作。

关键词：颞顶筋膜瓣，颞浅动脉，颞浅静脉，面神经额支

4.1 引言

1898 年，Monks[1] 和 Brown[2] 首次将颞顶筋膜瓣用于眼睑和耳郭重建。1980 年，Smith[3] 首次描述了游离颞顶筋膜瓣用于下肢创面覆盖。自此，颞顶筋膜瓣常被用于头颈部和四肢重建，尤其在小耳畸形和耳部重建中应用最广。颞顶筋膜瓣作为薄而柔韧的带血管蒂组织瓣，在眶周、面中区、耳和口腔重建中具有重要意义。过去 20 年，尽管旋髂浅动脉穿支皮瓣、前锯肌肌瓣或筋膜瓣、臂外侧皮瓣和股前外侧皮瓣已广泛用于四肢创面覆盖，但颞顶筋膜瓣仍然是修复重建外科医师应该掌握的重要组织。

4.2 适应证

颞顶筋膜瓣可以以带蒂形式用于额外侧区、颞部、颅底和硬脑膜、眶区、颊部、上颌及上腭重建。在外伤后耳缺损和小耳畸形中，颞顶筋膜瓣还可作为耳软骨覆盖物用于耳郭重建。颞顶筋膜瓣 – 颅骨复合瓣可用于颅面重建。在切取复合组织瓣过程中，需切取较颅骨移植物范围更大的颞顶筋膜和骨膜，并将颅骨移植物与颞顶筋膜、骨膜做固定缝合，以避免操作中的各层间撕裂。颞顶筋膜瓣因其薄韧、血管化且利于肌腱滑动的特点，在手背和足背修复重建中具有独特优势。颞顶筋膜皮瓣（带毛发）曾被用于眉部修复和男性胡须部位的上唇重建，切取前需结合旋转后的毛发走向设计组织瓣，以便转移后毛发生长尽可能符合受区正常生理。当前，更为先进的毛发移植技术已在很大程度上取代了该类组织瓣。

4.3 应用解剖

在以往文献中，颞顶筋膜瓣命名种类繁多，缺乏统一，解剖学描述也较为混乱。颞顶筋膜位于颞顶部头皮下组织深层，向上、后延伸至上颞线（颞肌的起点），向前至眶外侧缘，向下至颧弓和乳突上嵴（图 4.1），是一层厚 2~3 mm、半透明且血供丰富的筋膜性结构。颞窝有 9 层结构，从浅到深依次为皮肤、皮下组织、颞顶筋膜（或颞浅筋膜）、疏松结缔组织（或无名筋膜）、颞深筋膜浅层、颞浅脂肪垫、颞深筋膜深层、颞深脂肪垫和颞肌。

颞浅动脉和静脉走行于颞顶筋膜内或浅面，为其滋养血管。颞浅动脉是颈外动脉的末端分支之一，自下颌支后穿腮腺浅出，于耳屏前可触及其搏动，手持式多普勒可探及血管走行。

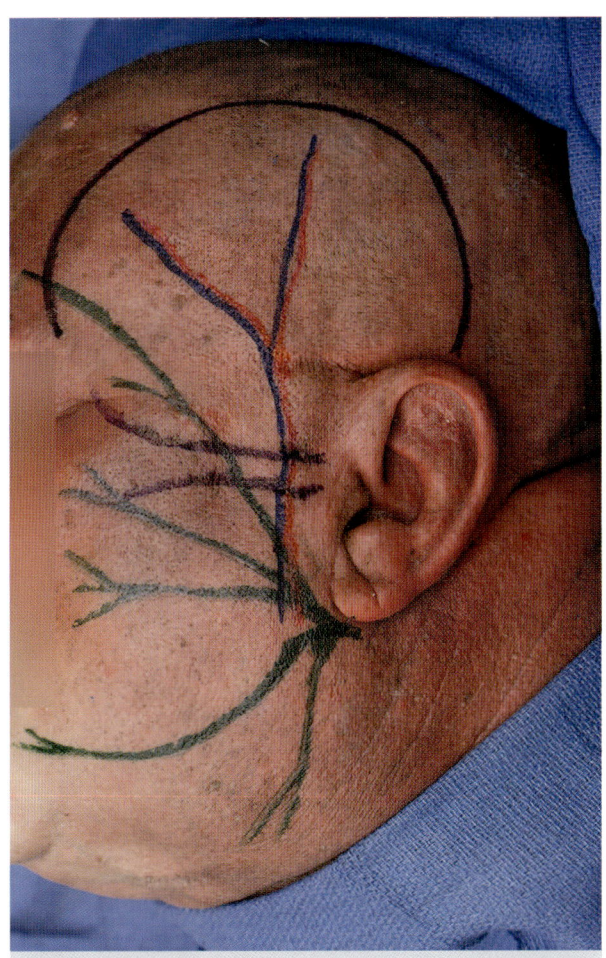

图 4.1 颞窝轮廓、颧弓、颞浅血管走行、面神经的分支体表标记线。颞浅动脉在颧弓上 2~3 cm 处发出分支

颞浅动脉位于耳屏前 0.5~1.5 cm，深约 1 cm，在颧弓上方 1~3 cm 处分为前（额）和后（顶）支，血管迂曲走行，组织瓣转移时可充分游离血管，其蒂可额外增加 1~2 cm。颧弓处颞浅动脉直径为 1~2 mm，位于颞浅静脉的前方。在一些颅面畸形的患者中，如半面短小症、Treacher-Collins 综合征或 Romberg 半侧颜面萎缩症，颞浅动脉可能发育不全或走行异常。面神经额支在疏松结缔组织层（无名筋膜）跨过颧弓，继续上行 1.5~3.0 cm（图 4.1）。耳颞神经于耳屏前走行于颞浅动脉深面，支配颞部头皮，切取带感觉的组织瓣时需保留该神经。面神经额支沿耳屏至眉外侧的连线斜行跨过颧弓，在切取颞顶筋膜瓣时需注意保护。据报道，面神经额支在颧弓水平可多达 3 个分支，后支距耳屏约 24 mm，前支距耳屏约 42 mm[4]。组织瓣切取时应在耳屏前 2.4 cm 内，以免损伤。

颞肌筋膜（也称为颞深筋膜）在颧弓上分为两层：颞深筋膜浅层，附着于颧弓外侧骨膜；颞深筋膜深层，位于颧弓深部。颞浅脂肪垫位于颞深筋膜浅、深两层之间。颞中动脉自颧弓水平起于颞浅动脉，走行于颞深筋膜内，分离颞浅动脉近端时，连同颞中动脉一起分离，组织瓣包含了颞顶筋膜和颞深筋膜的双层筋膜瓣。该筋膜瓣包含两层血管化组织，故可修复更大范围的创区，同时也有助于覆盖的肌腱滑动（图 4.3g, h）。

4.4 组织瓣类型

- 筋膜瓣（最常见）。
- 筋膜皮瓣可修复毛发缺损区（眉、胡须）。
- 颞顶-颞深筋膜双层复合瓣用于覆盖肌腱/四肢创面。
- 颞顶筋膜-骨复合瓣。
- 预构颞顶筋膜-软骨瓣用于气道重建。
- 预构颞顶筋膜-皮片移植用于口腔/鼻腔衬里。
- 预构颞顶筋膜-脂肪移植用于面部轮廓矫正。

4.5 术前注意事项

术前多普勒超声标定颞浅动脉对组织瓣设计至关重要。颈外动脉结扎或血栓史、之前曾有颞浅动脉区域头皮冠状切口手术、损伤颈外动脉或颞浅动脉的颈部消融手术及颞浅动脉区域放疗史均属于该组织瓣禁忌证。此外，在一些先天性颅面综合征中曾报道合并颞浅动脉异常走行或发育不全，术前需行影像学检查（多普勒超声或 CTA）加以确定。

颞浅动脉可顶部延伸至颅骨中线，保证了颞顶筋膜瓣的血供。筋膜瓣剥离范围最大可达 12 cm×14 cm。术前建议使用拓片仔细评估组织瓣旋转后可覆盖的重建范围。术中截除部分颧弓能额外增加蒂部长度 1~2 cm，以覆盖上颌、后鼻或口腔重建区域。此外，充分游离血管蒂近端至耳屏下，也可以额外增加蒂部长度，但该区域操作会增加面神经损伤风险，术中分离务必细心谨慎，术前需明确腮腺区面神经分支。颞顶筋膜从颞窝穿过颧弓的深面到达颞下窝，以修补颅底和硬脑膜缺损所致的脑脊液漏[5]。

4.6 定位和标记

术前对切口周围或全头皮备皮。手持多普勒检查后，在头皮上标记颞浅动脉走行。患者取仰卧位，枕部放置 U 形枕，以便组织瓣切取过程中转动头部。切口选择有多种，包括 S 形、锯齿形、Y 形或 T 形切口，其中 T 形和 Y 形切口瘢痕性脱发概率高达 8%。本文作者更推荐在颞顶筋膜中心区域设计 S 形或锯齿形切口（图 4.2）。

4.7 手术操作

全身麻醉下手术，切口处可采取（非必须）局部浸润注射稀释的肾上腺素溶液（1∶400 000）以减少术中出血。局部浸润注射时，应避开蒂部主干血管附近区域。若计划游离组织瓣移植，断蒂前使用罂粟碱有助于防止吻合口血管痉挛。放大镜下从远端开始分离组织瓣。纵行切开皮肤和皮下脂肪，切口前后皮肤回缩有利于颞顶筋膜瓣暴露分离。颞顶筋膜瓣位于毛囊深层，切取时保留皮下脂肪以减少毛囊损伤。术中对

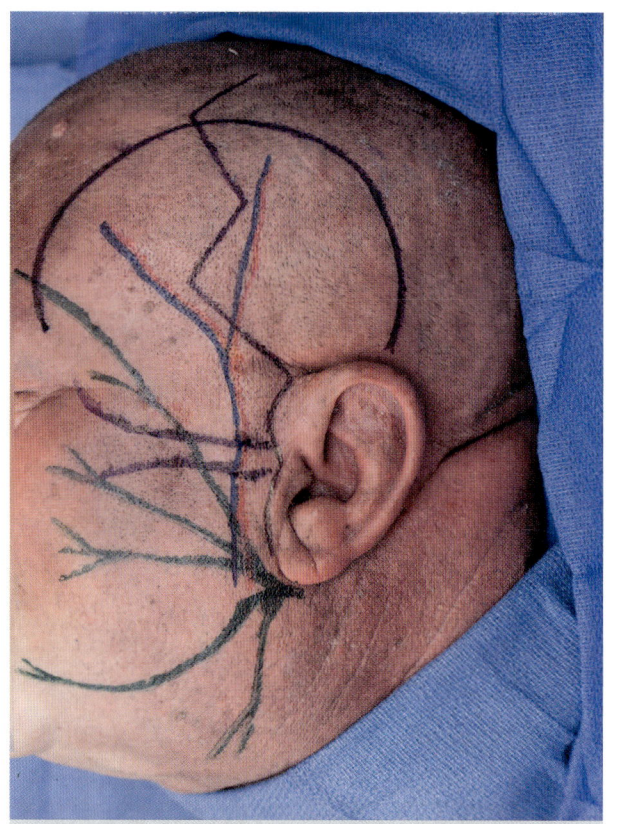

图 4.2　设计耳前锯齿状切口向上延伸至颞顶筋膜区

较小分支血管可以用双极电凝止血，有助于组织瓣切取（图 4.3a）。因颞线处筋膜与头皮纤维连接致密，故该处分离时较为困难。待覆盖在颞顶筋膜上的皮肤及皮下组织与筋膜完全游离后，根据缺损创面拓片形状标记颞顶筋膜瓣大小。因切取后颞顶筋膜会出现少量即刻收缩，故切取时组织瓣分离范围略大于缺损创面。手术刀口应设计在面神经额支后方 2~3 cm。在耳屏前适当延长切口，可获取更长血管蒂。游离颞顶筋膜瓣移植，最好在显微镜下分离血管蒂，这样颞浅动脉和颞浅静脉的小分支更清晰可辨，利于结扎，以减少出血。如果需要进一步延长血管蒂或切取更大管径的蒂部血管，切口可延伸至耳屏下方，因颞浅动脉会伸入腮腺，故分离血管时需加倍谨慎，以免伤及面神经分支。沿标记范围切开颞顶筋膜，自筋膜下疏松结缔

4 颞顶筋膜瓣

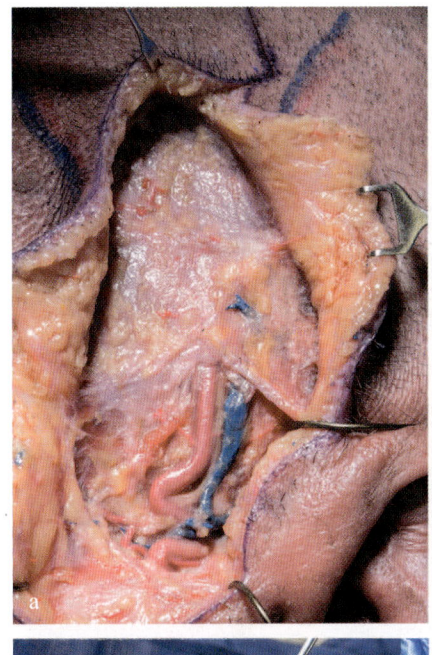
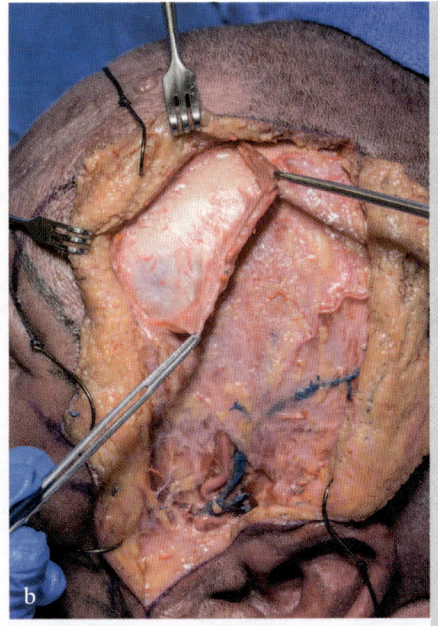
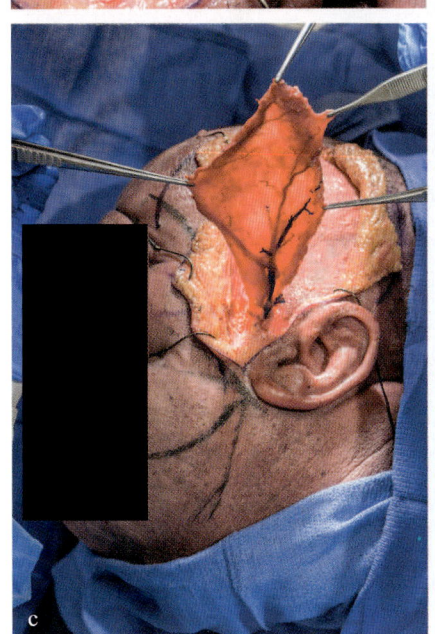
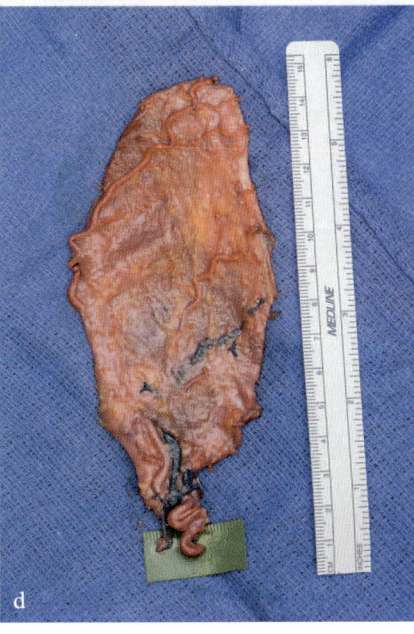

图4.3 a.耳屏前区颞浅动、静脉，颞顶筋膜位于头皮毛囊深部，头皮的细小穿支可用双极电凝止血。b.颞浅筋膜瓣自颞深筋膜（颞肌筋膜）上分离，两层之间的疏松结缔组织层如图所示，有助于组织瓣掀起。c.颞顶筋膜瓣掀起后光照透视，可以观察到半透明颞顶筋膜，瓣内颞浅动脉（血管蒂）额支和顶支走行。d.切取的颞顶筋膜瓣大小为14 cm×7 cm，血管蒂长3~4 cm用于游离组织瓣的吻合

组织层游离，可见深层的颞肌筋膜（图4.3b），该层次分离快速且基本不出血。术中需在颞顶筋膜瓣前缘和上缘结扎颞浅动脉额支和顶支（图4.3c~h）。

4.8 供区闭合

供区彻底止血，分层缝合，深层单丝间断缝合，浅层皮肤采取皮内可吸收线连续缝合或皮肤吻合器闭合。术后放置负压引流管，切取带蒂筋膜瓣时，引流管应远离血管蒂。如果只切取颞顶筋膜层，不包含头皮时，供区切口容易闭合，若同时切取筋膜和带毛发的头皮复合组织瓣时，应注意皮瓣宽度，避免供区切口张力过大和切口处脱发。

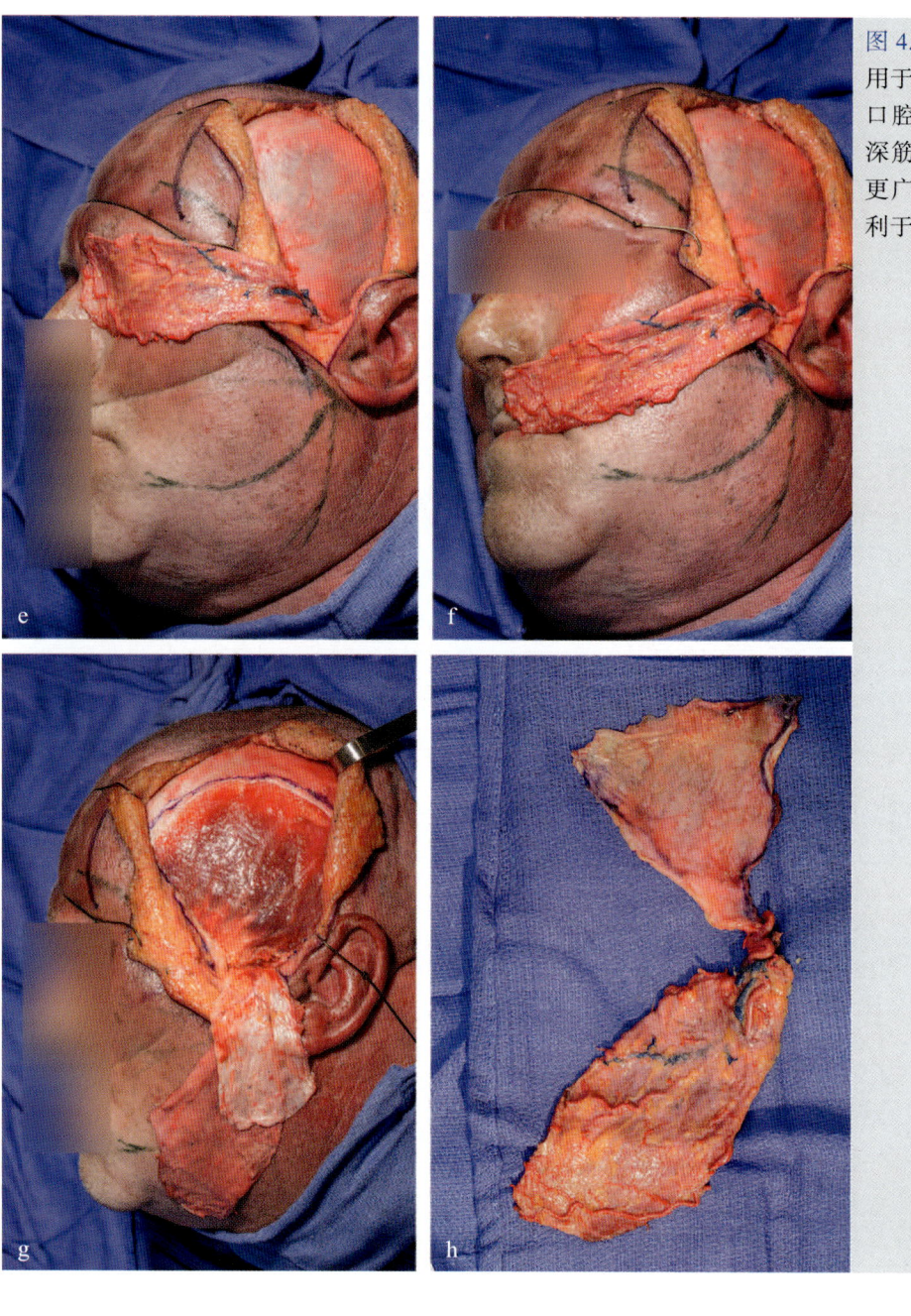

图 4.3（续） e. 颞顶筋膜旋转后用于眶部重建。f. 颊区、面中部、口腔重建。g. 双层颞顶筋膜 – 颞深筋膜瓣。h. 双层筋膜瓣可覆盖更广缺损区，或用于四肢重建有利于肌腱滑动

4.9 要点与难点

- 脱发是颞顶筋膜切取后最常见并发症。为了避免这种并发症，术中分离组织瓣尽可能在皮下组织层下紧贴筋膜仔细分离，保护毛囊。必须止血时选用双极电凝，避免使用单极电凝止血，减少对毛囊的损伤。
- 组织瓣切取时精准止血是避免术区出血的关键，其间慎用双极电凝以避免损伤走行于其内部或表面的血管蒂。
- 颞区头皮放疗史可增加颞顶筋膜瓣切取后缺血的风险，是该组织瓣的相对禁忌证。
- 在颧弓水平，颞顶筋膜瓣前缘切取范围应限制在耳屏前 2.5 cm 内，以防止损伤面神经额支。

（徐广琪 译，丁自海 陈超 校）

参考文献

[1] MONKS GH. The restoration of a lower lid by a new method [J]. N Engl J Med, 1898, 139:385.

[2] BROWN WJ. Extraordinary case of horse bite: the external ear completely bitten off and successfully replaced [J]. Lancet, 1898,1:1533.

[3] SMITH RA. The free fascial scalp flap. Plast Reconstr Surg, 1980, 66(2):204–209.

[4] TAYFUR V, EDIZER M, MAGDEN O. Anatomic bases of superficial temporal artery and temporal branch of facial nerve [J]. J Craniofac Surg, 2010, 21(6):1945–1947.

[5] FORTES FS, CARRAU RL, SNYDERMAN CH, et al. Transpterygoid transposition of a temporoparietal fascia flap: a new method for skull base reconstruction after endoscopic expanded endonasal approaches [J]. Laryngoscope, 2007, 117(6):970–976.

5 面动脉肌黏膜瓣

Matthew M. Hanasono

摘要

面动脉肌黏膜瓣是一种用于修复唇、口腔、口咽和鼻腔中度缺损软组织瓣。蒂部面动脉和黏膜下静脉丛结构特点决定了该组织瓣仅被用作带蒂皮瓣，又以蒂部不同分为上蒂型或下蒂型。本章主要阐述了面动脉肌黏膜瓣适应证、应用解剖、围手术期注意事项及相关手术操作。

关键词：面动脉，黏膜下静脉丛，面静脉，翼丛，上颌静脉，颊肌，磨牙后三角区

5.1 引言

1992年，Pribaz等最早描述了面动脉肌黏膜瓣（facial artery musculomucosal, FAMM）[1]。该瓣应用于修复唇、口腔、口咽和鼻腔等中度缺损[2~4]。蒂部面动脉和黏膜下静脉丛结构特点决定了该组织瓣仅被用作带蒂皮瓣，又以蒂部不同分为上蒂型或下蒂型。

5.2 适应证

- 唇红重建。
- 牙龈、口底和上腭缺损的口内重建。
- 鼻内衬缺损修复。

5.3 应用解剖

面动脉为颈外动脉分支，经下颌下腺深面上行，绕经下颌角前切迹转入面部。斜向前上迂曲走行至内眦，移行为内眦动脉，并与眼动脉分支鼻背动脉和上颌动脉终末支眶下动脉形成吻合血管网。

黏膜下静脉丛由前面的面静脉和后面的翼丛及上颌静脉彼此连接成丛，为面动脉肌黏膜瓣静脉回流血管，故该瓣切取时无须将面静脉包含其内。

面动脉位于颊肌、提口角肌和口轮匝肌深层浅面，笑肌、颧大肌和口轮匝肌浅层深面。因此，为确保面动脉肌黏膜瓣成活，切取时需连同黏膜、黏膜下层、少量颊肌、面动脉及黏膜下静脉丛一并掀起（图5.1）。

5.4 术前注意事项

颈部清扫术面动脉结扎是下蒂型面动脉肌黏膜瓣的禁忌证。口腔颊黏膜及软组织手术史可能影响该组织瓣成活。本书作者已将其用于口腔放疗后创面修复。

5.5 定位和标记

该组织瓣完全位于口腔内，术前手持式多普勒明确自磨牙后三角区到同侧唇沟间面动脉走行。组织瓣宽度最大为2.5~3 cm（常为1~2 cm），以保证供区一期缝合。组织瓣后缘不超过上颌第二磨牙对应处腮腺导管（也称Stensen导管），前缘应距口角后方至少1 cm处。术中使用口腔牵张器保持张口状态。

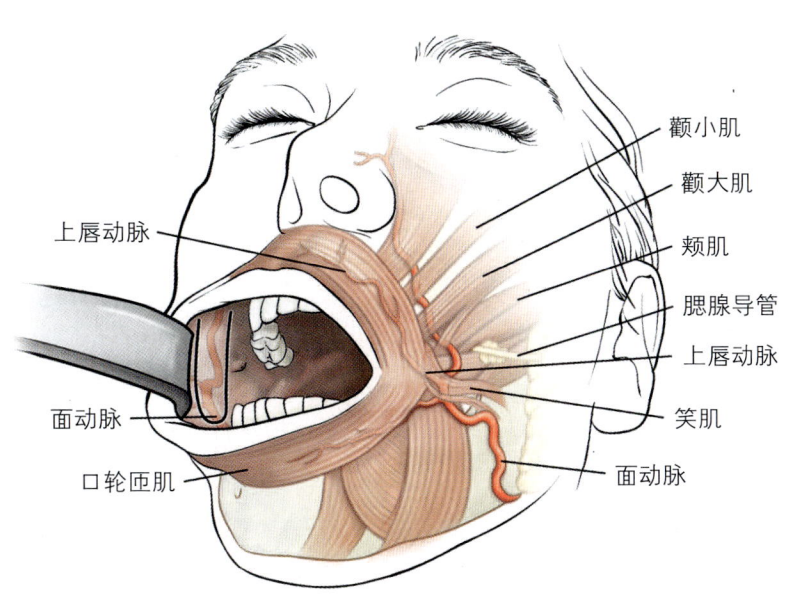

图 5.1 面动脉肌黏膜瓣解剖：包括与面动脉伴行的颊黏膜和颊肌；面部表情肌位于面动脉的浅面

5.6 手术操作

下蒂型瓣的切取从前上开始（图 5.2），依次切开黏膜、黏膜下层和颊肌暴露脂肪层内的面动脉，游离远端（上方）面动脉并结扎，沿标记线切开余边，从上到下掀起组织瓣。也可以先在口角后方 1 cm 处做一切口，向后游离上唇动脉至面动脉，继而沿面动脉主干向上分离至其在唇龈沟处发出的分支。

切取组织瓣时注意保留少量颊肌和面动脉（尤以面动脉至关重要），常用多普勒超声以明确瓣中包含面动脉，术中仔细分离并结扎组织瓣周缘动脉分支和静脉属支，切取长 7~8 cm、厚度约 1 cm 的肌黏膜瓣。

若组织瓣蒂部邻近缺损且二者间黏膜完整，瓣切取后一期转移覆盖创区，否则需做二期延迟面动脉肌黏膜瓣，即瓣转移至缺损区 2~3 周后行断蒂术[3]。

上蒂型瓣则从前下方开始切取，然后从下向上掀起（图 5.3）。

5.7 供区闭合

用可吸收缝线分层缝合颊肌和黏膜，仔细操作避免损伤腮腺导管，通常不需要放置引流。

5.8 要点与难点

- 多普勒超声有助于组织瓣设计并可确保术中面动脉包含在轴型瓣脂肪软组织内。
- 由于动脉位于颊肌深处，故组织瓣包含一薄层肌束，使得皮瓣厚约 1 cm。
- 术前精心设计、术中仔细操作，避免损伤腮腺导管。

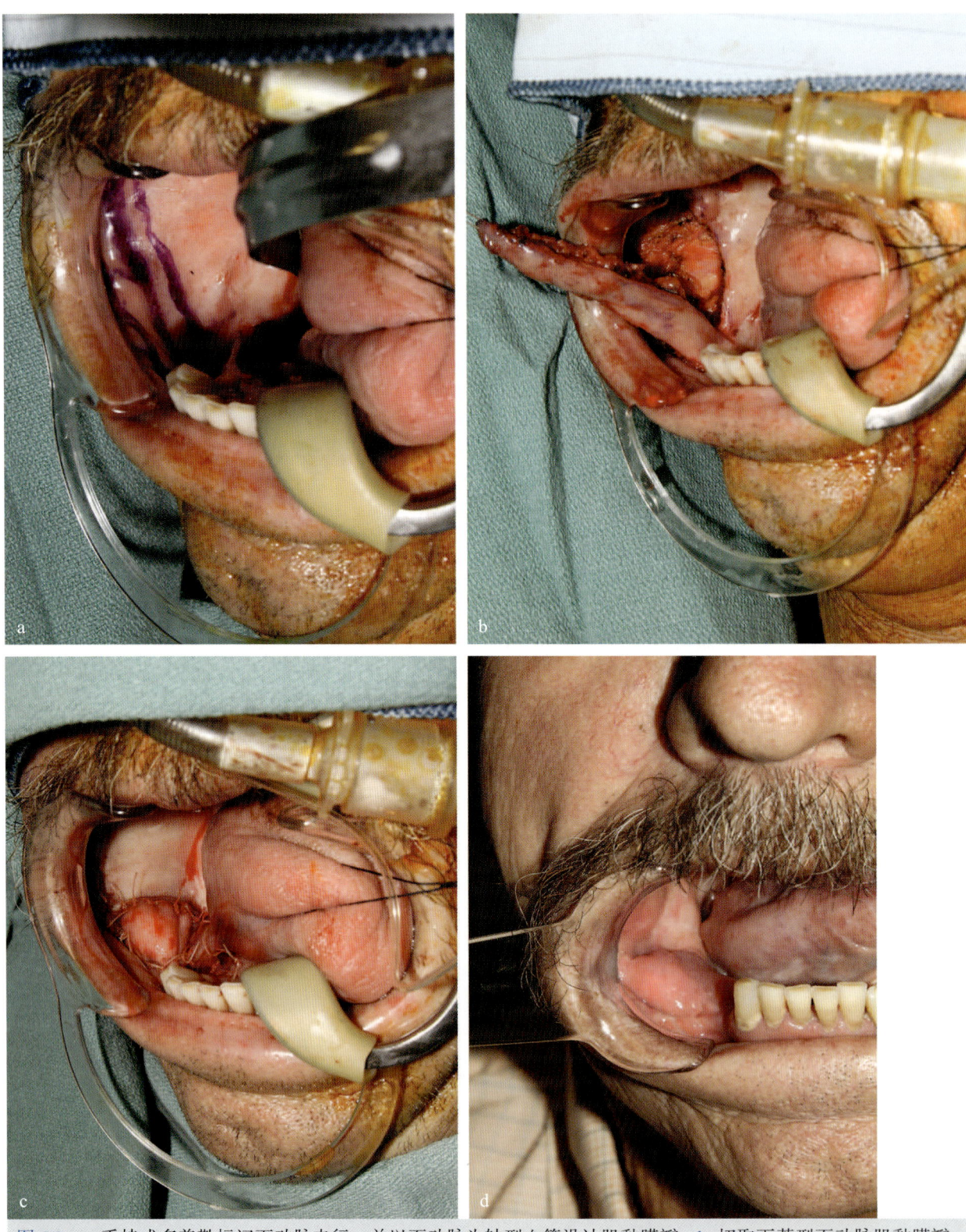

图 5.2 a. 手持式多普勒标记面动脉走行，并以面动脉为轴型血管设计肌黏膜瓣。b. 切取下蒂型面动脉肌黏膜瓣，包括黏膜、黏膜下层、颊肌、面动脉和周围纤维脂肪组织。c. 该组织瓣转移至下颌骨外露牙龈缺损区。d. 术后愈合后外观

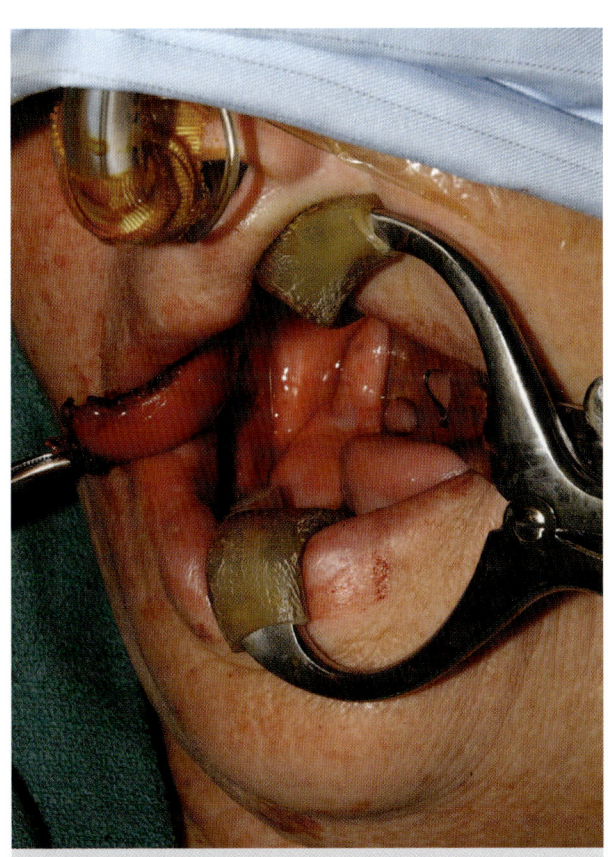

图 5.3 上蒂型逆行面动脉肌黏膜瓣

（徐广琪 译，丁自海 陈超 校）

参考文献

［1］PRIBAZ J, STEPHENS W, CRESPO L, et al. A new intraoral flap: facial artery musculomucosal (FAMM) flap［J］. Plast Reconstr Surg, 1992, 90(3):421–429.

［2］PRIBAZ JJ, MEARA JG, WRIGHT S, et al. Lip and vermilion reconstruction with the facial artery musculomucosal flap［J］. Plast Reconstr Surg, 2000, 105(3):864–872.

［3］DURANCEAU M, AYAD T. The facial artery musculomucosal flap: modification of the harvesting technique for a single-stage procedure［J］. Laryngoscope, 2011, 121 (12):2586–2589.

［4］AYAD T, XIE L. Facial artery musculomucosal flap in head and neck reconstruction: A systematic review［J］. Head Neck, 2015, 37(9):1375–1386.

6　Abbe–Estlander 瓣

Mauricio A. Moreno

摘要

唇部重建的目标是达到功能恢复和美学效果的统一。功能上，最大限度地恢复口唇的功能、防止小口畸形；美学的角度，关键在于保持红唇皮肤交界处连续性、唇高及上下唇对称性。本章重点讨论了 Abbe–Estlander 瓣切取过程中涉及的诸多手术细节，如适应证、应用解剖、设计及手术步骤，以期达到最佳修复效果。

关键词：Abbe 瓣，Estlander 瓣，上唇动脉，下唇动脉，面动脉，面神经

6.1　引言

唇部重建的目标是达到功能恢复和美学效果的统一。功能方面，最大限度地恢复口唇的功能、防止小口畸形；美学角度，关键在于保持红唇皮肤交界线连续性、一定的唇部高度及上下唇对称性。鉴于唇部解剖结构特点，即唇部特有的三层结构是其他部位组织所不具备的，故应遵循"就近取材"的修复原则。对于面积小于 30% 不累及口角的唇部缺损，简单地推进组织瓣为首选；大于 30% 者，局部推进组织瓣会产生明显的唇部不对称（"短唇"畸形），严重影响功能和美观，此时可选用 Abbe–Estlander 瓣（唇组织交叉瓣）修复该类型唇部缺损。

6.2　适应证

该瓣适用于不累及口角的 1/3~2/3 唇部全层缺损。手术需分期进行，病程较长，需要患者具备较强的手术耐受性和良好的依从性。通常将缺损部位的边缘修整为 V 形创口，利于组织瓣转移后直接缝合。

6.3　应用解剖

唇部有三层结构：皮肤、口轮匝肌和黏膜，游离缘为红唇覆盖。上唇动脉分布于上唇，其终末支达鼻中隔和鼻翼，下唇动脉为下唇供血。两血管由同侧面动脉发出，越中线与对侧血管吻合在口周形成动脉环（图 6.1a）。唇动脉位于红唇皮肤交接平面靠近口腔黏膜侧，紧邻口轮匝肌后方（图 6.1b）。唇部血管位置表浅，解剖固定，适于较大面积组织瓣转移且极少发生缺血坏死。口轮匝肌和面部下 1/3 的肌群运动由面神经颧支、颊支和下颌缘支支配，通常提上唇肌受颧支和颊支支配，降口角肌由下颌缘支支配。所有唇部易位组织瓣均需经历 6~18 个月暂时性失神经支配，但最终会完全恢复[1]。上唇感觉受眶下神经支配（V2 分支），下唇感觉受颏神经支配（V3 的分支）。

6.3.1　Abbe 皮瓣

自 18 世纪起，曾有文献零星报道"交叉唇瓣"重建唇部的概念[2]。1899 年，Abbe 首次将唇组织交叉瓣用于双侧唇裂畸形修复并得以推广[3]。近一个多世纪以来，尽管在术式上有较大变化和不断改良，但基本原理和手术操作仍未改变。该技术的优点是恢复了修复部位口

6 Abbe–Estlander 瓣

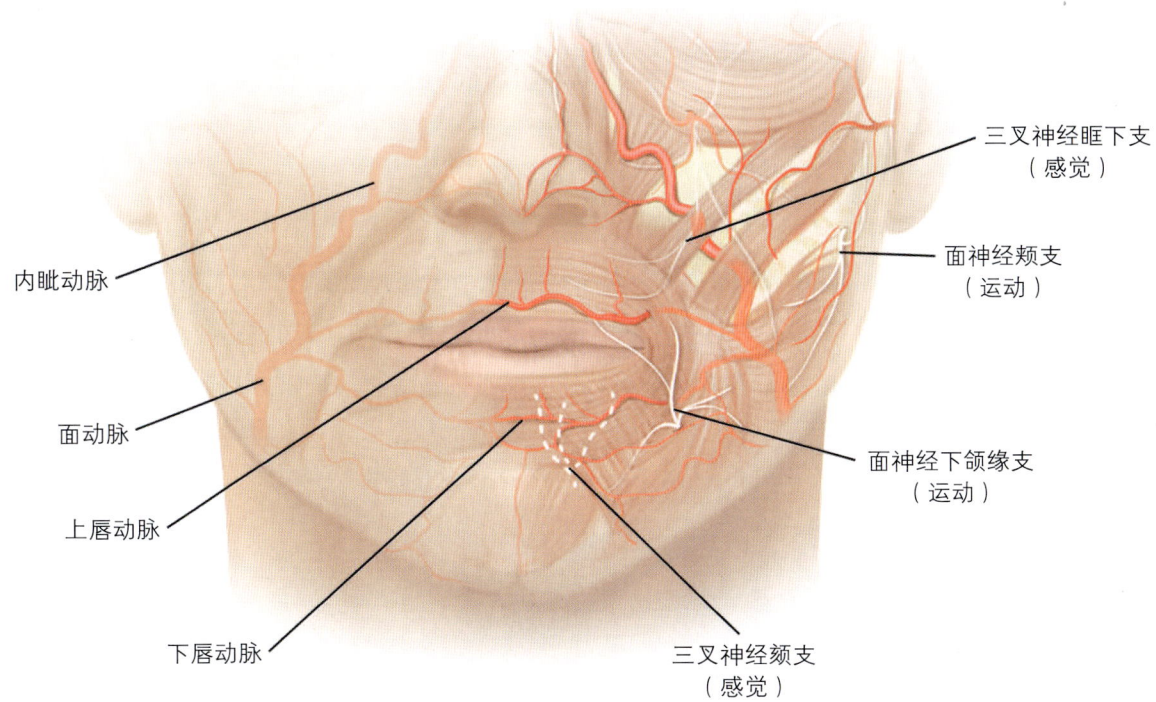

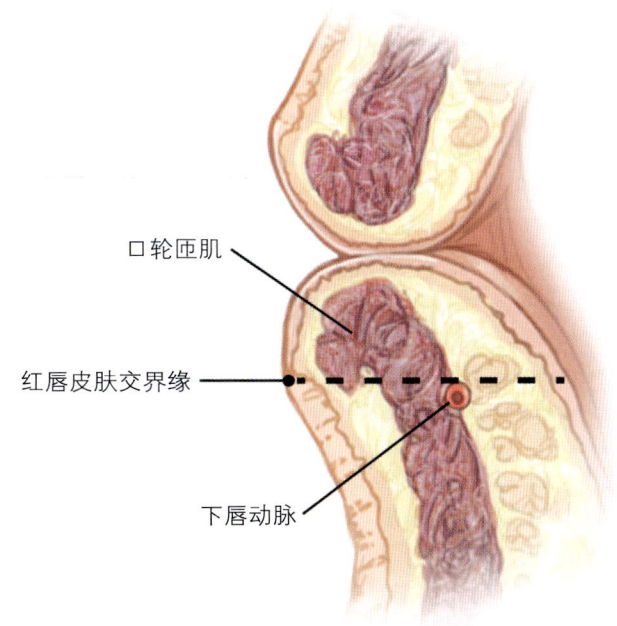

图 6.1　a. 唇部神经血管解剖。b. 下唇矢状截面显示下唇动脉和口轮匝肌的关系

轮匝肌的连续性并确保了肌纤维方向一致，进而完成了括约肌功能重建，缺点是需分期手术。

6.4 组织瓣类型

- 双侧唇组织交叉瓣用于下唇中央较大面积缺损，但常需联合颊部新月形推进瓣以便于供区闭合。
- 另一种异型唇组织交叉瓣用于整个上唇美学亚单位修复，其优点是切口隐藏于下唇自然纹理（图 6.2），供区外观影响小。

6.5 术前注意事项

推荐采用术区对侧经鼻气管插管，最大限度地减小气管插管对唇部牵拉压迫而影响红唇形态。患者术前应知晓并同意术中为达到更好的缝合效果所做的附加切口。

6.6 体位和标记

患者取仰卧位，头部抬高 20°~30°。为便于组织切取，术中放置肩垫，在组织瓣转移前需移除，以便颈部保持在自然中立位，避免因颈部过伸和唇部牵拉影响瓣转移和供区闭合。

各类唇组织交叉瓣术前，均需仔细标记。设计 Abbe 瓣时需准确标定缺损的宽度和高度。瓣设计在对位唇，瓣宽设为原缺损区一半，并将蒂部置于缺损内侧（图 6.3），该设计可保证转移后供、受区唇组织量均等，同时避免了蒂部张力过高。

对于 Estlander 瓣，在对位唇部和颊部标记楔形三角，瓣宽约为缺损区的一半，垂直高度相同，血管蒂位于瓣内侧转移后成为新的口角。

6.7 手术操作

6.7.1 Abbe 瓣

设计完毕，沿瓣的外缘（或蒂的对侧）垂直切开全层唇组织，避免斜行切开。术中除蒂部因包含轴向血管禁用电凝止血，其余各边均可使用。避免过度游离蒂部血管，推荐保留血管周围部分肌肉组织用作肌袖以保护血管。术区双极电凝仔细止血（图 6.4）。

组织瓣旋转 180° 转移至缺损区，可吸收线逐层间断缝合肌肉和黏膜层，不可吸收线缝合皮肤。缝合时，需严格定点对位缝合组织瓣与缺损区红唇皮肤交界处的轮匝肌、皮肤和黏膜组织，且该处在后续组织瓣修改调整时也不可

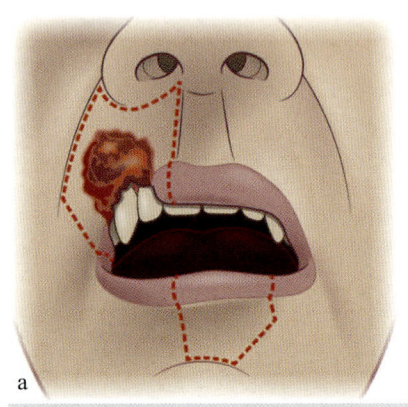 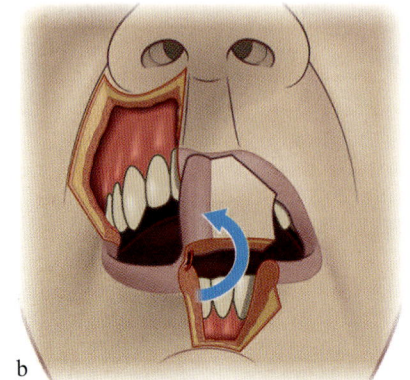 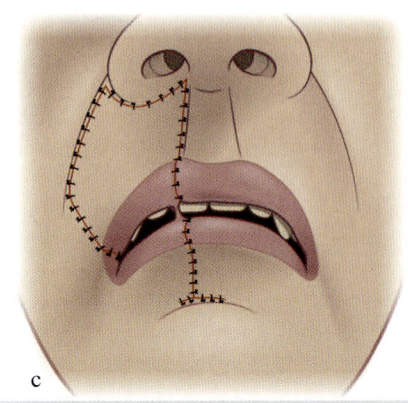

图 6.2 用于上唇外侧美学亚单位重建的异型唇组织交叉瓣

再拆除重缝。蒂部红唇区域不做缝合，保留部分开放切口以确保蒂部血运（图 6.5）。缝合供区，并嘱患者流质饮食，注意保护术区，避免过度张口至蒂部牵拉撕裂。

术后 2~3 周行二期断蒂（图 6.6a），修整多余的唇缘组织，再用细的可吸收线仔细缝合红唇（图 6.6b）。

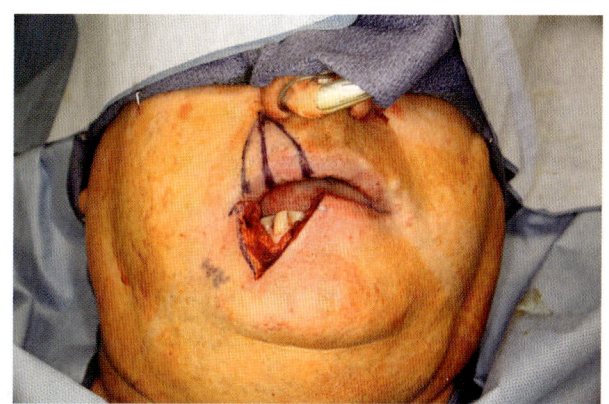

图 6.3 Abbe 瓣用于下唇肿瘤切除后组织缺损重建。设计上唇皮瓣，其宽度约是缺损区的一半

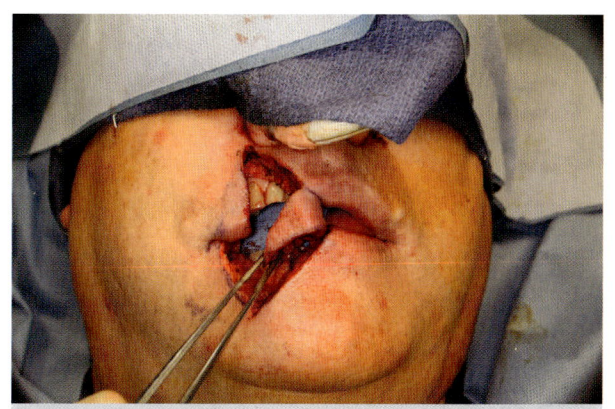

图 6.4 切取唇动脉为蒂的组织瓣，蒂部保留部分口轮匝肌肌袖以保护血管

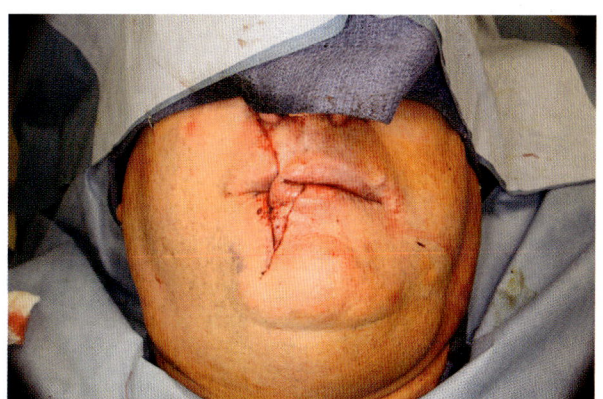

图 6.5 深层的肌肉和黏膜层转移至缺损区，其高度等于缺损的高度。供区对位缝合

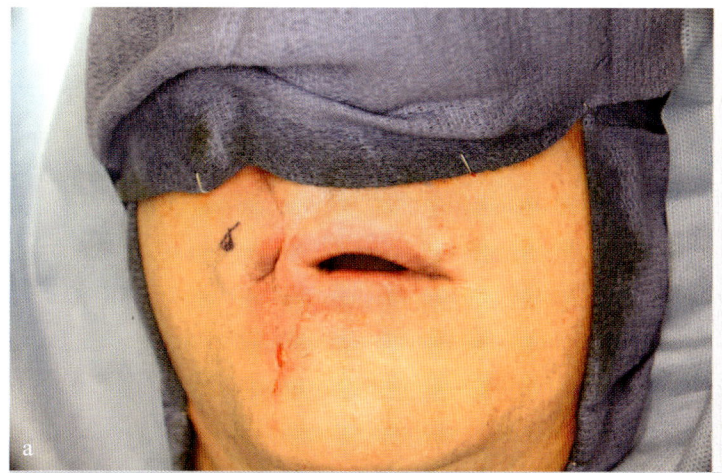

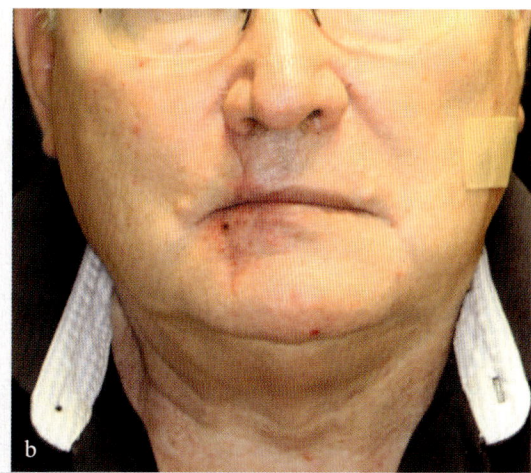

图 6.6 a. 一期手术 3 周后组织瓣成活良好，新生血管已建立；断蒂后上下层修整后直接缝合。b. 二期手术 1 个月后外观

6.7.2 Estlander 瓣

该技术因 1872 年[4]由 Estlander 首次提出而得名。它采用唇部楔形旋转组织瓣对口角区缺损行一期重建，但重建后的口角较为圆钝，故常需二期行口角成形改善外观和功能。

该瓣适用于缺损长度小于 1/3 且累及口角的外侧唇全层缺损。上下唇缺损均可，尤以下唇更常用。术中可沿鼻唇沟向上做延长切口，以更好地推进颊部组织，便于供区缝合。

术前标记如上文所述（图 6.7a）。全层切取组织瓣，血管蒂部保留部分肌袖。组织瓣掀起后旋转插入缺损区，可吸收线逐层缝合肌肉和黏膜层，尼龙线缝合皮肤（图 6.7b）。转移后的蒂部成为新口角，该处通常厚且圆钝，但多数唇完整性和功能可以得到较好恢复（图 6.7c）。2~3 周后再行二期修整。较之 Abbe 瓣，该瓣二期手术并非必需，而是根据恢复情况而定。

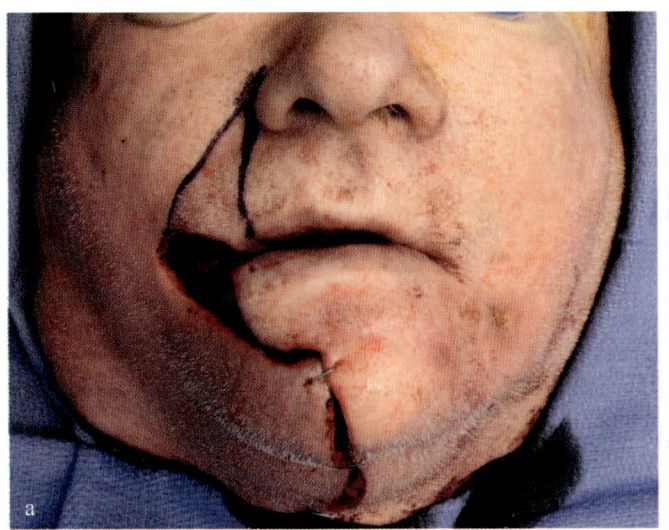
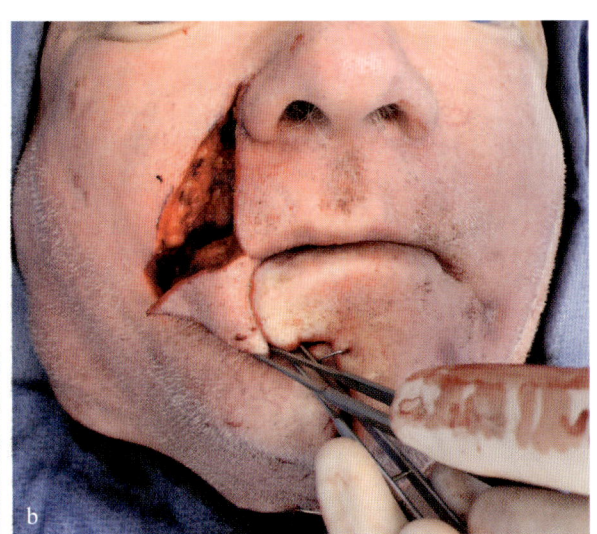
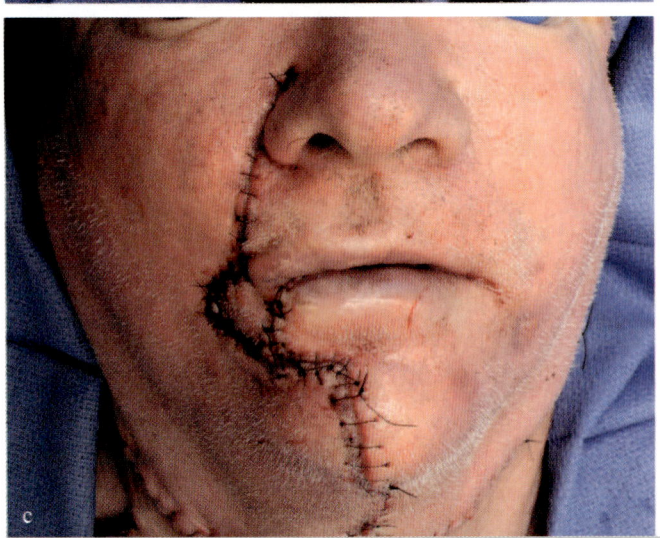

图 6.7　a. 下颌重建同期行 Estlander 瓣进行口角和下唇重建。皮瓣设计在上唇，瓣高与缺损区垂直高度相同，切口可沿鼻唇沟延长，便于颊部组织推进和供区闭合。b. 组织瓣切取后向内旋转覆盖下唇缺损。旋转后血管蒂部将成为新的口角。转移后逐层缝合，适当做延长切口通过颊部组织推进闭合供区。c. 术后即刻。该患者在一期手术后唇部结构功能恢复良好，未行二期手术

6.8 供区闭合

Abbe 瓣供区二期手术闭合。一期手术用可吸收线分层缝合黏膜和肌层，用不可吸收尼龙线缝合皮肤。蒂部红唇不缝合，以保障组织瓣血运，但愈合后会有臃肿需在二期断蒂时去除肉芽组织、仔细修整残余组织，以获取满意外观。只要红唇皮肤交接处对位缝合好，红唇缺损部位创口以细的可吸收线单层缝合即可。

如前所述，Estlander 皮瓣是由颊部组织向内侧推进以关闭供区。面部松弛者更易闭合。若颊部组织推进不充分或缝合张力过大，可沿鼻唇沟做延长切口并切取 Burrow 三角来增加颊部组织活动度以便于缝合。

6.9 要点与难点

- 选择患者至关重要；此类组织瓣不适于小于 2/3 的唇部缺损。
- 瓣宽应为缺损宽度的 1/2，以减少缝合张力并尽可能保持唇部对称。
- 瓣纵轴垂直于唇缘，以免因供区不对称而影响美观及后期修复。
- Abbe 瓣二期断蒂供区闭合时，注意去除肉芽组织并修剪蒂部多余组织，以利于恢复唇部线条流畅，避免红唇局部隆凸不平。

（徐广琪 译，丁自海 陈超 校）

参考文献

[1] BURGET GC, MENICK FJ. Aesthetic restoration of one-half the upper lip [J]. Plast Reconstr Surg, 1986, 78(5):583–593.

[2] AL-BENNA S, STEINSTRAESSER L, STEINAU HU. The cross-lip flap from 1756 to 1898. Reply to "The Sabattini–Abbé flap: a historical note" [J]. Plast Reconstr Surg, 2009, 124(2):666–667, author reply 667–668.

[3] ABBE R. A new plastic operation for the relief of deformity due to double harelip [J]. Plast Reconstr Surg, 1968, 42(5):481–483.

[4] ESTLANDER JA. Eine mMethode aus der einen Lippe Substanzverluste der Anderen zu Erstetzen [J]. Arch Klin Chir, 1872, 14:622.

7　Karapandzic 瓣

Sara A. Neimanis, Howard N. Langstein

摘要

Karapandzic 瓣是重建继发性唇部缺损的常用方法。因其采用口周全厚旋转推进，既保留口轮匝肌的神经血管，又保证口周肌组织的连续性，实现了功能性修复，故该瓣符合整形外科理念，即用类似的组织替代缺失的组织，是唇部重建的重要手段。本章主要探讨了 Karapandzic 瓣的适应证、应用解剖、术前注意事项、手术操作，获得比较满意的功能和美观效果所需的关键点。

关键词：Karapandzic 瓣，上唇动脉，下唇动脉，面神经，三叉神经眶下支，三叉神经颏支

7.1　引言

Karapandzic 瓣因 Karapandzic 教授于 1974 年首次应用在继发性唇部缺损的重建而得名[1]。因其采用口周全厚旋转推进，既保留口轮匝肌的神经血管，又保证口周肌组织的连续性，实现了功能性修复，故该瓣符合整形外科理念，即用类似的组织替代缺失的组织，是唇部重建的重要手段。

7.2　适应证

- 全层的缺损。
- 上唇缺损达 1/2~2/3。
- 下唇缺损达 3/4。
- 中央或外侧缺损。
- 涉及口角的缺损。

7.3　应用解剖

7.3.1　肌组织

唇部运动由口轮匝肌和面部表情肌（图 7.1）协同完成。口轮匝肌负责唇部括约功能，由两部分组成：边缘部和外周部。边缘部主要位于唇红深面；外周部起自边缘部深层，止于唇周皮下。

上唇提升运动由颧大肌、颧小肌、提上唇肌、提上唇鼻翼肌和提口角肌协同完成。降下唇肌包括降口角肌、降下唇肌和颈阔肌。颏肌收缩时上提颏部皮肤，使下唇前送。颊肌与咽缩肌协同将嘴唇推向上下颌的牙齿和牙龈来控制嘴唇，参与咀嚼和吮吸。口周肌汇集于口角处形成蜗轴[2]。

7.3.2　血供

唇部血供来自颈外动脉系统。面动脉自颈外动脉发出，在口角外侧约 1.5 cm 处，分出上唇动脉和下唇动脉，供应唇和 Karapandzic 瓣。上唇动脉在上唇红唇边界的 1 cm 内；下唇动脉通常在距下唇红唇边界 0.4~1.3 cm 处。

7.3.3　神经支配

口周肌组织的运动由面神经（CN Ⅶ）支配。感觉神经为三叉神经（CN Ⅴ）的分支神经眶下（V2）和颏神经（V3）。除颏肌、颊肌和提上

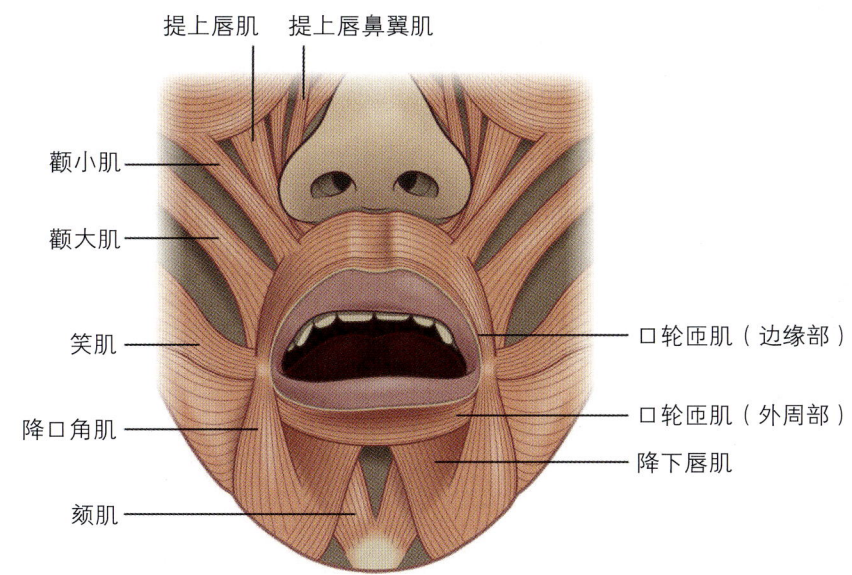

图 7.1 口周肌系统，包括 Karapandzic 瓣切取的口轮匝肌

唇肌外，其余肌的神经由肌深层入肌。

7.4 术前注意事项

术前完善病史采集和体格检查，评估三叉神经和面神经所支配的感觉和运动功能。权衡上下唇的组织量和皮肤松弛度。详尽了解唇部手术史，若患者之前有过唇部损伤或唇部神经受损，则不宜行功能重建。

此外，还应注意缺损边界是术前待定（如皮肤癌术中扩切送快速冰冻切片确定边界者）还是术前已定（外伤后缺损或由皮肤科医师转诊的莫氏法切除后缺损）。

7.5 体位和标记

患者取仰卧位，手术可在局部麻醉、阻滞麻醉或全身麻醉下进行。若全身麻醉，选择经鼻插管，以避免管道影响手术。

由所修复的缺损缘开始，做与缺损边缘垂直且与唇缘平行的标记线，直至瓣的蒂部[3]。

该标记线至少应距上唇缘 1 cm 或下唇缘 1.3 cm 处，以确保唇动脉包含在瓣内。下唇缺损修复，切口尽可能设计在比较隐蔽的颏唇沟，向外延伸绕口角转至鼻唇沟，并始终与唇缘等距（图 7.2a，b），鼻唇沟处切口较隐蔽，为患者所接受。对于上唇缺损的修复，切口沿鼻基底与上唇交界线（alar facial groove）设计。预估组织瓣转移过程中可能出现的皮角并在瓣的外缘做标记，便于术中修整（图 7.3c）。

7.6 手术操作

依次切开皮肤、皮下组织，仔细分离口轮匝肌和外周表情肌，注意保护其中的血管神经。

充分游离松解肌组织，潜行分离黏膜下层，以便于组织瓣推进至缺损区。根据缺损区域大小可选择单侧或双侧瓣，后者可修复较大面积缺损，并更好地维持了唇部对称性。双侧或单侧组织瓣以最小张力转移至缺损区，逐层对位缝合，最大限度地恢复唇部美观[4]。

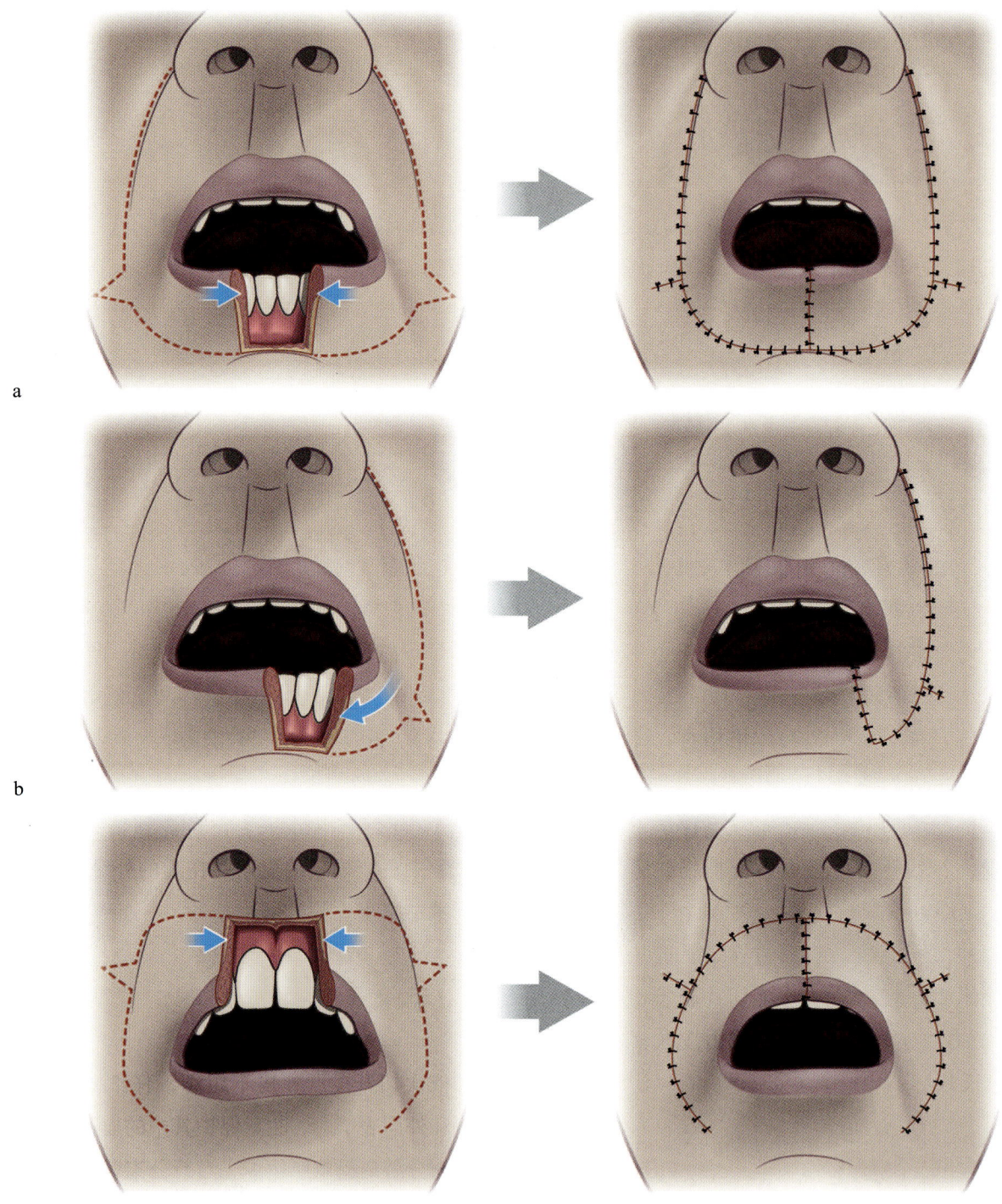

图 7.2　a. 重建下唇中央缺损的双侧 Karapandzic 瓣设计。b. 重建下唇外侧缺损的单侧 Karapandzic 瓣设计。c. 重建上唇中央缺损的双侧 Karapandzic 瓣设计，设计 Burow 三角去除皮角

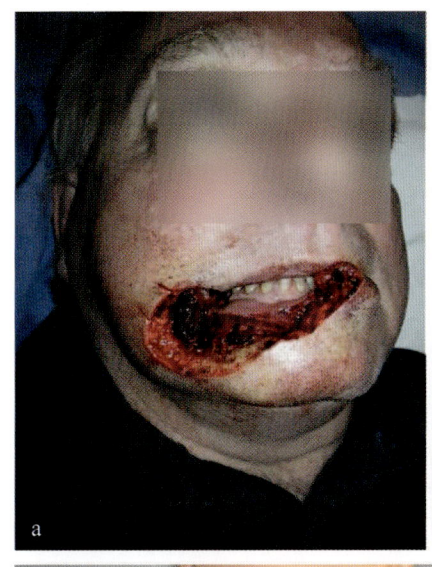
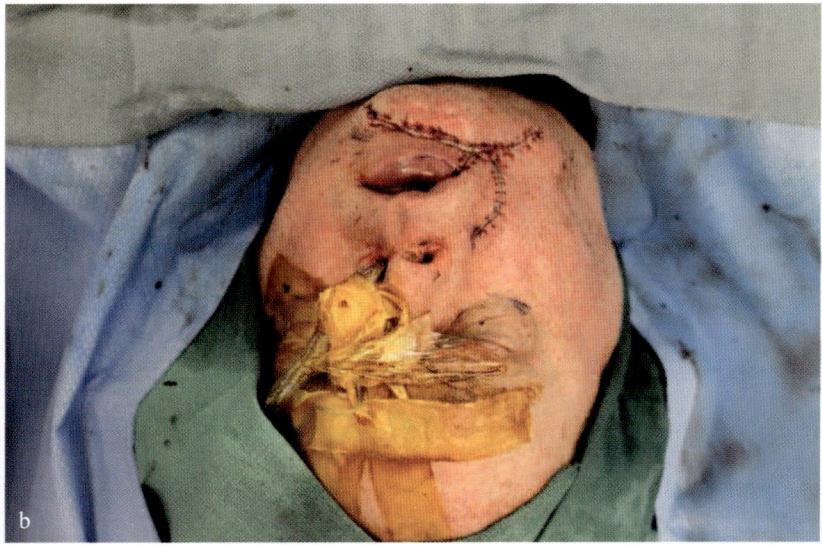
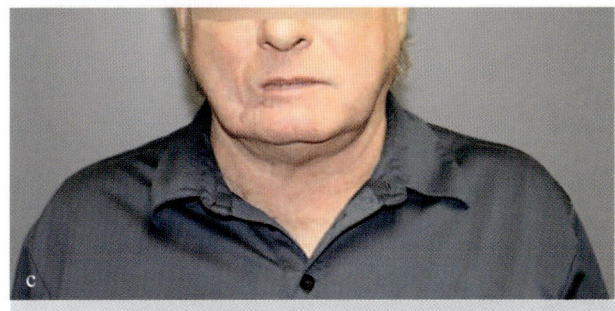
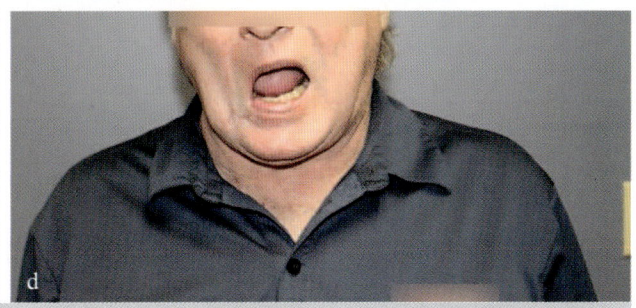

图 7.3 a. 鳞状细胞癌扩大切除术后累及右侧口角的下唇缺损。b. 右侧 Karapandzic 瓣术后即刻。c. 术后数月随访，外观和功能均可接受。d. 唇部形态随时间推移逐渐改善

7.7 供区闭合

将离断的面部表情肌与口轮匝肌解剖对位，逐层缝合黏膜、肌肉、皮下组织和皮肤。对于术中出现的皮角可采用 Burow 三角修整。

7.8 要点与难点

- 术前充分考虑小口畸形的风险。术后出现的小口畸形一般随着时间的推移可逐渐改善。也可借助 Abbe 皮瓣恢复唇的外观。
- 当充分游离缺损处的口轮匝肌及周围组织时，缺损较游离前更大。该类型或更大缺损可选用 Karapandzic 瓣进行修复。
- 产生的皮角可用 Burow 三角修整。

（徐广琪 译，丁自海 陈超 校）

参考文献

[1] KARAPANDZIC M. Reconstruction of lip defects by local arterial flaps [J]. Br J Plast Surg, 1974, 27(1): 93–97.

[2] THORNE CH. Grabb and Smith's Plastic Surgery [M]. 7th ed. Philadelphia, PA: Lippincott Williams & Wilkins, 2014.

[3] ETHUNANDAN M, MACPHERSON DW, SANTHANAM V. Karapandzic flap for reconstruction of lip defects [J]. J Oral Maxillofac Surg, 2007, 65(12):2512–2517.

[4] BAKER S. Local Flaps in Facial Reconstruction [M]. 3rd ed. Philadelphia, PA: Saunders, 2014.

8 颏下岛状瓣

Blair M. Barton, Brian Moore, Christian P. Hasney

摘要

头颈部缺损的重建复杂且具有挑战性。目前，对于口腔部放疗创面及扩大切除后缺损（如低度皮肤恶性肿瘤的切除），游离组织瓣移植仍是其重建标准。本章重点讨论应用颏下岛状瓣的手术选择，包括适应证、应用解剖、组织瓣类型、术后注意事项及手术步骤，尤其注意颏下岛状瓣在移植过程中因其含有颏下淋巴结而发生种植转移。

关键词：颏下岛状瓣，颏下动脉，二腹肌前腹，颏下静脉

8.1 引言

头颈部缺损的重建复杂且具有挑战性，其目标是最大限度恢复其形态和功能。当前，游离组织移植仍是头颈部切除术后缺损重建的标准。但对于一些缺损若能以更简单的手段恢复其形态和功能，则予以优先选择，其中以带蒂颏下岛状瓣最为常用。颏下岛状瓣最早于1993年由Martin[1]作为一种替代方案应用到头颈部缺损重建，并作为修复口面部皮肤低度恶性肿瘤切除术后缺损的绝佳选择。

8.2 适应证

- 不接受游离组织瓣移植者。
- 合并严重疾病者。
- 不能耐受较大手术者。
- 微小血管病变可能增加游离组织瓣移植失败风险者。

8.3 应用解剖

颏下动脉为颏下岛状瓣供血血管，是面动脉的一个分支，位置较恒定，在下颌下腺深面由面动脉发出，直径1.0~1.5 mm[2]，沿下颌骨下缘自后方向前走行于下颌下腺深面及下颌舌骨肌之间。在二腹肌前腹发出浅支（30%）、深支（70%），终止于颏联合后方，其间发出数个皮支穿颈阔肌，在皮下构成丰富血管丛，近90%与对侧的颏下动脉相吻合[3]。静脉回流通过颏下静脉引流至面静脉（图8.1）。

8.4 组织瓣类型

颏下岛状瓣的蒂部长度基本满足面颈部各类缺损重建，尤其面部下2/3区域的缺损，此外还可以借助一些辅助技术延长蒂部。

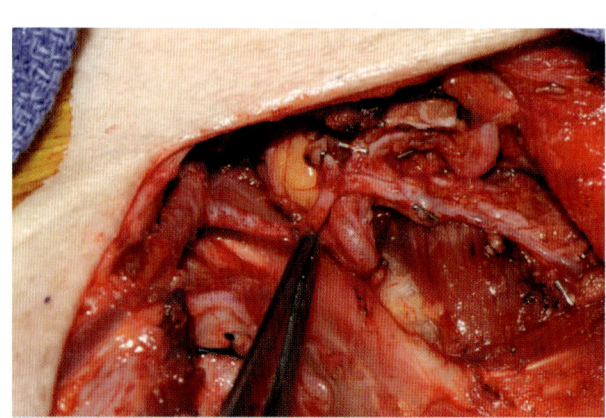

图8.1 颏下动脉从面动脉发出，走行于二腹肌前腹和下颌舌骨肌浅层

- 分离远端面部血管：在颏下动脉起始的远端分离松解面部血管可延长蒂部 1~2 cm。蒂部长度还受限于颏下静脉，若需进一步延长蒂部，可将颏下或面部静脉切断并与受区部位静脉吻合[4]。
- Y-V 术：在颈外静脉和面静脉之间通常存在一交通支，与面静脉构成 Y 形结构，该结构对面静脉有一定牵拉，不利于蒂部延长，术中在面静脉与交通支汇合近端将面静脉主干离断结扎，Y 形结构变为 V 形。这种方法可以额外延长 5 cm 左右的血管蒂[5]。
- 逆行瓣：切断结扎颏下动脉起始处近端面动脉，通过远端面动脉逆向供血。但应注意，该处静脉因瓣膜的存在，只允许单向回流，不能设计与动脉类似的逆向血流，必要时则应离断静脉与受区附近静脉吻合。
- 游离组织瓣：颏下带蒂组织瓣受限于蒂部长度，仅用于面部下 2/3 区域重建。由于颏下岛状瓣蒂部血管具备吻合所需满意的管径及长度，该瓣的游离切取已用于鼻侧面缺陷重建、下肢淋巴水肿治疗及额部缺损修复。

8.5 术前注意事项

尽管颏下岛状瓣没有绝对禁忌证，但有下列情况时慎用。即使对瓣内淋巴组织进行细致的剥离，I 度淋巴结肿大者也是相对禁忌证，因为确保不把肿瘤细胞转至受区是头颈部修复重建的先决条件。蒂部同侧面静脉被结扎或损伤，将妨碍静脉回流，故既往行颈部淋巴清扫术者，必须明确面静脉是否结扎，以免影响静脉回流而导致组织瓣坏死等一系列术后并发症。

8.6 体位和标记

颏下岛状瓣切取方法有多种，本文仅就笔者团队采用的方法做一介绍。

患者取仰卧头正中后伸位。组织瓣的上界紧贴下颌下缘，以利于瘢痕隐蔽并防止唇外翻。皮瓣的长度（内外侧距离）依据缺损大小而定，最大可切取距离达两侧下颌角连线（图 8.2a）。宽度（前后距离）同样依缺损大小而定，最大切取范围可通过"提捏试验"来确定，以避免影响供区闭合（图 8.2b）。若需同期进行颈部淋巴清扫，则可沿颈部皮纹从组织瓣的近端到颈侧乳突下方做延长刀口。

8.7 手术操作

15 号刀沿术前设计标记线切开皮肤、皮下组织和颈阔肌，在颈阔肌下剥离，上平下颌骨下缘，下与组织瓣下缘相齐，需做颈部淋巴结清扫者根据清扫范围再做延长以便于暴露和分离，然后行下颌下腺摘除（图 8.3）。颏下血管

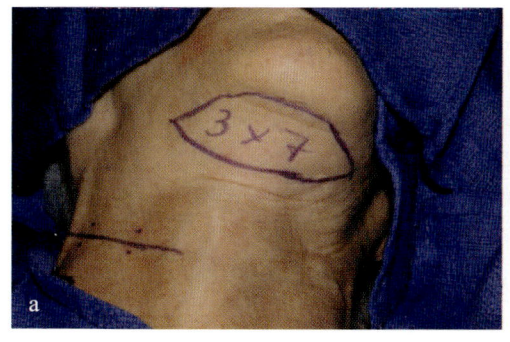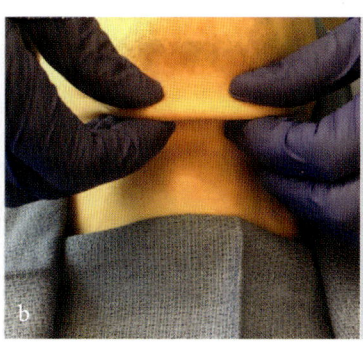

图 8.2 a. 标记颏下岛状瓣。若计划行颈部淋巴结清扫，可以做横向延伸切口，也可分开另做一横切口。b. "提捏试验"以确定瓣的最大宽度和一期闭合可行性

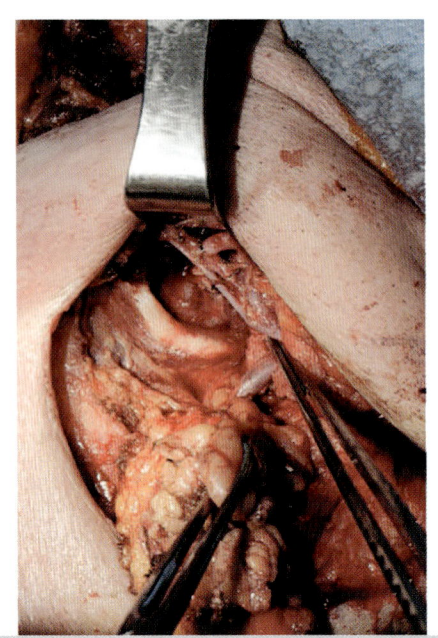

图 8.3 下颌下腺摘除后显露颏下血管

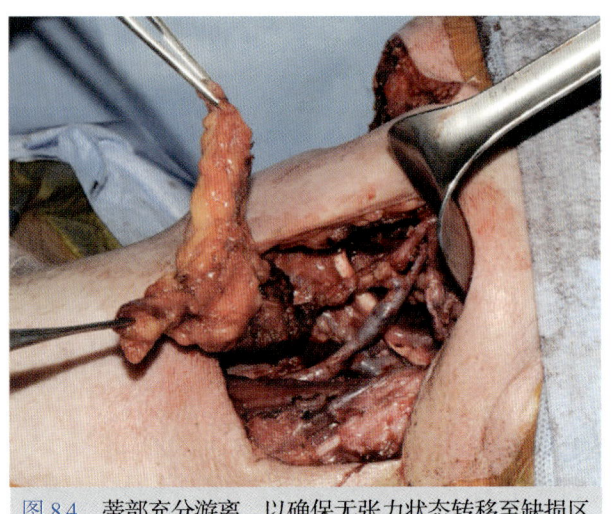

图 8.4 蒂部充分游离，以确保无张力状态转移至缺损区

穿下颌下腺的上缘，并发出分支进入腺体，予以结扎离断。待下颌下腺摘除后，可见面神经下颌缘支，分离并清扫此处 1b 级淋巴结（通常位于面神经下颌缘支下方和颏下血管上方）。操作时需仔细谨慎，以避免损伤面神经下颌缘支或颏下血管。

待 1b 级淋巴结清扫后，切开分离瓣的余边。切开颈阔肌，自组织瓣远端于对侧二腹肌前腹浅面和下颌舌骨肌浅面将其掀起，将下颌舌骨肌与深层颏舌肌钝性分离，在中线处用电刀分离止血。继续将同侧下颌舌骨肌和二腹肌的前腹向下与舌骨上钝性分离（Kitner 剥离器），向上与下颌骨下缘电刀离断止血。将同侧下颌舌骨肌、二腹肌前腹包括在组织瓣内，连同血管蒂一并掀起。在上述电刀离断颈阔肌、二腹肌前腹和下颌舌骨肌在下颌骨附着部位，操作需仔细谨慎，避免不慎损伤到可能横穿二腹肌前腹或下颌舌骨肌的细小皮肤穿支。最后，充分松解蒂部并结扎其他分支，组织瓣以无张力状态转到受区（图 8.4）。

8.8 供区闭合

多数情况下供区可直接缝合。若闭合张力大，应适当潜行分离颈部皮肤，以防止下唇外翻，同时将皮肤缝合在舌骨上以重塑颏颈角。

8.9 要点与难点

- 首先显露颏下血管和面神经下颌缘支是成功切取颏下岛状瓣的关键。
- 若同期进行颈部淋巴结清扫术，则可将颏下切口向该侧横向延伸，此时颏下岛状瓣经皮下隧道转至受区。
- 术中仔细分离谨慎操作，以提高肿瘤学安全性和实现术区无张力的闭合。
- 术前 CT 检查明确面静脉汇入颈内静脉或颈外静脉。

8.10 肿瘤学安全性

使用颏下岛状瓣最令人担忧的是存在潜在的恶性颏下淋巴结带入皮瓣组织风险。口腔前部肿瘤可能通过淋巴管扩散到二腹肌前腹和下颌舌骨肌上的淋巴结，因此，颏下岛状瓣转移有可能将病变经颏下淋巴结转移到受区。

Howard 和他的团队报道了应用颏下组织瓣修复口腔癌切除术后缺损相关肿瘤学安全性的 10 年经验。有 50 例接受口腔恶性肿瘤切除手术的患者使用颏下岛状瓣进行了重建，所有患者术前经临床和影像学诊断均为 1a 和 1b N_0，其中有 5 例 1 级患者发现隐匿性转移，没有发现与颏下组织瓣相关的局部复发[6]。

如上所述，对 1a 级病变完整切除是可行的。但从理论上讲，组织瓣转移时将其内的淋巴结完全剔除较之于将其保留在瓣中，前者对皮肤血管穿支损伤更大。鉴于此，本书作者的做法是，对需要双侧颈部淋巴结清扫的口腔前部癌症患者禁用颏下组织瓣。在这些患者中，根治性清扫 1 级淋巴结至关重要。同样，对 1a 和 1b 级淋巴结进行根治性清扫对组织瓣中的皮肤穿支损伤更大。对于上述情况，依据肿瘤学安全性和重建原则，选择其他部位游离组织移植是明智之举。

（徐广琪 译，丁自海 陈超 校）

参考文献

[1] MARTIN D, PASCAL JF, BAUDET J, et al. The submental island flap: a new donor site. Anatomy and clinical applications as a free or pedicled flap [J]. Plast Reconstr Surg, 1993, 92(5):867–873.

[2] FALTAOUS AA, YETMAN RJ. The submental artery flap: an anatomic study [J]. Plast Reconstr Surg, 1996, 97(1):56–60, discussion 61–62.

[3] ABOUCHADI A, CAPON-DEGARDIN N, PATENÔTRE P, et al. The submental flap in facial reconstruction: advantages and limitations [J]. J Oral Maxillofac Surg, 2007, 65(5):863–869.

[4] STERNE GD, JANUSZKIEWICZ JS, HALL PN, et al. The submental island flap [J]. Br J Plast Surg, 1996, 49(2):85–89.

[5] MULTINU A, FERRARI S, BIANCHI B, et al. The submental island flap in head and neck reconstruction [J]. Int J Oral Maxillofac Surg, 2007, 36(8):716–720.

[6] HOWARD BE, NAGEL TH, DONALD CB, et al. Oncologic safety of the submental flap for reconstruction in oral cavity malignancies [J]. Otolaryngol Head Neck Surg, 2014, 150(4):558–562.

9　锁骨上带蒂皮瓣

Eric I-Yun Chang

摘要

锁骨上带蒂皮瓣已广泛应用于头颈部较为复杂缺损的重建。该瓣最初以岛状瓣形式切取，随着显微外科技术的发展，由其衍生出多种类型。锁骨上带蒂皮瓣除了作为头颈部重建中游离组织瓣移植失败的补救措施外，其本身也是该区域重建的主要选择。本章就锁骨上带蒂皮瓣的适应证、应用解剖、术前注意事项、手术操作及其延长筋膜皮瓣类型等做了系统阐述。

关键词：锁骨上动脉，锁骨上神经，颈横动脉，锁骨中 1/3，肩锁关节，第 3、4 颈神经

9.1　引言

近年来，锁骨上带蒂皮瓣广泛用于头颈部较为复杂缺损的重建。该皮瓣由 Mutter 于 1842 年首次描述，并由 Kazanjian 和 Converse 于 1949 年应用于临床[1]。1979 年 Mathes 和 Vasconez 对其进行了深入的解剖研究，1983 年 Lambery 和 Cormack 对其进行改良[2]。1997 年，Pallula 将锁骨上带蒂皮瓣以岛状瓣形式切取[3]。随着显微外科技术的发展，由其衍生出多种类型。锁骨上带蒂皮瓣除了作为头颈部重建中游离组织瓣移植失败的补救措施外，其本身也是该区域重建的主要选择。

9.2　适应证

- 口内和舌切除术后的缺损。
- 咽部缺损。
- 涉及颞骨和乳突区的颅底缺损。
- 下面部和颈部的皮肤缺损。
- 胸骨创面。

9.3　应用解剖

锁骨上带蒂皮瓣是以锁骨上动脉为血管蒂的轴型筋膜皮瓣。锁骨上动脉是颈横动脉的分支，位于胸锁乳突肌、锁骨和斜方肌构成的颈后三角区。颈横动脉起自甲状颈干（锁骨下动脉分支），沿锁骨中 1/3 向外走行，约在锁骨中点上 2 cm 处发出锁骨上动脉，向肩锁关节方向走行，经喙突和肩峰的连线进入皮下[1,4]。

锁骨上神经起自第 3、4 颈神经，自胸锁乳突肌后缘中点，于深筋膜层向后下方走行，该处神经与蒂部主干血管不伴行。达锁骨上，神经转而沿皮瓣长轴与锁骨上动脉（在锁骨上动脉上方 1~2 cm 处）结伴向外侧走行，其间发出细小的皮支（2~5 支）分布于皮瓣的后部和远端[2]。锁骨上带蒂皮瓣因含有该神经故有感觉。

9.4　组织瓣类型

旋肱后动脉外增压的扩展锁骨上筋膜皮瓣[4]。

9.5　术前注意事项

术前通常不需要做影像和造影检查，以多普勒明确锁骨上主干血管，并以此为轴设计组

织瓣。若需延长组织瓣长度，其限度为多普勒所探及的最远血管信号外 5 cm[5]。

9.6 体位和标记

患者取仰卧位，术侧臂外展，头偏向对侧。在锁骨上缘和胸骨切迹处做标记，以确定颈横动脉的起始。多普勒探头明确锁骨上动脉的走行并做标记。根据缺损大小设计以锁骨上动脉为轴的组织瓣（图 9.1）。

9.7 手术操作

术前多普勒标定锁骨上动脉的走行，依其为轴结合缺损区大小设计锁骨上带蒂皮瓣。按标记线切开皮肤、浅筋膜，于深筋膜深层和肌肉表面由远及近切取组织瓣。锁骨上带蒂皮瓣远端血管位置较表浅，可于深筋膜下掀起。三角肌与表面深筋膜层结合疏松易于分离，而斜方肌结合较为致密，必要时需钝性分离。解剖至锁骨时，注意保护锁骨上动脉（图 9.2）。

继续向近端分离接近血管蒂，可见白色封套筋膜层即为锁骨上区结缔组织层，该层包绕锁骨上动脉和颈横动脉，应仔细分离以获取更长的锁骨上带蒂皮瓣（图 9.3）。深入颈阔肌的深面继续游离蒂部，此时以多普勒探头再次标定主干血管走行，但无须完全暴露血管，应保留其周围组织以免损伤。神经分支与锁骨上动脉伴行，术中给予保留以切取带有感觉的锁骨上带蒂皮瓣。

切取完毕，蒂部至缺损区皮下潜行分离制备较为宽松的皮下隧道，皮瓣远端保留满足覆盖创区所需组织，余下近端部分去除上皮，经皮下隧道转至缺损区（图 9.4）。

9.8 供区闭合

切取组织较小者对供区周围软组织潜行剥离后直接拉拢缝合。切取宽度大于 5 cm 时肩部供区无法直接缝合，需皮片移植覆盖。

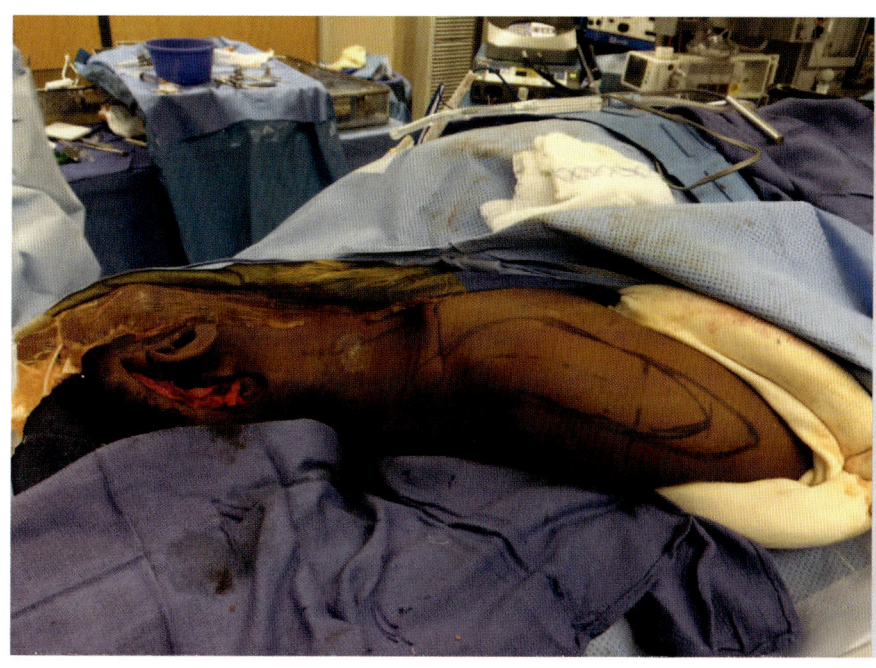

图 9.1 术前多普勒标定锁骨上动脉的走行，依其为轴设计锁骨上带蒂皮瓣

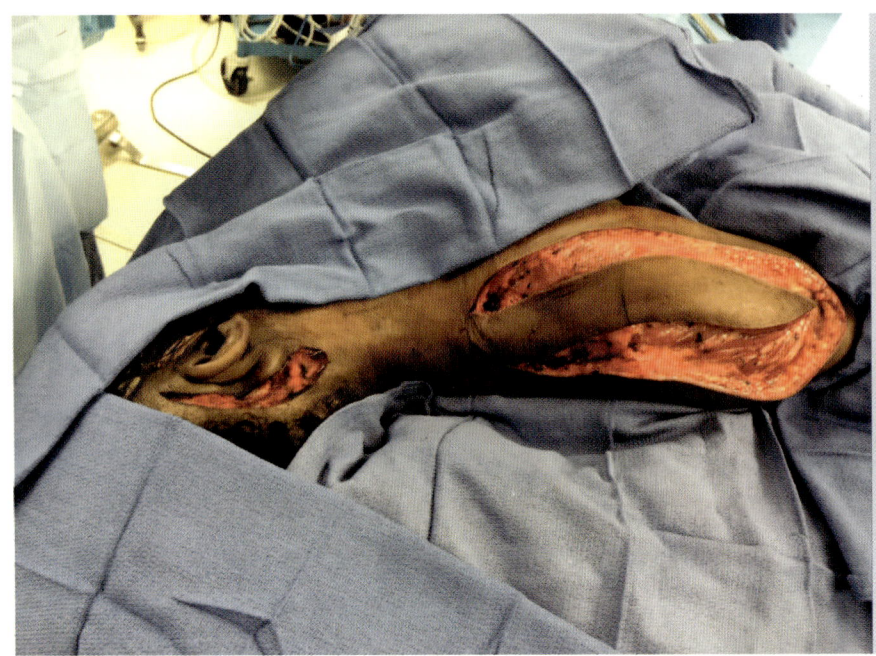

图9.2 将锁骨上带蒂皮瓣由深筋膜深层与斜方肌和三角肌分离,注意保护血管蒂

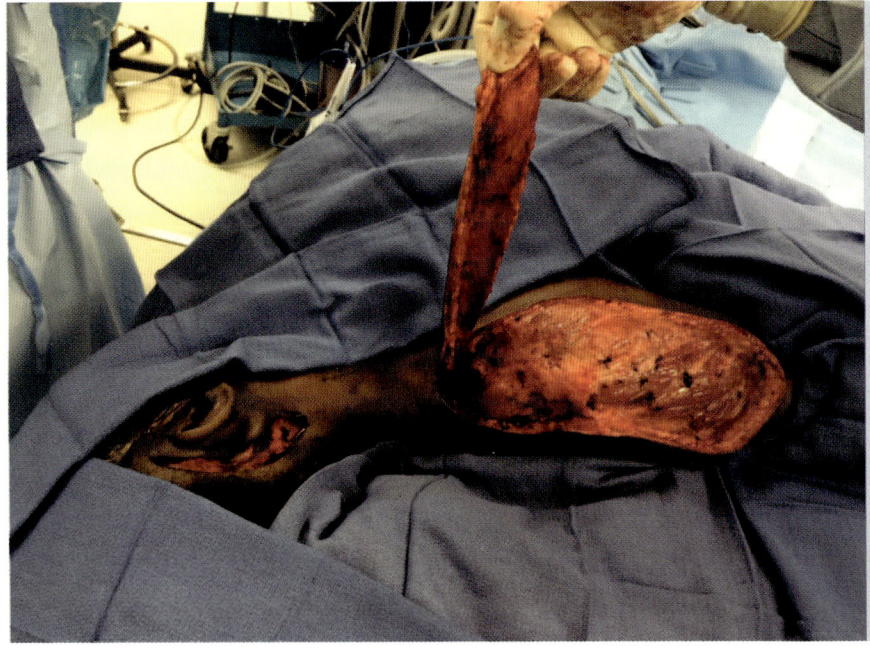

图9.3 游离松解包绕锁骨上血管白色封套筋膜,以增加瓣的长度

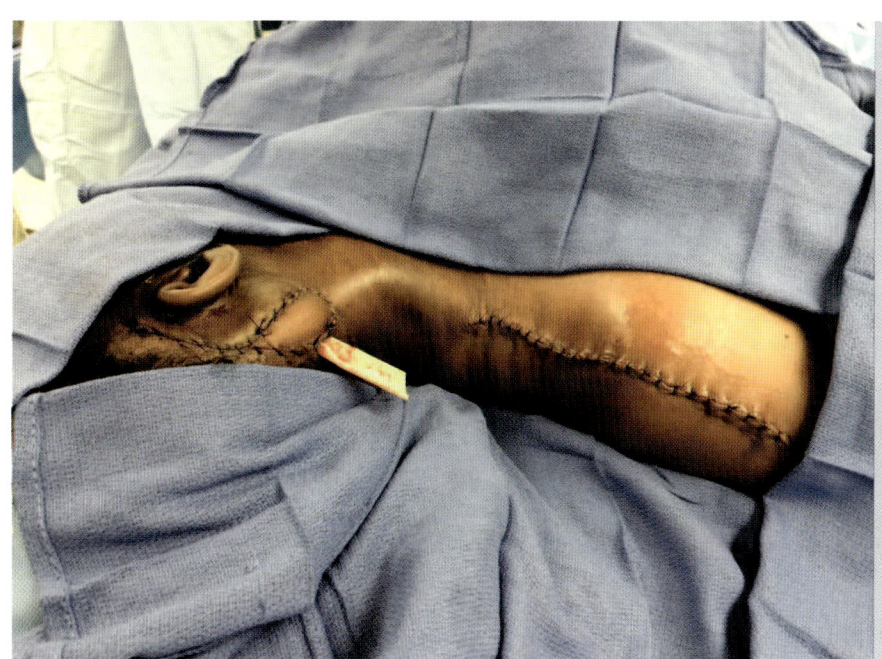

图 9.4 锁骨上带蒂皮瓣近端部分去除表皮穿经皮下隧道转至术区覆盖缺损

9.9 要点与难点

- 术前多普勒标定血管蒂的走行，以血管为轴设计锁骨上带蒂皮瓣。
- 仔细游离蒂部周围的白色封套筋膜层，以获取更长的锁骨上带蒂皮瓣。

（徐广琪 译，丁自海 陈超 校）

参考文献

［1］CHIU ES, LIU PH, FRIEDLANDER PL. Supraclavicular artery island flap for head and neck oncologic reconstruction: indications, complications, and outcomes［J］. Plast Reconstr Surg, 2009, 124(1):115–123.

［2］SANDS TT, MARTIN JB, SIMMS E, et al. Supraclavicular artery island flap innervation: anatomical studies and clinical implications［J］. J Plast Reconstr Aesthet Surg, 2012, 65(1):68–71.

［3］PALLUA N, MACHENS HG, RENNEKAMPFF O, et al. The fasciocutaneous supraclavicular artery island flap for releasing postburn mentosternal contractures［J］. Plast Reconstr Surg, 1997, 99(7):1878–1884, discussion 1885–1886.

［4］VINH VQ, VAN ANH T, OGAWA R, et al. Anatomical and clinical studies of the supraclavicular flap: analysis of 103 flaps used to reconstruct neck scar contractures［J］. Plast Reconstr Surg, 2009, 123(5):1471–1480.

［5］DI BENEDETTO G, AQUINATI A, PIERANGELI M, et al. From the "charretera" to the supraclavicular fascial island flap: revisitation and further evolution of a controversial flap［J］. Plast Reconstr Surg, 2005, 115(1):70–76.

第二部分 胸 部

10	胸廓内动脉穿支皮瓣	46
11	胸大肌带蒂肌瓣、肌皮瓣	52

10 胸廓内动脉穿支皮瓣

Peirong Yu

摘要

胸大肌（肌皮瓣）仍然是头颈部修复重建的常用皮瓣，尤其是需要肌肉时。胸廓内动脉穿支皮瓣临床并不常见，但作为一种带蒂皮瓣使用，是很有价值的选择。头颈部修复重建中，在外观皮肤色泽方面，胸廓内动脉穿支皮瓣要优于其他供区，它容易剥离，切取通常可在30分钟内完成，这尤其对那些不能耐受游离皮瓣进行重建的高风险患者有利。作为一种游离皮瓣，它可用于面部修复重建，但如想一期闭合皮瓣供区，它又受限于其蒂部较短且皮瓣切取面积有限。在本章中，从典型的适应证、解剖、术前注意事项和手术技巧入手，明确地描述了胸廓内动脉穿支皮瓣的操作步骤。另外还介绍了一种可以用于中等尺寸皮瓣的其他皮瓣类型。

关键词: 胸廓内动脉穿支皮瓣，胸廓内动脉，锁骨下动脉，腹壁上动脉

10.1 引言

上胸部皮瓣指胸三角皮瓣和胸大肌肌皮瓣。前者由于其显著的供体部位并发症多，还有在大多数情况下需要手术延迟，已基本上被放弃。胸大肌肌皮瓣仍然是头颈部修复重建的常用皮瓣，尤其是在需要肌肉的时候。胸廓内动脉穿支皮瓣（IMAP）鲜为人知。该皮瓣最早于2006年由Yu等[1]在文献中描述，用于气管瘘口的重建。Neligan等[2]于2007年进行了灌注研究并报道了该皮瓣的临床应用。最近，Saint-Cyr的团队通过对尸体标本注射造影剂和3D计算机断层扫描（CT），报道了皮瓣的3D解剖[3]，自此越来越多的解剖和临床病例被报道[4~6]。胸廓内动脉穿支皮瓣作为一种带蒂皮瓣是一个很有价值的选择。对于头颈部修复重建，胸廓内动脉穿支皮瓣在皮肤色泽匹配度上优于其他供区，尤其优于大腿部皮瓣。此皮瓣易于切取，通常在30 min内完成。因此，对于不能耐受游离皮瓣修复重建的高风险患者尤其有利。胸廓内动脉穿支皮瓣作为一种游离皮瓣，可用于面部修复，皮肤色泽匹配度良好，但如想一期闭合皮瓣供区，此皮瓣会受限于其蒂部较短且皮瓣切取面积有限。

10.2 适应证

胸廓内动脉穿支皮瓣的最佳适应证是下颈部和上胸部的皮肤组织缺损，又是气管瘘口重建的极佳选择。

10.3 解剖

胸廓内动脉起源于锁骨下动脉，走行于胸骨两旁。动脉离胸骨边缘的距离约为1.5 cm[7]，它于上腹部延续为腹壁上动脉，继续滋养腹直肌的上部。胸廓内动脉沿着胸骨缘，通过肋间隙向胸部皮肤发出多个穿支（图10.1）。与体内其他穿支一样，近端穿支通常比远端穿支粗大。最大的胸廓内动脉穿支通常位于第2肋间隙[3~6]。尸体标本研究发现，第1肋间隙穿

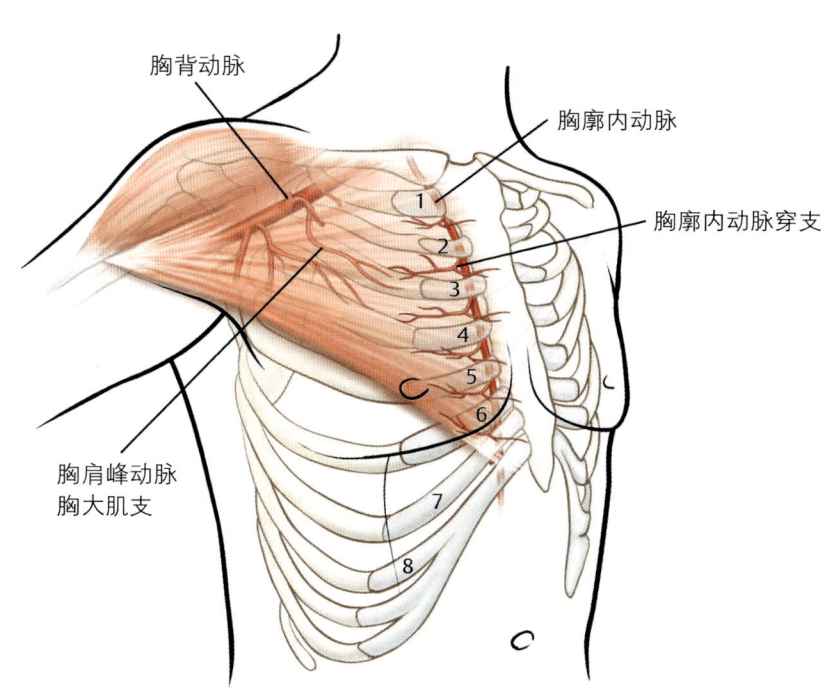

图 10.1 胸廓内动静脉沿胸骨边缘走行，并在每个肋间隙发出穿支到皮肤

支直径约为 1.50 mm（1.0~2.2 mm），第 2 肋间隙为 1.83 mm（1.3~2.4 mm），第 3 肋间隙为 1.47 mm（1.3~1.7 mm），临床报道中也有同样的发现[3]。作者本人的临床经验表明[8, 9]，第 2 肋间隙胸廓内动脉穿支直径一般为 1~1.5 mm，伴行静脉直径为 1.5~2 mm。

根据灌注研究，在第 1 肋间隙位置，所有病例穿支可灌注至锁骨平面和乳房外侧皱襞处，其中 1/3 可灌注至胸骨剑突水平以下[3]，在第 2 肋间隙，其中 6 例中有 4 例穿支可灌注至锁骨和胸骨剑突的区域，所有的病例中均可至乳房外侧皱襞。第 3 肋间隙的穿支血管灌注范围仅 40% 到达锁骨，60% 到达胸骨剑突，80% 到达乳房外侧皱襞。在第 1 和第 2 肋间隙中，皮瓣灌注区更倾向于水平方向，而当注入第 3~7 肋间隙时，灌注范围则倾向于下外侧方向，这是关于皮瓣设计的有益信息。然而，在临床实践中，第 2 肋间隙胸廓内动脉穿支皮瓣最有用，因为

它占主导地位，其更容易到达颈部，而且水平设计后供区瘢痕不明显。

10.4 其他类型皮瓣

胸廓内动脉游离皮瓣：可作为一种大小适中、颜色与面部皮肤色泽匹配良好的皮瓣。

10.5 术前注意事项

有冠状动脉旁路移植术史，不能使用此皮瓣。除有胸部大手术和（或）放疗史的患者，其他无须术前影像学检查。这些患者可以通过 CT 血管造影来评估胸廓内动脉及其穿支。

10.6 定位和皮肤设计

取仰卧位手术，于胸骨边缘识别标记出第

2肋和第3肋。使用手持式多普勒仪器评估胸骨缘外侧第2肋间隙和第3肋间隙的胸廓内动脉穿支。第2肋间隙的动脉穿支通常最粗大,也更靠近头颈部。如果第2肋间隙处的多普勒信号明显弱于第3肋间隙,则应考虑第3肋间隙。以皮瓣的中央水平方向上平行于肋骨设计椭圆形皮瓣。根据皮肤松弛程度,皮瓣宽度可为5~8 cm,以便一期闭合供区。皮瓣的内侧界线为前正中线,外侧界线为腋中线。皮瓣上缘位于第2肋骨上方,然后沿第2肋骨弧线弧形设计至腋窝(图10.2)。皮瓣的任何部分都不应超出胸三角肌间沟。下切口通常在第3肋骨下缘,这取决于皮瓣需要的宽度。

临床上,皮瓣的宽度通常限制在6~8 cm,主要为一期闭合供区,调整弧度至最大长度。作者的个人经验,第2肋间隙处可以设计一个窄长(宽6 cm、长度距穿支发出点20 cm)的胸廓内动脉穿支皮瓣,该皮瓣从腋窝前皱襞延伸2~3 cm进入腋窝。

10.7 手术技巧

首先于表面切口的内侧部分向深部探至筋膜层,用组织剪进行筋膜下游离,直至发现胸廓内动脉的穿支血管(图10.3a)。除游离皮瓣外,不需要仔细剥离穿支血管。一旦确定穿支,就可切开皮瓣的其余部分。在皮瓣的外侧部可能会遇到来自胸外侧动脉或肋间动脉的穿支。可以在不影响皮瓣血运的情况下安全地除去这些穿支(图10.3b)。如需要,将胸大肌内侧头连同穿支一起切取,以增加血管蒂的长度。然后通过皮下隧道或者将供区和颈部缺损之间狭窄的皮肤桥切开,旋转皮瓣重建颈部缺损(图10.3c,d)。皮瓣远端能否存活可通过皮缘的出血来证实。然后将皮瓣供区一期闭合。

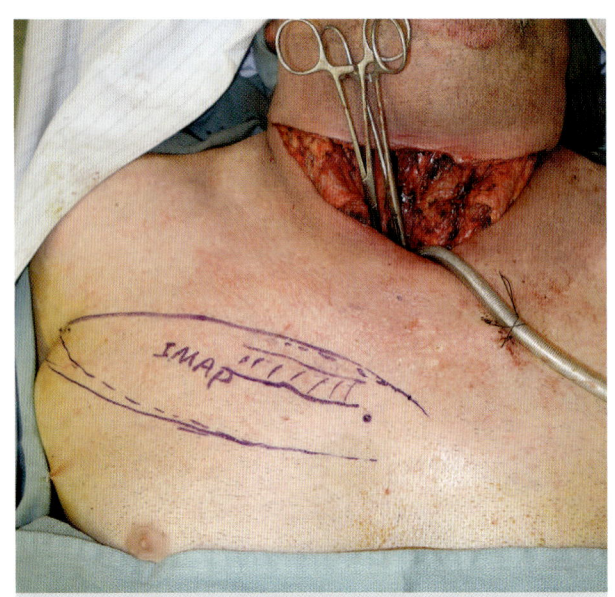

图10.2 胸廓内动脉穿支皮瓣通常以第2肋间隙穿支为蒂。皮瓣设计轴线平行于肋骨。皮瓣远侧缘可以超出腋前线2~3 cm

当作为游离皮瓣使用时,可能需要包含胸廓内动脉和静脉,以获得更长更粗大的血管蒂部(图10.4a)。移除穿支上方的肋软骨,以便于解剖胸廓内血管。如果需要一个较大的皮瓣,而不能一期闭合供区时,可以使用胸背动脉穿支皮瓣或游离皮片移植来闭合供区(图10.4b~e)。对于环周的气道重建时,可能需要双侧胸廓内动脉穿支皮瓣形成一根管道(图10.4f~h)。

10.8 供区修复

供区部位通常一期封闭,如需要,可行胸背动脉穿支皮瓣(图10.4b)或背阔肌肌皮瓣闭合供区。

10.9 要点与难点

- 第2肋间隙的穿支通常最粗大。
- 基于第2肋间隙,皮瓣设计应为水平方向,皮瓣尖端可延续至腋窝前皱襞上方。

10 胸廓内动脉穿支皮瓣

- 皮瓣不应扩大至锁骨以上或三角肌区域。
- 当作为游离皮瓣使用时,皮瓣应包含胸廓内血管,以获得更大更长的蒂部。

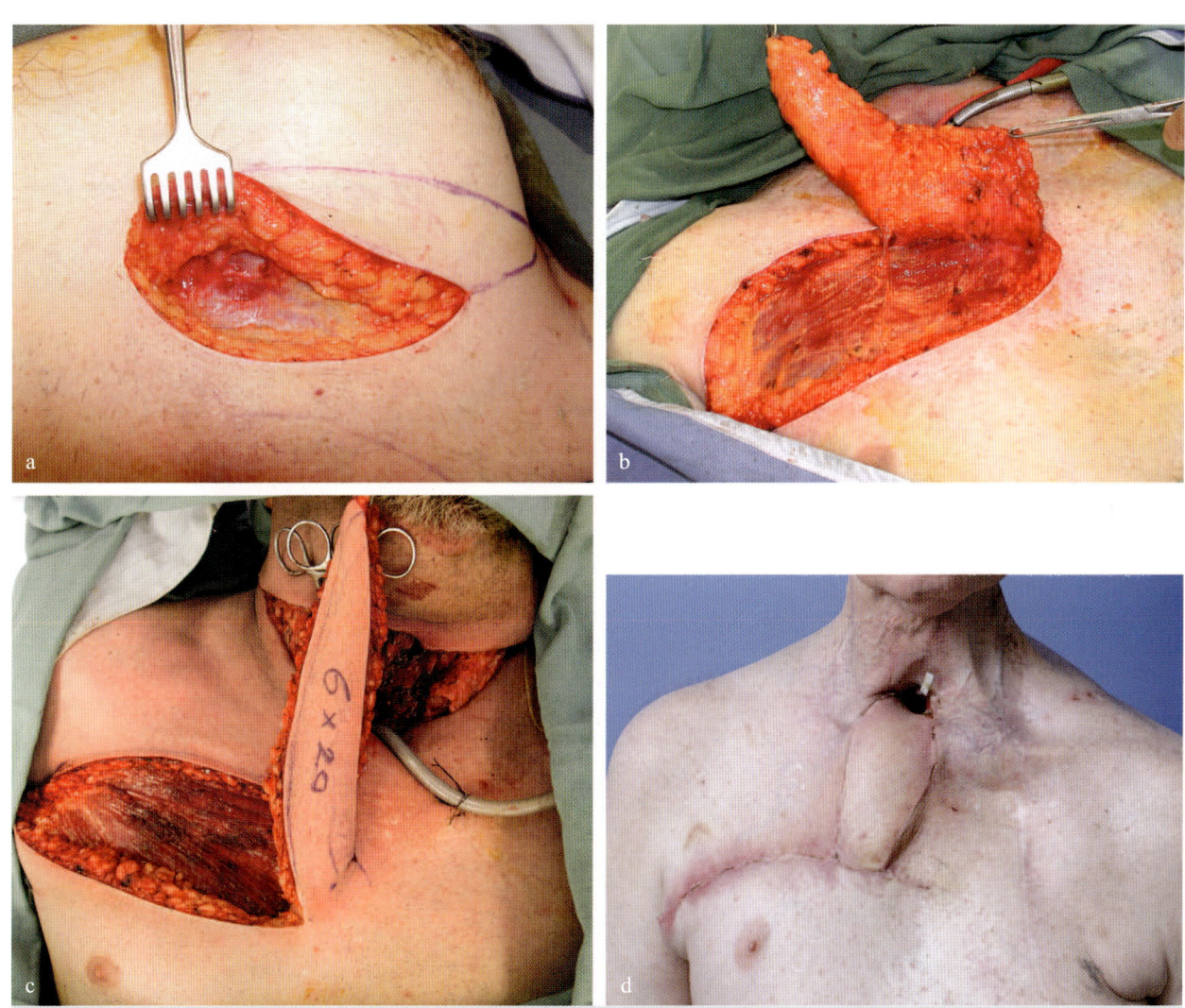

图 10.3　a. 先切开皮瓣上缘探查穿支,在找到穿支血管后切开其余部位皮肤。b. 在皮瓣外侧可能存在肋间动脉的小穿支,这些穿支血管可以切断。c. 皮瓣游离后,可以转移修复颈部缺损。d. 供区一般可以直接闭合

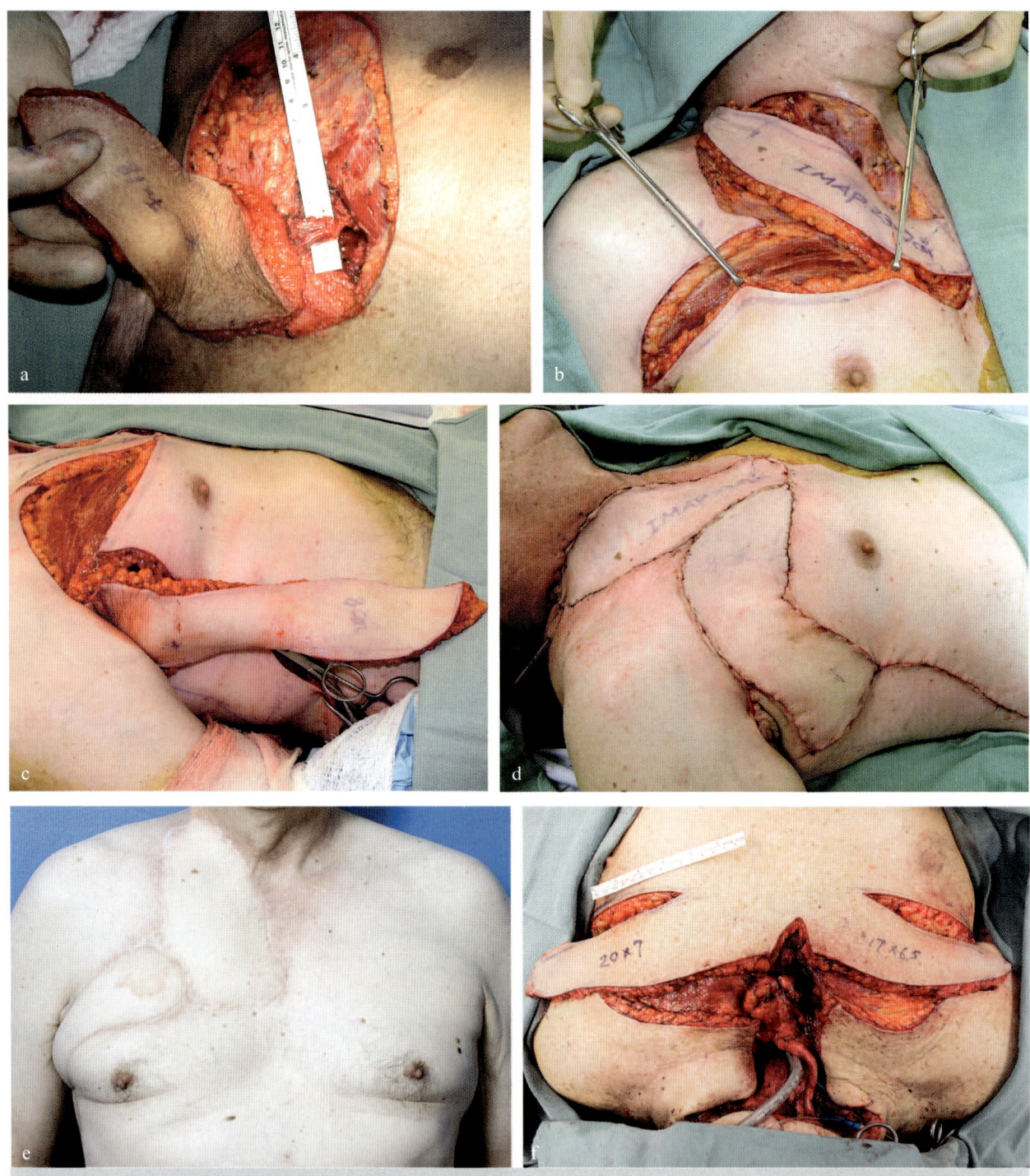

图10.4 a. 当切取游离胸廓内动脉穿支皮瓣时,可将胸廓内血管向近端游离以获取更长更粗的血管蒂。b~e. 如果切取皮瓣较大,供区不能直接闭合,其可通过胸背动脉穿支岛状皮瓣带蒂转移修复,且供区并发症较小。f. 对于节段性气管缺损,可能需要双侧胸廓内动脉穿支皮瓣形成皮管来重建气管

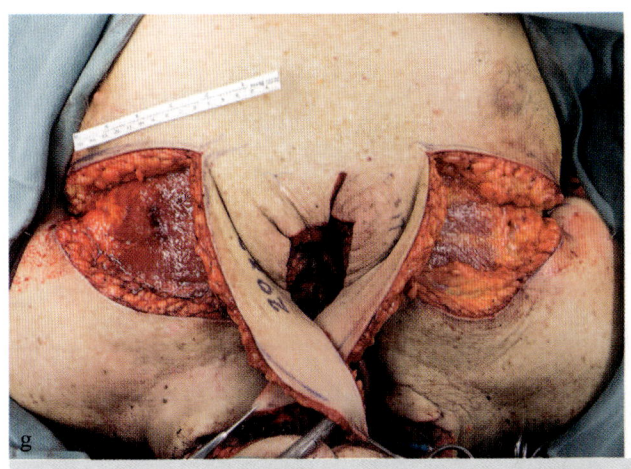
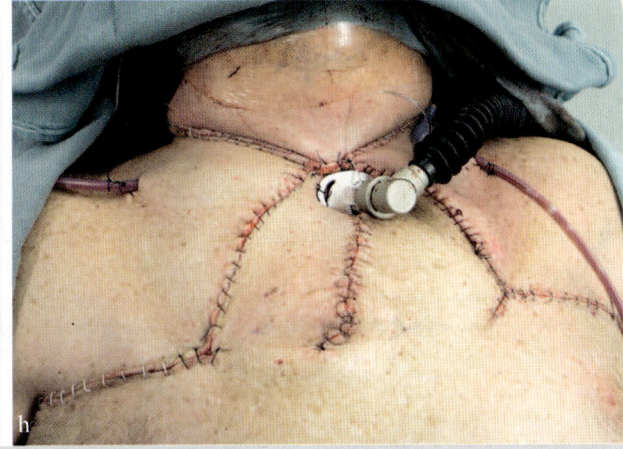

图 10.4（续） g. 双侧胸廓内动脉穿支皮瓣转移至颈部。h. 双侧皮瓣缝合在一起形成皮管来重建气管

（陈晓彬 译，丁自海 陈超 校）

参考文献

[1] YU P, ROBLIN P, CHEVRAY P. Internal mammary artery perforator (IMAP) flap for tracheostoma reconstruction [J]. Head Neck, 2006, 28(8):723–729.

[2] NELIGAN PC, GULLANE PJ, VESELY M, et al. The internal mammary artery perforator flap: new variation on an old theme [J]. Plast Reconstr Surg, 2007, 119(3):891–893.

[3] WONG C, SAINT-CYR M, RASKO Y, et al. Three- and four-dimensional arterial and venous perforasomes of the internal mammary artery perforator flap [J]. Plast Reconstr Surg, 2009, 124(6):1759–1769.

[4] SCHMIDT M, ASZMANN OC, BECK H, et al. The anatomic basis of the internal mammary artery perforator flap: a cadaver study [J]. J Plast Reconstr Aesthet Surg, 2010, 63(2):191–196.

[5] SCHELLEKENS PP, PAES EC, HAGE JJ, et al. Anatomy of the vascular pedicle of the internal mammary artery perforator (IMAP) flap as applied for head and neck reconstruction [J]. J Plast Reconstr Aesthet Surg, 2011, 64(1):53–57.

[6] SCHELLEKENS PP, HAGE JJ, PAES EC, et al. Clinical application and outcome of the internal mammary artery perforator (IMAP) free flap for soft tissue reconstructions of the upper head and neck region in three patients [J]. Microsurgery, 2010, 30(8):627–631.

[7] NINKOVIĆ MM, SCHWABEGGER AH, ANDERL H. Internal mammary vessels as a recipient site [J]. Clin Plast Surg, 1998, 25(2):213–221.

[8] MUNHOZ AM, ISHIDA LH, MONTAG E, et al. Perforator flap breast reconstruction using internal mammary perforator branches as a recipient site: an anatomical and clinical analysis [J]. Plast Reconstr Surg, 2004, 114(1): 62–68.

[9] HAMDI M, BLONDEEL P, VAN LANDUYT K, et al. Algorithm in choosing recipient vessels for perforator free flap in breast reconstruction: the role of the internal mammary perforators [J]. Br J Plast Surg, 2004, 57(3):258–265.

11 胸大肌带蒂肌瓣、肌皮瓣

Matthew M. Hanasono

摘要

胸大肌带蒂肌皮瓣因其多功能性和可靠性，成为头颈部大部分肿瘤后缺损的主要修复皮瓣，直到游离皮瓣逐渐普及。针对胸部缺损，以及头颈部缺损修复重建的补充，尤其当无法采用游离皮瓣的时候，或者伤口裂开，瘘口和联合游离皮瓣修复重建大面积缺损的时候，胸大肌带蒂肌瓣、肌皮瓣就很受青睐。本章为外科医师介绍了手术操作的每一个步骤，包括适应证、解剖、术前准备和手术技巧，以及区别于常规皮瓣的其他类型的皮瓣。

关键词：胸肩峰动脉，胸外侧动脉，胸廓内动脉，肋间前动脉，胸外侧神经，胸内侧神经

11.1 引言

胸大肌带蒂肌皮瓣（PMMC）于 1979 年由 Ariyan 首次提出用于头颈部修复重建[1]。由于其多功能性和可靠性，在游离皮瓣普及之前，该皮瓣一直是头颈部肿瘤切除后缺损的主要皮瓣。针对胸部缺损，以及头颈部缺损修复重建的补充，尤其当无法采用游离皮瓣的时候，或者伤口裂开，瘘口和联合游离皮瓣修复重建大面积缺陷的时候，胸大肌带蒂肌瓣、肌皮瓣就很受青睐。

11.2 适应证

- 颈部及下面部皮肤缺损。
- 下咽部缺损，可作为咽部闭合的肌瓣加固或部分咽部缺损的肌皮瓣修补。
- 口腔和口咽部缺损。
- 胸骨部创伤，可通过剥离肱骨结节并向内侧推进胸大肌，或者通过切断胸肩峰部位的蒂部，利用胸廓内动脉穿支作为血液供应，翻转 1 个或 2 个肌皮瓣（这些技术在这里不做进一步讨论）[2]。
- 腋窝和肩部缺损。

11.3 解剖

胸大肌是一个扇形肌，可内收、内旋肩关节。它起自锁骨内侧半的前表面，胸骨外侧半的前表面，第 2~6 肋的胸肋部，以及腹外斜肌腱膜。胸大肌向外侧以腱性汇聚止于肱骨大结节嵴。

胸大肌的主要血供为胸肩峰动脉，其他血供有胸外侧动脉、胸廓内动脉穿支及肋间前动脉的穿支（图 11.1）。胸肩峰动脉分为胸支、锁骨支、肩峰支和锁骨中 1/3 以下的三角肌支。胸支是该肌的主要血供来源。

胸外侧动脉沿胸小肌外侧边界走行并供给胸大肌外侧部分。静脉回流是通过动脉伴行成对静脉实现的。覆盖在胸大肌的大部分皮肤的主要血液供应来自第 2~6 肋间隙的胸廓内动脉的穿支（内侧）和第 3~6 肋间前动脉的穿支（外侧）。这些穿支通过吻合支与胸肩峰动脉相连。胸肩峰动脉胸支也向其所经的皮肤提供小的穿支，尽管该动脉在第 4 肋水平面上消散。

胸外侧神经和胸内侧神经是供给胸大肌的运动神经。它们的命名来源于臂丛神经，而不

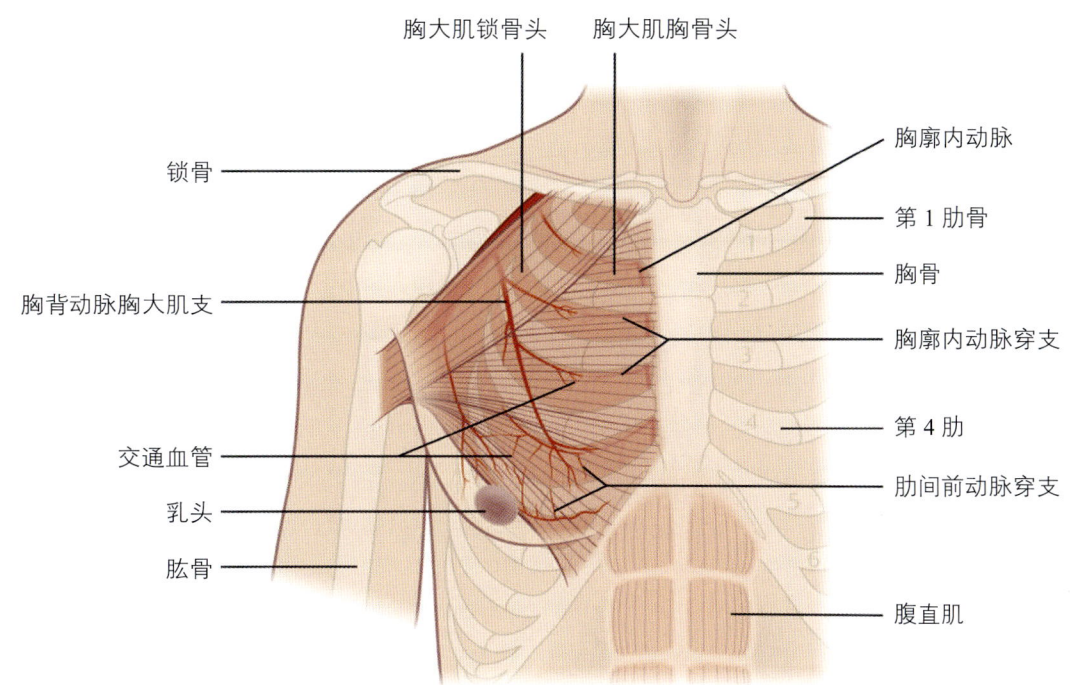

图 11.1 胸大肌及表面皮肤供血血管解剖

是它们所支配的肌肉的解剖位置。因此，胸外侧神经从胸内侧神经内侧约 3 cm 处进入胸大肌深面。神经通常在皮瓣切取期间进行游离，以避免不必要的肌挛缩和获取最大旋转度。这种皮瓣通常不作为感觉皮瓣来切取。

11.4 皮瓣的其他类型

- 包含第 5 肋的肌骨瓣或肌骨皮瓣。
- 通过胸肩峰动脉与胸廓内动脉穿支吻合，包含胸骨外侧的肌骨瓣或肌骨皮瓣[3]。
- 通过胸肩峰动脉锁骨支包含锁骨头的肌骨瓣。
- 两个单独的肌瓣，一个基于胸肩峰动脉胸支，另一个基于胸外侧动脉。

11.5 术前注意事项

在肥胖患者和女性中，由于乳房的存在，皮蒂可能会过于臃肿，胸大肌肌皮瓣的切取也可能会明显扭曲乳房形状。在这种情况下，应考虑进行胸大肌肌瓣移植，并用中厚皮片或全厚皮片覆盖。另一种方法是将皮肤蒂部置于第 3 肋间隙的胸廓内动脉穿支上，在第 3 肋间隙通常软组织体积较小[4]。

然而，在更近的位置设计皮瓣会缩小皮瓣的覆盖范围。虽然也可以在胸肩峰动脉上直接设计一个可靠的皮瓣，但这种皮瓣达到的范围甚至更小。

11.6 定位和皮肤设计

仰卧位是大多数患者使用的最佳体位。胸肩峰动脉的走行可通过从肩峰到剑突画一条线来估计。如果切取胸大肌肌瓣,则在女性的乳房下皱襞内或在男性的胸大肌下缘处做切口。如果切取胸大肌肌皮瓣,则通过皮肤梭形切口进行外科游离解剖。

除了乳房下切口(在覆盖胸部肌瓣中)或皮肤梭形切口(在胸大肌肌皮瓣中)提供的入路外,当皮瓣用于头颈部重建手术时,在锁骨下方平行锁骨做一个反向切口通常是有帮助的。虽然可以在胸肌上进行垂直或斜切口,但推荐的横向切口更可取,因为它们可以在第 2 和第 3 肋间保留皮肤,可用于胸三角皮瓣或胸廓内动脉穿支皮瓣。

为了设计一种胸肩峰动脉起源的最大皮肤覆盖范围的肌皮瓣,皮瓣中心通常位于胸大肌下方,位于胸肩峰动脉肌皮穿支的血管区域之外。因此,皮瓣通常由第 4、第 5 和第 6 肋间隙的肋间血管的肌皮穿支供应,这些血管通过交通支与胸肩峰动脉相连,因发出血管连续沟通而扩张(图 11.2a)。将皮瓣中心点放在第 4 肋间隙(最大的穿支通常发出的地方)上更加可靠,并且皮瓣范围不应超出肌肉边界几厘米。如前所述,在肥胖患者和乳房偏大的女性中,皮瓣也可以放置在胸大肌的内侧部分,其主要由胸廓内动脉的穿支供血,也通过交通支与胸肩峰动脉相连(图 11.2b)[5]。

11.7 手术技巧

在皮瓣(如果有的话)皮肤周缘切开后,胸部其他皮肤从下方的肌肉剥离。然后,肌肉从胸壁分离并提起。在无血管位置上,胸大肌很容易从胸小肌上剥离出来。注意结扎而不是烧灼肋间隙发出的肌皮穿支,因为这些血管穿过肌层后直接与皮瓣沟通(图 11.3)。胸肩峰蒂部应尽早在肌肉下表面识别,并防止损伤。

近端肌肉用电刀剥离开皮肤,皮瓣的肌肉部分修窄覆盖在蒂部(图 11.4)。这将把皮瓣从外侧的肱骨和内侧的胸骨上分离。近端,需要在蒂部留下尽可能少的肌组织,事实上,可以通过适当的精细技术将蒂部与肌肉完全分离,以减少体积。胸外侧血管位于胸肩峰血管的外侧,如果需要最大旋转度才能到达缺损处,则不需要将其包括在皮瓣内。胸内侧神经和胸外侧神经也以同样的方法分开。

供区切口和缺损之间的皮肤分离,为蒂部留出一条皮下隧道。仅肌瓣和肌皮瓣(使用皮瓣重建口或咽部缺损)转位到缺损处,使肌肉的深面覆盖在缺损表面(图 11.5a)。如果胸壁或头颈部的外部缺损需要皮瓣,肌皮瓣通常可旋转 180°(图 11.5b,c)。

11.8 供区修复

当皮瓣包括宽的蒂部(>5 cm)时,供区不可避免地会带来实质性破坏。如果供区伤口不能直接闭合,可能需要对供区进行植皮。肋软骨和肋骨上皮肤移植可能效果不佳,愈合时间可能延长。

11.9 要点与难点

- 为了获得最长的旋转度,胸大肌带蒂肌皮瓣的中心应设计在第 4 肋间隙。
- 在肥胖患者和女性中,位于胸廓内动脉第 3 肋间隙穿支内侧的皮肤可切取较薄的皮瓣。否则,要考虑用皮片移植覆盖胸大肌肌瓣。

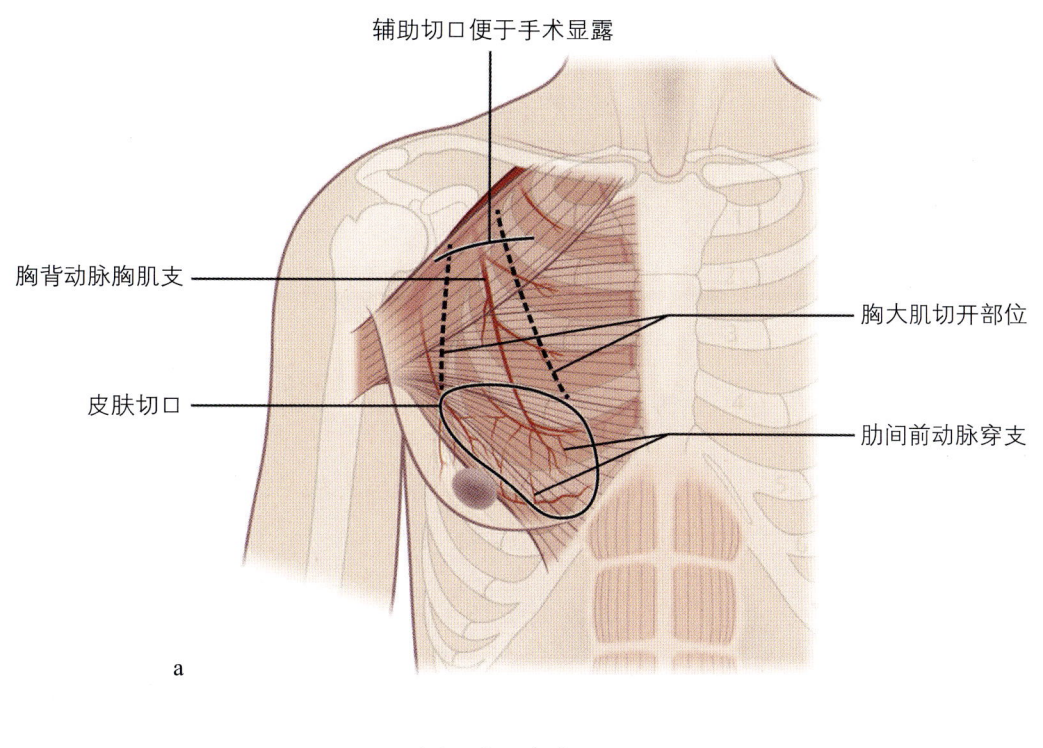

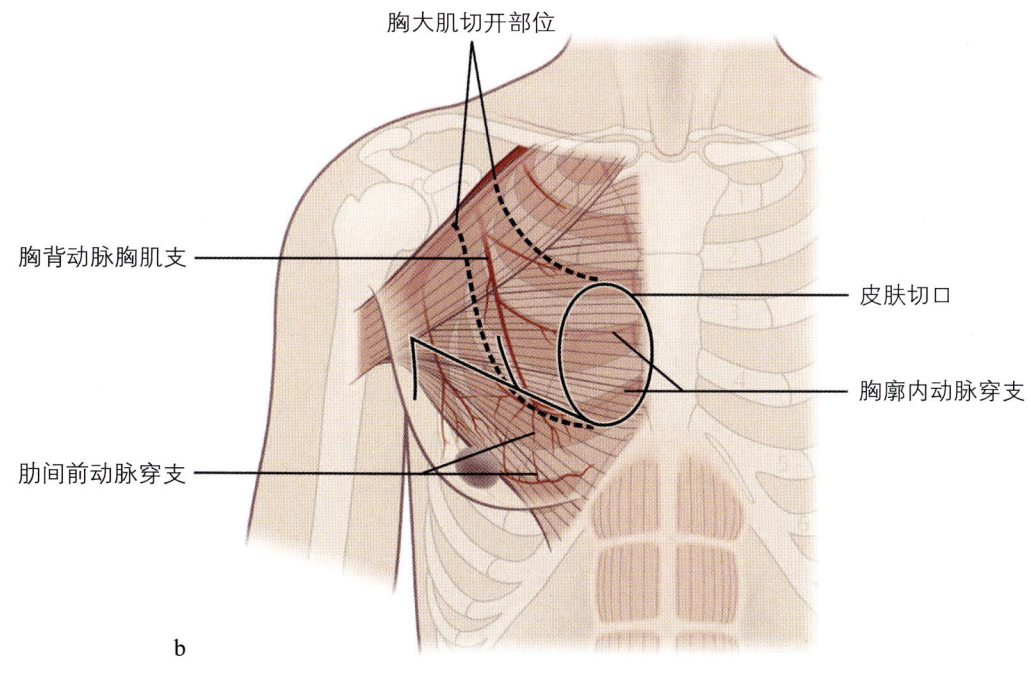

图 11.2 a. 胸大肌带蒂肌皮瓣切口设计方案一，皮瓣部分以来自第 4 肋间的穿支为轴心，肌肉切口部位标记为虚线。b. 胸大肌带蒂肌皮瓣切口设计方案二，皮瓣偏上内侧，以来自第 3 肋间的胸廓内动脉穿支为轴心；这种皮瓣设计在乳房较大或皮下脂肪多的时候有用；注意切口设计方式可实现 Z 字形闭合，以减少乳房的扭曲

- 设计皮瓣过程中应仅保留包绕血管蒂部的一小段近侧肌肉，以尽量避免形成难看的隆起及可能限制运动的挛缩。

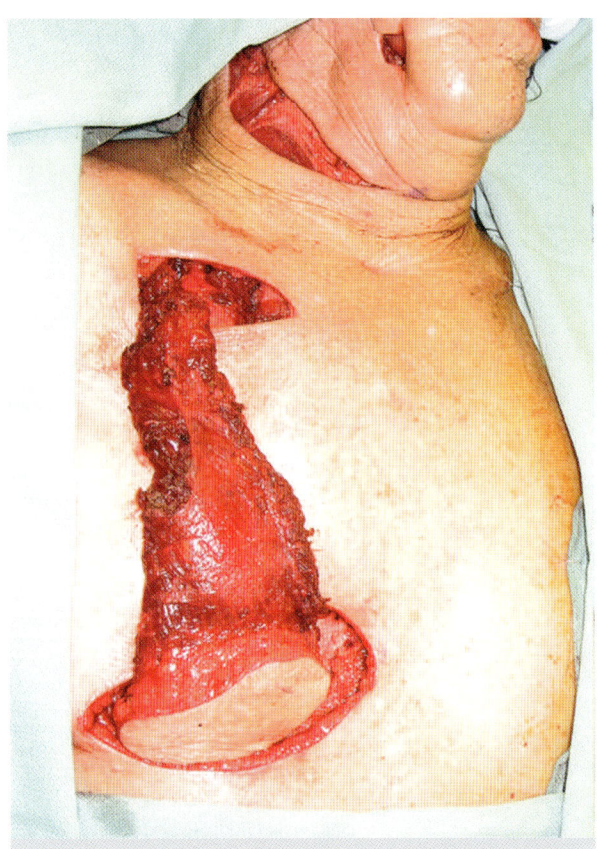

图 11.3　胸大肌肌皮瓣完全游离，注意近侧蒂部肌肉很少，可减少颈部的臃肿

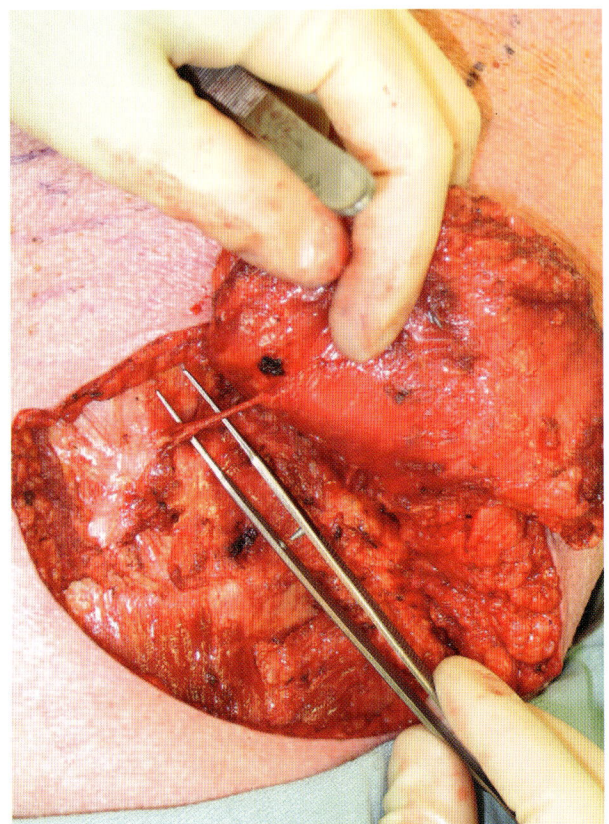

图 11.4　掀起胸大肌带蒂肌皮瓣显露肋间动脉穿支，于第 4、5 肋间且靠近乳头的位置穿出。对这些血管应当结扎而非电凝，以避免损伤皮瓣的血供

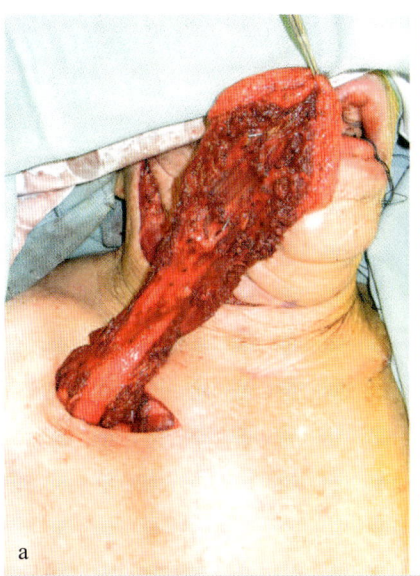 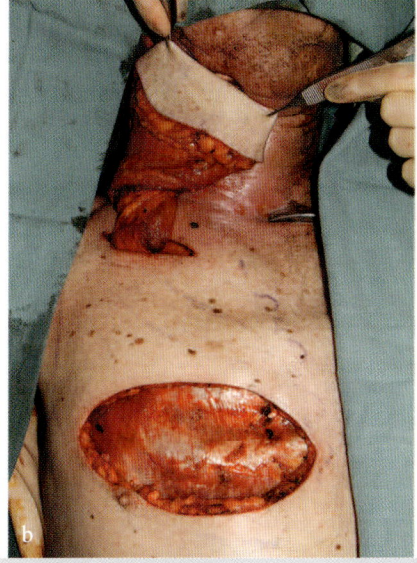 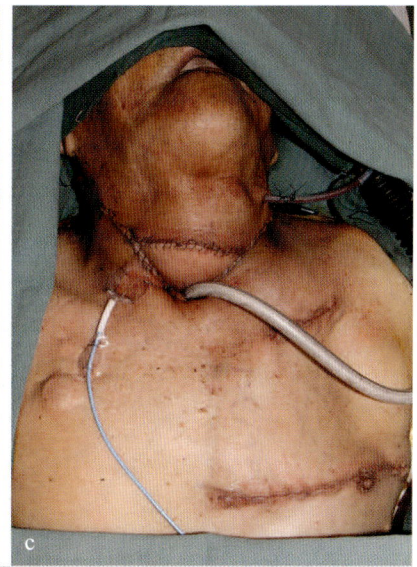

图 11.5 a. 右侧胸大肌肌皮瓣翻转重建口腔，以使皮肤面向口内。b. 逆时针旋转右侧的胸大肌带蒂肌皮瓣来重建颈部皮肤缺损。c. 喉咽切除术后左侧胸大肌带蒂肌皮瓣转移重建后外观；皮瓣近侧蒂部仅携带少量肌肉，从而使得近侧颈部不那么臃肿。注意胸三角或胸廓内动脉穿支皮瓣也可行

（陈晓彬 译，丁自海 陈超 校）

参考文献

[1] ARIYAN S. The pectoralis major myocutaneous flap. A versatile flap for reconstruction in the head and neck [J]. Plast Reconstr Surg, 1979, 63(1):73–81.

[2] ASCHERMAN JA, PATEL SM, MALHOTRA SM, et al. Management of sternal wounds with bilateral pectoralis major myocutaneous advancement flaps in 114 consecutively treated patients: refinements in technique and outcomes analysis [J]. Plast Reconstr Surg, 2004, 114(3):676–683.

[3] GREEN MF, GIBSON JR, BRYSON JR, et al. A one-stage correction of mandibular defects using a split sternum pectoralis major osteo-musculocutaneous transfer [J]. Br J Plast Surg, 1981, 34(1):11–16.

[4] RIKIMARU H, KIYOKAWA K, INOUE Y, et al. Three-dimensional anatomical vascular distribution in the pectoralis major myocutaneous flap [J]. Plast Reconstr Surg, 2005, 115(5):1342–1352, discussion 1353–1354.

[5] RIKIMARU H, KIYOKAWA K, WATANABE K, et al. New method of preparing a pectoralis major myocutaneous flap with a skin paddle that includes the third intercostal perforating branch of the internal thoracic artery [J]. Plast Reconstr Surg, 2009, 123(4):1220–1228.

第三部分 背 部

12	斜方肌肌瓣或肌皮瓣	60
13	椎旁肌带蒂肌皮瓣	66
14	带蒂或游离背阔肌肌瓣、肌皮瓣	71
15	胸背动脉穿支皮瓣	77
16	前锯肌肌皮瓣和带肋骨的前锯肌肌骨瓣	83
17	肩胛皮瓣与肩胛旁皮瓣	89
18	肩胛和肩胛旁皮瓣转移	96
19	梯形皮瓣	102

12 斜方肌肌瓣或肌皮瓣

Deepak Gupta, Matthew M. Hanasono

摘要

斜方肌肌皮瓣以往用于颈部软组织的重建和保护颈动脉免于破裂。肌皮支的类型既可以基于斜方肌的下部肌纤维和后方的下行血供，也可以基于斜方肌的上部肌纤维和上行血供（颈锁部）。该皮瓣很少与肩胛冈一起作为肌骨皮瓣切取。随着显微手术游离组织移植技术的进步，斜方肌肌皮瓣已经大大失宠。但是，当显微重建手术不能实施时，该皮瓣仍是躯干、颈部、面部，甚至少数情况下口腔重建的一个选择。它通常作为带蒂皮瓣用于局部重建，也可以被用作游离皮瓣。本章从该皮瓣的适应证到皮瓣的解剖、术前考虑、手术技术等方面为选择该方案的外科医师提供了有价值的指导。本章还举例说明了该术式皮瓣的几种分型。

关键词：肩胛提肌，大菱形肌，小菱形肌，背阔肌，副神经，颈横动脉，甲状颈干，枕动脉，肩胛背动脉

12.1 引言

斜方肌肌皮瓣最开始出现在1971年发表的单中心病例系列中，被用来重建颈部软组织并保护颈动脉免于破裂[1]。肌皮瓣可以基于斜方肌的下部肌纤维和下行血供[2,3]，也可以基于斜方肌的上部肌纤维和上行血供（颈锁部）[4,5]。该皮瓣很少与肩胛冈一起作为肌骨皮瓣切取[6]。随着显微外科游离组织移植技术的进步，斜方肌肌皮瓣已逐渐失宠，但仍可用于重建躯干、头部、颈部、面部，以及较少地应用于无法进行显微外科重建的口腔[7]。

12.2 典型适应证

- 颅骨覆盖：旋转弧度允许枕骨覆盖。进一步仔细解剖皮瓣的蒂部可将其延伸覆盖颞骨。
- 头颈部重建：腮腺切除术后颈动脉和颈静脉的覆盖。较少情况下，也可用于下颌重建或包括口腔底部或口腔内壁等的口腔重建。
- 脊髓硬膜覆盖：该皮瓣可用于覆盖颈椎、胸椎椎体和（或）硬膜，既可作为肌瓣，也可作为肌皮瓣。
- 覆盖肩、胸骨或腋窝伤口。

12.3 解剖

斜方肌是躯干后面的扁平扇形肌。它位于上背部和颈部，是该部位最浅的肌。肩胛提肌位于其上部深面。在它的中部和下部深层，有大菱形肌和小菱形肌及背阔肌。

斜方肌有3个功能区：上部（下降部分），支撑上肢的重量；中部（横向部分），内收肩胛骨；下部（上升部分），内旋肩胛骨（图12.1）。斜方肌的前上肌纤维起源于枕外隆凸和颅枕骨颈上线的内侧1/3处，从这里开始，继续向下沿着项韧带和C7棘突起始，末端附着于锁骨外侧1/3的后部。斜方肌的中间肌纤维起源于C7~T4棘突，附着于肩胛骨和肩峰棘。斜方肌的下部肌纤维起源于T4~T12棘突，附着于肩胛冈。如果将肩胛骨固定，上部肌纤维可使颈部

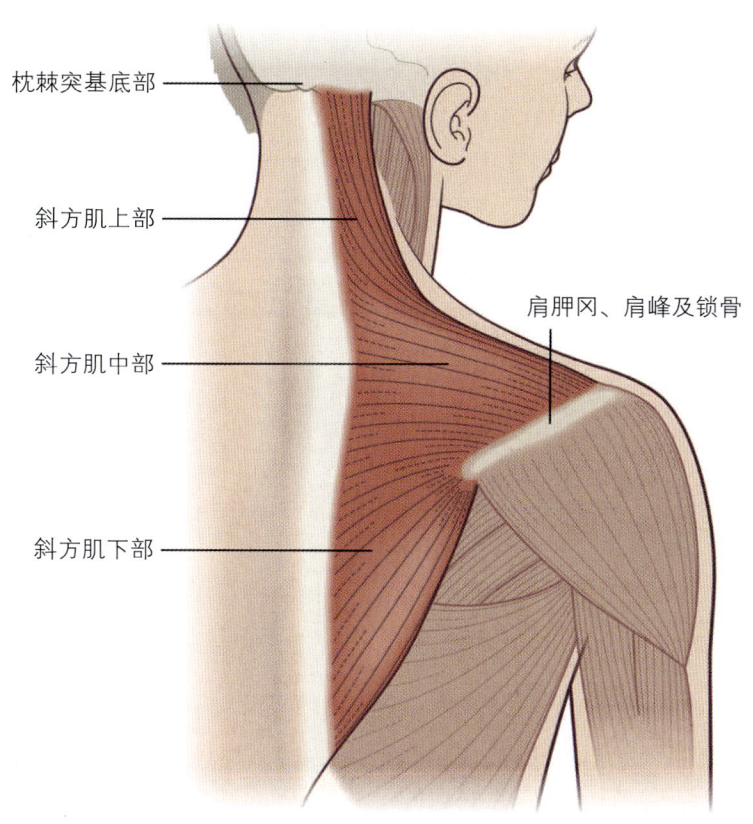

图 12.1 斜方肌是上背部一块扁平的扇形肌。它起源于枕骨，C7，T1~T12，并附着于锁骨、肩峰和肩胛骨。斜方肌有上、中、下三部分。一般来说，大多数皮瓣会用到中、下部肌纤维。为了维持肩部和肩胛骨的稳定，应该保留上部肌纤维

向一侧弯曲（单侧肌肉动作）或使颈部伸展（双侧肌肉动作）。

斜方肌受副神经（第Ⅺ对脑神经）支配，肌肉失神经支配可导致肩下垂畸形。

皮瓣切取的过程中保留好上部的肌纤维可以保持肩部稳定，防止肩下垂。

斜方肌的主要血管蒂是颈横动脉。它起源于下颈前段，通常来自甲状颈干，同时有上升和下降分支。斜方肌还接受起源于颈外动脉的枕动脉分支和起源于锁骨下动脉的肩胛背动脉分支的少量血流，偶尔也与颈横动脉同源。肩胛背动脉（也称为颈横动脉深支）在菱形肌下方走行，并在大菱形肌和小菱形肌之间发出一个分支到斜方肌。这条血管是横行的，基本上与颈横动脉降支平行，可以单独供养斜方肌或肌皮瓣，也可以和颈横动脉降支一起供养。来自降主动脉的后肋间动脉也有少许分支供养斜方肌（图 12.2）。

12.4 皮瓣分型

- 标准皮瓣：适用于大多数病例，通常仅为肌瓣或肌皮瓣，以颈横动脉降支为基础，伴或不伴肩胛背动脉。皮瓣在设计上是垂直的（图 12.3）。
- 翻转式皮瓣：可将颈横动脉分开，使肌肉翻转以覆盖脊柱。这个皮瓣是基于肋间血管的后分支。
- 肌骨肌皮瓣：斜方肌上部的肌纤维与肩胛冈外侧/上方有血管化连接。中部纤维和下方的肌纤维与肩胛冈的内侧/下方有血管连接。可切取一个 10 cm × 2 cm 的肩胛冈骨肌皮瓣，用于下颌重建。

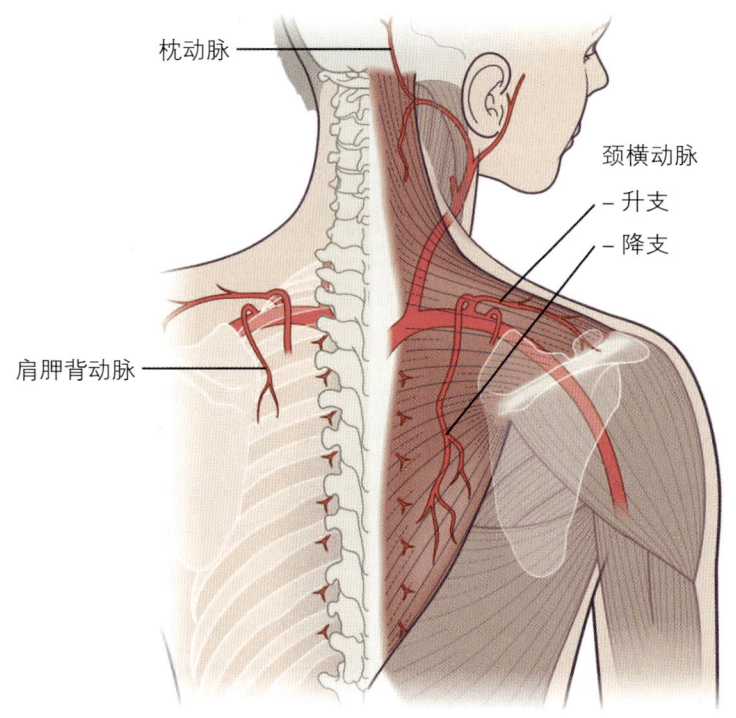

图 12.2 斜方肌有一个主要血管蒂和几个次要血管蒂。颈横动脉起源于甲状颈干

12.5 术前注意事项

如果在颈部进行了广泛切开，应注意颈横血管是否通畅。在取皮瓣之前，应该确认这一点。

由于副神经（第XI对脑神经）的损伤或斜方肌上部分肌纤维的丧失而导致的肩下垂是斜方肌肌皮瓣一种痛苦的并发症。斜方肌的上方肌纤维应避免剥离，因为它们能保持肩胛骨的稳定和肩胛骨的位置。如果损伤了副神经（如癌症），则应进行神经移植以恢复其功能。

斜方肌肌皮瓣是一种以颈横动脉降支为基础的垂直皮瓣。如果皮瓣覆盖的距离较远，则应仔细注意皮瓣的设计。无论哪种皮瓣都应该限制在肩胛骨底端以下 15 cm 范围内，因为低于这个位置皮肤可能没有足够的血流灌注。

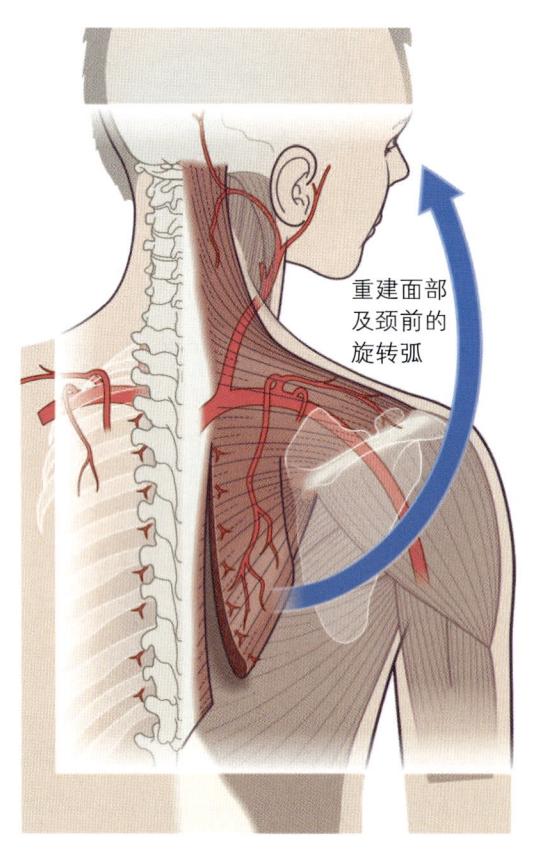

图 12.3 斜方肌肌皮瓣设计在颈横动脉降支或升支上

12.6 定位和皮肤标记

这里将进一步讨论标准垂直方向皮瓣。斜方肌肌皮瓣中、下肌纤维可支撑 20 cm × 8 cm 的皮岛。这个皮岛位于后干中线之间（通过触诊 C7 和 T12 之间的棘突定位）和肩胛骨的内侧垂直边缘（图 12.4）。皮岛的顶部应该标记在肩胛骨的中点。皮岛的底部应标记在斜方肌的最低端（T12），低于肩胛骨的最下方 10 cm（理想情况下）到 15 cm（最大值）。或在肩胛骨的最下端和髂后上棘中间的某一位置，这取决于设计和需要。最好于站立或坐姿时标记，因为一旦患者俯卧或侧卧，肩胛骨将旋转并且扭转肌肉区域。如果将皮瓣提起，剩余的肌肉切除可以通过皮岛切口进行（图 12.4）。

如果要设计一个肌瓣，它可以通过任意的切口进入，包括正中切口、旁切切口、斜切切口、横切切口或其他切口，这同样取决于设计或要到达的区域。

12.7 手术技巧

大多数情况下，斜方肌肌皮瓣用于头颈部区域即刻重建。因此，将两个手术区域的准备和铺单一起准备是有利的，以避免位置变化。为了方便提起皮瓣，将患者置于侧卧位或俯卧位。假设需要肌皮瓣，手术从切开皮岛开始。解剖到肌筋膜并将筋膜切开。

在准备转位皮瓣时，必须确定皮瓣是否要通过受体和供体之间的隧道，或者是否需要一个额外的切口将二者连接起来。如果是选择隧道，它必须在斜方肌上方的皮下建立，并且要足够宽，不至于压迫转位皮瓣。任何不适当的压迫都会导致静脉回流障碍，从而导致部分或

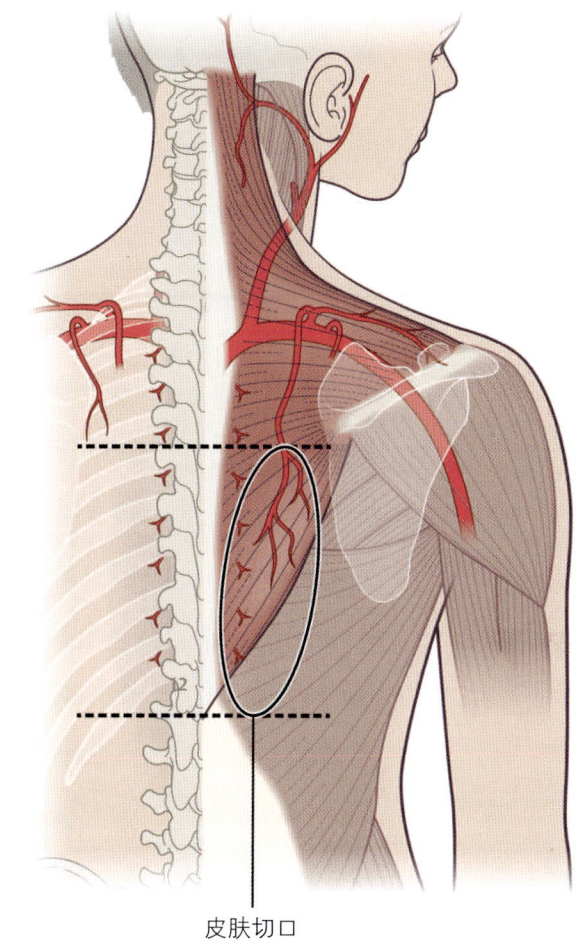

皮肤切口

图 12.4 最常见的斜方肌瓣设计为垂直的皮肤岛状肌皮瓣。它位于背部中线和肩胛骨内侧边界之间。在肩胛骨高度的中点应该标记出皮岛的顶部。皮岛的底部应该标记在斜方肌下方止点（T12）（可能取决于肩胛背动脉），或者位于肩胛下角和髂后上棘中间的一点

全部皮瓣坏死。如果供体和受体部位通过切口连接，可以在转位皮瓣后缝合，也可以将皮瓣插入切口，植皮后缝合。

我们倾向于从远端（下方）开始，然后在肌下平面继续向上进行肌肉切取，其中大部分是无血管的（图 12.5）。内侧起点与棘突分离。在侧面下 1/3 和中 1/3 的肌纤维被分开。

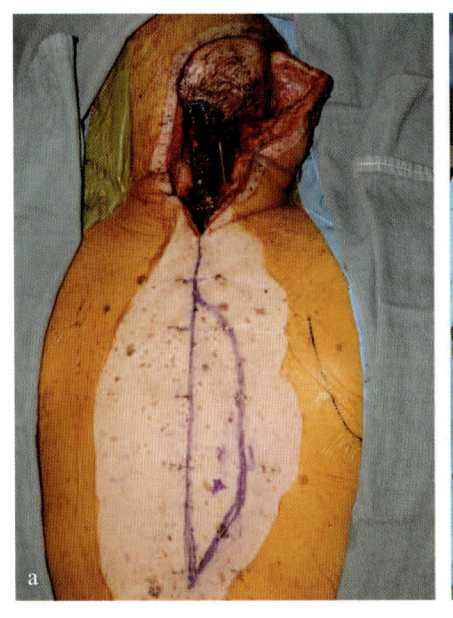
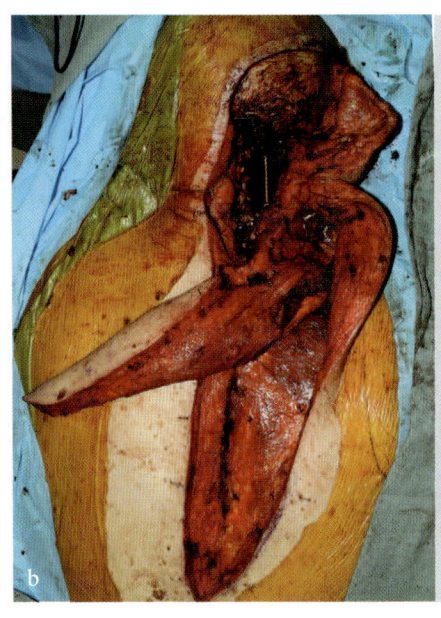

图 12.5 患者行颈横动脉降支垂直肌皮瓣覆盖枕骨、颅底、颈椎。a. 皮瓣下方尖端距肩胛骨下方尖端 10 cm。b. 提起皮瓣，剥离其内侧和外侧附着，并在近端蒂部分离肌肉后，将其向内侧旋转以到达受区

平面越过大菱形肌（下）和小菱形肌（上）。在这些肌肉之间是肩胛背动脉出现最频繁的位置。需要注意的是，该皮瓣可以基于颈横动脉的降支或肩胛背动脉，或二者兼有。如果要将肩胛背动脉的血供纳入皮瓣，则需要结扎大菱形肌下方的远端动脉，并将小菱形肌分开以达到最大范围（图 12.6）。分离肩胛背动脉可减少皮瓣的血供，但可增加其旋转和伸展的弧度。

一些肌肉通常可以围绕皮瓣的蒂部分开，从而减少蒂部的体积并方便蒂部旋转。通常保留少量的肌肉以减轻蒂部紧张，但如果需要，可以小心地解剖蒂部并将所有的肌肉分开，从而形成真正的岛状皮瓣。

12.8 供区闭合

皮瓣供区通常主要通过一个封闭的负压引流管关闭。皮下组织可以向外侧切取，以允许皮肤向中线推进。在越过中线时要小心，因为这有可能造成对侧斜方肌肌皮瓣无法切取，如果将来需要这个皮瓣的时候。如果皮岛宽度超过 5~6 cm，可能需要植皮来关闭供区。然而，由于植皮位置在躯干后部，肩部运动导致该区域发生明显的剪切，因此在该区域植皮发生部分或完全失败的概率较高。

12.9 要点与难点

- 垂直设计的斜方肌肌皮瓣是最常见的。特别要注意皮岛下部的位置及其血流灌注。
- 斜方肌肌皮瓣通常可以通过皮下隧道到达头颈部的受区。确保隧道足够宽，这样皮瓣蒂部不会受到压迫。还应检查蒂部旋转是否有扭转。
- 为了获得最长的旋转弧，应将蒂部分离。这可能与皮岛远端血流灌注减少有关。

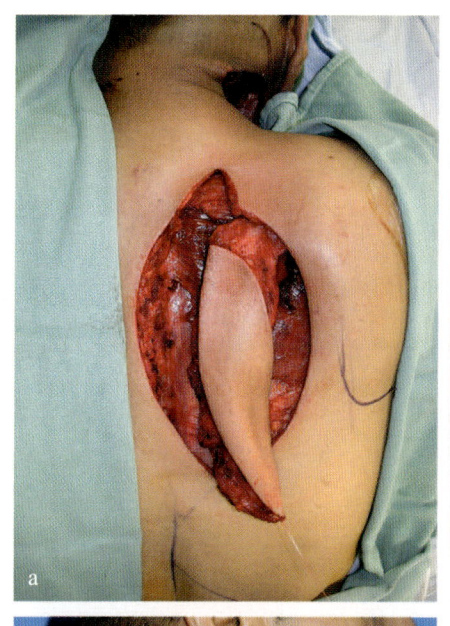
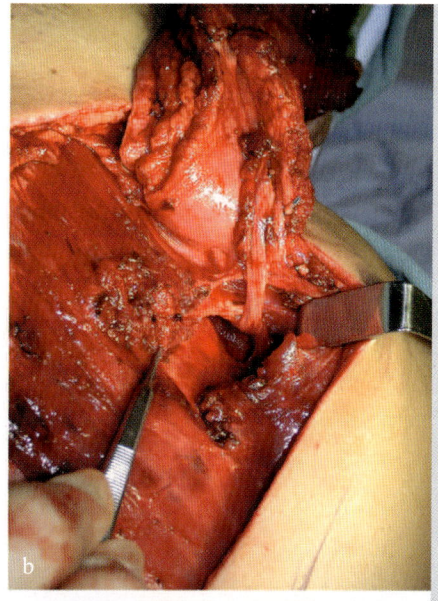
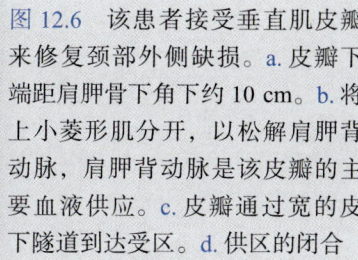
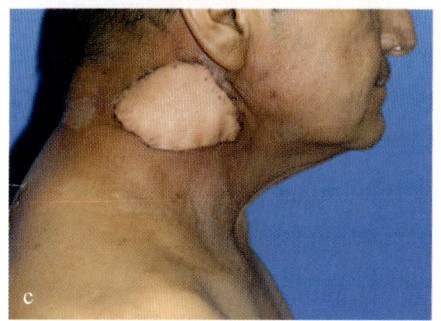
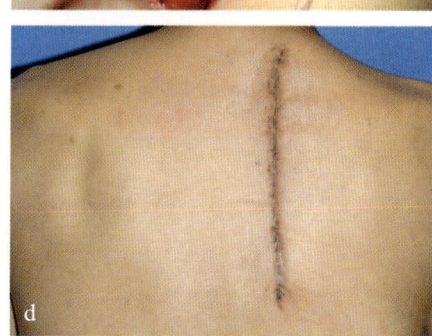

图12.6 该患者接受垂直肌皮瓣来修复颈部外侧缺损。a. 皮瓣下端距肩胛骨下角下约10 cm。b. 将上小菱形肌分开,以松解肩胛背动脉,肩胛背动脉是该皮瓣的主要血液供应。c. 皮瓣通过宽的皮下隧道到达受区。d. 供区的闭合

(程连杰 译,丁自海 陈超 校)

参考文献

[1] JAQUES DA, HOVEY LM, CHAMBERS RG. Carotid artery protection by means of a trapezius muscle flap [J]. Am J Surg, 1971, 122(6):744–747.

[2] MATHES SJ, NAHAI F. Muscle flap transposition with function preservation: technical and clinical considerations [J]. Plast Reconstr Surg, 1980, 66(2): 242–249.

[3] BAEK SM, BILLER HF, KRESPI YP, et al. The lower trapezius island myocutaneous flap [J]. Ann Plast Surg, 1980, 5(2):108–114.

[4] DEMERGASSO F, PIAZZA MV. Trapezius myocutaneous flap in reconstructive surgery for head and neck cancer: an original technique [J]. Am J Surg, 1979, 138(4):533–536.

[5] MCCRAW JB, MAGEE WP JR, KALWAIC H. Uses of the trapezius and sternomastoid myocutaneous flaps in head and neck reconstruction [J]. Plast Reconstr Surg, 1979, 63(1):49–57.

[6] DUFRESNE C, CUTTING C, VALAURI F, et al. Reconstruction of mandibular and floor of mouth defects using the trapezius osteomyocutaneous flap [J]. Plast Reconstr Surg, 1987, 79(5):687–696.

[7] MARDINI S, CHEN HC, SALGADO CJ, et al. Extended trapezius myocutaneous free flap for the reconstruction of a foot defect lacking adjacent recipient vessels [J]. J Reconstr Microsurg, 2004, 20(8): 599–603.

13　椎旁肌带蒂肌皮瓣

Andrew Michael Altman

摘要

椎旁肌复合体可用来制作组织瓣，并且可以向内侧推进，为那些脊柱中线伤口有愈合困难的病例，以及预防那些伤口愈合有高风险的脊柱手术病例，提供可靠血运的肌肉覆盖。椎旁肌肌皮瓣可用于脊柱的所有节段。其并发症发生率低，学习曲线平稳，对于解决有挑战性的脊柱手术问题非常有效。因此也是受重建外科医师欢迎并希望掌握的一项技术。本章探讨了椎旁肌带蒂肌皮瓣应用的手术要点：包括典型适应证、解剖、术前准备、手术技术，以及3种其他类型的肌皮瓣。

关键词：竖脊肌，最长肌，髂肋肌，肋间血管背侧支

13.1　引言

椎旁肌复合体可移动，并可向内侧推进，为那些脊柱中线伤口愈合有困难的病例，以及预防那些伤口愈合有高风险的脊柱手术病例提供可靠血运的肌肉覆盖[1~5]。椎旁肌肌皮瓣可以用于脊柱的所有节段。其并发症发生率低，学习曲线平稳，对于解决有挑战性的脊柱手术问题非常有效。因此也是受重建外科医师欢迎并希望掌握的一项技术。

13.2　典型适应证

- 覆盖无法愈合或内固定外露的脊柱伤口。
- 预防性应用于伤口愈合有高风险并发症的脊柱手术患者。

13.3　解剖

椎旁肌复合体由竖脊肌、最长肌、髂肋肌组成，肌肉分布逐渐向外。肌肉复合体平行于脊柱的两边，起稳定脊柱的功能。复合体分布于内侧脊椎棘突至外侧肋角的水平。

脊柱的手术入路由浅入深分别是皮肤、皮下组织，然后是斜方肌纤维，位于颈椎和上胸椎水平的浅层。再深面是菱形肌（小、大菱形肌），分别出现于颈椎的头侧和尾侧。在胸腰水平，与斜方肌融合的是胸腰筋膜，后者加强背阔肌在脊柱的起始。在背阔肌的深面是尾侧的后下锯肌和头侧的后上锯肌。成对的后上锯肌恰在颈段菱形肌的深面，向中线棘突头侧延伸。在颈段斜方肌深面是头侧的头夹肌和尾侧的颈夹肌。如上所述，斜方肌、上下后锯肌、菱形肌（小、大）、背阔肌，构成后背部中线及其中线旁的浅表肌层。浅表肌层的深面是椎旁肌，椎旁肌融合连续，在腰骶区组成竖脊肌复合体。背部深部肌肉统称为横突棘肌，从浅至深，分别为成对的半棘肌、多裂肌、回旋肌。这些肌肉在本章的临床意义不大，因为它们一般不能移动进行脊柱的覆盖。

椎旁肌是骨骼肌，起止点如下：棘肌起自下位椎体的棘突，止于上位椎体的棘突和颅底；最长肌起自尾侧椎体的横突，止于上部椎体的横突和乳突；髂肋肌起自骶骨和髂嵴，止于颅侧肋骨的肋角。

值得注意的是斜方肌和背阔肌，因为二者可根据临床情况独立掀起，以及与椎旁肌肌皮瓣一起推进[2,6]。

椎旁肌本身具有 Mathes & Nahai Ⅳ 型阶段性血供[7]。自颅侧向尾侧，有两排平行的穿支血管链：一个位于内侧，另一个位于外侧[8]。这些穿支血管是主动脉发出的肋间动脉的背侧分支。内、外侧穿支血管在椎旁肌复合体的上半部源自肋间动脉，在下半部源自腰骶动脉[7]。作为带蒂椎旁肌肌皮瓣被移动时，其血供是源于外侧的肋间穿支，因为组织瓣在解剖和移动时，需要分离、舍弃内侧的肋间动脉穿支（图 13.1）[2,8]。

13.4　肌皮瓣的其他类型

- 双侧椎旁肌肌皮瓣伴斜方肌肌皮瓣。
- 成对的椎旁肌肌皮瓣伴背阔肌肌皮瓣[2]。
- 成对的椎旁肌肌皮瓣及背阔肌肌皮瓣和臀大肌肌皮瓣[2]。

13.5　术前准备

评估患者包括病史、体检，要注意脊柱手术的适应证，之前脊柱和后胸部位的手术史，以及可能影响愈合的合并内科疾病。要考虑之前的感染情况。最好是在组织瓣重建术前，创面应当认真彻底清创，冲洗至完全去除感染的组织。基本上，某些脊柱不稳、重要的内固定物暴露的患者，需要与脊柱外科医师联合手术，在单一的手术环境下清创、冲洗、重建，因为在重建手术前反复的手术清创、冲洗对患者的神经系统健康会有很高的风险（图 13.2）。

13.6　体位和皮肤标记

常规俯卧位。充分移动椎旁肌肌皮瓣可完成任何形式的俯卧位脊柱手术。

13.7　手术技术

在从脊柱外科医师转到重建外科医师之前，要一起检查与缺损有关的所有解剖结构，包括显露脊柱和神经结构、内固定物的存在及其位置、计划放置的引流、是否需要硬脊膜的修复，以及其他特殊情况。

术者在椎旁肌复合体放置椎板拉钩，从一侧掀起组织瓣。向上牵拉，可见界面间的网状组织分隔及其下的深筋膜和附着到横突的肌肉。自横突移动并剥离椎旁肌复合体。用电刀解剖将组织瓣掀起，向外侧解剖时要仔细辨别并电灼任何遇到的内侧穿支血管。可放心电灼内侧血管，组织瓣的血供依靠相对粗大的外侧穿支血管链。许多病例是由脊柱外科医师进行解剖的，特别是涉及椎板切除的操作，要小心移动肌肉复合体，有必要减少或不要再进行椎旁肌复合体深面解剖。然后将拉钩置于椎旁肌复合体的浅面，以便将皮肤、皮下组织从椎旁肌复合体分离。这一步骤可通过两种方式进行：一是将斜方肌和背阔肌与皮下组织一起分离，二是将二者分离以便有额外的组织层覆盖闭合中线的创面[2,6]。移动分离椎旁肌复合体浅表的组织可使椎旁肌复合体获得进一步内移的自由度。向外的浅层解剖可进行约 5 cm。肌皮瓣置于中线后，上面的皮肤和皮下组织可无张力闭合。椎旁肌复合体表面可被筋膜覆盖，后者可在平行于中线旁 3 cm 的侧方获得。这可进一步展开移动的椎旁肌肌皮瓣。

皮瓣重建手术图解

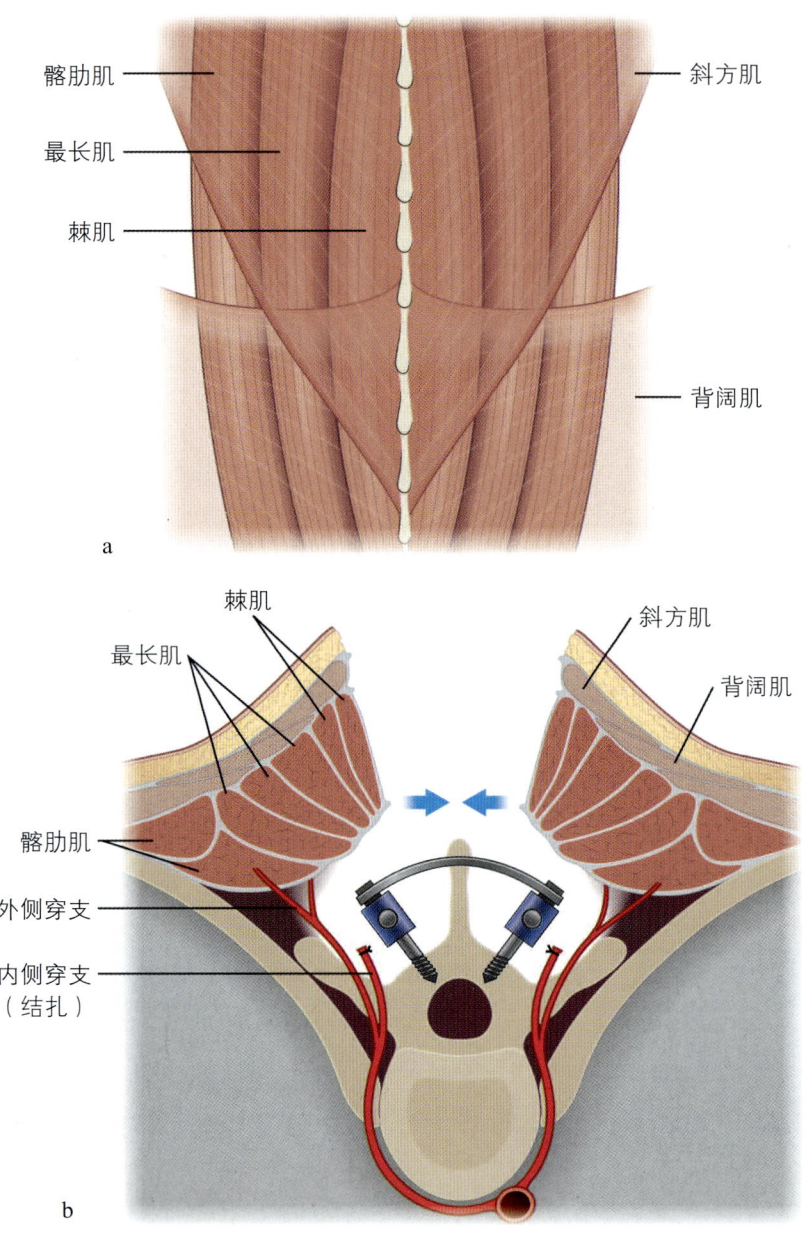

图 13.1 a.重建典型脊柱缺损的相关解剖。椎旁肌由成对的棘肌、最长肌、髂肋肌组成。这些肌肉复合体可基于外侧穿支血管链移动，可向内侧推进以消除空腔、重建脊柱创面。该区域的浅层是颅侧的斜方肌和尾侧的背阔肌。二者可被移动提供额外的重建层次。b.显示脊柱两侧的椎旁肌肌皮瓣移动，用以准备重建脊柱和覆盖脊柱内固定物。缺损的最深处是脊髓和附近的脊柱内固定物。椎旁肌复合体自中线掀起。注意椎旁肌复合体的三个组成部分（棘肌、最长肌、髂肋肌）。图中也显示了滋养椎旁肌复合体的两排穿支血管（内侧、外侧）

用 Allis 钳轻牵组织瓣向中线靠拢以减少张力。深部引流常置于肌皮瓣深面邻近脊柱。可在浅层进一步放置引流。在缺损区域，用可吸收粗线行 8 字缝合或 Lembert 缝合间断缝合两侧的组织瓣。这一操作的目的是便于重叠肌皮瓣置于缺损深部，有效地消灭无效腔。肌皮瓣也可一侧交叠于另一侧之上行 8 字缝合[9]，或是用 Lembert 缝合技术，在复合体的最长肌一侧从内向外进针，在另一侧自外向内进针，拉紧缝线，可有效地将复合体最内侧的竖脊肌置入伤口的深层。如果利用斜方肌或背阔肌，可用 0 号线 8 字间断缝合关闭。

13.8 供区闭合

闭合浅筋膜，然后是皮下组织、皮肤。除非进行了硬脊膜修复，或是因为其他有关脊柱手术的指南要求长期卧床，许多病例中的患者

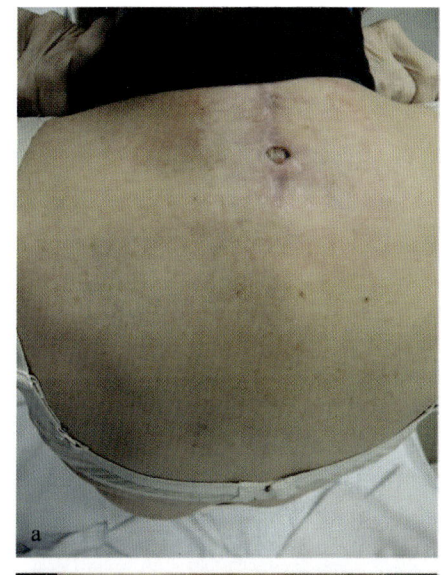
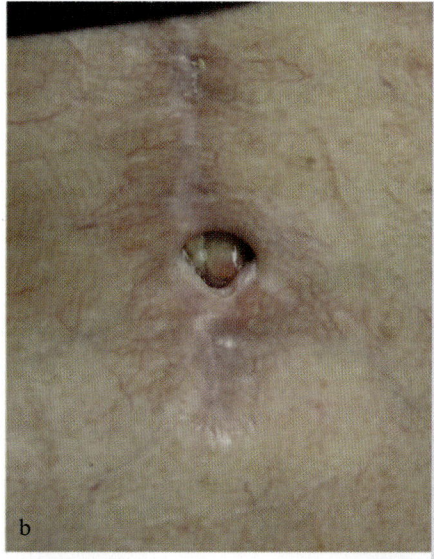
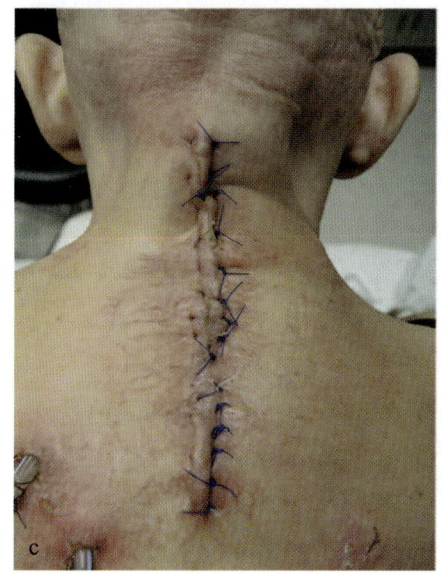
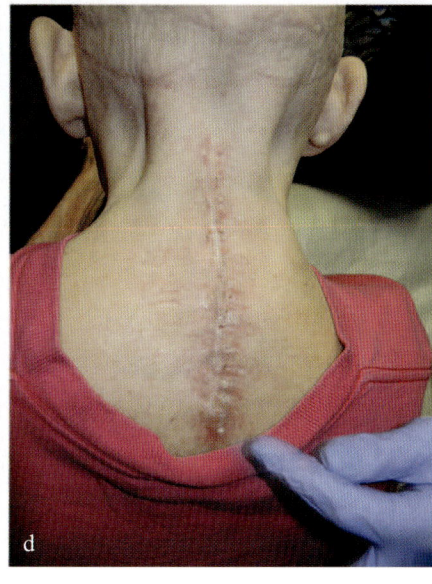

图 13.2 a，b. 曾行稳定颈椎手术的颈椎病患者。患者遇到了伤口愈合的问题，在此次就诊 2 个月前，曾进行伤口再次闭合的手术。图片显示陈旧性颈椎伤口。患者行伤口的进一步清创，脊柱外科医师去除了固定装置，并进行了充分的冲洗。用两侧的椎旁肌肌皮瓣及斜方肌肌皮瓣进行两层软组织重建。c. 患者术后恢复平稳，术后 10 天伤口愈合。d. 术后 1 个月

在术后第 1 天可离床运动。在安全前提下，可配合护理人员经常变换体位，略倾斜身体，避免中线负担太多直接的压力[2]。

13.9 要点与难点

- 要与脊柱外科医师密切沟通，以利于制订合理的计划。认清缺损部位的重要结构，了解易受伤的解剖部位，避免神经损伤。
- 对于椎旁肌复合体自身不够的病例，要有利用斜方肌或背阔肌的准备，作为额外的覆盖手段或是主要组织瓣覆盖缺损。
- 增加带蒂椎旁肌肌皮瓣移动度的技术，包括平行于长轴在椎旁肌肌皮瓣复合体表面切开，以及额外移动椎旁肌复合体表面的肌皮瓣或皮肤部分。

（程天庆 译，丁自海 陈超 校）

参考文献

[1] COHEN LE, FULLERTON N, MUNDY LR, et al. Optimizing successful outcomes in complex spine

reconstruction using local muscle flaps [J]. Plast Reconstr Surg, 2016, 137(1):295–301.

[2] GARVEY PB, RHINES LD, DONG W, et al. Immediate soft-tissue reconstruction for complex defects of the spine following surgery for spinal neoplasms [J]. Plast Reconstr Surg, 2010, 125(5): 1460–1466.

[3] MANSTEIN ME, MANSTEIN CH, MANSTEIN G. Paraspinous muscle flaps [J]. Ann Plast Surg, 1998, 40(5):458–462.

[4] MERICLI AF, TAROLA NA, MOORE JH JR, et al. Paraspinous muscle flap reconstruction of complex midline back wounds: Risk factors and postreconstruction complications [J]. Ann Plast Surg, 2010, 65(2):219–224.

[5] HULTMAN CS, JONES GE, LOSKEN A, et al. Salvage of infected spinal hardware with paraspinous muscle flaps: anatomic considerations with clinical correlation [J]. Ann Plast Surg, 2006, 57(5):521–528.

[6] CASAS LA, LEWIS VL JR. A reliable approach to the closure of large acquired midline defects of the back [J]. Plast Reconstr Surg, 1989, 84(4):632–641.

[7] BALOGH B, PIZA-KATZER H, RITSCHL P, et al. Modifications of the paraspinous muscle flap: anatomy and clinical application [J]. Plast Reconstr Surg, 1996, 97(1):202–206.

[8] WILHELMI BJ, SNYDER N, COLQUHOUN T, et al. Bipedicle paraspinous muscle flaps for spinal wound closure: an anatomic and clinical study [J]. Plast Reconstr Surg, 2000, 106(6):1305–1311.

[9] SAINT-CYR M, NIKOLIS A, MOUMDJIAN R, et al. Paraspinous muscle flaps for the treatment and prevention of cerebrospinal fluid fistulas in neurosurgery [J]. Spine, 2003, 28(5):E86–E92.

14 带蒂或游离背阔肌肌瓣、肌皮瓣

Geoffrey L. Robb

摘要

背阔肌肌皮瓣应用于重建外科已超过1个世纪。在20世纪70年代，该肌皮瓣在乳房重建术中流行，但在80年代早期，伴随着横向腹直肌肌皮瓣术式的发展而变得不再流行。但目前，背阔肌肌皮瓣或肌瓣，无论在乳房和胸壁缺损的带蒂组织瓣重建中，还是在身体任意部位的显微重建手术中，依然应用很普遍。这是因为该组织瓣具有较大的面积及平坦的外形，较容易切取，以及相对较长的血管蒂和较大的血管管径以利于显微吻合。本章将详述应用背阔肌带蒂或游离肌皮瓣移植技术，先从适应证开始，到相关解剖、术前准备、手术技术，并介绍了组织瓣的其他5种类型。

关键词：肋间动脉，腰动脉，胸背神经，波伦综合征

14.1 前言

1906年，Tansini最早介绍了应用带蒂背阔肌肌皮瓣覆盖乳房切除后创面缺损。在欧洲，对于进行了乳房根治切除遗留的缺损，这一重建术式被普遍应用。但在美国，很多年都不被采用。有关背阔肌肌皮瓣重建的更多历史所知不多，直到1976年Olivari再次介绍。在20世纪70年代后期，有许多应用该组织瓣进行乳房重建和表面重建的报道，包括1979年美国的Maxwell进行的游离组织移植[1]。但在1982年Hartramf介绍了横向腹直肌肌皮瓣（TRAM）新技术后，背阔肌肌皮瓣变得不再那么流行了。

背阔肌肌皮瓣或肌瓣，无论在乳房和胸壁缺损的带蒂肌皮瓣重建中，还是在身体任意部位的显微重建手术中，依然应用普遍，这是因为该肌皮瓣具有较大面积，且其平坦的外形较容易切取，相对较长的血管蒂和较大的血管管径有利于显微吻合。

14.2 典型适应证

14.2.1 带蒂

- 即刻的乳房重建伴或不伴隆胸，特别是那些皮肤广泛缺失的病例。
- 乳房肿瘤切除术中保留乳房，遗留了较大缺损的乳房重建。
- 乳房根治切除治疗术后，乳房重建伴或不伴隆胸。
- 乳房重建自体肌皮瓣部分失败的挽救手术。
- 乳房切除或肿块切除遗留缺损的延迟修复。
- 波伦综合征胸壁缺损的重建。
- 胸壁及胸腔缺损。
- 上肢肩部和手臂缺损。
- 头颈部缺损。

14.2.2 游离肌皮瓣

- 头颈部重建，特别是较大头皮缺损。
- 肢体较大表面或是较大无效腔缺损的重建，如人工关节、下肢远段1/3、较大的足部缺损[2]。
- 上/下肢功能转位重建。

14.3 解剖

背阔肌位于后胸，是一块宽大、扁平、三角形的表浅肌肉，起始于脊柱和髂嵴后部，以扁厚肌腱止于肱骨的结节间沟。该肌有较大的前、后旋转弧，有较大的皮肤穿支供养区域，常被用作带蒂重建（图 14.1）。

肌肉经后方的胸腰筋膜起自下 6 块胸椎、腰椎、骶椎和髂嵴后部。也有起自下 4 对肋骨的肌束，以及腹外斜肌的肌束。肌肉的上缘和前外侧缘大部分是游离的。肌纤维螺线成腱，构成腋后襞，止于肱骨沟。肌肉的主要血管蒂是胸背动脉，该动脉是肩胛下动脉的终末支。血管蒂在起始端远侧约 10 cm 处自肌肉的深面进入，即在肌肉形成腋后襞的位置。胸背动脉沿肩胛下肌边缘走行，在内侧发出分支至前锯肌，然后进一步分为数支直接进入背阔肌。阶段性的小血管蒂，有来自肋间和腰动脉的穿支，在后侧进入肌肉，可作为以横向或内侧为蒂的背阔肌肌瓣或肌皮瓣的血供来源。

神经支配是胸背神经、臂丛后束的分支，沿肩胛下肌和胸背动脉进入肌肉，起点距入肌点约 10 cm。在乳房重建中，神经常被分离，以避免肌肉活动；其他术式中，神经被携带用作功能转位或保持肌肉质量。肌皮瓣常用于感觉肌皮瓣的切取。

14.4 皮瓣的其他类型

- 基于胸背动脉血管蒂外侧肌穿支的胸背动脉穿支皮瓣[3]。
- 基于胸背动脉外侧分支或横支的分开的肌皮瓣或肌瓣。
- 带或不带肋骨段的包含前锯肌的组合瓣，带有外侧、上角或内侧肩胛骨的骨瓣或骨皮瓣。
- 以发自后部肋间动脉的内侧腰穿支为血管蒂的肌皮瓣或肌瓣，用于后方转位或翻转瓣。
- 携带局部脂肪扩展的肌皮瓣。

14.5 术前准备

对于小至中等大小的乳房缺损，延展的背阔肌肌瓣可包含周围的皮下和肌下脂肪，以及浅面的皮肤，为实际提供较大体积的组织用于乳房重建，特别是缺乏外部乳房皮肤、不愿应用假体的患者。

作为游离组织瓣，肌瓣常携带皮肤覆盖肢

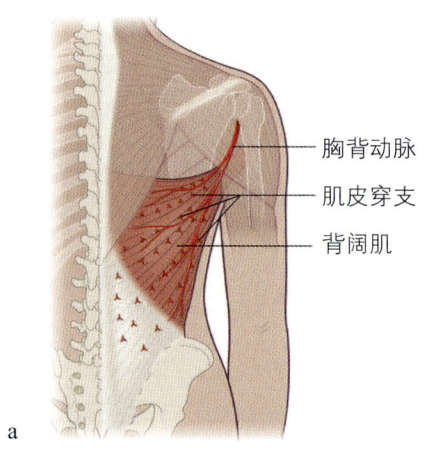

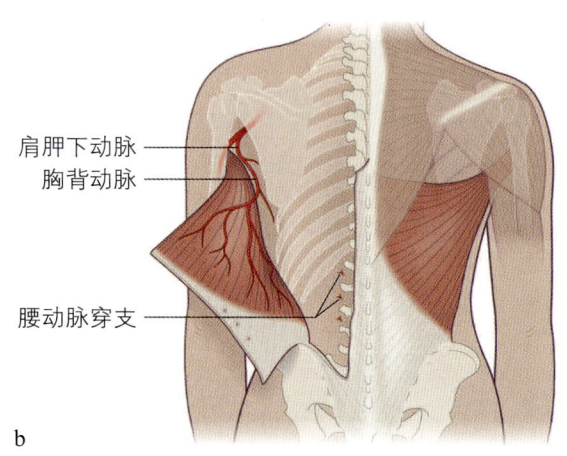

图 14.1　a. 肌皮穿支平行于肌纤维，发自胸背动脉的分支。b. 解剖显示背阔肌起点和肌纤维走向，以及来自胸背动脉的主要血供和腰动脉穿支的位置

体较大的表面缺损，这类缺损也需要一定体积或用于无效腔的填充，如在大腿、肢体远 1/3 段或足部。在头颈部重建中，肌皮瓣也很有用，常用于头颈部头皮缺损的覆盖。

一般来说，切取背阔肌后供区功能受影响很小或没有明显影响。

14.6 体位和皮肤标记

一般采取卧位并标记皮肤，尽管也可在术前站位标记显示背阔肌皮岛的方向，特别是对于乳房和上臂重建的患者（图 14.2）。正确地标明背阔肌上方皮岛的方向和大小，对于乳房、胸壁、上臂的转位重建是重要的。而且，充分地标记腋部转位通道也很重要，以避免组织瓣受压及肌瓣旋转覆盖缺损受限。一般情况下，背阔肌的界线在前方沿腋后线延长，上内侧位于肩胛上角，内侧沿椎旁肌起始处。鉴于躯体后部可靠的胸背筋膜的血液灌注，皮岛可置于背阔肌的任一部位，但也要适当选位用于乳房、躯干或上臂的缺损转位覆盖。皮岛的宽度常限定为 8~10 cm，最长 20 cm，可用一腹部垫置于腋后上部，然后用垫子模拟肌肉的旋转，标记背部皮岛的方向和位置，用于躯干或乳房重建的需要。胸背神经血管蒂的走行位于图 14.2 描画的肌肉轮廓的中心，从腋部分出外侧支和横支。如果只切取肌肉，切口可置于中部或外侧、8~10 cm 长，掀起肌肉可充分显露。肌皮瓣常沿皮瓣的边缘切开，内镜或机器人辅助，肌肉切口采用腋部切口或胸部小切口。

14.7 手术技术

切开皮肤后，表浅的解剖要稍倾斜，以避免皮肤与深层组织分离，并且要尽可能地多带穿支血管。一旦切开 Scarpa 筋膜，可很容易辨别肌筋膜，该层可作为肌表面合适的解剖界面。一般在开始皮下解剖时就分辨和确定肌肉的边界（图 14.3）。肌肉下方几乎可以从任何角度切开，但可能最容易的方法是起自肌肉的前缘，开始时将背阔肌自前锯肌处分离，一旦分离就确立了正确的解剖平面[4]。

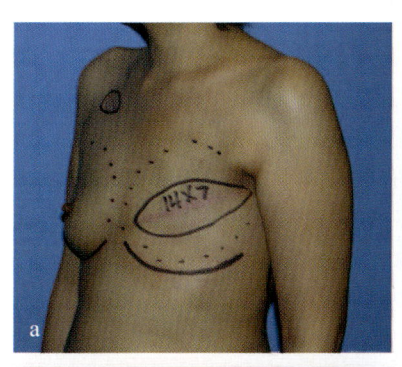
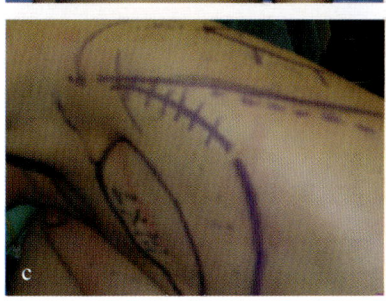
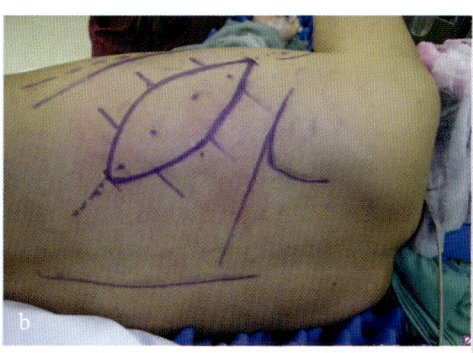

图 14.2　a. 术前斜位。b. 侧卧位标记肌瓣的边界和皮岛，腋部通道的位置。c. 标记的背部和胸部解剖边界和腋部通道

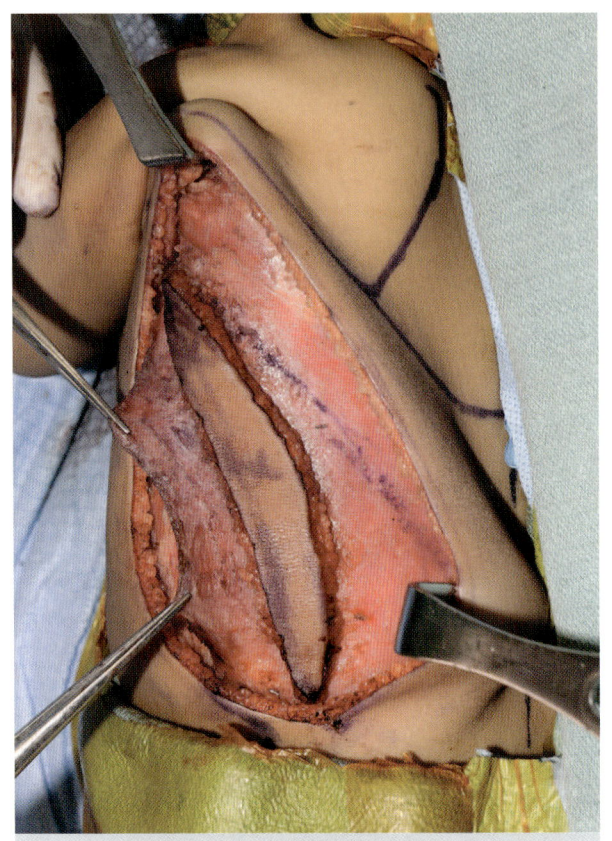

图 14.3 切开设计皮瓣的周缘后显露背阔肌

向内下解剖,分离后部髂嵴和椎旁筋膜层的起始纤维。将背阔肌自前锯肌表面向上腋部方向掀起。很容易看到位于前锯肌表面的血管、前锯肌支,向上追踪可直至胸背血管蒂。继续向内上掀起,肌肉与斜方肌及大小圆肌分离,胸背血管蒂可在背阔肌深面看到,向近侧追踪至腋部。在该处,需小心解剖显露并自胸壁周围软组织内游离胸背血管蒂。如果因胸背血管蒂旋转受限妨碍了肌肉向前转位,可切断前锯肌支以增加血管蒂转位的弧长。

一般情况下,肌肉在肱骨上的止点可保留,但如有必要可部分或全部切断肌腱,以旋转或转移肌皮瓣[5]。对于放疗过的胸壁和腋部,解剖要更加仔细和缓慢,避免损伤血管蒂,因为放疗会使组织纤维瘢痕化。

为切取游离的肌瓣或肌皮瓣,胸背血管蒂可切开至更接近肩胛下血管,以增加长度和管径,利于血管吻合(图 14.4)。这需要结扎胸背动脉的前锯肌支、角支(肩胛上角支)和旋肩胛动脉。这样可获得 8~10 cm 长的血管蒂。

背阔肌或肌皮瓣可纵行劈开,它们的血管蒂分别基于胸背动脉的降支(外侧支)和横支(内侧支)(图 14.5)。血管分支的位点常位于入肌前 1~2 cm 处。保留供养组织瓣的血管分支,结扎另一血管分支。没有切开的肌肉血供来自腰动脉穿支。相反,胸背神经支也在入肌前 1~2 cm 处分离,切断用于重建组织瓣的神经分支,保留与组织瓣无关的分支。

14.8 供区闭合

背部皮肤因肌瓣或肌皮瓣的切取,可实现相对无张力闭合,除非皮岛宽度超过 10~12 cm,或组织瓣长度超过 20 cm。供区闭合极少需要植皮。将背部皮肤缝合至后胸壁,并放置引流管,可减少术后背部血肿的发生率。如果考虑到术后早期上臂和肩关节的进行性活动,分层闭合供区皮肤边缘有利于更好地愈合。

14.9 要点与难点

- 要特别注意肌皮瓣掀起的合适平面,恰位于肩胛下角的下方,在前锯肌的浅层,避免在背部深层肌肉切取。
- 术前确认背阔肌收缩良好很重要,因为背阔肌萎缩可见于乳腺癌切除术后,可能反映出背阔肌的血管蒂不可靠。
- 皮下组织和肌间组织可在肌肉边缘一并切取,以增加组织瓣的体积[4]。

14 带蒂或游离背阔肌肌瓣、肌皮瓣

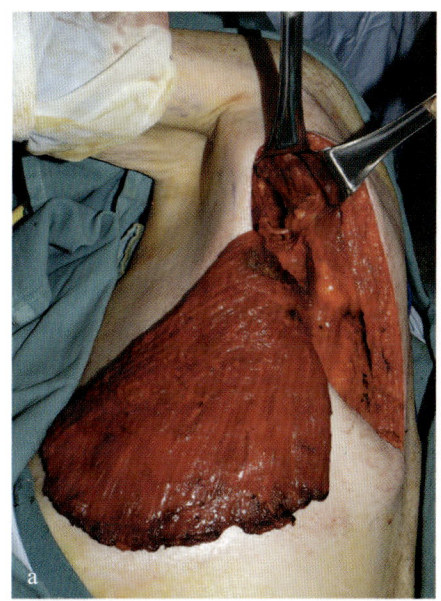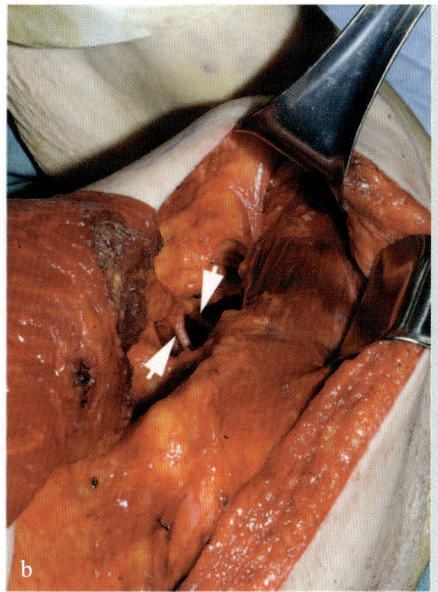

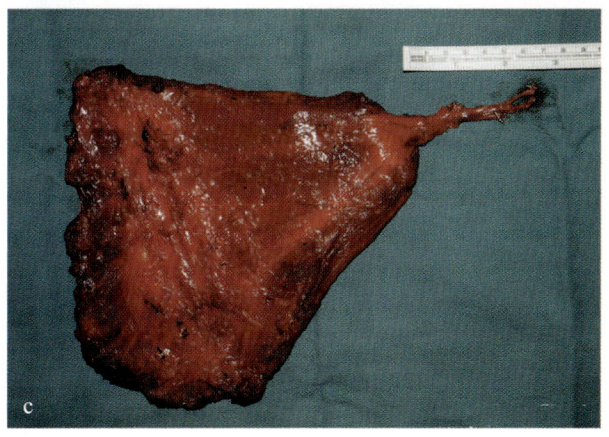

图 14.4　a.背阔肌肌瓣完全游离。b.腋区特写显示血管蒂解剖至肩胛下动、静脉（箭头）。c.完全切取组织瓣显示血管蒂长度

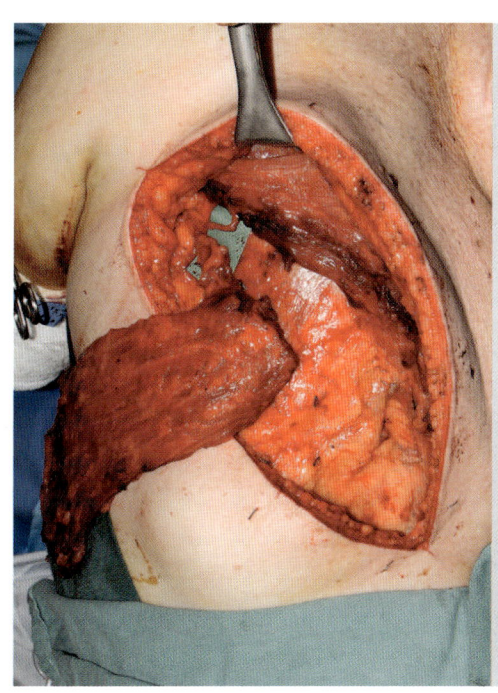

图 14.5　背阔肌肌瓣切开，包含胸背动脉降支。胸背神经仍然支配内侧部分肌肉，该部分肌肉血供依靠腰动脉穿支供血

75

- 腋部解剖或之前其他手术已致近侧血管蒂横断的患者，可依靠反流的前锯肌支血管蒂切取背阔肌肌皮瓣。

（程天庆 译，丁自海 陈超 校）

参考文献

[1] MAXWELL GP, STUEBER K, HOOPES JE. A free latissimus dorsi myocutaneous flap: case report [J]. Plast Reconstr Surg, 1978, 62(3):462–466.

[2] WATSON JS, CRAIG RD, ORTON CI. The free latissimus dorsi myocutaneous flap [J]. Plast Reconstr Surg, 1979, 64(3):299–305.

[3] ANGRIGIANI C, GRILLI D, SIEBERT J. Latissimus dorsi musculocutaneous flap without muscle [J]. Plast Reconstr Surg, 1995, 96(7):1608–1614.

[4] MAVES MD, PANJE WR, SHAGETS FW. Extended latissimus dorsi myocutaneous flap reconstruction of major head and neck defects [J]. Otolaryngol Head Neck Surg, 1984, 92(5):551–558.

[5] BOSTWICK J III, NAHAI F, WALLACE JG, et al. Sixty latissimus dorsi flaps [J]. Plast Reconstr Surg, 1979, 63(1):31–41.

15 胸背动脉穿支皮瓣

David S. Cabiling, Roman J. Skoracki

摘要

胸背动脉穿支皮瓣是常规背阔肌肌皮瓣的变种,在背阔肌下方切取,形成皮下组织皮瓣。它由行经背阔肌的胸背动脉穿支供血。该皮瓣适用于腋窝、肩部、胸壁和乳房缺损的重建。作为一种游离皮瓣,它可以提供一个相对薄而柔软的皮瓣,适用于重建浅层缺损及肢体、头颈部的皮肤缺损覆盖。其供区位于腋窝中线,相对隐蔽,使其成为股前外侧皮瓣和上臂侧方皮瓣的一种有吸引力的替代选择。本章涵盖了胸背动脉穿支皮瓣使用的每一个要点,从应用的适应证,到解剖、术前注意事项、手术技术,以及针对手术应用设计的其他皮瓣。

关键词:降支/垂直支,横支/水平支,肋间神经外侧皮支的后支

15.1 引言

胸背动脉穿支(TDAP)皮瓣是常规背阔肌(LD)肌皮瓣的一个变种,在背阔肌下方切取,形成皮下组织皮瓣。它由行经背阔肌的胸背动脉穿支供血。TDAP 皮瓣于 1995 年由 Angrigiani 等首次报道[1]。作为带蒂皮瓣,它适用于腋窝、肩部、胸壁和乳房缺损的重建。作为游离皮瓣,它可以提供一个相对薄而柔软的皮瓣,适用于重建浅层缺损及肢体、头颈部的皮肤缺损覆盖。其供区位于腋窝中线,相对隐蔽,使其成为股前外侧皮瓣和上臂侧方皮瓣的一种有吸引力的替代选择。

15.2 典型适应证

- 腋窝、胸壁和肩部缺损。
- 需要重建薄而柔软的四肢组织缺损。
- 乳房缺损的矫形,如乳房肿瘤切除术后不对称、乳房皮肤缺损或先天性乳房畸形。

15.3 解剖

胸背动脉穿支(TDAP)皮瓣的皮支起源于腋窝血管的肩胛下分支。它于背阔肌边缘内侧 2~3 cm 进入背阔肌深面,距肩胛骨尖端下约 4 cm(或腋后襞下 8~10 cm)。此处,胸背血管分叉为两个主要分支:降支(或垂直支)和横支(或水平支)(图 15.1a)。TDAP 皮瓣可以设计在任一分支,因为降支发出更多的穿支动脉,所以更常用。胸背血管的降支走行于背阔肌侧缘内侧约 2 cm 处。在血管走行过程中,其第一个穿支通常在肩胛骨下角下约 6 cm。在第一穿支下方,相隔 2~4 cm 可以发现其他穿支。降支动脉的直径为 0.8~1.5 mm。横支走行于背阔肌上缘下方约 3 cm 处,口径相似。两个分支都恒定发出 1~3 个穿支营养皮肤。穿支至来源血管主干前有一个 3~5 cm 的肌内行程(图 15.1b~e)。值得注意的是,更多的远段穿支偶尔起源于肋间动脉,而不是胸背动脉。此外,55%~75% 的患者,一条直接皮动脉起源于胸背动脉,并包绕背阔肌前缘[2]。

TDAP 皮瓣的感觉由肋间神经外侧皮支的后支提供。其起源于前锯肌和腹外斜肌之间。背

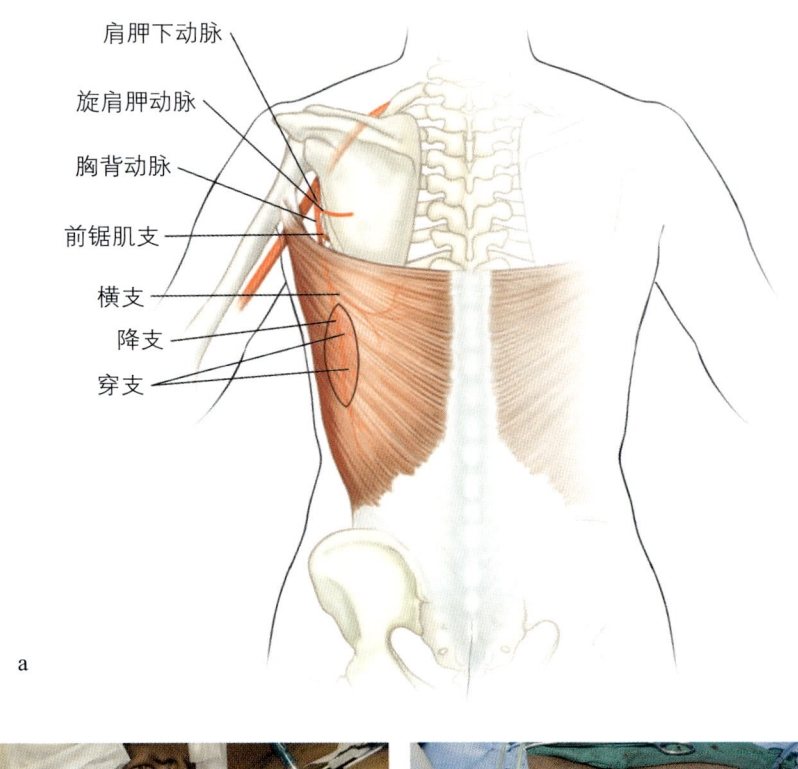

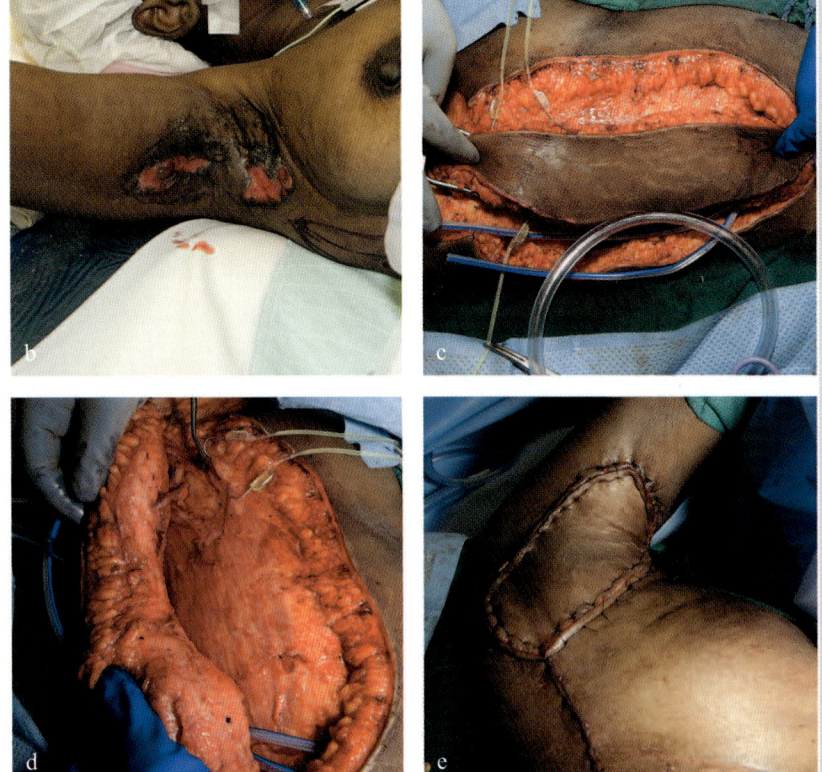

图 15.1　a. 胸背动脉的解剖。b~e. 一迁延不愈的腋窝汗腺炎患者，采用带蒂的单穿支 TDAP 皮瓣进行重建。皮瓣设计于胸背动脉的降支。解剖分离背阔肌肌纤维，于皮瓣的深面显露穿支。该病例无须向胸背动脉分叉点近端剥离即可覆盖创面（改编自 Zenn MR, Glyn J. Reconstructive Surgery: Anatomy, Technique, and Clinical Applications. New York: Thieme Medical Publishers, 2012.）

阔肌的运动支是胸背神经，它邻近血管蒂，应注意保护。

15.4 其他类型的皮瓣

可根据患者和外科医师的偏好及适应证，设计横向和纵向的皮瓣。横向皮瓣最适合乳房重建，皮瓣设计形式类似于乳房重建的背阔肌皮瓣。此外，还可以设计一个带蒂的双叶皮瓣，携带一个较大的纵向皮瓣和另一个较小的横向皮瓣，从而在皮瓣旋转90°后便于肢体纵向供区创面的闭合。

TDAP也可以携带基于胸背血管蒂的众多组织成分，包括背阔肌、前锯肌、胸背筋膜、肩胛骨和肋骨。

15.5 术前注意事项

对于肥胖患者，皮瓣的脂肪层会很厚。可以将更深层的脂肪切除以使皮瓣变薄，但如果需要进行更薄的组织重建，则应考虑其他皮瓣。对于女性，一个大的胸背动脉穿支皮瓣的供区闭合会导致乳房的外侧变形。

15.6 体位和皮肤标记

TDAP皮瓣切取时患者通常处于侧卧位，与背阔肌肌皮瓣相似。同侧手臂可以用侧位臂板固定在操作台上，也可以置于术野中，并在带有衬垫的Mayo支架上自由放置。侧卧位切取游离TDAP皮瓣后，无法显露受区时，需更换体位；但修复邻近区域缺损则不必。乳房重建的患者，在供区缝合和患者更换为仰卧位后，带蒂皮瓣的组配和位置的摆放最适宜。

触诊背阔肌的前缘和肩胛骨的尖端，并做好标记。在胸背皮支的降支支配区域设计成一个椭圆形皮瓣。皮瓣的前缘应标记在背阔肌前缘稍前方，以确保能切取穿支（图15.2）。皮肤挤压试验将有助于确定供区一期闭合的皮瓣的最大宽度。

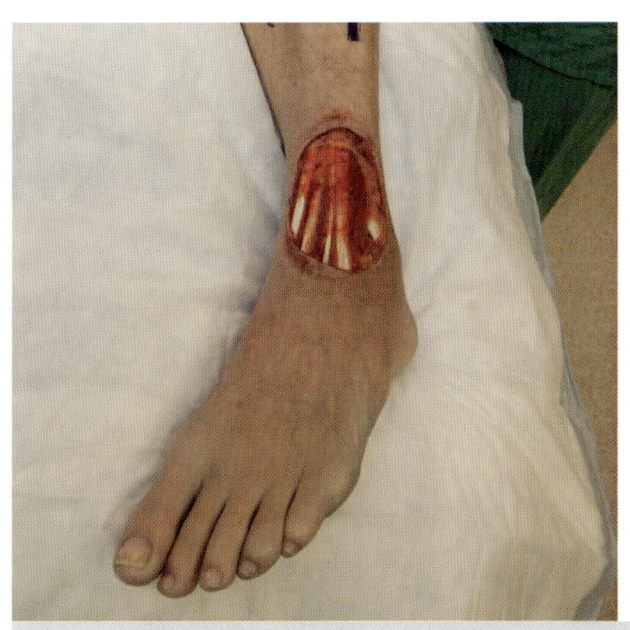 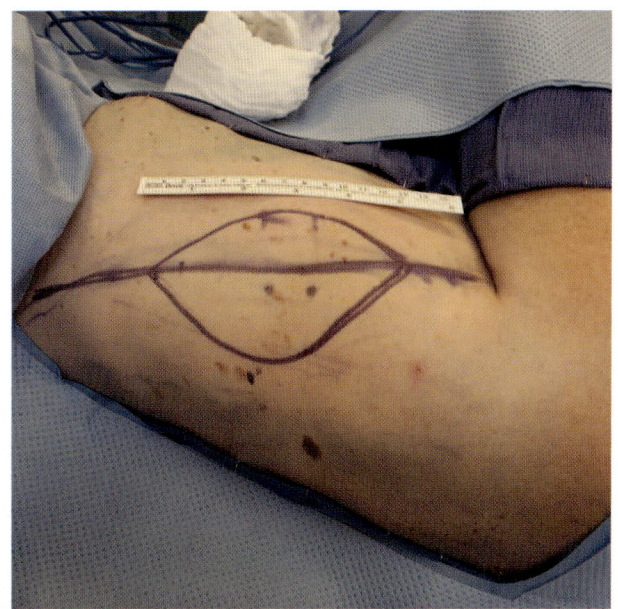

图15.2　用游离TDAP皮瓣修复小腿远端肉瘤扩大切除后缺损。标记线显示了背阔肌的前缘，以及通过多普勒检查确定的主要穿支。此外，皮瓣的前缘向前延伸到背阔肌前缘前方

体表多普勒检查有助于识别 TDAP 穿支的位置，但我们必须意识到，这在穿支位置识别方面并不像其他穿支皮瓣（如 DIEP 或 ALT 皮瓣）那样可靠。这是因为 TDAP 穿支在进入皮肤之前可以在背阔肌筋膜上走行不同的距离，而且有些穿支还来源于肋间动脉[3]。

TDAP 皮瓣的优点之一是穿支动脉不需要在皮岛中心，而可以位于皮瓣的远端或近端。由单个穿支供血的皮瓣的最大尺寸尚未确定，但已报道过最大 14 cm × 25 cm 的皮瓣。一期直接缝合供体是皮瓣宽度的一个限制因素。

15.7 手术技术

通常，先做前切口，在背阔肌肌筋膜和皮下组织之间的疏松结缔组织开始分离。这样就可以辨别和选择穿支。大多数皮瓣足以靠单一的穿支供血。仔细寻找包绕背阔肌前缘的直接皮肤穿支，它存在于超过一半的患者中。穿支动脉的选择将取决于皮瓣的大小、穿支的粗细和所需血管蒂的长度。更多的远端穿支需要在肌肉内进行更长段的剥离，不过这样可以获取更长的血管蒂。

一旦确定了合适的穿支，皮瓣可以全部切开皮缘，在肌肉内沿皮支走行解剖分离，小心地结扎所有肌支。随后，在背阔肌的深面解剖分离降支，小心地保留神经运动支。如果有一个穿支动脉的长度合适，且血管口径足够，则可以在胸背血管分叉处停止剥离，从而保留胸背血管和到背阔肌剩余的分支。如果需要更长的或更大口径的血管，可以进一步解剖至位于肩胛下的胸背血管的起始部（图 15.3）。

然后，皮瓣切取后，可行游离皮瓣转移，或作为带蒂皮瓣经皮下隧道修复邻近缺损。将皮瓣穿过背阔肌纤维中间而不是绕过肌肉边缘转移有助于增加带蒂 TDAP 的覆盖距离。

15.8 供区闭合

在设计皮瓣时，通过皮肤挤压试验供区，可以确保供区直接缝合。有一定的张力时，广泛的剥离和渐进式张力缝合有助于闭合伤口。放置封闭引流，并进行标准的逐层缝合。由于皮瓣并不携带肌肉，故术后手臂运动不受影响（图 15.4）。

15.9 要点与难点

- 体表应用多普勒可帮助识别 TDAP 穿支，但应特别注意，穿支在进入皮肤前可在肌肉筋膜上走行数厘米。此外，纤瘦的患者降支本身很容易听到，有可能出现假阳性的体表多普勒信号。
- 穿支动脉可以位于近端或远端。近端穿支可最短、最快的解剖分离。远端穿支可提供更长的血管蒂，但需要更长段的解剖分离，并可由肋间血管供血。
- 大多数患者拥有一条直接皮动脉。
- 横向皮瓣的供体瘢痕可以隐藏在胸罩或泳衣中，更适合女性患者。

15 胸背动脉穿支皮瓣

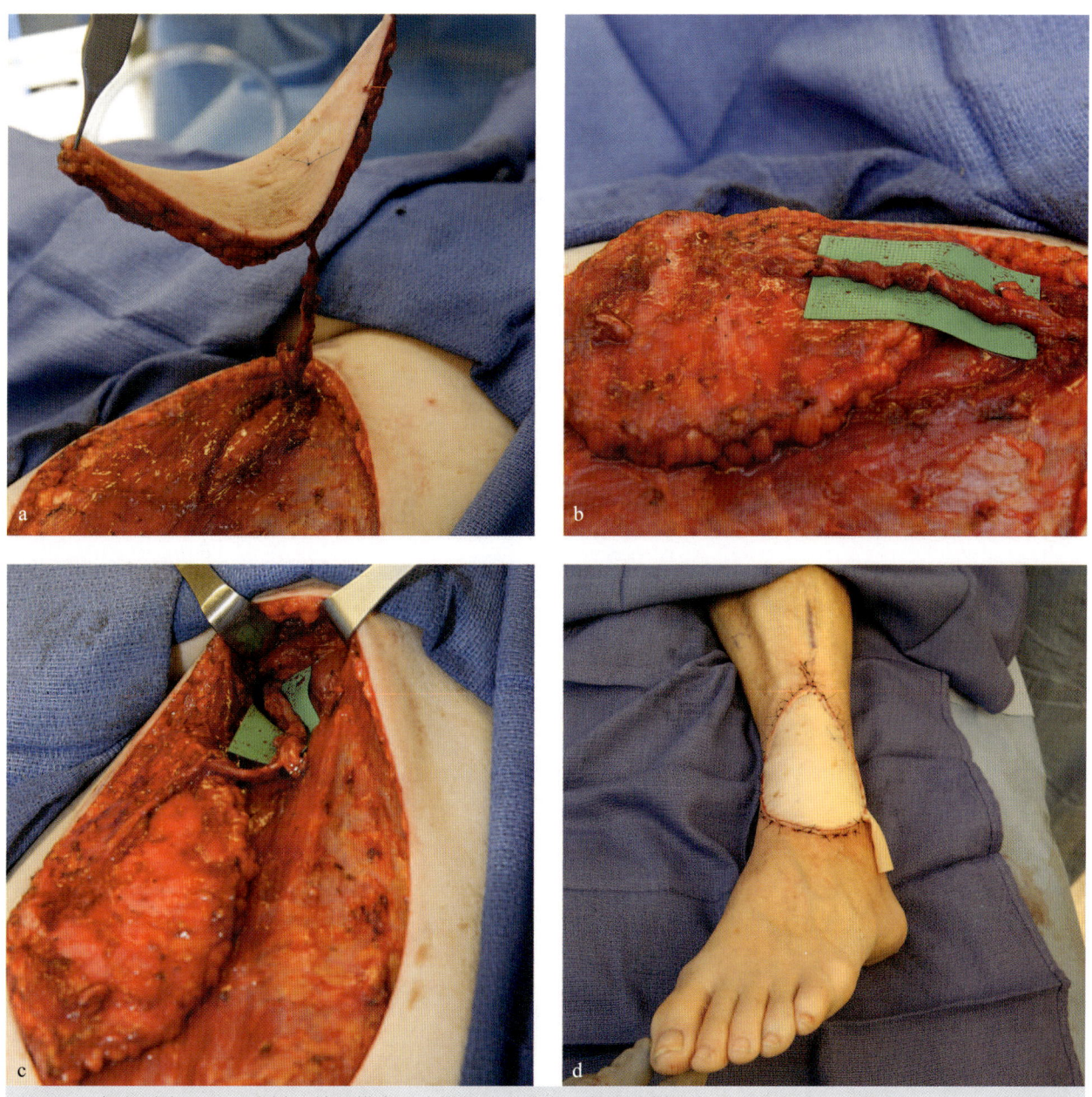

图 15.3 提起游离 TDAP 皮瓣。结扎横支,皮瓣切取至胸背血管。皮瓣组装到小腿远端,外形良好

81

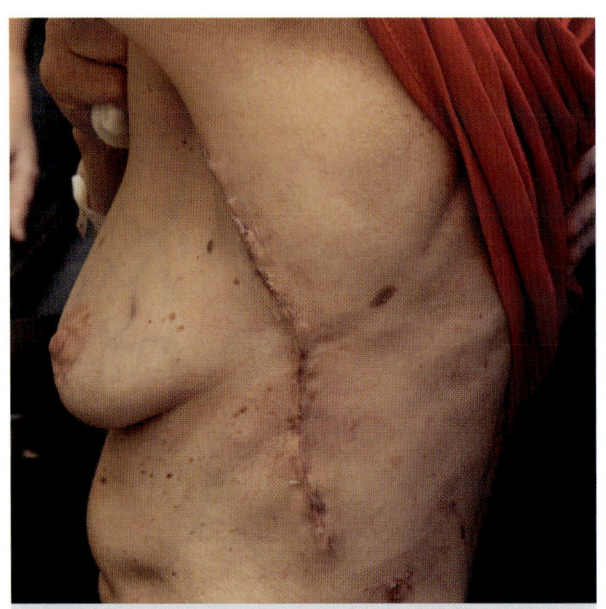

图 15.4 术后 2 周，游离 TDAP 皮瓣供区。引流管已去除，与传统的背阔肌皮瓣（背阔肌完全切除）相比，血肿形成较少

（仇申强　译，丁自海　陈超　校）

参考文献

[1] ANGRIGIANI C, GRILLI D, SIEBERT J. Latissimus dorsi musculocutaneous flap without muscle [J]. Plast Reconstr Surg, 1995, 96(7):1608–1614.

[2] HEITMANN C, GUERRA A, METZINGER SW, et al. The thoracodorsal artery perforator flap: anatomic basis and clinical application [J]. Ann Plast Surg, 2003, 51(1):23–29.

[3] KIM JT. Latissimus dorsi perforator flap [J]. Clin Plast Surg, 2003, 30(3):403–431.

16 前锯肌肌皮瓣和带肋骨的前锯肌肌骨瓣

Noopur Gangopadhyay, Roman J. Skoracki

摘要

前锯肌带蒂皮瓣在整形外科中已广泛的应用。由于其血运丰富稳定，故适用于各种复合组织缺损。它可以切取肌肉或筋膜，也可以设计携带皮瓣、肋骨或肩胛下角。本章罗列了手术的相关步骤，从典型的适应证，到解剖、术前注意事项及手术操作。也涵盖了该组织瓣的其他4种类型。

关键词：胸外侧动脉，胸背动脉的前锯肌支，胸长神经，节段性肋间神经

16.1 引言

前锯肌带蒂皮瓣应用于整形外科手术已有100多年历史。1982年，Takayanagi 和 Tsukie 首先报道了该瓣的显微外科应用；20世纪80年代中后期，Buncke 进一步推广应用[1]。其其有丰富稳定的血管供应，在组织瓣离断前即可显露血管蒂，加上肩胛下血管的分支多变，因而适用于各种类型的复合组织缺损。它可以切取肌肉或筋膜，也可以设计携带皮瓣、肋骨或肩胛下角[2,3]。嵌合背阔肌及肩胛骨或肩胛骨周围皮瓣的嵌合皮瓣也有报道。

16.2 典型适应证

- 肿瘤切除后的胸廓内缺损，气管食管瘘的修复，或支气管胸膜瘘的覆盖[4]。
- 部分乳房缺损和胸壁缺损的乳房再造。
- 腋窝缺损。
- 下颌骨、上颌骨或眶底的缺损，以作为游离腓骨移植的替代[3]。
- 需进行薄而柔软的中小面积的下肢或上肢创面的覆盖。
- 功能肌的游离移植，如面肌功能的重建。

16.3 解剖

前锯肌薄而宽，位于胸壁外侧，起于第1至第8或第9肋，止于肩胛骨（图16.1a）。皮瓣切取范围位于背阔肌前缘和胸大肌外侧缘之间（图16.1b）[1,2]。前锯肌的每个齿都起自一根单独的肋骨（前9肋），斜向后方汇合成一宽大的肌腹。止点为肩胛骨的内侧面。在功能上，前锯肌在手臂抬高和外展时稳定肩胛骨于胸壁。

前锯肌是 Mathes–Nahai Ⅲ 型肌肉。有两条主要的肌支，营养肌肉上部的胸外侧动脉和肌肉下部的胸背动脉前锯肌支（图16.2）。胸外侧动脉直接来自腋动脉，并沿肌肉的前外侧表面走行。胸背动脉起源于肩胛下动脉主干，形成一条前锯肌支，在进入背阔肌前分成2~5个较小的分支，供应肌肉下部的5个肌腹[5]。胸背动脉主干及分支走行于胸壁毗邻胸外侧动脉后方。每条动脉只有一条伴行静脉。运动神经支配是胸长神经，来自C5~C7神经根。皮肤感觉的支配源于T2~T4节段的肋间神经。

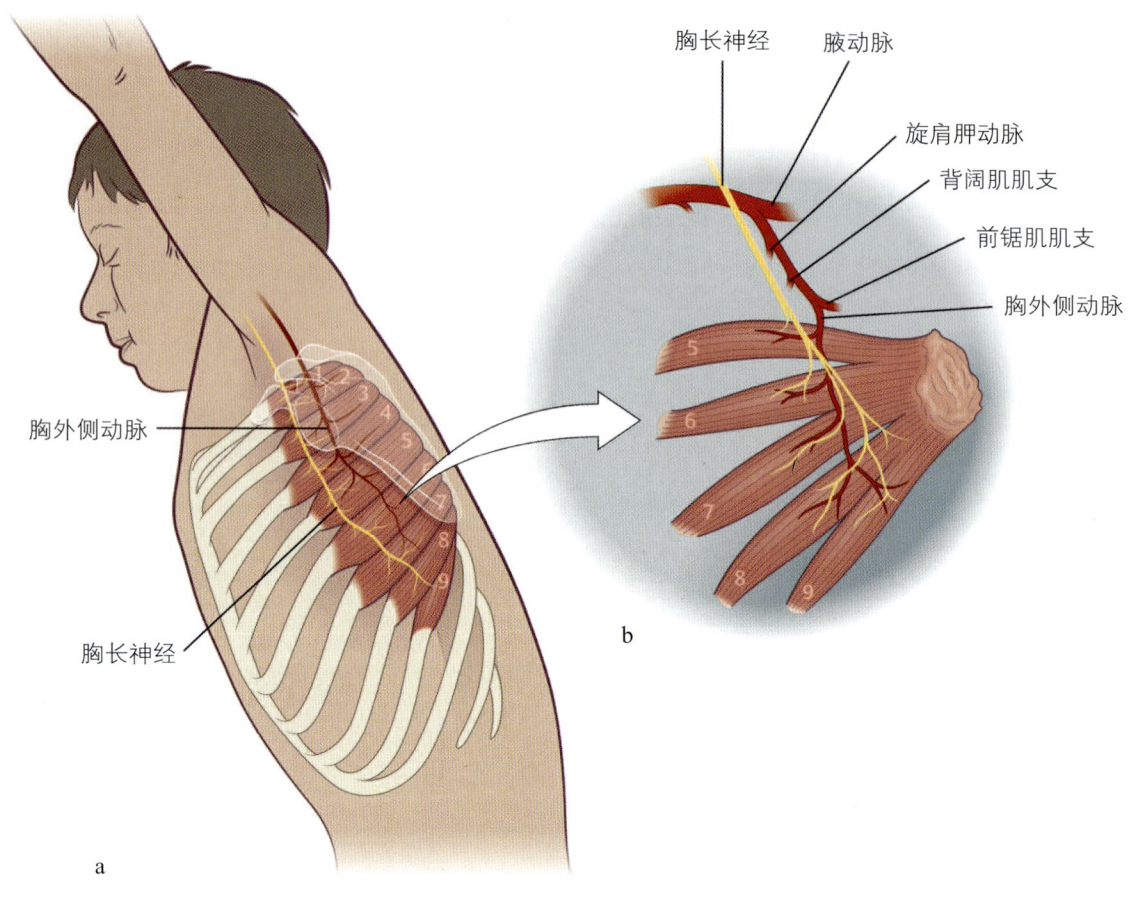

图 16.1　a. 相关的解剖。b. 皮瓣的血管解剖

16.4　组织瓣的其他类型

- 前锯肌肌支为蒂的筋膜组织瓣,保留胸长神经。
- 肌皮瓣,病例罕见。
- 肌骨瓣,包括第 5 或第 6 肋或肩胛骨下外侧缘（源于肩胛下角的部分）。
- 胸背血管为蒂的前锯肌—背阔肌复合组织瓣（嵌合肌瓣）,保留前锯肌肌支。

16.5　术前注意事项

该皮瓣的设计具有挑战性。在肥胖患者或女性因位于乳房侧方,皮瓣易臃肿,皮瓣切取后会破坏乳房外形。如果仅需切取皮瓣,宜首选其他皮瓣。如果需要对小面积缺损进行薄且柔软的皮瓣覆盖,单单切取筋膜瓣或肌瓣,该皮瓣则是一个精巧的解决方法。带肋骨或肩胛下角的前锯肌肌瓣可以替代游离腓骨瓣以重建头颈部缺损,对于患有严重周围血管疾病、无法在四肢切取皮瓣的患者非常实用[2-4]。

16.6　体位和皮肤标记

该组织瓣的切取最好采用侧卧位、全侧位

16 前锯肌肌皮瓣和带肋骨的前锯肌肌骨瓣

或略侧位。将患者放置在一个豆袋上,在其腋窝下方放置腋窝软卷[1]。皮瓣侧的整个上肢宜置于术野中,以便在皮瓣切取过程中允许变换位置。如患者仰卧,肩部外展,则只能切取皮瓣的前半部分。

通常情况下,前锯肌肌瓣并不切取皮肤。但是如果需要携带皮瓣,手持式多普勒有助于术前在所需区域标记穿支血管[5]。这些穿支血管多来自肋间动脉,而并不与前锯肌肌支交通。皮瓣切取应采用侧胸壁的斜切口或垂直切口(图16.3)。如果患者肌肉发达,身体脂肪少,有时可以在胸侧壁上看到前锯肌的肌腹。女性则位于乳房侧方,较隐蔽。

术前,周围肌组织的体表标志更易识别。通过用力收缩背阔肌,可以在腋后线看到或触到肌肉的前缘。同样,用力收缩胸大肌,也可以在腋前线看到或触到肌肉的外侧缘。前锯肌的一部分、血供和相应的皮瓣即位于这一区域。另外,肩胛下角也应进行标记,此处即为肌肉的后缘。

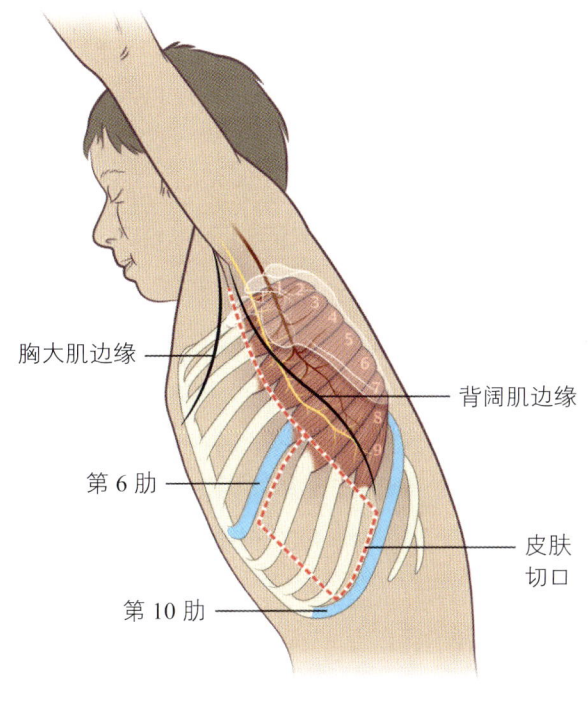

图 16.2 切口标记

16.7 手术技术

于胸壁外侧,背阔肌和胸大肌侧缘之间的皮肤上行垂直或斜形切口。于皮下组织内向深面解剖分离,直至暴露前锯肌表面的薄层筋膜。暴露背阔肌并掀起其部分肌肉,利于显露前锯

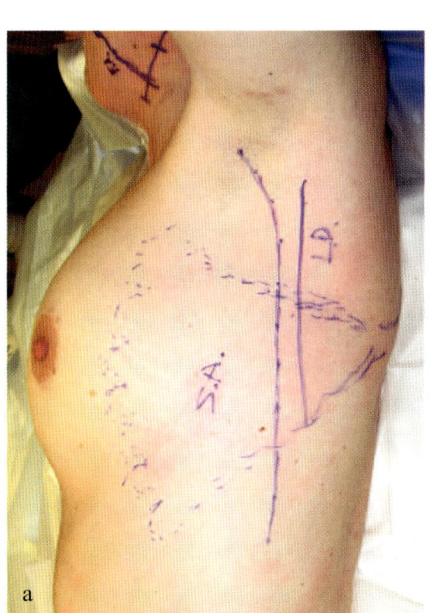
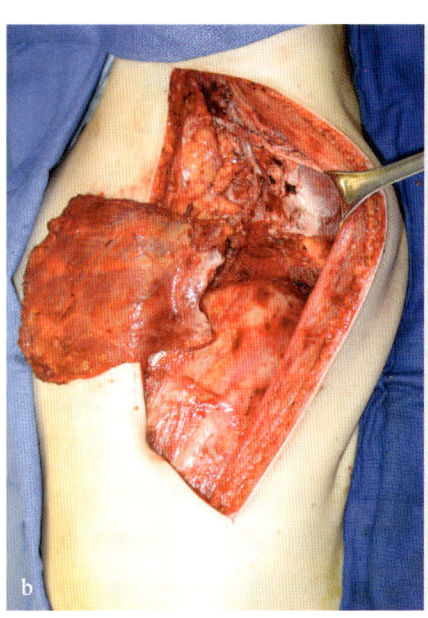

图 16.3 前锯肌肌瓣。a. 皮肤标记。b. 肌瓣切取后(图片由 Matthew M. Hanasono 提供)

肌的浅层。在解剖过程中应小心谨慎，以免损伤位于肌肉浅层的胸长神经、胸外侧动脉及胸背血管[5]。前锯肌上半部分宜以胸外侧动脉为蒂切取，而下半部分宜以胸背动脉为蒂切取。

通常下半部分的3~5叶肌腹可切取皮瓣，以胸背动脉为蒂。可以带蒂转移满足局部应用，也可游离移植用于远端显微修复。显露血管蒂后，即可将每个肌腹的深面从前向后自相应的肋骨解剖出来；除非需切取肋骨，肌肉的附着处供应深面骨质的血运，要小心保留[2]。继续向后解剖至肩胛骨，切断肌肉，从尾侧到头侧掀起剩余组织瓣。胸长神经在第5或第6肋水平汇入胸背血管蒂，应小心保护待切取的肌腹的胸长神经。显露胸长神经，将其从血管周围分离出来。在组织瓣最边缘的上面切断神经，并保持支配组织瓣肌腹的神经分支完整无损。为了避免出现翼状肩胛，至少应保留3~4个肌腹及其支配神经。

该组织瓣既可带蒂转移也可游离移植。带蒂转移时，可修复胸壁、肩部、腋窝和背部中央，也适用于胸腔内缺损修复[4]。通常，切除1~2根肋骨的全部或部分，形成一个适当的窗口，以供前锯肌肌瓣带蒂转移修复胸腔内缺损，从而避免压迫血管蒂。在胸腔内应用前锯肌肌瓣时，很可能在患侧肺收缩时嵌入，此时充分考虑胸腔、血管蒂和肺在充气状态下的解剖关系非常重要。如手术中未考虑这一点，肺充气会导致血管受压或牵拉。

游离移植时，皮瓣可达20 cm×15 cm（最常见的皮瓣大小与患者的手掌相当），血管蒂最长6~8 cm，如果加上胸背和肩胛下血管的长度，可获得更长（15 cm）的血管蒂。

如需行薄而柔软的创面覆盖，例如手背或足背创面，前锯肌肌筋膜可以切取游离皮瓣。手术标准入路与前锯肌肌瓣相同。显露并掀起背阔肌的外侧缘，暴露深面的前锯肌肌筋膜及肌肉。需在皮瓣设计的边界内显露并保护胸背动脉主干及前锯肌肌支。然后从远端到近端将筋膜和血管与深面的前锯肌分离开。在解剖过程中，结扎胸背动脉至背阔肌的肌支，保留胸长神经。

对于复合组织缺损，宜同时切取肋骨或肩胛骨（图16.4）。浅层部分的解剖分离与单纯的前锯肌肌瓣切取相似[2]。通常，第5或第6肋设计为前锯肌－骨瓣[2]。保持肌腹紧贴第5或第6肋，这样所切取的肋骨即位于皮瓣深面。小心注意，避免损伤胸膜壁层。胸壁上的单根肋骨缺损并不会引起供区并发症[2]。值得注意的是，当其转移到受区时，位于前锯肌肌瓣深面的肋骨无法被皮瓣覆盖[3]。这很重要，决定了肌－骨瓣切取的适应证。因为肩胛下角具有独立的血供，肩胛下角也可以同前锯肌一并切取。肩胛下角支直接来源于胸背动脉或胸背动脉的前锯肌肌支，有两条伴行静脉，需携带皮瓣以供应骨质血运[3,5]。

以胸背血管为蒂，前锯肌瓣可以一并切取背阔肌[5]。解剖时保留前锯肌肌支。以旋肩胛支为蒂，可在肩胛骨或肩胛旁区域一并切取皮瓣。

该组织瓣可通过胸长神经实现神经再支配，适用于面功能的修复[1,5]。由于其体积小，适合移植到面瘫侧。由于每个切取的肌腹相对独立的特性，可将其固定在面部表情肌的多个点上。如有必要，每块肌腹可以进一步分离为浅、深肌腹。应用标准的神经吻合技术，将面神经缝合至胸长神经。

16.8 供区闭合

由于通常不切取皮肤，供区能够常规一期

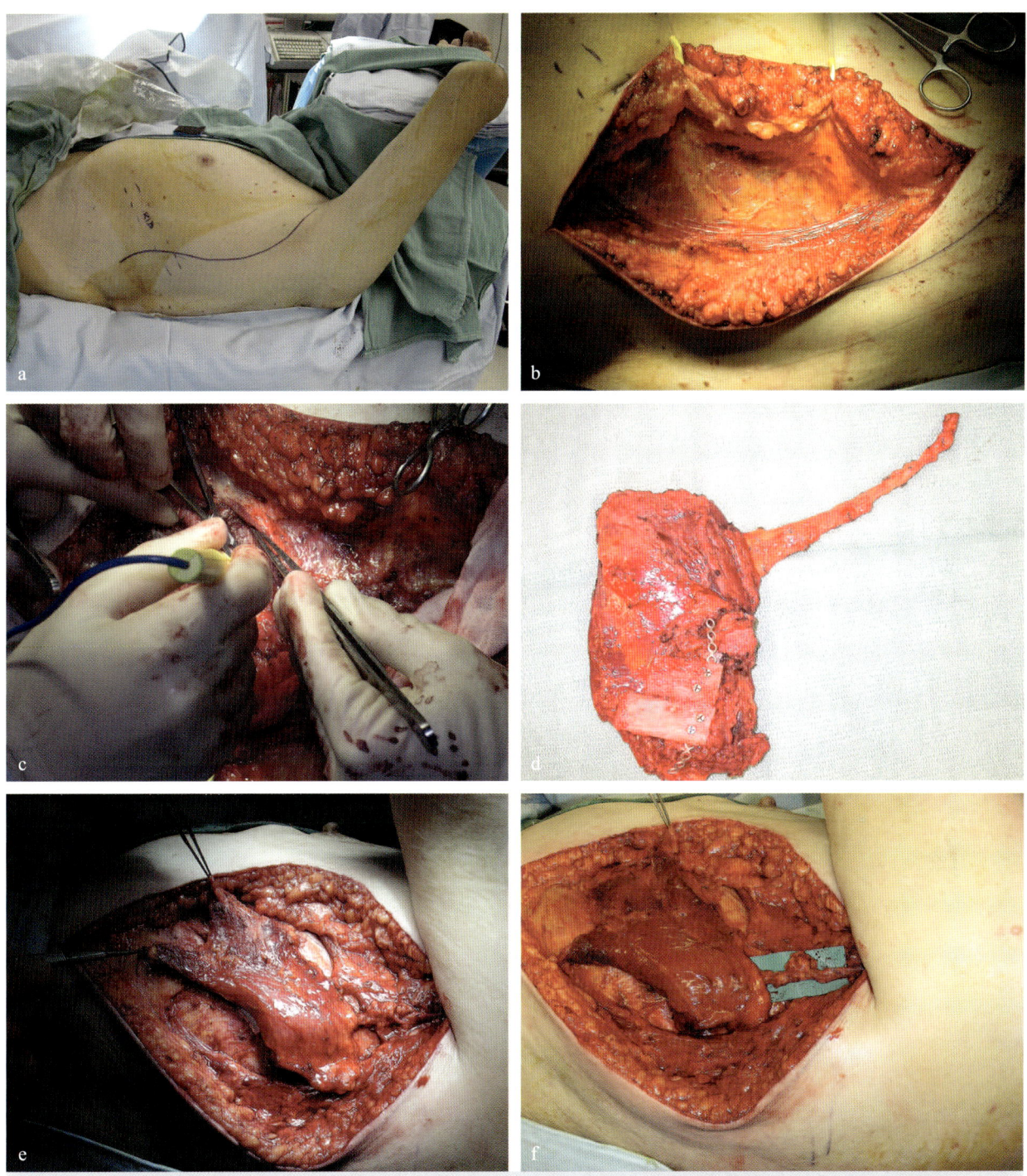

图 16.4　a~d. 带肋骨的前锯肌肌骨嵌合皮瓣的切取。皮肤的标准标记相同。切取带肋骨的前锯肌复合组织瓣，先用钢板固定，再重建上颌骨缺损。e, f. 暴露背阔肌并部分抬高掀起背阔肌，以显露前锯肌浅面。该病例以胸背动脉为蒂，切取了携带单根肋骨的下半部分前锯肌肌瓣

闭合。即使需要切取小面积的皮瓣，供区也可以无张力缝合，无须进一步皮下剥离。为保证无效腔充分引流，应放置引流管。

16.9　要点与难点

- 胸背动脉和胸外侧动脉共干，位于肌肉的浅面，略为解剖即可显露。
- 胸长神经并不包含在肌皮瓣中，在解剖过程中，应予以显露和保护，以避免形成功能缺陷，如翼状肩胛。
- 因其具有独立的血供，可以一并切取骨皮瓣，最好选取第5或第6肋或肩胛下角。

（仇申强　译，丁自海　陈超　校）

参考文献

[1] WHITNEY TM, BUNCKE HJ, ALPERT BS, et al. The serratus anterior free-muscle flap: experience with 100 consecutive cases [J]. Plast Reconstr Surg, 1990, 86(3):481–490, discussion 491.

[2] CHANG DW, MILLER MJ. A subperiosteal approach to harvesting the free serratus anterior and rib myo-osseous composite flap [J]. Plast Reconstr Surg, 2001, 108(5):1300–1304.

[3] KIM PD, BLACKWELL KE. Latissimus-serratus-rib free flap for oromandibular and maxillary reconstruction [J]. Arch Otolaryngol Head Neck Surg, 2007, 133(8):791–795.

[4] MEYER AJ, KRUEGER T, LEPORI D, et al. Closure of large intrathoracic airway defects using extrathoracic muscle flaps [J]. Ann Thorac Surg, 2004, 77(2):397–404, discussion 405.

[5] TAKEISHI M, ISHIDA K, MAKINO Y. The thoracodorsal vascular tree-based combined fascial flaps [J]. Microsurgery, 2009, 29(2):95–100.

17 肩胛皮瓣与肩胛旁皮瓣

Sydney Ch'ng

摘要

肩胛皮瓣与肩胛旁皮瓣由皮肤（肩胛/肩胛旁）、肌肉（背阔肌/前锯肌）和肩胛骨（外侧段/肩胛下角）的多种组合形式构成。它们可以用来满足各种组织缺损的重建要求，特别是头部和颈部组织的缺失。本章详细介绍了肩胛皮瓣与肩胛旁皮瓣的使用过程，包括适应证、解剖、术前注意事项和手术技巧，并列出了3种延伸型皮瓣。

关键词：旋肩胛动脉，三边孔，肩胛皮支，肩胛旁皮支，肩胛下动脉，腋动脉，胸背动脉

17.1 引言

1980年，dos Santos 发表了第一篇关于人体肩胛筋膜皮瓣的解剖学研究[1]。Gilbert 和 Teot 于1982年发表了第一个肩胛皮瓣临床系列，用于踝部和小腿缺损的表面修复[2]。1986年，Swartz 等在头颈部重建中推广了肩胛外侧皮瓣[3]。1991年，Coleman 和 Sultan 证明，胸背动脉的下角支为肩胛下角的可靠供血动脉，通过揭示该区域内部结构，使得肩胛骨游离骨瓣移植技术达到了一个新高度[4]。

通过对皮肤（肩胛/肩胛旁）、肌肉（背阔肌/前锯肌）和骨（外侧段/肩胛尖）进行多种皮瓣设计，可以满足各种缺损的重建要求，特别是头颈部的组织缺损[5]。

17.2 典型适应证

- 带蒂皮瓣修复肩部和腋部皮肤缺损。
- 游离皮瓣：
  - 筋膜皮瓣修复皮肤软组织缺损。
  - 骨皮瓣用于上颌骨重建，特别是在无法使用游离腓骨瓣的条件下。
  - 骨皮瓣复合头皮再造术。

17.3 解剖学

17.3.1 标志

筋膜皮瓣可以是横向的（肩胛皮瓣），也可以是倾斜的（肩胛旁皮瓣），还可以根据主干血管切取回旋镖状的皮岛（图17.1）。

旋肩胛动脉（外径 2.5~3.5 mm）穿过三边孔，分成终末皮支、肩胛支和肩胛旁皮支。三边孔上界为小圆肌和肩胛下肌，下界为大圆肌和背阔肌，外侧界为肱三头肌长头，它位于沿肩胛骨外侧缘肩胛冈与肩胛下角连线的上2/5处。因此，肩胛组织瓣的长轴是从三边孔延伸到后正中线，上边界是肩胛冈，下边界是肩胛下角，肩胛旁皮瓣的轴线则是沿肩胛骨外侧缘由三边孔延伸至髂后上棘。皮瓣的宽度取决于一期缝合的难易程度，通常为 5~7 cm。

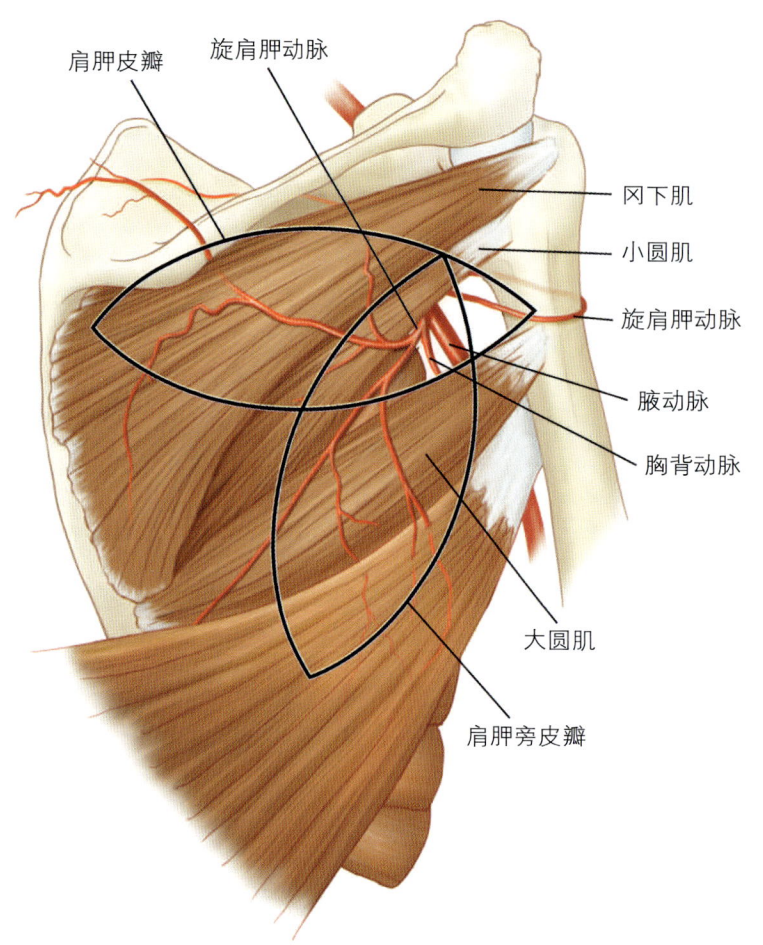

图 17.1 旋肩胛动、静脉横贯三边孔，分为供应水平肩胛皮瓣血供的肩胛皮支和垂直肩胛旁皮瓣的肩胛旁皮支

17.3.2 血管解剖学

肩胛下动脉起源于腋动脉，行程 2.2 cm，分成旋肩胛动脉和胸背动脉（图 17.2）。旋肩胛动脉长 3~4 cm，穿三边孔。在三边孔内，它发出肩胛下动脉、肩胛下区域动脉和直接肌支分布于大圆肌和小圆肌。在三边孔外，它被称为旋肩胛动脉的降支，最终分成终末的肩胛皮支和肩胛旁皮支。

旋肩胛动脉的肌骨膜支位于三边孔内，向肩胛骨外侧缘骨质供血。肩胛尖由胸背动脉的下角支供应，可作为肩胛骨的备用血供。

胸背动脉在潜入前锯肌和背阔肌的分支之前，行进 8.4 cm。下角支最常见起自背阔肌支（51%），但也可发自锯齿前支（25%），作为胸背血管三分叉的第三支（20%）或胸背近端的分支（4%）。它仅深入背阔肌的上缘，在肩胛尖周围分出终支。

17.3.3 皮瓣的其他类型

- 筋膜皮瓣：肩胛旁和（或）肩胛皮瓣。
- 骨皮瓣：肩胛旁（通常）或肩胛皮瓣，以及肩胛骨外侧部（基于旋肩胛动脉）或肩胛骨的尖端（基于角动脉）。
- 肌骨瓣：可以包括肩胛骨和背阔肌的外侧缘、尖端和（或）前锯肌的上 4 块。

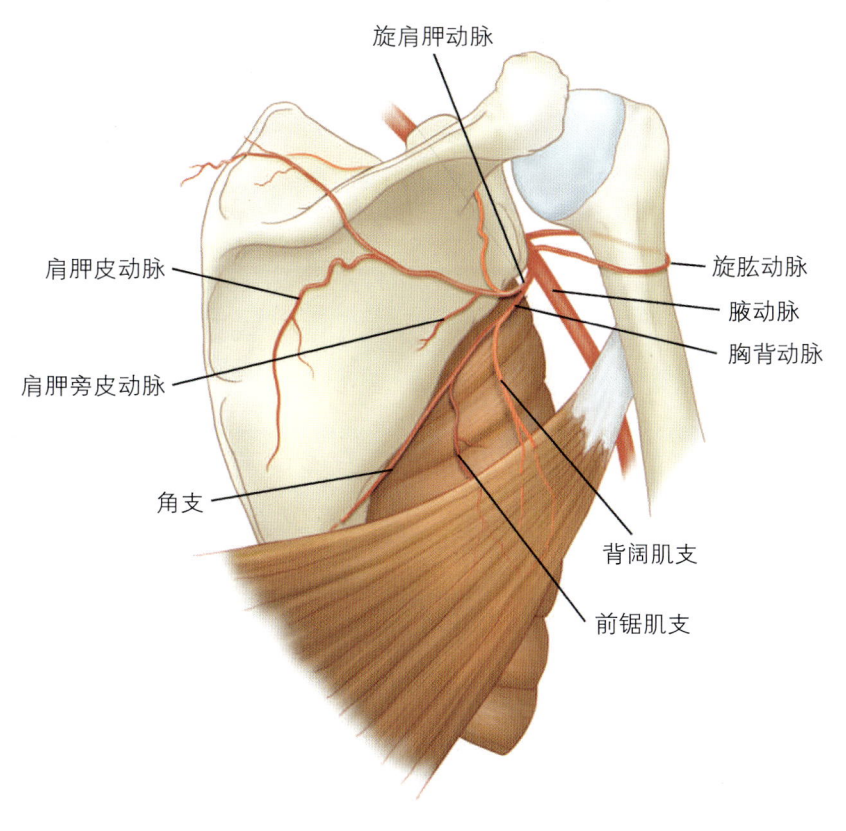

图17.2 肩胛下动脉系统提供肩胛骨、肩胛和肩胛旁皮瓣以及背阔肌和前锯肌血供

17.4 术前注意事项

通常情况下,同侧肩胛骨更方便患者的手术体位。除非患者该侧需使用拐杖或手杖,进行过腋窝清扫或放疗,或者上肢有淋巴水肿,在这种情况下,首选对侧肩胛骨。

据报道,患者术后6个月内肩外展功能丧失,之后活动范围逐渐恢复正常。

17.4.1 下颌骨

使用肩胛骨截骨获得的外侧截骨块,其宽度与待重建的天然下颌骨的高度相匹配。外侧缘较厚的皮质骨可以沿下颌骨下缘放置,这样形成的全新锥形牙槽非常适合固定传统义齿(但由于骨厚度不足,不适合骨整合型牙种植体的植入)。如果侧边位于下颌骨上方,则情况正好相反(图17.3)。

当双侧下颌骨切除,特别是联合全舌切除时,肩胛骨可以横向放置,角尖用于重建颏部,肩胛骨的背侧面向头侧。肩胛骨可以在角尖用于重建颏部的位置横向定位,肩胛骨的背侧表面可以定位于头骨的背侧。在下颌骨的其余部分切入1.0~1.5 cm深的沟槽,以允许肩胛骨骨段以槽中舌的方式开槽[6]。

17.4.2 上颌骨

肩胛下角是重建上颌骨的首选方法。

对于上颌骨次全切除术后缺损,肩胛下角的

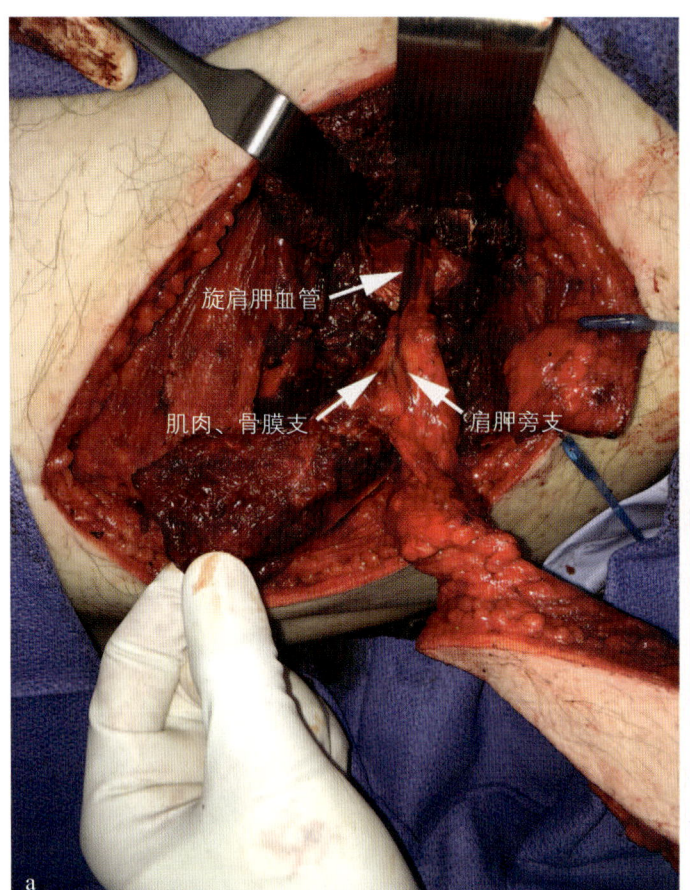
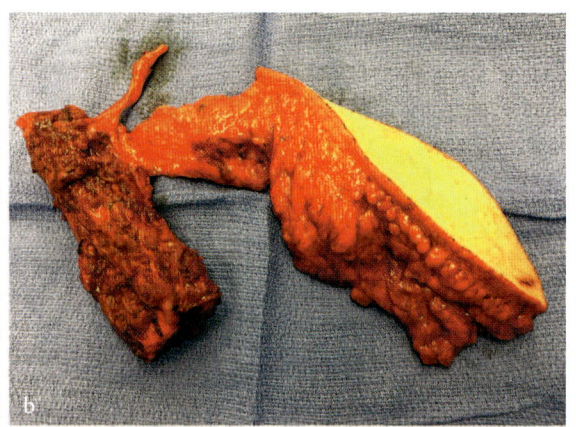
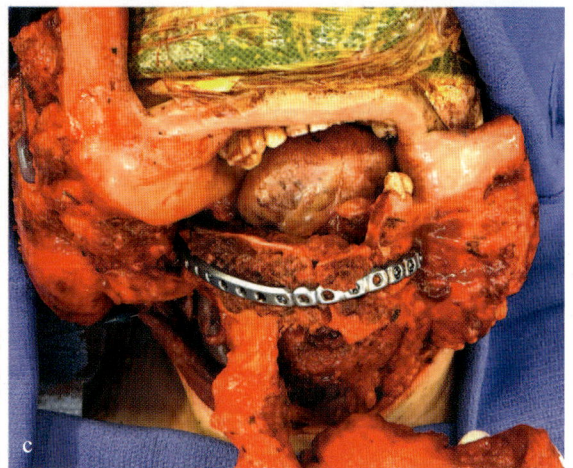

图17.3 a，b.以旋肩胛动脉为蒂的肩胛骨外侧缘复合骨皮–肩胛旁游离组织瓣。c.单次截骨术后重建前侧和右外侧下颌骨

形状很独特，在水平放置时不需要进行轮廓截骨就能重建整个硬腭 – 齿槽复合体（图17.4）。（虽然肩胛下角处的骨质菲薄，被前锯肌附着，不适合进行植骨，也不适合进行种植体骨整合，但它可以容纳非种植性义齿。）

对于半上颌骨切除术后缺损，肩胛下角通常行垂直放置，其自然凸面朝向前方，较宽的侧缘沿牙槽弓向下放置，以便在需要时进行骨整合。同侧肩胛骨使用时一般携带进入肩胛下角后侧的胸背动脉。重建的牙槽突的口腔表面通常与骨膜或大圆肌袖套一起粘连，从而为义齿固位提供一个固定的坚固基座。对于更广泛的缺损，如果保留胸背动脉的肩胛下角和大圆肌分支，一次截骨术可以进一步改善曲度（图17.5）。背阔肌或大圆肌可与肩胛下角一起切取，用于腭部软组织重建，该方法类似腹内斜肌与髂骨的联合使用。

17.4.3 颅顶

用背阔肌（和植皮）重建头皮时，肩胛骨非常适合重建颅顶。较短的胸背血管意味着其与颞浅血管吻合困难，需要静脉移植。

17.5 体位和体表标记

患者置于与手术台成45°角的充气豆枕上，捆绑并固定骨盆。手术台旋转45°，使患

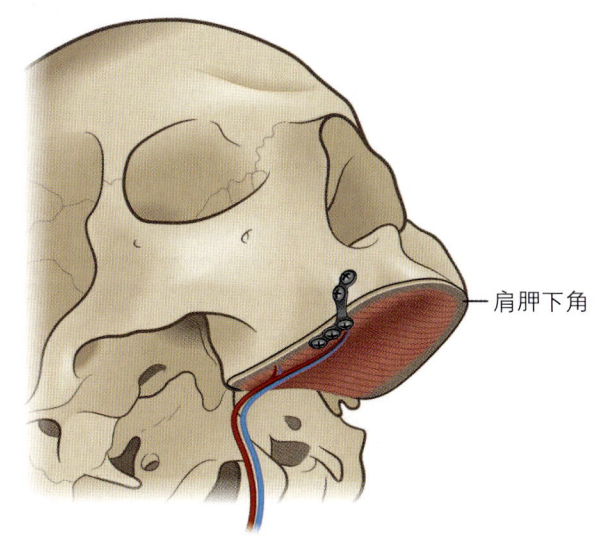

图 17.4　肩胛下角可水平放置重建硬腭齿槽缺损，无须截骨修整

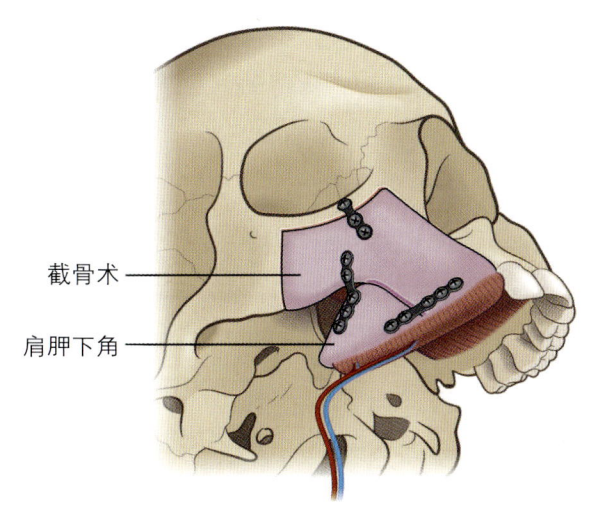

截骨术

肩胛下角

图 17.5　肩胛下角可垂直放置，以通过颧鼻轮廓整形截骨术重建半上颌骨切除缺损。在这种手术设计中，上腭通常由背阔肌或大圆肌重建

者在术中保持水平位。在切取皮瓣时向后旋转60°，以避免术中重新改变体位。或者在切除完成后，将患者重新摆放至侧卧位。整个同侧上肢（准备至肘部）保持在手术区内，以便根据需要允许肩屈曲和外展。为获取皮瓣，需充分暴露肩胛下角。通常不需要向中线进行更广泛的内侧剥离，除非在有肩胛旁（垂直）皮岛的情况下，还需要肩胛骨（横向）皮岛。

在大圆肌内可见旋肩胛支和胸背动脉分支的吻合网。在计划截骨术或需要使用大圆肌肌袖的情况下，应保留其中一些分支。单独从旋肩胛动脉支或从胸背动脉发出的单个骨支，可以切取长达 14 cm 的骨瓣，注意截骨处离关节盂保持 1 cm 的距离。

三边孔上界为小圆肌，下界为大圆肌，外侧界为肱三头肌长头，位于沿肩胛骨外侧缘肩胛冈与肩胛下角连线的上 2/5。肩胛旁皮瓣的轴线沿肩胛骨外侧缘从三边孔延伸至髂后上棘，肩胛皮瓣的轴线从三边孔水平延伸至后正中线。肩胛旁皮瓣的皮肤区域上界是肩胛冈，下界是肩胛下角与髂后上棘连线中点；肩胛皮瓣的皮肤区域从腋后线延伸至后正中线。然而，皮瓣的宽度实际上主要取决于是否能够封闭缺损部位。

17.6　手术技巧

17.6.1　肩胛旁皮瓣

皮瓣沿皮瓣轴线（即肩胛骨的外侧缘）居中设计，长可设计为 30~35 cm。解剖通常始于外上侧，切开向下延伸至覆盖冈下肌、小圆肌、大圆肌及肱三头肌长头的肌腱膜。紧贴肌肉腱膜表面的是一层疏松的筋膜下网状腔隙，可以进行无出血解剖。向内侧进行解剖，直到辨认出从三边孔发出的旋肩胛血管的降支。再从外下侧与内侧做切口，汇合至三边孔，获得岛状皮瓣。牵拉肌肉以便于血管蒂的剥离。在结扎大部分肌支、骨膜支、肩胛下分支后，即暴露出旋肩胛血管。

肩外展和屈曲有助于游离旋肩胛血管的最近端，也可以在腋部做反向切口。如果需要额外的长度，可以结扎胸背动脉分支，从而将起源于腋动脉的肩胛下动脉包括在皮瓣蒂内。

17.6.2　肩胛皮瓣

皮瓣沿肩胛皮支轴线横向居中，先做上外侧切口。在三边孔内，可见旋肩胛动脉分支进入终末皮支，然后做内上侧和下侧切口，向三边孔汇合，同时结扎肌支和骨膜支。其余剥离如前所述。

17.6.3　肩胛外侧骨瓣

肩胛外侧骨瓣可以同肩胛旁/肩胛皮瓣一同切取。在暴露三边孔和旋肩胛血管后，识别并保留进入沿肩胛骨外侧缘分布的肌支和骨膜支。通过向外侧牵拉冈下肌，将上方的小圆肌、下方的大圆肌分离至骨膜，从而获取截骨区域。然后沿着轮廓进行截骨，在距关节盂至少 1 cm 处结束，以防止不慎进入肩关节，并在肩胛下角附近停止。然后，截骨块向外牵拉，露出分离的肩胛下肌，注意在肩胛骨腹侧表面留下一薄层肌纤维，以避免损伤骨膜血供。继续向近端游离血管，直至达到所需的血管蒂长度。

17.6.4　肩胛下角骨瓣

如果需要嵌合皮瓣，可通过肩胛旁筋膜皮瓣或游离背阔肌组织瓣切口进入肩胛下角。如果只需要骨瓣，可以沿着肩胛骨外侧缘做切口。下角支起源于胸背血管，通过从下方牵开背阔肌或从胸背血管追踪来识别，如果也要切取背阔肌，则向上掀起背阔肌（图 17.6）。大圆肌

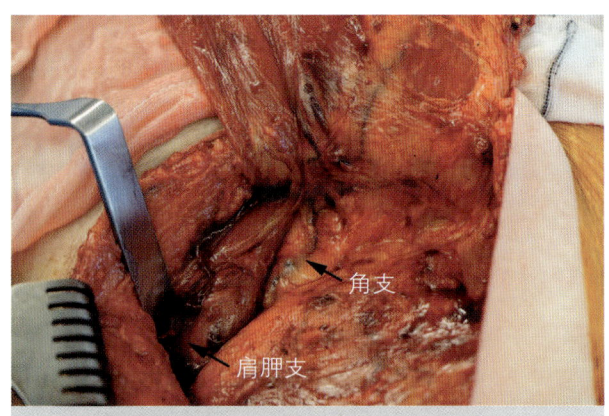

图 17.6　将背阔肌向上掀起，显示朝向肩胛下角的胸背血管下角支

从肩胛骨外侧缘部分游离，大菱形肌从内侧缘部分游离。将冈下肌从肩胛骨的背侧表面游离，以便进行截骨。截骨完成后，肩胛下肌会在肩胛骨腹面分离。

17.7　供区闭合

皮瓣的宽度应设计成可一次性闭合切口。最好避免背部植皮，因为植皮效果不佳。

为了最大限度地减少皮瓣缺血，当皮瓣仍然连接在蒂部时，尽可能多地闭合供区。在获取截骨块后，被切开和分离的肌组织需要进行修复。如果不能用大型缝合针直接穿透肩胛骨或肌肉残端缝合，可以使用钻孔工具。注意放置封闭的切口引流管。运动训练在术后几天内开始，并在术后 1 个月预计恢复正常。

17.8　要点与难点

- 当腓骨瓣不可用时，肩胛皮瓣可作为下颌骨和上颌骨重建的二线选择。联合背阔肌，也可用作重建头皮和颅骨的嵌合皮瓣。
- 肩胛（横向）或肩胛旁（斜向）皮岛以旋肩胛动脉为供血动脉，旋肩胛动脉也可供应肩胛骨

外侧。肩胛下角以胸背动脉的下角支为供血动脉。

- 旋肩胛动脉位于三边孔内，上界为小圆肌，下界为大圆肌，外侧界为肱三头肌长头，位于沿肩胛骨外侧缘肩胛冈与肩胛下角连线的上 2/5 处。胸背动脉的下角支位于背阔肌下方的脂肪垫内，从胸背动脉延伸至肩胛骨的肩胛下角。
- 设计肩胛下角的横向皮瓣非常适合重建上颌骨次全切除术后造成的硬腭-齿槽缺损或双（前）侧下颌骨切除导致的缺损。设计肩胛骨外侧的垂直皮瓣可用于重建同侧半上颌骨切除或外侧下颌骨切除造成的缺损。
- 在闭合皮瓣供区时，切开或分离的肌肉，如外侧大圆肌和内侧大菱形肌，应重新修复到剩余的肩胛骨上。

（官士兵　译，丁自海　陈超　校）

参考文献

[1] DOS SANTOS LF. The scapular flap: a new microsurgical free flap [J]. Rev Bras Cir, 1980, 70:133–144.

[2] GILBERT A, TEOT L. The free scapular flap [J]. Plast Reconstr Surg, 1982, 69(4):601–604.

[3] SWARTZ WM, BANIS JC, NEWTON ED, et al. The osteocutaneous scapular flap for mandibular and maxillary reconstruction [J]. Plast Reconstr Surg, 1986, 77(4):530–545.

[4] COLEMAN JJ III, SULTAN MR. The bipedicled osteocutaneous scapula flap: a new subscapular system free flap [J]. Plast Reconstr Surg, 1991, 87(4):682–692.

[5] HASAN Z, GORE SM, CH'NG S, et al. Options for configuring the scapular free flap in maxillary, mandibular, and calvarial reconstruction [J]. Plast Reconstr Surg, 2013, 132(3):645–655.

[6] HANASONO MM, SKORACKI RJ. The scapular tip osseous free flap as an alternative for anterior mandibular reconstruction [J]. Plast Reconstr Surg, 2010, 125(4): 164–166.

18 肩胛和肩胛旁皮瓣转移

Michelle Lee, Samuel Lin

摘要

肩胛和肩胛旁皮瓣来源于背部皮肤和皮下组织，以旋肩胛动脉的分支为基础。肩胛和肩胛旁皮瓣因为其多功能性和可靠性而成为头颈部重建的主力皮瓣。背部皮肤用于头颈部重建的优点如下：①它在质地和颜色上与面部皮肤相似；②背部皮肤没有毛发；③瘦人的皮下脂肪相对较少。此外，肩胛下血管系统是独特的，因为多种皮瓣（皮肤、肌肉、骨骼）可以在同一肩胛下血管树的分支上生长。这些皮瓣共用同一血管树的蒂部，只需要一组吻合口就能实现不同皮瓣的转换，降低了显微手术难度。肩胛和肩胛旁皮瓣可用于修复多种复合颅面缺损，通过不同的皮瓣组合来修复复杂的三维缺损。此外，肩胛骨和肩胛旁皮瓣不仅可以提供大量的软组织，而且对供区的损伤很小。本章按逻辑顺序向外科医师介绍使用肩胛骨和肩胛旁皮瓣的步骤。从典型适应证，到解剖、术前注意事项、手术技术，以及标准皮瓣的其他3种类型。

关键词：腋动脉，旋肩胛动脉，深支，浅支，三边孔

18.1 引言

肩胛和肩胛旁皮瓣是靠旋肩胛动脉分支供养的背部皮肤和皮下组织。1978年，Sajjo首次认识到通过向旋肩胛动脉注射染料可以转移肩胛骨区域的筋膜和软组织[1]。1980年，Dos Santos第一个在临床完成肩胛骨游离皮瓣手术。Nassif在1982年描述了肩胛旁皮瓣，当时他设计了一个由旋肩胛动脉降支供血的垂直桨状皮瓣[2,3]。因为肩胛和肩胛旁皮瓣的多功能性和可靠性使其成为头颈部重建的主力皮瓣。背部皮肤用于头颈部重建的优点如下：①它的质地和颜色与面部的皮肤相近；②没有毛发；③瘦人的皮下脂肪相对较少。此外，肩胛下血管系统是独特的，因为多种皮瓣（皮肤、肌肉、骨骼）可以在同一肩胛下血管树的分支上生长。这些皮瓣共用同一血管树的蒂部，只需要一组吻合口就能实现不同皮瓣的转换，降低了显微手术难度。肩胛和肩胛旁皮瓣可用于修复多种复合颅面缺损，通过不同的皮瓣组合来修复复杂的三维缺损。另外，肩胛和肩胛旁皮瓣不仅可以提供大量的软组织，而且对供区的损伤很小。

18.2 适应证

- 半侧颜面短小畸形的容积重建。
- 头颈部的大面积皮肤及皮下组织缺损。
- 当作为复合皮瓣时，它可以重建头颈部的多种缺损，从皮肤和轮廓缺损到颅底、眼眶、面中部和下颌骨的复杂三维复合组织缺损。由单个肩胛下血管系统供血的各种皮瓣可以同时修复口腔内、外和骨质的皮肤缺损。
- 腋窝的缺陷。
- 上肢及下肢大面积皮肤及皮下组织缺损。

18.3 解剖

肩胛和肩胛旁皮瓣以旋肩胛动脉为血管蒂的皮瓣，旋肩胛动脉是肩胛下动脉的一个分支。肩胛下动脉从腋动脉的远端 1/3 处发出，然后分为胸背动脉和旋肩胛动脉 2 个分支。胸背动脉供给背阔肌，并发出供养前锯肌的锯肌动脉分支。旋肩胛动脉分为深支和浅支。旋肩胛动脉的深支供养肩胛骨外侧缘的骨膜。旋肩胛动脉的浅支穿过大圆肌和小圆肌之间三边孔的筋膜隔。旋肩胛动脉浅支穿过的三边孔是一个重要的解剖学标志。此间隙由大圆肌、小圆肌和肱三头肌长头构成。旋肩胛动脉浅支出三边孔后分为横支和降支。肩胛皮瓣以旋肩胛动脉浅支发出的横支血管为蒂，肩胛旁皮瓣以旋肩胛浅动脉的降支或垂直支血管为蒂（图 18.1）。

旋肩胛动脉有 2 条伴行静脉，均回流至胸背静脉。从肩胛下动脉发出的旋肩胛动脉始端直径为 2~6 mm。从腋动脉发出的肩胛下动脉始端直径为 4~8 mm。血管蒂的长度根据到近端解剖水平的不同在 7~14 cm 之间变化：旋肩胛下动脉水平（4~6 cm），肩胛下动脉水平（7~10 cm），腋动脉水平（11~14 cm）。

肩胛和肩胛旁皮瓣的血管蒂是非常可靠的。旋肩胛动脉几乎 100% 都在三边孔内。肩胛下血管网的解剖变异很少见（<5%），包括旋肩胛动脉的降支向大圆肌深部走行；旋肩胛动脉直接从腋动脉发出；两条旋肩胛动脉；旋肩胛动脉的伴行静脉直接回流至腋静脉而不是胸背静脉。

脊神经的背支支配背部的皮肤感觉。肩胛和肩胛旁皮瓣不能作为感觉瓣转移。

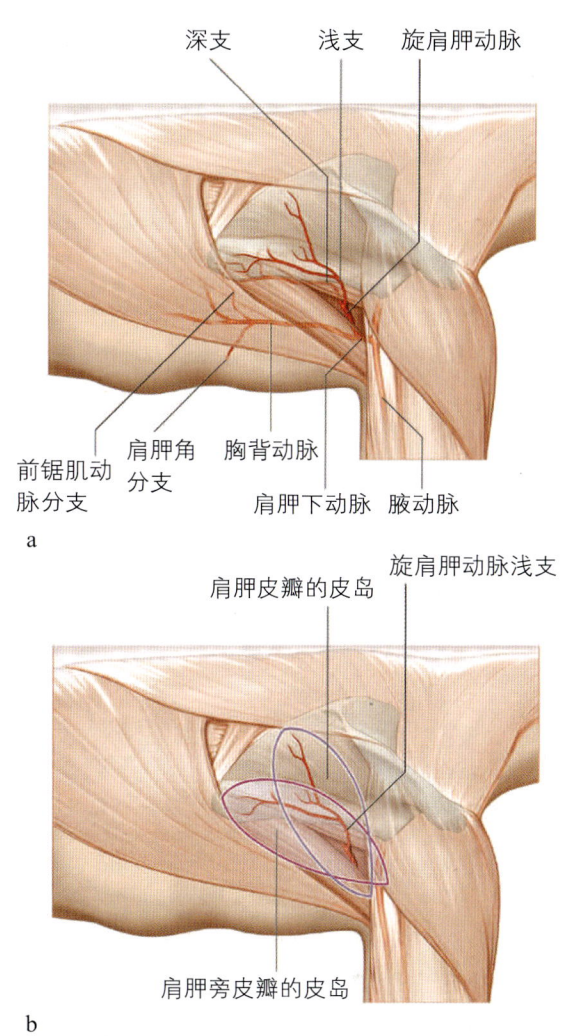

图 18.1 a. 肩胛下血管系统的血管解剖。b. 肩胛和肩胛旁皮瓣的皮肤设计

18.4 皮瓣的其他类型

- 携带肩胛骨外侧或内侧缘的骨皮瓣是以旋肩胛动脉深支的骨分支为蒂部的骨皮瓣。值得注意的是，肩胛骨的尖端是由胸背动脉的一个分支角动脉供血的。
- 肌皮瓣是指以肩胛下血管树为蒂的包含背阔肌、小圆肌、冈下肌和肩胛下肌的任一肌肉的肌皮瓣。

- 肩胛或肩胛旁皮瓣的嵌合组织皮瓣：可以由肩胛皮瓣、肩胛骨、背阔肌、前锯肌、带肋骨的前锯肌任意组合，这些嵌合皮瓣都是由单一的血管蒂供血（肩胛下血管系统）。

18.5 术前注意事项

术前通常不需要行影像学检查。三边孔可以用手触诊定位，用手持多普勒追踪标记蒂部血管走行位置。在肥胖患者中，三边孔很难触及。由于皮下组织较厚，皮瓣也可能过于庞大。通过去除浅筋膜下的脂肪可以使皮瓣变薄。然而，这种技术很少使用，因为脂肪变薄可能会影响皮瓣的血运。对于曾在旋肩胛下动脉附近区域做过手术的患者，术前应行血管相关检查，以明确蒂部血管的完整通畅。

18.6 定位和皮肤标记

多数情况下首选侧卧位。患者同侧手臂应该也在手术野的准备范围内，并能保证手术中可以充分活动。手臂能够在各个方向上活动有助于在手术过程中最大限度地显露术野。术前对下列部位进行标记：后正中线，肩胛角，肩胛冈，肩胛骨外侧缘，髂后上棘，以及三边孔（图18.2）。旋肩胛浅动脉（旋肩胛动脉浅支）从三边孔穿出。三边孔由小圆肌、大圆肌和肱三头肌的长头腱构成。

18.6.1 肩胛皮瓣

肩胛皮瓣蒂部以旋肩胛浅动脉水平支的轴线为中心。皮瓣轴线平行于肩胛冈并横穿肩胛

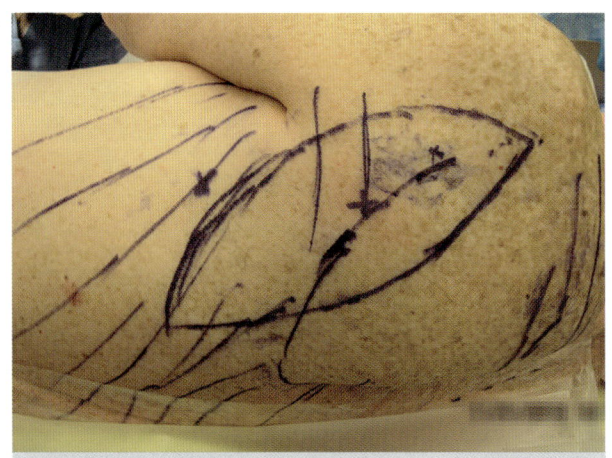

图18.2 以旋肩胛浅动脉垂直支为中心的肩胛旁皮瓣的术前设计

骨。术前可以用手持多普勒对旋肩胛浅动脉水平支的走行进行标记和确认。然后围绕这条轴线设计一个椭圆形皮瓣。穿支皮瓣的大小范围应该在肩胛冈以下约2 cm，肩胛角以上约2 cm，中线外侧约2 cm[4]。然而，大部分皮瓣宽度为10 cm时可以一期缝合关闭，必要时可将皮瓣长度延伸至对侧肩胛骨内侧缘。在三边孔标记出穿支皮瓣的外侧缘或近端部分至关重要，以确保皮瓣蒂位于皮瓣边界内。

18.6.2 肩胛旁皮瓣

肩胛旁皮瓣位于旋肩胛浅动脉垂直支的中心。与肩胛皮瓣相似，术前触诊定位三边孔位置，用多普勒在三边孔中证实旋肩胛浅动脉从中穿出。从三边孔到髂后上棘的连线基本就是动脉垂直分支的走行路线。然后围绕这条轴线设计一个椭圆形皮瓣。皮瓣尺寸可达15 cm宽25 cm长。皮瓣的远端部分可延伸至髂后上棘或第12肋。外侧面或近端部分的皮瓣（穿支皮瓣蒂部）应在三边孔内（图18.2）。

18.7 手术技术

18.7.1 肩胛皮瓣

先切开皮瓣的内侧缘，切开皮肤至深筋膜层。在深筋膜层将皮瓣自远端向近端的三边孔切口掀起。如果只切取肩胛皮瓣，则切断旋肩胛动脉降支。皮瓣的血管蒂部一般位于大圆肌上缘的上方。一旦确定了皮瓣血管蒂部的位置，就可以将皮瓣的外侧缘皮肤切开。切开深筋膜，在筋膜层对血管蒂部进行仔细解剖分离。蒂部周围继续剥离，直到获得一个合适口径和长度的蒂部。如果需要较长的血管蒂部和较大口径的血管蒂，可将蒂部向近端解剖分离至胸背动脉和腋动脉的起始处。在不作为复合皮瓣的情况下，在肩胛下的走行可分为小圆肌分支、肩胛骨外侧缘分支、旋肩胛动脉深支。

18.7.2 肩胛旁皮瓣

肩胛旁皮瓣的切取与肩胛皮瓣相似。先从皮瓣的远端做切口，沿皮岛周围切开，切开皮肤至深筋膜。在浅筋膜层面，从远端到近端进行解剖，解剖至从三边孔穿出的血管蒂部位置。若仅切取肩胛旁皮瓣，则可切除旋肩胛动脉的横支。一旦确定了血管蒂部后，就可以完成皮瓣外侧缘的切取。切开深筋膜，在筋膜层面下继续对血管蒂部进行解剖分离。蒂部周围继续剥离，直到获得一个合适口径和长度的蒂部。如果需要较长的血管蒂部和较大口径的血管蒂，可将蒂部向近端解剖分离至胸背动脉和腋动脉的起始处。在不作为复合皮瓣的情况下，在肩胛下的走行可分为小圆肌分支、肩胛骨外侧缘分支、旋肩胛动脉深支。或者，也可以通过识别旋肩胛动脉来完成剥离，因为它从三边孔退出，并以近侧到远侧的方式对肩胛骨和肩胛旁皮瓣进行剥离。

或者，也可以采取先分离出从三边孔穿出的旋肩胛动脉，明确血管蒂部后，再由近端向远端分离切取肩胛皮瓣和肩胛旁皮瓣。首先在血管蒂部穿出进入皮肤/皮下组织的周围进行皮肤切口，先确定血管蒂部，然后向远端行切口。切取皮瓣时先确定血管蒂部位置可以明确血管的解剖走行，有利于确定皮瓣的远端部分的切取位置。

18.8 供区闭合

切取皮瓣小于8~9 cm的供区可一期闭合，一期无张力缝合关闭缺损部分。不能一期缝合关闭的创面可以通过游离植皮闭合，或者待创面二期愈合。术前对背部皮肤组织进行组织扩张，有利于供区的闭合。进行皮肤组织扩张时最重要的是不要破坏正常解剖结构，并将扩张器放置在远离三边孔和切取皮瓣的位置。图 18.3a~c 显示了皮肤标记和从近端向远端解剖血管蒂部。18.3d~h 展示了患者在肿瘤切除后导致皮肤和皮下组织缺损。用游离的肩胛旁皮瓣修复缺损部分。

18.9 要点与难点

- 在一个血管蒂上可以同时获得肩胛皮瓣和肩胛旁皮瓣。
- 肩胛旁皮瓣的血管蒂在皮肤组织内，而不是直接在肌筋膜上方。
- 与旋肩胛动脉的横支（肩胛皮瓣）相比，旋肩胛动脉（肩胛旁皮瓣）的降支通常是优势动脉。
- 当肩胛皮瓣或肩胛旁皮瓣从远端向近端翻起时，保持在背筋膜上方的筋膜平面很重要。

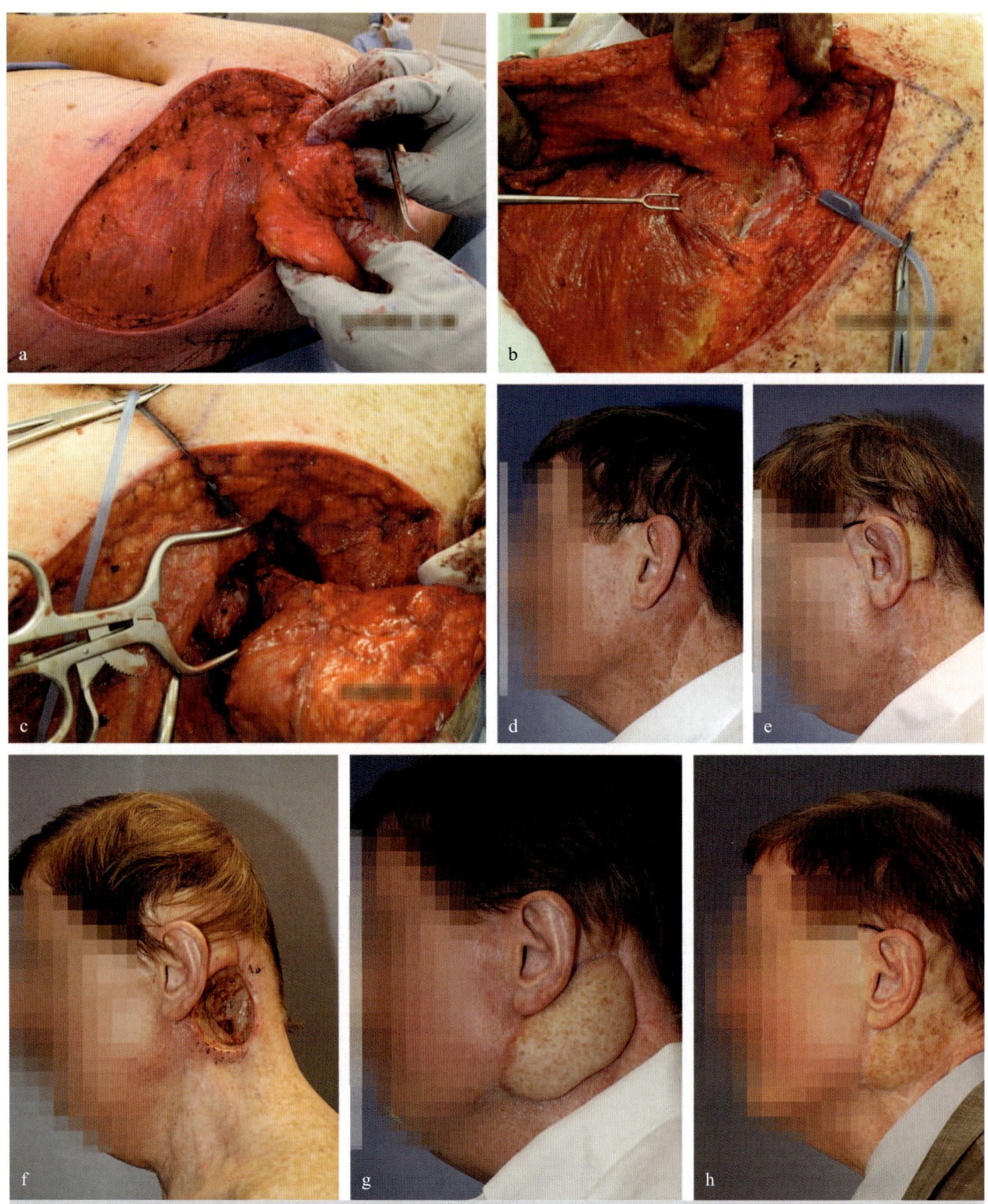

图 18.3　a~c. 翻起的肩胛旁皮瓣,旋肩胛浅动脉从三边孔穿出。d~h. 游离肩胛旁皮瓣修复耳后软组织缺损的术前和术后照片

一旦确定血管蒂部在三边孔内，可向深部切至筋膜层。这将使混淆最小化，并使解剖变得更容易。
- 在大多数病例中，从近端到远端剥离是一种方便的皮瓣切取方法。遇到一个相对较短的血管蒂时，可以通过增加皮瓣的皮肤部分的长度而间接增加血管蒂部的长度。

（韩钦一 译，丁自海 陈超 校）

参考文献

[1] SAIJO M. The vascular territories of the dorsal trunk: a reappraisal for potential flap donor sites [J]. Br J Plast Surg, 1978, 31(3):200–204.

[2] DOS SANTOS LF. The scapular flap: a new microsurgical free flap [J]. Bol Chir Plast, 1980, 70:133.

[3] NASSIF TM, VIDAL L, BOVET JL, et al. The parascapular flap: a new cutaneous microsurgical free flap [J]. Plast Reconstr Surg, 1982, 69(4):591–600.

[4] URBANIAK JR, KOMAN LA, GOLDNER RD, et al. The vascularized cutaneous scapular flap [J]. Plast Reconstr Surg, 1982, 69(5):772–778.

19 梯形皮瓣

Michel Saint-Cyr

摘要

梯形穿支岛状皮瓣是一种多功能、多穿支筋膜推进皮瓣，可用于修复皮肤癌切除后的皮肤缺损。它可以利用已知血管穿支丛分布的邻近组织来修复重建小、中等和广泛的软组织缺损，避免了许多需要采用游离皮瓣修复的复杂的重建手术。梯形穿支岛状皮瓣也可作为主要皮瓣或辅助皮瓣，并可根据重建需要进行个性化设计。本章介绍了在手术中使用该皮瓣的要素，从典型的适应证、解剖学、术前准备，到手术技术，还包括皮瓣设计的其他4种类型。

关键词：梯形穿支岛状皮瓣，穿支体区，连接血管

19.1 引言

梯形穿支岛状皮瓣（KPIF）是一种由 Behan 于 2003 年首次提出用于闭合皮肤癌切除后皮肤缺损的多穿支筋膜推进皮瓣[1]。该皮瓣可以利用已知的血管穿支丛分布的邻近组织来修复重建小、中等和广泛的软组织缺损。有效避免了许多复杂的重建手术必须游离皮瓣才能修复的情况。KPIF 是一种多功能皮瓣，可作为主要皮瓣或辅助皮瓣使用，并可根据重建需要进行个性化设计。

19.2 适应证

- 继发于肿瘤切除后的缺损（通常是软组织肉瘤和皮肤癌）或创伤。
- 外露的器官、肠皮瘘或慢性伤口的覆盖。
- 上肢及下肢软组织缺损。
- 躯干、会阴、髋部和臀部的缺损。

19.3 解剖

梯形皮瓣是一种多穿支岛状推进皮瓣。它是通过肌皮和（或）筋膜皮穿支进行供血[2]。穿支体区为围绕单个穿支的连接血管[3]。通过连接血管直接或间接连接多个穿支，能够给更大的体表皮肤供血（图 19.1）。

连接血管的方向与覆盖组织的最大血流相对应。连接血管的方向在四肢一般是轴向的（沿着深面的主要轴向血管），在躯干部一般垂直于躯干中线（与肌肉纤维和肋骨一致）。穿支血流趋向于单向、远离关节，如果在两个关节之间，则是双向的[3]。

了解穿支解剖可以识别穿支高概率出现区域。这些热点是血流量最大的地方，因此有更好的皮瓣灌注[3]。需要注意的是穿支较少的区域，尤其是头皮，不建议使用梯形皮瓣[3]。穿支通常集中在已知的高概率区，尽管它们也可以集中在通过多普勒超声检查发现的随机穿支周围。

皮瓣设计应在穿支解剖学知识的指导下进行（图 19.2）。

19.4 皮瓣的其他类型

- 皮瓣与缺损之比可依组织松弛程度延长至 2∶1、3∶1、4∶1 或更大[2]。在腹部肌

肉上创建皮瓣，用于设计更大的皮瓣，灵活性更强。
- 在四肢可以使用不同角度的不对称设计，避免纵行跨过关节、暴露重要组织结构和破坏淋巴结构。
- 完全环切与部分切开深筋膜。根据皮瓣组织的滑动范围，筋膜可能根本不需要切开。根据需要逐步切开深筋膜以提供更多的滑动距离[2]。
- 双反向梯形皮瓣。

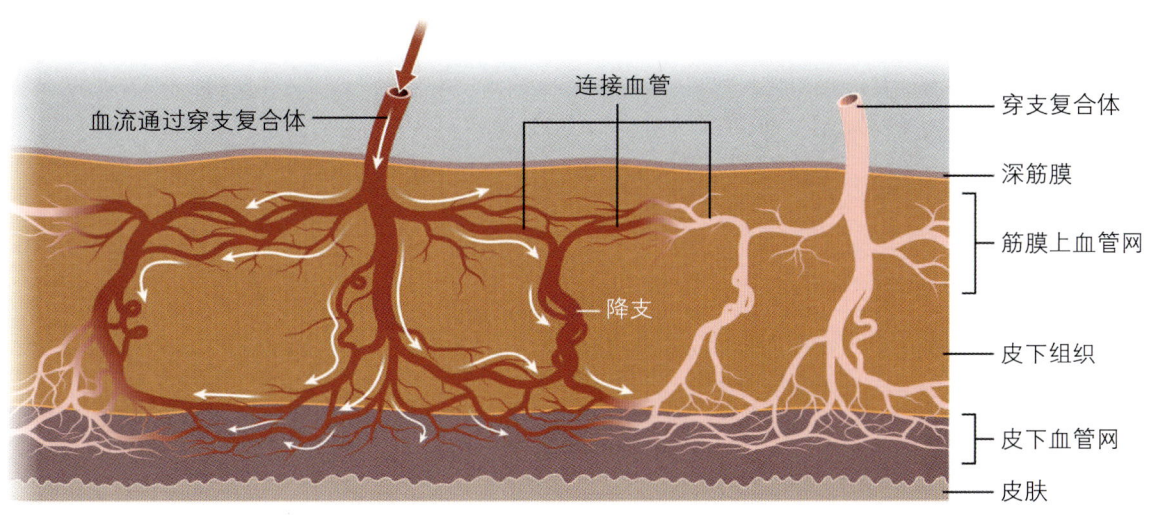

图 19.1　伸展 ALT 瓣显示穿支间血液流动的血管基础

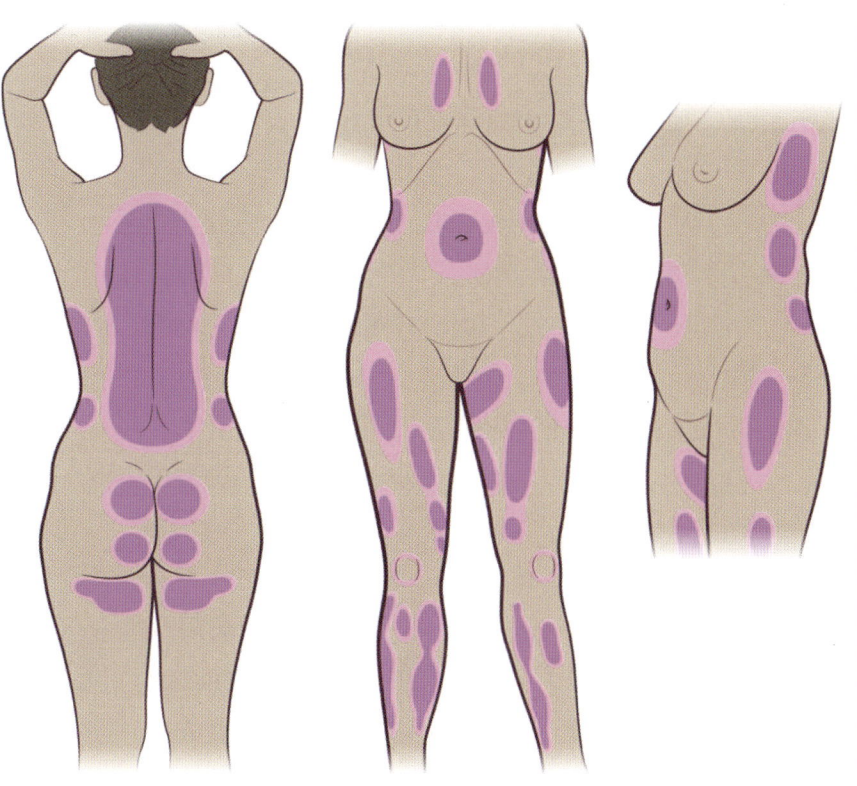

图 19.2　穿支高概率出现区域是梯形穿支皮瓣切取的理想位置

19.5 术前注意事项

评估之前的创伤、手术和放疗会影响计划切取的皮瓣位置，因为它可能会降低皮瓣的血流或皮瓣的移动度。增加皮瓣的尺寸以纳入更多的穿支，减少闭合时的张力，并在发生严重破坏、放疗或其他形式的软组织损伤的情况下，提高皮瓣成活率。确保计划的 KPIF 区域组织松弛，以便充分推进和无张力闭合。皮瓣的中央部分最好有最高密度的穿支以保证最大的血管供应。设计的皮瓣轴应平行于四肢长轴，垂直于躯干。四肢的 KPIF 设计应该沿皮纹方向进行。避免垂直跨过关节，以减少瘢痕形成和关节挛缩。应注意避免损伤淋巴结，以减少发生淋巴水肿的风险。

19.6 定位和皮肤标记

根据患者皮肤缺损的位置和计划切取 KPIF 的面积来确定患者的体位。需要充分显露穿支区域。根据穿支邻近软组织的可靠性和松弛度选择仰卧、俯卧或侧卧位。

通常皮瓣设计为 1∶1 皮瓣缺损比，但可以根据邻近组织松弛程度调整至 5∶1 或更大的比例[2]。该比例取决于缺损的大小，较小的缺损可以满足较大的比例，能涵盖更多的穿支。

KPIF 的设计依赖于相邻组织的优势穿支，并集中在用手持多普勒超声定位的穿支高概率出现区域。用记号笔标记穿支位置。这有助于皮瓣设计和降低外科解剖分离时损伤血管的风险。设计皮瓣时尽可能地将穿支集中到皮瓣的中心部分，这样可以保证切开筋膜后，皮瓣有更大的移动范围和灵活性（图 19.3）。

在四肢，传统的对称皮瓣设计采用 90°角，皮瓣与缺损宽度之比为 1∶1。然而，四肢的角度可能是不对称的，为满足不同的缺损进行相对应的修改[2]。

设计切口时要避免损伤到潜在的重要结构，特别是神经血管束和淋巴结。为减少术后并发症的发生，应避免切口瘢痕纵行跨过关节，最好是沿着身体的皮纹方向设计切口，以减少瘢痕的形成[2]。必要时，在切口需要跨过关节时，运用手外科的原则，采用 Z 字形切口。

如果缺损太大，单个皮瓣无法缝合，术前计划也应评估是否需要第二个梯形皮瓣。第二个 KPIF 一般设计在缺损的对侧。

19.7 手术技术

患者的体位应容易显露伤口和供体部位并且易于操作。这取决于伤口的位置。如果需要对缺损区进行额外切除，建议采用椭圆形切口（图 19.4）。在缺损附近设计皮瓣，尽可能覆盖已知的穿支高概率出现区。通过手持多普勒超声确认穿支位于设计的皮瓣内。

锐性切开皮肤、皮下组织至深筋膜层。小心操作，避免损伤该区域内表浅的重要结构。评估皮瓣的活动度，并确定是否需要切开筋膜。渐进式切开筋膜，直到皮瓣具有足够的移动度，能够无张力地闭合伤口。切开筋膜时应注意保护可能直接从筋膜穿出的穿支。评估对邻近组织或皮瓣本身的筋膜进行切开的必要性。仅在为扩大皮瓣移动范围时切开，注意不要损伤任何供应皮肤的穿支。供区的边角处采用 V-Y 技术进行缝合关闭。

皮瓣的推进距离足够充分时，进行分层缝合（图 19.5）。对于较大的缺损，采用渐进式张力缝合，并使用闭式吸引防止血肿形成。重新缝合浅筋膜，以典型的分层缝合方式关闭切口。

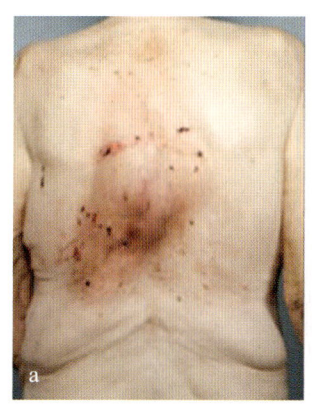
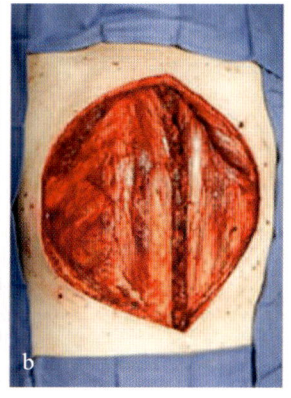
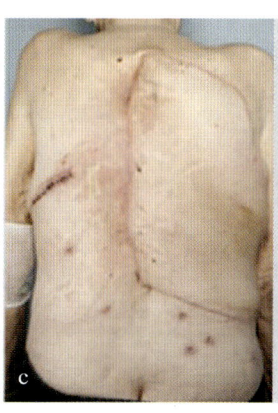

图 19.3　a. 患者背部位于中线右侧的巨大软组织肿瘤。b. 手术切除。c. 伤口用左背矩形穿支岛状皮瓣缝合

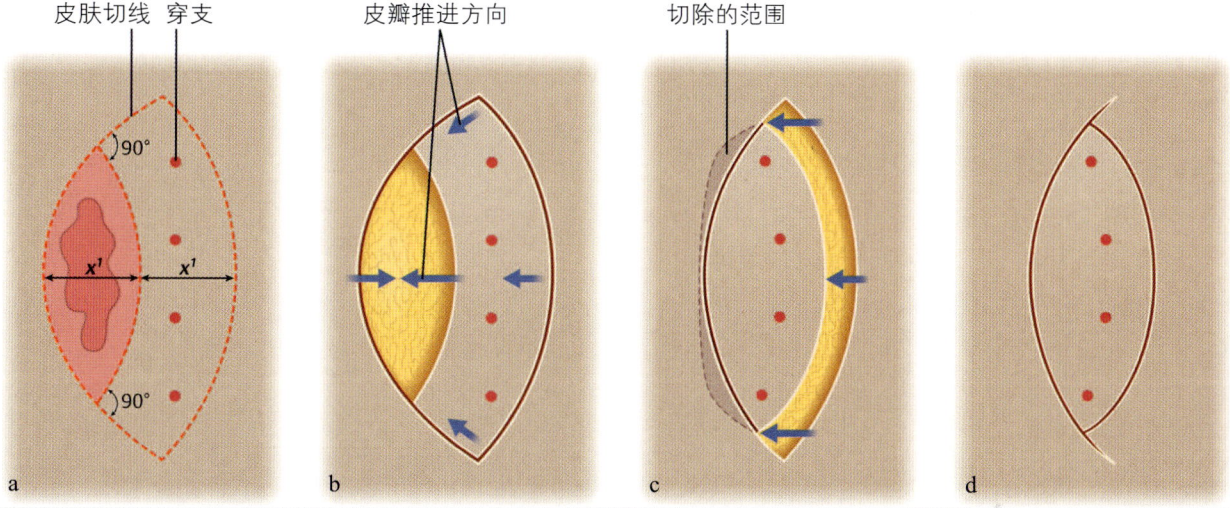

图 19.4　梯形穿支岛状皮瓣示意图。红点表示假设的穿支点。箭头指示皮肤推进方向。c 图中的阴影区域表示为了便于缺口闭合而切除的区域

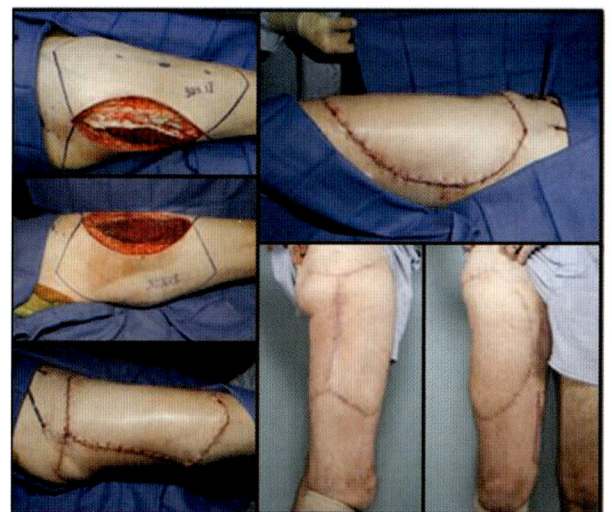

图 19.5　皮瓣的移动度和采用梯形穿支岛状皮瓣进行右大腿伤口缝合的照片

19.8　供区闭合

闭合 / 皮瓣插入是按层进行的（如浅筋膜、皮肤）。重新缝合浅筋膜，但要避免在穿支附近缝合过紧，因为这会影响穿支血流。

对于较大的缺损，或者有明显的破坏，有必要使用渐进式减张缝合法（三点缝合线）来关闭无效区和（或）球形负压引流，如前所述。避免将引流管放置在靠近穿支的位置，以防止血管闭塞或损伤。使用渐进式减张缝合将供体缺损前缘以与皮瓣推进相同的方向向皮瓣推进。

19.9 要点与难点

- 在已知穿支高概率出现区设计皮瓣。避免在穿支不足的区域设计皮瓣。
- 要在健康的原生皮肤上设计皮瓣,避开创伤和(或)辐射损伤的皮肤。
- 如果双侧皮瓣供体位置可选择,应选择组织松弛及穿支密度较大的一侧。
- 如有必要,增加皮瓣与缺损的比例,以改善皮瓣组织的活动度,增加抵抗破坏的潜能,并增加穿支的数量。
- 在相对移动度大和松弛的区域设计皮瓣,以减小张力。根据需要切开筋膜,并考虑采用渐进式减张缝合。
- 按照皮纹的方向设计切口,避免纵行跨过关节线,防止重要结构外露和淋巴结受损。

(韩钦一 译,丁自海 陈超 校)

参考文献

[1] BEHAN FC. The keystone design perforator island flap in reconstructive surgery [J]. ANZ J Surg, 2003, 73(3):112–120.

[2] MOHAN AT, RAMMOS CK, AKHAVAN AA, et al. Evolving concepts of keystone perforator island flaps (KPIF): principles of perforator anatomy, design modifications, and extended clinical applications [J]. Plast Reconstr Surg, 2016, 137(6):1909–1920.

[3] SAINT-CYR M, WONG C, SCHAVERIEN M, et al. The perforasome theory: vascular anatomy and clinical implications [J]. Plast Reconstr Surg, 2009, 124(5):1529–1544.

第四部分
腹　部

20	游离横行腹直肌肌皮瓣	108
21	横行腹直肌带蒂肌皮瓣	116
22	深层腹壁下动脉穿支皮瓣	123
23	腹壁浅动脉皮瓣	127
24	纵行腹直肌游离、带蒂肌皮瓣	132
25	大网膜瓣	138
26	游离空肠瓣和增压空肠瓣	143
27	腹股沟/旋髂浅动脉穿支皮瓣	153

20　游离横行腹直肌肌皮瓣

Amanda K. Silva, David W. Chang

摘要

应用游离横行腹直肌肌皮瓣行乳房重建手术及其改良术式，可以最大限度地降低皮瓣供区的并发症，从不切断肌肉的游离腹直肌肌皮瓣和保留更多肌肉及筋膜的游离腹壁下动脉穿支皮瓣到基于浅层血液循环系统的游离腹壁浅动脉皮瓣，这样就避免了切开深筋膜和肌肉。本章将从适应证、禁忌证、解剖学、血液供应、神经支配、术前注意事项和手术技巧等方面探讨该术式的关键注意事项。详细讨论了受区血管的准备、皮瓣的解剖、插入和成形及供区的闭合，并列出了皮瓣的其他5种类型。

关键词：腹壁上动脉，腹壁下动脉，肋间血管，半月线，半环线，道格拉斯弧

1979年，Holmström首次描述了横行腹直肌肌皮瓣（TRAM）游离移植重建乳房[1]。多年来，已经开发出各种不同的改良术式来帮助最大限度地降低供区并发症，从不切断肌肉的腹直肌肌皮瓣（MS-TRAM）和保留更多肌肉及筋膜的腹壁下动脉穿支皮瓣（DIEP）到基于浅层血液循环系统的腹壁浅动脉（SIEA）皮瓣，这样就完全避免了切开深筋膜和肌肉。

20.1　适应证

下腹部皮肤松弛并且脂肪冗余的健康患者的乳房再造。

20.2　禁忌证

- 不能接受供区部位瘢痕和供区潜在并发症的患者。
- 不能接受长时间复杂手术并且术后恢复时间较长的患者。
- 合并其他疾病，如高凝状态，会显著增加游离皮瓣的风险。

20.3　解剖

20.3.1　腹直肌和腹直肌鞘

腹直肌是一对长而直的肌肉，起于耻骨联合，止于第5、第6和第7肋。腹直肌鞘由腹外斜肌、腹内斜肌和腹横肌的腱膜延伸形成。腹直肌之间腱膜的中线融合为白线。腹直肌鞘的外侧边界称为半月线。每个腹直肌由2~5个腱划分开，这些腱划与腹直肌鞘的前层紧密结合。腹直肌鞘后层的一个重要结构是弓状线（半环线或道格拉斯弧），通常位于脐和耻骨联合连线的中点。在该点下方，腹内斜肌腱膜的后层和腹横肌腱膜转至腹直肌前面，这样所有三块阔肌腱膜都愈合成鞘的前层。腹横筋膜是腹直肌鞘唯一的深层，因此，该处是术后最薄弱的部位（图20.1）。

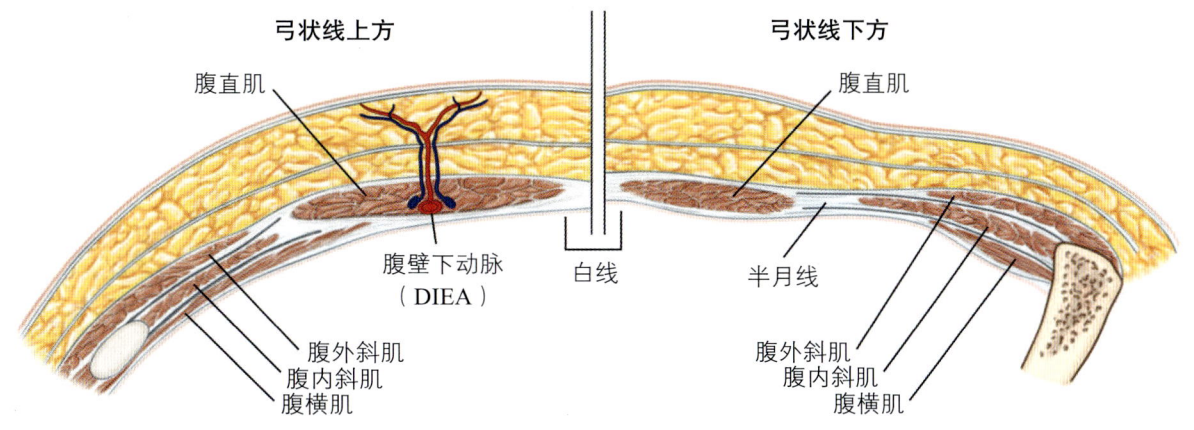

图 20.1 弓状线上方和下方的前腹壁横断面（改编自 Jones GE. Bostwick's Plastic and Reconstructive Breast Surgery, Third Edition. New York: Thieme Medical Publishers, 2010.）

20.3.2 血液供应

腹直肌有两个主要血管蒂：腹壁上动脉（DSEA）和腹壁下动脉（DIEA），另外也有少量血液供应来自肋间血管。DSEA 起源于第 6 肋间水平的胸廓内动脉。DIEA 通常于腹股沟韧带上方 1 cm 处起源于髂外动脉，穿过腹横筋膜进入弓状线下方的腹直肌鞘，在腹直肌深面走行。DIEA 通常在脐下平面分成两个分支，形成内侧列和外侧列；但是，也有无分支或多条分支的变异情况。DIEA 有两条伴行静脉，通常在汇入髂外静脉之前两条伴行静脉会合成一条静脉（图 20.2）。

腹壁深动脉通过肌皮穿支给腹直肌表面的皮肤提供血液供应。肌皮穿支最集中的部位在脐周。这些穿支通过一个乏血管系统与局部的浅层血管相连通。其中一个关键的浅层血管是腹壁浅动脉（SIEA），如果其口径足够大，也可以用于重建。该血管通常位于 Scarpa 筋膜（腹壁浅筋膜深层）的深处，即耻骨联合中点至髂前上棘连线中、外 1/3 交界处。浅层的静脉分布在 Scarpa 筋膜表面，并跨过腹中线与对侧广泛交通。浅层静脉通过动脉穿支的伴行动脉汇入深静脉。

可将肌肉表面的皮肤划分成几个与 DIEA 灌注范围对应的区域，称为 Hartrampf 区域。随着区域数的增加，血液供应的稳定性减弱。Ⅰ 区是指覆盖在蒂血管同侧腹直肌表面的皮肤。Ⅱ 区是指覆盖在对侧腹直肌表面的皮肤。同侧半月线外侧的皮肤称为 Ⅲ 区，对侧半月线外侧的皮肤称为 Ⅳ 区。一些研究表明内侧列穿支比外侧列穿支更可靠地供应 Ⅳ 区。SIEA 可靠地灌注了半侧腹部[2]。

20.3.3 神经支配

运动和感觉神经支配来自 T7~T12 肋间神经，在腹横肌和腹内斜肌之间穿过。神经从后面进入腹直肌的中部。尽管大多数神经在切取皮瓣时需要被切断，但应尽力保留弓状线附近最下方的大神经，因为已证明该神经为整个肌肉提供运动神经支配[3]。

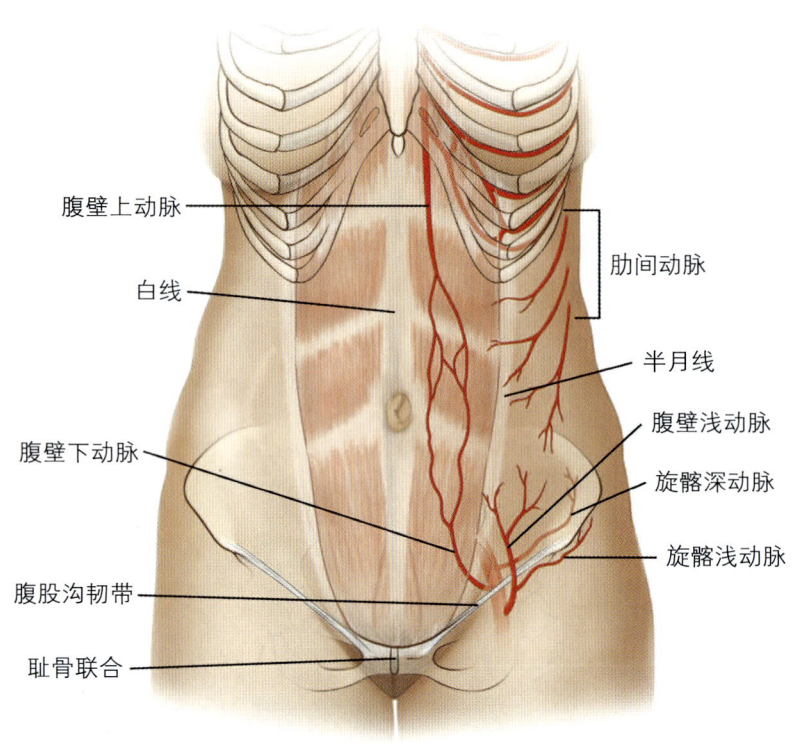

图 20.2 腹壁的血液供应（改编自 Jones GE. Bostwick's Plastic and Reconstructive Breast Surgery, Third Edition. New York: Thieme Medical Publishers, 2010.）

20.4 皮瓣的其他类型

- 带蒂 TRAM：基于腹壁上动静脉的带蒂皮瓣，携带全部或部分肌肉。
- 游离 TRAM：基于腹壁下动静脉的游离皮瓣，携带全部肌肉。
- MS-TRAM：基于腹壁下动静脉的游离皮瓣，携带少许肌肉，血管蒂未完全裸化。
- DIEP：基于腹壁下动静脉的游离皮瓣，保留腹直肌和大部分腹直肌鞘前层。
- SIEA：基于腹壁浅动静脉的游离皮瓣，腹直肌和腹直肌鞘前层被完全保留没有切开。

20.5 术前注意事项

术前应对患者腹部进行评估，以确保患者适合做 TRAM 皮瓣。患者腹部皮肤和脂肪要充足，以重建足够大小的乳房，并能直接缝合腹部供区。此外，如果患者做过腹部手术，要考虑是否还能做 TRAM 皮瓣。尽管有可能会影响软组织的血管，但已有在腹部整形术和吸脂术后行 TRAM/DIEP 皮瓣的成功报道[4, 5]。有学者主张在这些患者中使用术前血管成像来帮助指导皮瓣设计和皮瓣延迟手术。

20.6 定位和皮肤标记

在下腹部设计皮瓣，皮瓣呈横向椭圆形。皮瓣上缘通常位于脐或脐上方，下缘位于耻骨上方。皮瓣位置越高，血液供应越充足，但瘢痕也随之升高。皮瓣向两侧逐渐变窄（图 20.3）。

患者仰卧，腰部位于手术台可弯曲处，以便术中可以调整至半坐位，易于供区直接缝合。根据术者的偏好，患者的上肢可以收起或向外伸展。

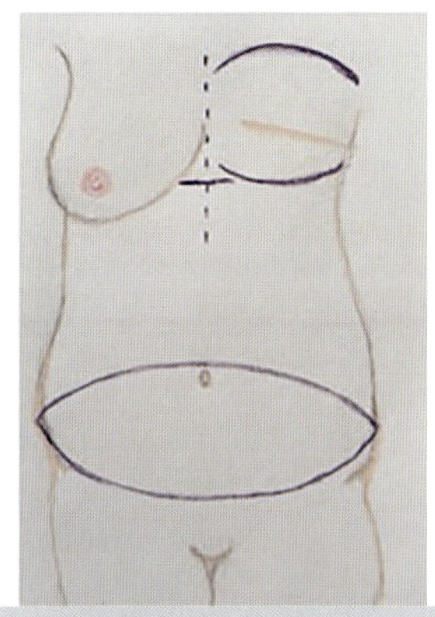

图 20.3 TRAM/DIEP 皮瓣的标记。患者的中线及延迟重建中的乳房下皱襞和乳房足迹都有标记。中线处的皮瓣高度应大致等于所需的乳房底部宽度

20.7 手术技术

20.7.1 受区血管准备

目前,作者首选胸廓内血管为受区血管;也可以使用胸背血管。对肋间隙进行触诊,选择一个较宽的肋间隙以方便小血管的吻合操作。通常选第 2 或第 3 肋间隙。然后,沿胸大肌肌束间隙分开,显露肋间隙。肋间肌肌纤维用双极电刀逐层仔细切开。从侧面开始解剖,以避免损伤胸廓内血管,胸廓内血管通常位于距胸骨边缘 1~3 cm 的范围。如果只有一条静脉,它通常位于动脉的内侧。如果有两条静脉,那么动脉通常位于两条静脉之间。

邻近软骨不需要行常规切除;但如果肋间隙狭窄或较深,影响血管吻合,则应去除软骨以更好地暴露血管。有的医师喜欢常规切除 2~4 cm 长的肋软骨,以更好地显露胸廓内血管。先将软骨膜切开,然后用肋骨剥离器或咬骨钳直接从胸廓内血管上方去除软骨。再仔细将软骨膜与胸廓内血管剥离。受体血管的进一步准备最好在显微镜下进行。

20.7.2 皮瓣切取

首先切开下方皮肤,显露腹壁浅静脉(SIEV)。如果腹壁浅静脉较粗,将它游离较长后用血管夹夹闭,随后可以用来放血。接下来寻找腹壁浅动脉(SIEA)。SIEA 通常位于 SIEV 的旁边、Scarpa 筋膜的深面。如果 SIEA 管径很粗,则切取腹壁浅动脉皮瓣即可。如果没有足够粗的 SIEA,则将皮瓣下缘切开至腹壁筋膜。上方多余的皮下脂肪可携带入皮瓣,以利于腹部供区缝合,并可增加皮瓣需要的脂肪体积。接下来切开脐部。用 11 号尖刀在 12 点、3 点、6 点和 9 点位置各做 1 个小切口。然后将单爪皮钩放入 4 个小切口中向后拉紧,将 4 个小切口之间的皮肤切断。然后用肌腱剪将脐下方的蒂剪断。

接下来从外侧到内侧进行解剖,在腹壁表面疏松的结缔组织层将皮瓣提起并游离。由于该区域没有重要的穿支,所以此处解剖可以很快进行。一旦接近半月线,需将解剖速度减慢,因为很快会遇到穿支(图 20.4)。

20.7.3 横行腹直肌肌皮瓣

如果计划进行全肌肉横行腹直肌肌皮瓣(TRAM),则要仔细解剖血管蒂一侧的主要穿支。一旦看到这些穿支,使用筋膜保留技术切开腹直肌鞘筋膜,仅在穿支周围携带一小部分筋膜。

腹直肌鞘切口向下方和侧方延伸,露出其深面的腹直肌。将腹直肌鞘前层自腹直肌表面

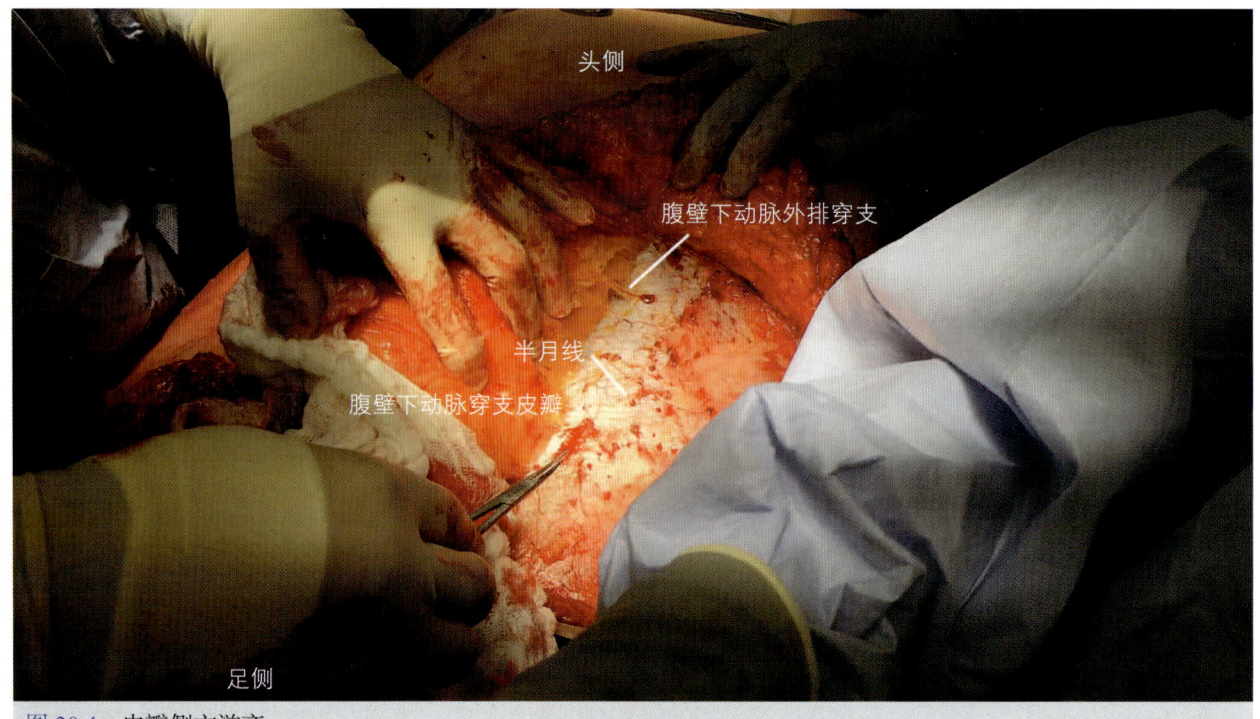

图20.4 皮瓣侧方游离

剥离。腹直肌鞘后层表面可见多条肋间神经和血管,将血管结扎。沿腹直肌的外侧缘向下解剖,可以看到腹壁下动脉主干。将腹直肌与腹直肌鞘后层分离。

轻轻拉开腹直肌,露出腹壁下动静脉。游离并保护腹壁下动静脉,切断腹直肌在耻骨联合处的止点。将腹壁下动静脉继续追踪游离至髂外动静脉。分离腹直肌上方起点处,结扎腹壁上动静脉。更好的方法是,肌肉可以在任何平面的穿支上方分离至皮瓣。腹壁下动脉主干保持完整,直到受区部位准备好。

20.7.4 保留肌肉的横行腹直肌肌皮瓣(MS-TRAM)和腹壁下动脉穿支皮瓣(DIEP)

如果计划切取保留肌肉的 TRAM,则继续解剖,提起皮瓣,从外侧向内侧将皮瓣自腹直肌鞘前层与脂肪组织间分离,直到看到外侧穿支。保留大的穿支,然后切开皮瓣内侧缘,皮瓣内侧缘可位于腹中线处,大一点的皮瓣会稍微超过中线。从内侧向外侧在同一平面进行解剖,以识别内侧列穿支。一旦识别出所有潜在的穿支,就把穿支携带进皮瓣内。内侧穿支能提供更长的血管蒂,由于支配腹直肌的神经由外侧向内侧走行,因此切取该皮瓣对腹直肌的功能损伤较小。此外,与外侧穿支相比,更多的内侧穿支可为皮瓣中线组织提供更好的灌注。通常,2个或3个中到大的穿支将为皮瓣提供足够的血液循环。

接下来,在腹直肌鞘前层做一个切口,切口位于穿支下方,并且在穿支周围保留一小块筋膜(图20.5a)。腹直肌鞘前层是从下面的腹直肌上分离出来的。选择切取 MS-TRAM 还是 DIEP 皮瓣,取决于穿支的数量、口径、位置及它们在腹直肌内的走行。当有单个大穿支及两个或多个穿支位于同一肌间隔内时,选择 DIEP 皮瓣。如果穿支位于不同的肌内层,则在切取

DIEP 皮瓣时，穿支之间的肌纤维需要切断；在这种情况下，穿支之间及其周围需要携带一小块肌袖（图 20.5b）。

需要携带的肌袖大小确定后，小心地切取肌袖，避免损伤穿支和血管蒂。一旦切开肌肉的下半部分，就能显露大部分血管蒂。然后从下方切开腹直肌纤维，进一步暴露并解剖出血管主干。

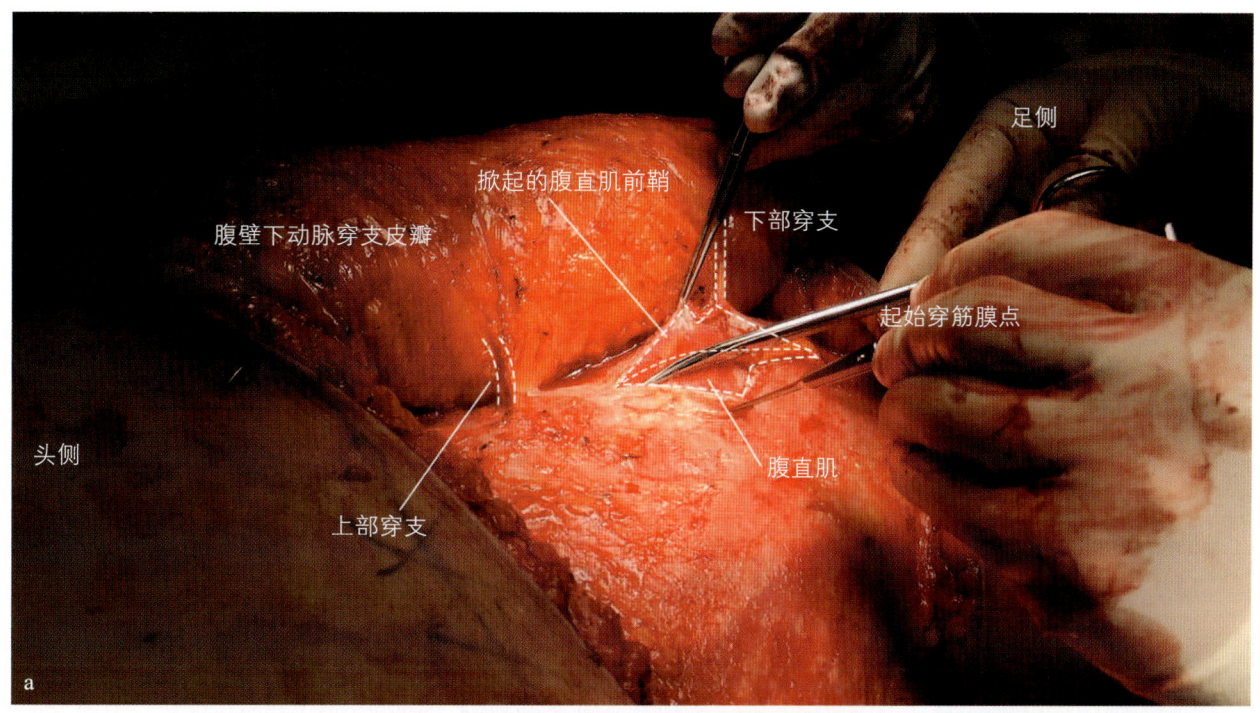

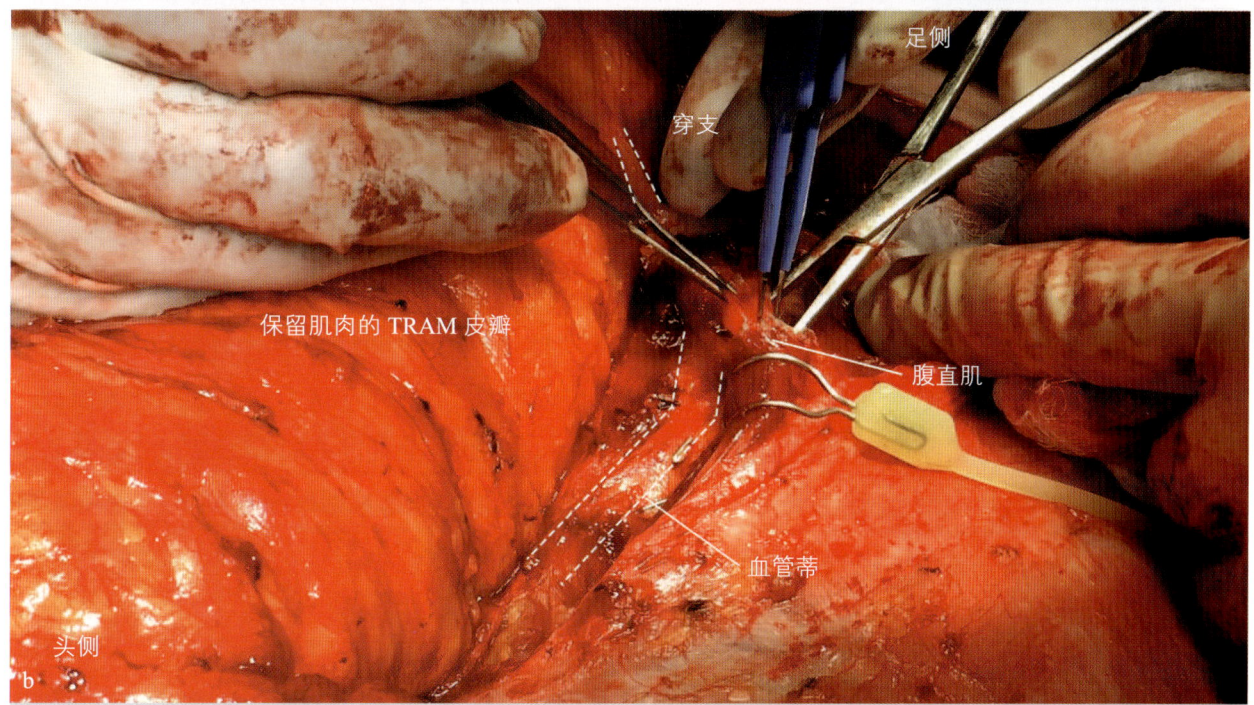

图 20.5　a. 切开腹直肌鞘前层。注意尽量少切取筋膜，仅在穿支周围携带小块筋膜。b. 保留肌肉的横行腹直肌（TRAM）皮瓣显示切开腹直肌，携带一小部分腹直肌进皮瓣

20.7.5 皮瓣镶嵌成形

皮瓣可以垂直或水平嵌入。作者倾向于垂直放置皮瓣进行乳房重建，放置在下内侧的Ⅰ区和Ⅱ区形成新乳房的大部分，Ⅲ区构成新乳房的上外侧。当使用基于 DIEA 的皮瓣时，最好的方法是将对侧腹部皮瓣逆时针旋转约 90°，使血管蒂以一种解剖学上自然的位置位于内侧，朝向内乳受区血管（图 20.6）。

微血管吻合后，插入皮瓣。通常情况下，乳房切除术后残留的皮肤可单独提供良好的支撑，但是，当皮瓣明显小于乳房切除后缺损时，需要从内侧和上方固定，以防止其下垂。如有必要，将皮瓣Ⅲ区和Ⅳ区的角修剪掉。最好使再造乳房的初始体积略大于对侧乳房，并在必要时进行修整。还需要注意确保乳房下皱襞位于正确的位置，因为以后很难对其进行调整。与对侧乳房相比，一旦达到最佳尺寸和形状，就会标记皮瓣边缘。将患者放回仰卧位，皮肤的埋藏部分进行深度表皮化。

在延迟乳房重建中，外科医师必须决定如何处理乳房切除术下部的皮肤。如果皮肤充足且柔软，作者倾向于保留它，并将其用于乳房重建，因为这样可以使形状看起来更"自然"。如果皮肤因放疗而纤维化，最好将其丢弃，并用皮瓣替换该区域。

20.8　关闭供区

正确闭合供区缺损对防止腹部隆起或疝至关重要。如果使用筋膜保留技术，基本可以直接缝合。确保筋膜闭合包括腹内外斜肌腱膜很重要。如果筋膜不完整或皮瓣切取时携带了大量筋膜，则难以直接进行无张力缝合，需要使用补片加强闭合。在皮下组织与闭合的筋膜间放置封闭式引流管。

腹部闭合后，通过腹壁中线的切口取出脐，并用缝线固定。有许多不同的方法插入脐部。作者倾向于做一个倒置的 U 形切口，并从脐下部切除一个小楔形皮肤以插入 U 形。

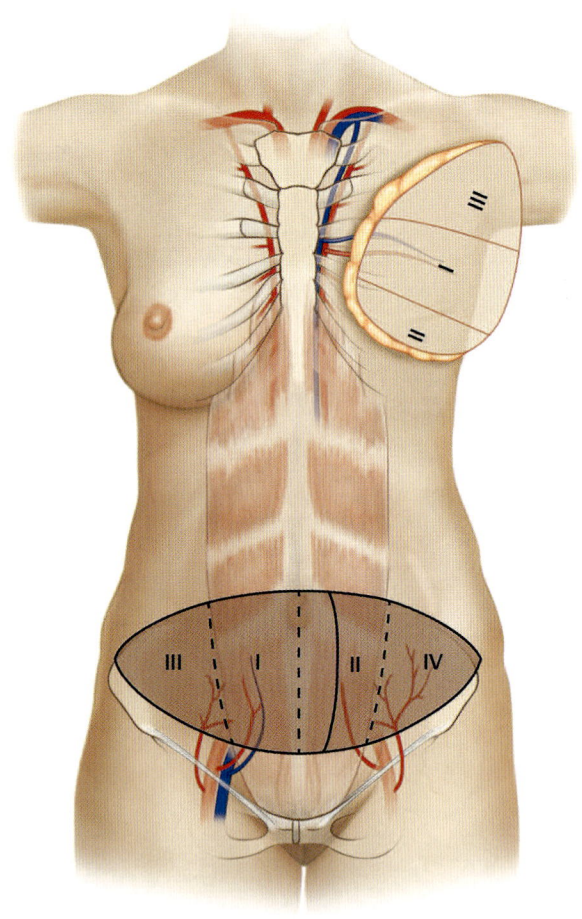

图 20.6　皮瓣位置，显示带 Hartrampf 区的插图（改编自 Jones GE. Bostwick's Plastic and Reconstructive Breast Surgery, Third Edition. New York: Thieme Medical Publishers, 2010.）

20.9　要点与难点

- 灌注不足导致脂肪坏死和皮瓣部分坏死。在几乎所有情况下，应放弃Ⅳ区。通常，Ⅲ区拐角处的一小部分也应被丢弃。

- 必要时应包括尽可能多的穿支，以提供最佳的血流灌注。在许多情况下，只有2个或3个穿支，偶尔只有1个大穿支，就可以提供充足的灌注。然而，在高危人群，如吸烟者或肥胖者中，外科医师应考虑包括更多的穿支，以减少发生脂肪坏死或皮瓣部分坏死的风险。
- 要考虑先前腹部瘢痕对皮瓣切口位置及术后腹部供区闭合的影响。

（郝丽文 译，丁自海 陈超 校）

参考文献

[1] HOLMSTRÖM H. The free abdominoplasty flap and its use in breast reconstruction. An experimental study and clinical case report [J]. Scand J Plast Reconstr Surg, 1979, 13(3):423–427.

[2] SCHAVERIEN M, SAINT-CYR M, ARBIQUE G, et al. Arterial and venous anatomies of the deep inferior epigastric perforator and superficial inferior epigastric artery flaps [J]. Plast Reconstr Surg, 2008, 121(6):1909–1919.

[3] ROZEN WM, ASHTON MW, KIIL BJ, et al. Avoiding denervation of rectus abdominis in DIEP flap harvest II: an intraoperative assessment of the nerves to rectus [J]. Plast Reconstr Surg, 2008, 122(5):1321–1325.

[4] KIM JY, CHANG DW, TEMPLE C, et al. Free transverse rectus abdominis musculocutaneous flap breast reconstruction in patients with prior abdominal suction-assisted lipectomy [J]. Plast Reconstr Surg, 2004, 113(3):28–31.

[5] RIBUFFO D, MARCELLINO M, BARNETT GR, et al. Breast reconstruction with abdominal flaps after abdominoplasties [J]. Plast Reconstr Surg, 2001, 108(6):1604–1608.

21 横行腹直肌带蒂肌皮瓣

Amanda Murphy, Jason G.Williams

摘要

腹直肌肌皮瓣是整形外科领域一个重要的创新,因为它是完全自体移植一期乳房重建的第一个选择。尽管显微外科手术技术的进步使得组织游离移植有了进一步的发展,但是在北美带蒂横行腹直肌肌皮瓣仍然是乳房重建中应用最广泛的皮瓣。本章全面介绍了该手术的详细步骤,从典型的适应证、解剖特点、术前考虑到手术技术本身,对常规手术过程外的5种改型也做了列举。

关键词:腹壁上血管,腹壁下动脉,胸廓内动脉,肌膈动脉,腹壁上动脉,第8~12肋间血管

21.1 引言

横行腹直肌肌皮瓣(TRAM)是Carl Hartrampf在1982年首先提出的,这是整形外科里很重要的一个创举,因为这是第一个完全自体、一期乳房重建的手术方案[1]。他报道的以腹壁上血管为蒂的肌皮瓣转移新术式标志着乳房重建新时代的到来。尽管在显微外科领域,游离组织移植方面取得了很大进展,乳房重建中带蒂TRAM仍然是北美外科医师应用最广泛的皮瓣。

21.2 典型适应证

- 乳房重建。
- 胸壁重建。
- 肿瘤切除。
- 波兰综合征。

21.3 解剖

带蒂横行腹直肌肌皮瓣由腹直肌及其上的岛状下腹部皮肤组成,血供来源于腹壁上血管。腹直肌附着于剑突的前部及第6、第7、第8肋软骨。它于腹直肌鞘内走行于腹前部,附着于耻骨联合。腹直肌鞘由腹外斜肌腱膜、腹内斜肌腱膜和腹横肌腱膜组成。腹外斜肌腱膜和腹横肌腱膜分别形成腹直肌鞘的前层和后层。在弓状线以上,腹内斜肌腱膜分成两层,分别参与腹直肌鞘前后层的形成,在弓状线以下,仅参与组成腹直肌鞘的前层。腹直肌被3个仅与腹直肌鞘前层相连的腱划所分割。

腹前壁有两个主要的血供来源:腹壁上血管和深层腹壁下血管(DIEVs)。深层腹壁下动脉(DIEA)及其伴行静脉是下腹部组织的主要血供来源,这也意味着带蒂TRAM是由非优势供血动脉,即起自胸廓内动脉(IMA)的腹壁上动脉供血的(图21.1)。

在第6肋间隙深面,IMA分为膈肌动脉和腹壁上动脉(SEA)。腹壁上血管在腹直肌内或表面下行,距中线2.5~4 cm。在脐上方,腹壁上血管与腹壁下血管相互吻合成血管网。

除了上腹部,腹直肌也有较小的节段性血流来自第8~12肋间血管。这些血管在上腹部肌肉深面相互吻合。第8肋间动脉是其中最大的血管,与SEA在腹直肌的中部相吻合。游离胸

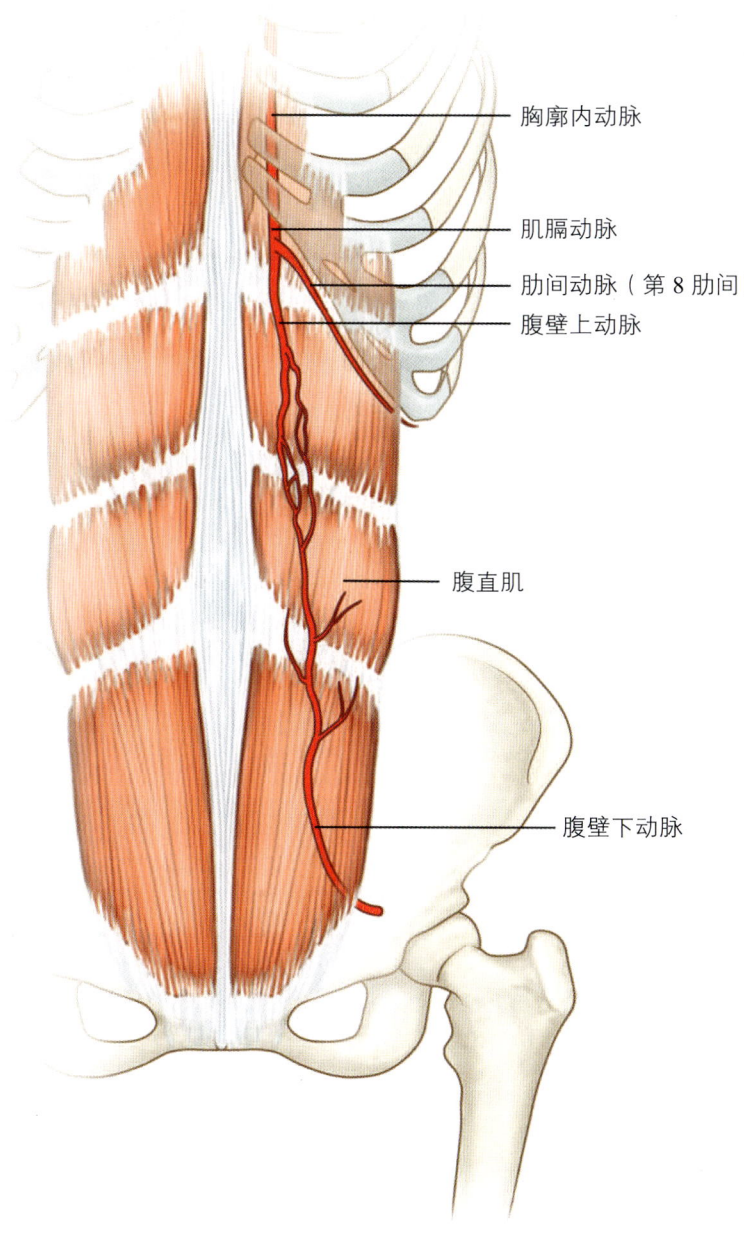

图 21.1 腹直肌和前腹壁的血管解剖（引自 Jones GE. Bostwick's Plastic and Reconstructive Breast Surgery, Third Edition. New York: Thieme Medical Publishers, 2010.）

胸廓内动脉
肌膈动脉
肋间动脉（第 8 肋间）
腹壁上动脉
腹直肌
腹壁下动脉

廓内动脉，可以用于冠状动脉旁路移植或切取相应皮瓣，保留这个小的血管蒂还可以用来为蒂切取 SEA 逆行皮瓣[2]。

Moon 和 Taylor 描述了 3 种基于 DIEA 的皮瓣灌注模式。在Ⅰ型中，SEA 下行与单个 DIEA 吻合。Ⅱ型也是最常见的一种类型，DIEA 在弓状线上分支成两条血管，通过复杂的纤细交通支与浅层血管系统相互吻合成网。在Ⅲ型中，DIEA 在弓状线上呈 3 支血管与浅层血管系统相互吻合。腹壁血管发出穿支穿过肌肉后形成两列：内侧列和外侧列，分支分布到浅层皮肤。这些穿支血管在脐部密度最大，设计带蒂 TRAM 时应将其包含在皮岛中。

来自一侧腹直肌的 TRAM 皮瓣血液供应按

灌注减少的顺序分为4个区域。Ⅰ区位于同侧腹直肌的正上方；最初认为Ⅱ区包含超过中线的对侧组织，覆盖对侧腹直肌；Ⅲ区位于同侧腹直肌外侧；Ⅳ区位于对侧相同位置。现在普遍认识到同侧腹直肌外侧区域（传统Ⅲ区）组织比对侧腹直肌上方区域（传统Ⅱ区）组织有更好的灌注。这样，同侧腹直肌区域组织构成Ⅰ区和Ⅱ区，对侧构成Ⅲ区和Ⅳ区（图21.2）。

腹直肌的运动神经由下6根肋间神经分段支配，这些神经在腹内斜肌和腹横肌之间同血管伴行。皮肤感觉脐上方由T7、T8和T9支配，脐旁由T10支配，脐下由T11、T12、L1支配。

21.4 皮瓣类型

- 双蒂TRAM：
  - 2块腹直肌来源的血供均用于同一个皮瓣。
  - 提高灌注量以便于携带更多的组织。
  - 考虑是否需要更多的组织，或者有没有危险因素（如吸烟，胸部放疗或影响垂直血流的腹部刀口）。
  - 如切取双侧腹直肌，需要考虑因腹壁强度和稳定性受到破坏而导致的额外的供区损伤。
- 血管延迟（图21.3）：
  - Taylor描述的方法可以携带更多的组织，否则可能会出现缺氧损伤[3]。
  - Hartrampf在他对带蒂TRAM的最初描述中主张使用血管延迟作为提高皮瓣转移可靠性的手段。
  - Mustoe证明延迟手术可以提高切口超越中线的对侧组织的存活率[4]。
  - 于皮瓣切取前7~14天进行。

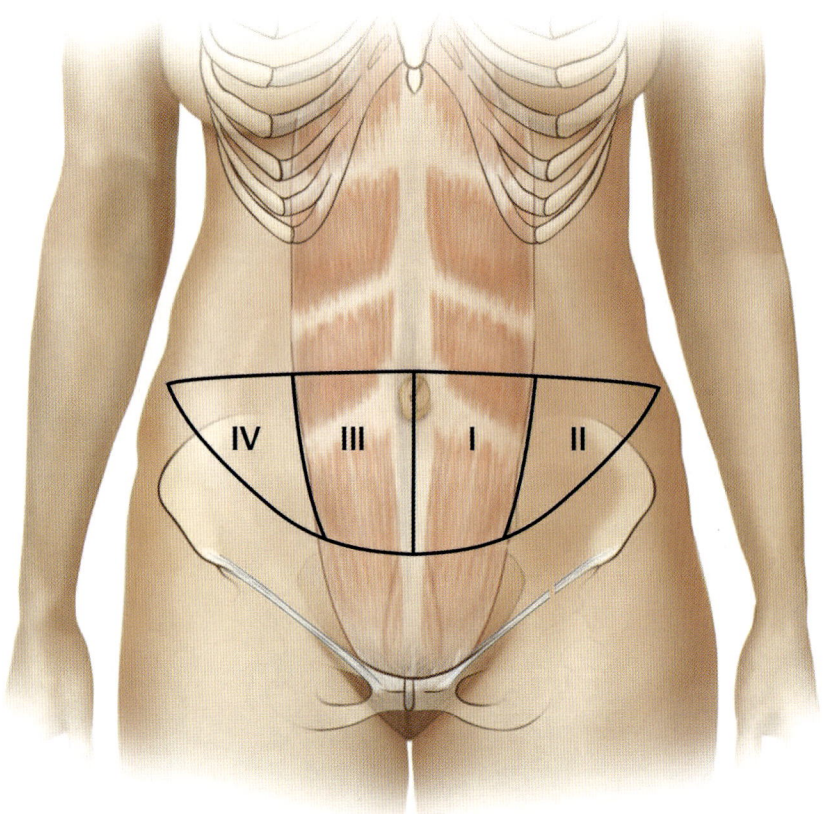

图21.2 带蒂横行腹直肌肌皮瓣的血管区（引自 Jones GE. Bostwick's Plastic and Reconstructive Breast Surgery, Third Edition. New York: Thieme Medical Publishers, 2010.）

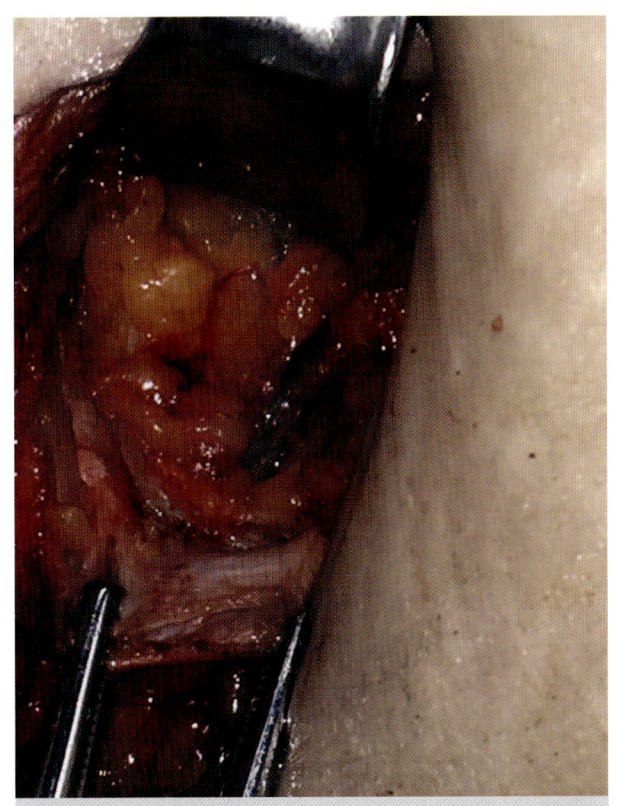

图 21.3 皮瓣延迟手术，通过下腹部 5 cm 切口暴露腹壁下动脉，结扎该血管

- 沿设计好的皮瓣下缘做一小切口结扎深层腹壁下动静脉。
- 中腹部 TRAM[5]：
  - 皮瓣下部切口位于脐或紧贴脐下，因此皮瓣组织血供主要由 SEA 提供，具有改善血管灌注的潜力。
  - 理论上改善了腹壁的完整性，因为没有破坏弓状线以下的筋膜组织。
  - 考虑病态肥胖患者。
- 肌肉非损伤性 TRAM。
- 游离 TRAM。

21.5 术前注意事项

带蒂 TRAM 乳房重建的理想患者是非吸烟者且轻度/中度腹部组织需要量小于 1 000 g 者。对于单蒂 TRAM，可以较为稳妥地切取约 50%的下腹部组织。对于需要更多组织的患者，应考虑采用前面列出变型，以提高皮瓣的存活力。肥胖、吸烟和既往胸部放疗是带蒂 TRAM 术后并发症的风险显著相关因素。腹部肥胖或皮瓣血管损伤可能增加皮瓣坏死的风险。此外，由于带蒂 TRAM 采用侧支逆行供血，这种方法在吸烟者中并不可靠。有明显心血管或阻塞性肺疾病患者也不适合带蒂 TRAM。其他疾病如有腰骶部疾病史者，因为手术对腹直肌有一定损伤，可能会加重原发病。此外，由于腹部作为供区只能使用一次，因此必须考虑到对侧乳房未来患病的风险，并与患者进行探讨。

需要注意的是腹部瘢痕可能会影响皮瓣血供的灌注，如开放性胆囊切除术的肋下瘢痕和腹直肌旁缘瘢痕。如果不采用双蒂皮瓣，传统上垂直中线瘢痕会影响瘢痕组织作为供区。有趣的是，Mustoe 证明了通过延迟手术依然可以切取携带腹部瘢痕的组织。耻骨上或 Pfannstiel 切口对带蒂 TRAM 的血流影响较小。然而，术者还是应该对所有腹部瘢痕保持警醒，因为腹直肌和腹腔之间的瘢痕可能会使血管蒂的解剖更加复杂化。

21.6 定位和体表标志

同游离 TRAM 或 DIEP 皮瓣设计相似，患者站立状态时设计腹部切口标记。预估出所需组织及冗余量，以及腹部皮肤拉伸的量。在下腹部设计一个横向椭圆形皮瓣，从脐上方 2 cm 延伸至耻骨上中线处，皮瓣两端宽度逐渐变小。皮瓣下方切口应位于耻骨阴毛区上方，以避免伤口愈合时出现并发症。中线标记在脐上方和耻骨上，以便于缝合。皮瓣的高度应该等于所需的乳房宽度。

术中，患者仰卧在一张头尾可以同时上抬的手术台上以方便腹部闭合。腹部供区中间可以用钉皮钉加固。

21.7 手术技巧

先切开皮瓣上缘，斜行向下切开皮下组织到腹壁筋膜。然后从腹壁筋膜和肌肉上方分离皮肤和脂肪，将其拉升至剑突和肋缘的水平。术中如有需要，可以先试行屈曲患者，以确认皮瓣下部切口位置，避免腹部皮肤闭合过度紧张。皮瓣可以直接切开至腹壁筋膜层，皮瓣可以从腹外斜肌和筋膜浅面、由外侧向内侧逐步游离开。此处可以用电刀快速进行，直至腹直肌的外侧边缘。由此向内侧小心分离，直至看到外侧列穿支。然后在脐上切开并游离解剖。然后根据所需的皮瓣大小，在对侧将皮瓣游离解剖出来，并暴露内侧列穿支（图 21.4）。

沿腹直肌前鞘的长轴从内侧和外侧分别切开，两侧各保留 1~2 cm 的筋膜蒂。这样 2~4 cm 的腹直肌前鞘筋膜蒂附着在腹直肌和皮瓣上。从腹直肌后鞘上解剖游离出腹直肌。在脐和耻骨联合的下 2/3 处，DIEVS 位于腹直肌外侧边缘。如果未行皮瓣延迟手术，则将这些血管尽可能靠近近端结扎，以便在血管受损时为可能的血管吻合保留长度（外增压），分别切断或结扎肋间神经血管束（图 21.5）。

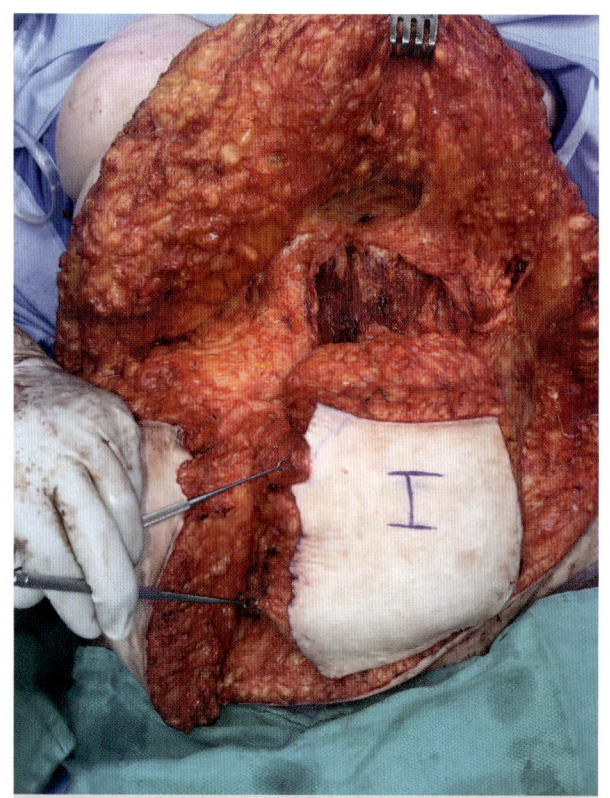

图 21.4　术中可见下腹部皮肤及脂肪组织岛状分布于腹直肌上

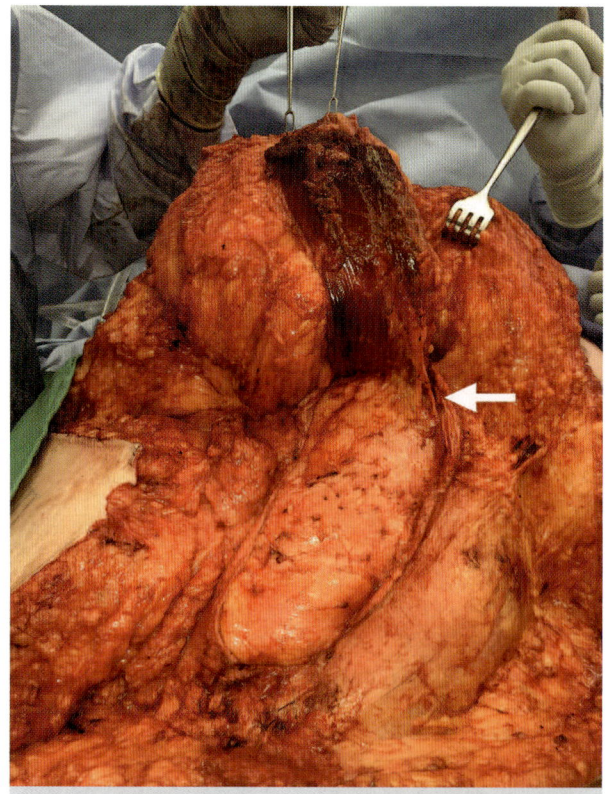

图 21.5　提起带蒂 TRAM 显示第 8 肋间动脉进入腹直肌内。在切断 IMA 的情况下，这个小血管蒂可以通过与 SEA 的吻合向带蒂 TRAM 提供逆行血供

用电刀分离，将肌肉从远端切开，并用缝合线将皮瓣蒂部固定在深面的肌肉上，以避免分离。然后将肌皮瓣游离牵拉到肋缘。对于乳房重建，肌皮瓣通常位于乳房切除缺损的对侧，但也可能在同侧。同侧设计可减少上腹部隆起。游离出一个约 4 指宽的皮下隧道，并小心地将肌皮瓣通过隧道送入乳房切除缺损处。可以将这个较大的肌皮瓣装入无菌塑料袋以便整体转移（图 21.6）。取自右侧的腹直肌肌皮瓣通过隧道逆时针旋转约 180°，使Ⅱ区侧缘位于缺损的侧面。同样，左瓣顺时针旋转。

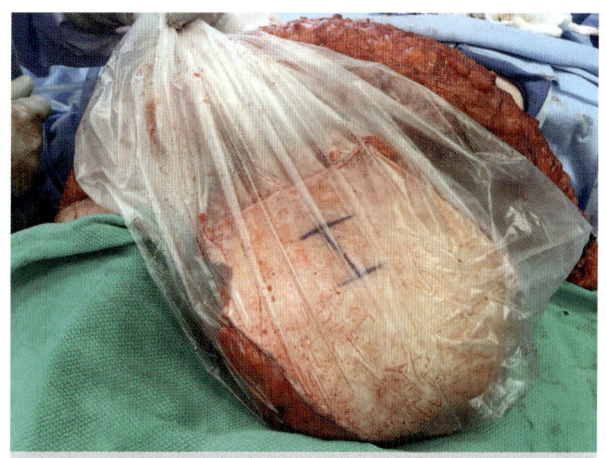

图 21.6 皮瓣游离完毕后，可以将较大的皮瓣放入无菌塑料袋中以备转移到乳房缺损处，这样可以方便地将皮瓣穿过皮下暗道并保护好血管蒂

检查肌蒂是否有扭转压迫（图 21.7）。必要时切开腹直肌筋膜并游离肋缘外侧腹直肌纤维，以缓解旋转对蒂部造成的潜在压迫。然后将肌皮瓣围成圆形，并依据对侧乳房形状塑形。

21.8 供区闭合

选用术者首选的缝线修复筋膜缺损，如 0 号不可吸收圈线或可吸收单丝缝线连续锁定，确保筋膜重叠至少 1 cm。

如果筋膜缝合处张力较大或缝线容易开裂，则需要使用补片。一些外科医师选择常规用补片加固供区缺损。于切口侧角或切口旁穿刺出两个封闭的负压引流管，术者首选的方法是将腹壁分层缝合封闭。笔者常在 Scarpa 筋膜上使用 2-0 可吸收缝线缝合，然后用 3-0 可吸收缝线倒刺线皮内缝合，如果需要还可以使用 4-0 可降解缝线进行皮下缝合。

在预先设定的脐部做切口，切开皮下后拉出脐，用 4-0 可吸收线半埋式缝合，用 5-0 不吸收单丝缝线缝合皮肤。

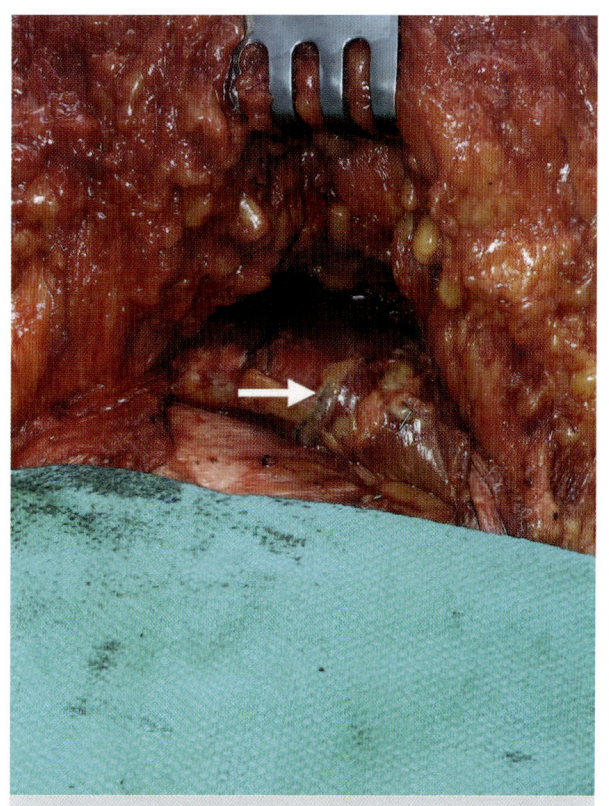

图 21.7 将皮瓣旋转至乳腺切除术缺损处后，腹壁上动脉蒂（白色箭头）可在腹直肌的深面显露

21.9 要点与难点

- 对于有并发症的患者,或需要 50% 以上下腹部组织的患者,需要考虑延迟手术。确保 DIEA 从髂骨近端分离,尽可能保持 DIEA 血管蒂长度,以备可能需要的皮瓣增压。
- 很多带蒂转移皮瓣最初可能出现一定程度的静脉充血,但通常在 24 h 后消失。
- 在 IMA 已经切断的情况下,皮瓣可以通过第 8 肋间动脉逆行供血存活。
- 与游离 TRAM 或 DIEP 皮瓣相比,皮瓣完全坏死的风险较低,但脂肪坏死或皮瓣部分坏死的风险较高。
- 皮瓣如果出现血管不足的情况,可以尝试采用胸背血管对深部腹壁下动静脉增压以改善皮瓣血供。

(侯致典 译,丁自海 陈超 校)

参考文献

[1] HARTRAMPF CR, SCHEFLAN M, BLACK PW. Breast reconstruction with a transverse abdominal island flap [J]. Plast Reconstr Surg, 1982, 69(2): 216–225.

[2] MOON HK, TAYLOR GI. The vascular anatomy of rectus abdominis musculocutaneous flaps based on the deep superior epigastric system [J]. Plast Reconstr Surg, 1988, 82(5):815–832.

[3] TAYLOR GI, CORLETT RJ, CADDY CM, et al. Clinical Applications. An anatomic review of the delay phenomenon: II. Clinical applications [J]. Plast Reconstr Surg, 1992, 89(3):408–416, discussion 417–418.

[4] O'SHAUGHNESSY KD, MUSTOE TA. The surgical TRAM flap delay: reliability of zone III using a simplified technique under local anesthesia [J]. Plast Reconstr Surg, 2008, 122(6):1627–1630.

[5] SLAVIN SA, GOLDWYN RM. The midabdominal rectus abdominis myocutaneous flap: review of 236 flaps [J]. Plast Reconstr Surg, 1988, 81(2):189–199.

22 深层腹壁下动脉穿支皮瓣

Liza C. Wu

摘要

深层腹壁下动脉穿支皮瓣（DIEP）是乳房重建的可行选择，是一个覆盖于下腹部皮肤和浅筋膜组织的游离皮瓣，旨在保留腹直肌和腹直肌前鞘完整。与横行腹直肌肌皮瓣相比，腹部供区发病率低。由于其可靠的解剖结构、首选供区和较低的供区发病率，腹壁下动脉穿支皮瓣已成为自体乳房重建的首选方法。本章将引导外科医师完成手术中涉及的顺序和逻辑步骤，从最初的适应证、解剖结构，到术前注意事项，再到手术技术，直至供区闭合。本章还讨论了皮瓣的其他4种类型。

关键词：皮肤，浅筋膜，腹壁下动脉，叠层皮瓣

22.1 引言

深层腹壁下动脉穿支（DIEP）皮瓣于1989年由Koshima和Soeda首次报道，并由Allen进一步推广应用于乳房重建[1,2]。DIEP皮瓣是一种覆盖下腹部的皮肤和浅筋膜组织的游离皮瓣。它旨在保留腹直肌和腹直肌前鞘完整，降低横行腹直肌肌皮瓣（TRAM）遇到的腹部供区问题的发病率。由于其可靠的解剖结构、首选供区和低供区发病率，DIEP皮瓣已成为自体乳房重建的首选方法。

22.2 典型适应证

- 乳房重建。
- 头颈部、躯干和四肢的软组织缺损。

22.3 解剖

DIEP皮瓣是一种筋膜皮瓣，由腹壁下动脉穿支供血，通常位于脐部5 cm半径范围内。

腹壁下动脉起源于髂外动脉的内侧，紧邻腹股沟韧带。它在弓状线下方的腹膜前方走行，并从腹直肌的后外侧缘进入腹直肌鞘。腹壁下动脉在腹直肌内最常分为内侧支和外侧支上行，沿途有节段性分支发出（图22.1）。

穿支可能是肌皮支或肌间隙皮支。进入腹直肌后，肌皮穿支可能遵循短行程、长行程或直接垂直走行。外侧支更多的是垂直走行，而内侧支往往表现出更长的肌内行程。穿支在肌内走行越短，需要解剖的肌肉越少。肌外穿支可沿旁正中或腱膜走行，从而实现更快的解剖和较少的肌肉损伤[3]。

需要注意的是，内侧行和外侧行在皮下神经丛中形成大量血管网，内侧行穿支向内分支，形成跨越中线的吻合口，而外侧行穿支很少跨越中线。

静脉回流是通过汇合的穿支静脉，汇入2条腹壁下静脉，汇合后汇入髂外静脉。要注意，腹壁主要静脉回流是通过腹壁浅静脉系统，在DIEP皮瓣切取时可能被破坏。

起源于肋间神经的感觉支可能会被分离出来，因为它会与穿支血管伴行，穿过腹直肌筋膜。这可以与穿支一起向远端解剖，并与皮瓣一起移植以进行感觉神经支配。

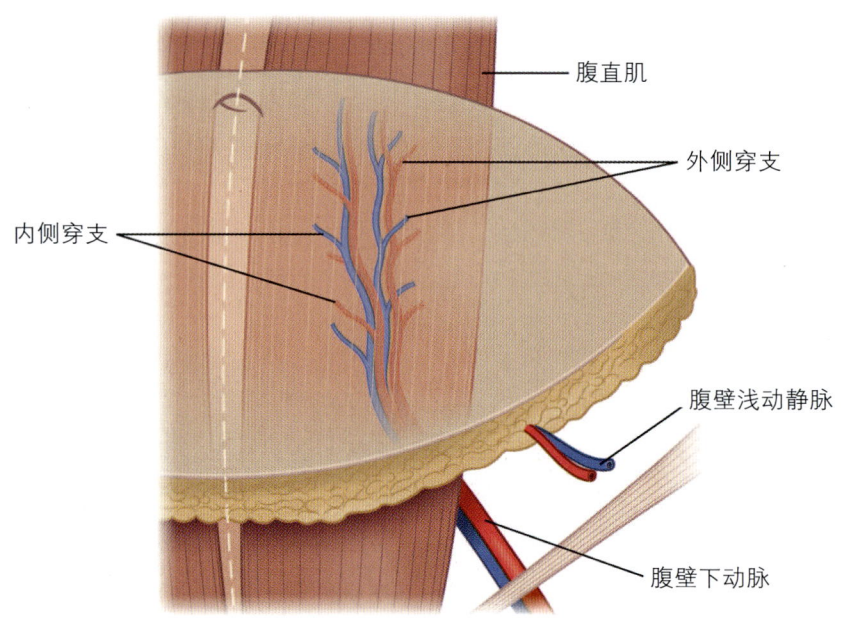

图 22.1 腹壁下动脉最常分为内侧支和外侧支上行，向肌肉和皮肤发出穿支血管

22.4 皮瓣的其他类型

- 对于需要大体积的情况，双蒂 DIEP 皮瓣可以连续切取或作为"叠加"皮瓣。
- 可以使用 DIEP 皮瓣收集基于旋髂浅血管的腹股沟淋巴结，用于治疗上肢淋巴水肿。
- 在体型偏瘦患者中，DIEP 皮瓣可与乳房植入物一起使用以增加体积。
- DIEP 皮瓣可以采用垂直方式设计，并基于穿支血管以覆盖小的软组织缺损。

22.5 术前注意事项

尽管并非所有人都提倡，但可以通过计算机断层扫描血管造影（CTA）或磁共振血管造影（MRA）获得术前成像，以帮助了解有关穿支血管的位置、路线、口径和血流量的信息。然后将这些数据整合到手术路线图中，该路线图将根据选择和解剖穿支和血管蒂来确定术中策略[4]。

对于先前接受过腹部手术的患者，由于可能对穿支血管和（或）血管蒂造成损伤，故不建议行 DIEP 皮瓣术。在这种情况下，需要进行成像以确保存在腹壁下动脉穿支。

22.6 定位和皮肤标记

皮肤标记是根据标准 TRAM 指南在患者站立时进行的。更重要的是，这些标记在脐上方中央延伸，并与髂前上棘（ASIS）外侧的侧向标记相连。下标记从耻骨联合向外侧呈椭圆形逐渐变细，直至位于 ASIS 外侧的髂嵴上方。

将患者置于仰卧位，并在压力点使用适当的衬垫，应用顺序加压装置。手臂可以保持在外面或处于折叠位置。如果获得了术前成像，可以用记号笔在皮肤上标记穿支点。在准备和铺巾前，应测试手术台以确保腰部弯曲，这在闭合时是必要的，可减少切口线上的张力。

22.7 操作技术

腹部上切口是在手术标记后进行的。在行下切口之前，上腹部皮瓣被抬起以确保腹部能闭合。做下切口时应特别注意识别和保留任意一支 5 cm 长的腹壁浅静脉，以防 DIEP 通过深部组织时受压，静脉回流不畅。

皮瓣从浅筋膜层分离，自外向内或自内向外解剖皮瓣，直至遇到腹直肌段发出至皮瓣的穿支血管。明确下腹部穿支形态以确定切取 DIEP 皮瓣的最佳穿支非常重要（图 22.2a）。一旦确定了穿支，就要仔细考虑选择一个最佳还是多个皮支来支撑要转移的皮瓣组织量。指南建议单个穿支的直径至少应为 1.5 mm 的动脉和 2 mm 的静脉，除非皮瓣中包含多个穿支。确定穿支后，自穿支血管处切开腹直肌前鞘，顺穿支血管走行分离直至血管神经蒂部，如果切取的皮瓣包含一个以上的穿支，自待解剖的穿支处切开腹直肌前鞘，游离血管蒂直至髂外动脉的发出点。穿支解剖是通过分离围绕穿支的筋膜、肌肉及结扎其分支，然后从穿支逆行解剖至血管蒂。

仔细寻找肌肉内血管，沿肌纤维方向小心地分开肌肉以暴露腹壁下血管蒂。血管蒂的小侧支用血管夹结扎或小心地电凝处理，避免手术区域的任何出血。一旦血管蒂完全暴露并达到所需的长度，在近端结扎血管，然后用血管夹在远端结扎，直至完整切取皮瓣（图 22.2b~d）。

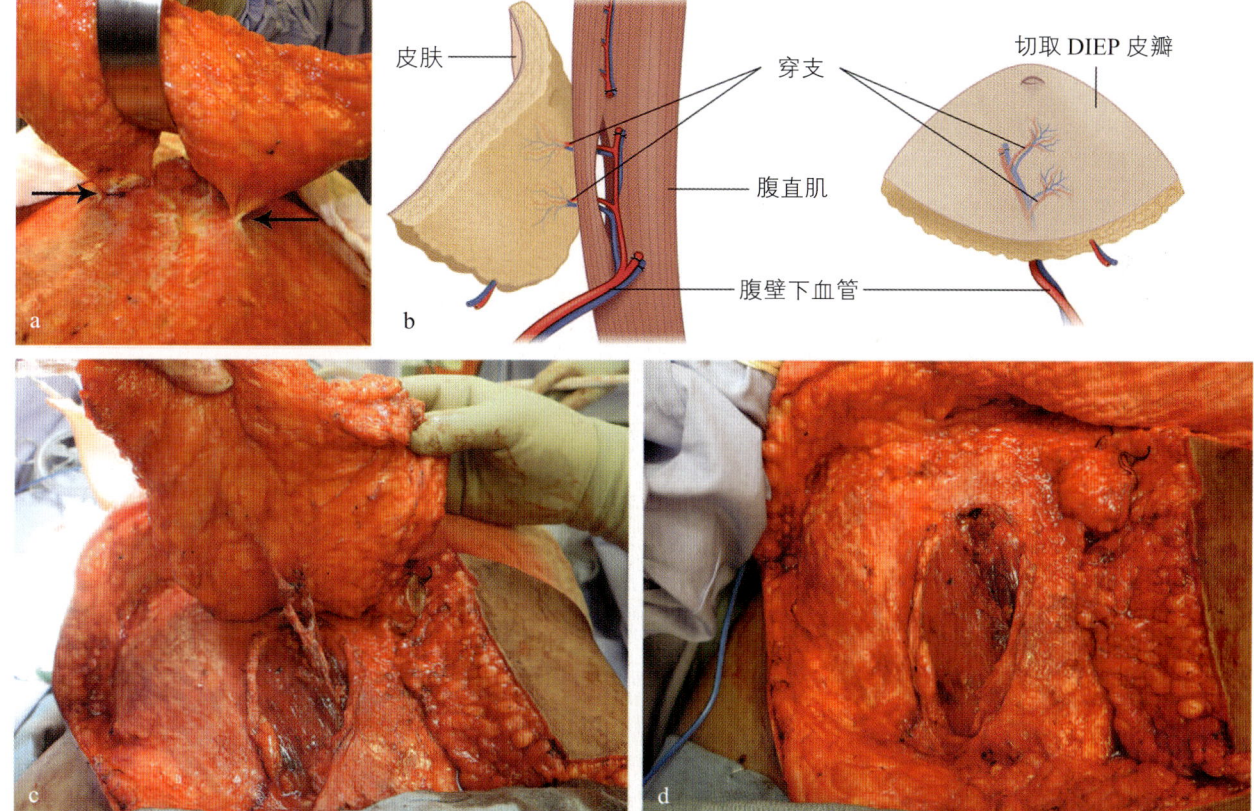

图 22.2 a. 穿支解剖图。已解剖出主穿支（黑色箭头）。患者右侧有一个内侧穿支，左侧有一个内侧和一个外侧穿支。b. 基于同一行的两个穿支的穿支解剖图和 DIEP 皮瓣，有助于解剖并尽量减少对肌肉的损伤。c. 基于两个穿支的 DIEP 皮瓣，形成外侧和内侧走行。d. DIEP 皮瓣切取后的供体部位。注意两侧腹直肌前鞘的缺损。肌肉得以保留。聚丙烯网作为腹直肌前鞘的底层或覆盖网，可以用或不用于加强闭合

通过血管蒂前方的肋间神经分支应完整保留，以避免肌肉内侧去神经支配，从而优化术后肌肉功能。

与穿支伴行的纯感觉神经支通常可以解剖数厘米长，以支配皮瓣。

22.8 供区闭合

腹直肌前筋膜鞘主要用不可吸收缝线闭合。聚丙烯网作为腹直肌前鞘的底层或覆盖网，可以用或不用于加强闭合。在某些情况下可能需要桥接网修复，具体取决于损伤的肌肉量、筋膜量或分开的神经数量。

腹部伤口用可吸收缝合线分层缝合，将脐重新插入适当位置，类似腹部整形手术。

22.9 要点与难点

- 腹壁浅静脉应游离保留 3~7 cm。该静脉可以与腹壁下深静脉或伴行的受血静脉吻合，以在必要时增加静脉引流[5]。
- 如果患者之前接受过腹部手术，则存在腹壁下血管或其穿支受伤的风险。在这种情况下，应进行 CTA 或 MRA 等影像学检查。以前的 Pfannenstiel 切口通常不会对腹壁下血管造成伤害。
- 肋间神经的分支应保留完整，以避免使腹直肌失去神经支配。

（李辉 译，丁自海 陈超 校）

参考文献

[1] KOSHIMA I, SOEDA S. Inferior epigastric artery skin flaps without rectus abdominis muscle [J]. Br J Plast Surg, 1989, 42(6):645–648.

[2] ALLEN RJ, TREECE P. Deep inferior epigastric perforator flap for breast reconstruction [J]. Ann Plast Surg, 1994, 32(1):32–38.

[3] IRETON JE, LAKHIANI C, SAINT-CYR M. Vascular anatomy of the deep inferior epigastric artery perforator flap: a systematic review [J]. Plast Reconstr Surg, 2014, 134(5):810–821.

[4] SELBER JC, SERLETTI JM. The deep inferior epigastric perforator flap: myth and reality [J]. Plast Reconstr Surg, 2010, 125(1):50–58.

[5] SBITANY H, MIRZABEIGI MN, KOVACH SJ, et al. Strategies for recognizing and managing intraoperative venous congestion in abdominally based autologous breast reconstruction [J]. Plast Reconstr Surg, 2012, 129(4):809–815.

23 腹壁浅动脉皮瓣

Gordon K. Lee, Laurence S. Paek

摘要

腹壁浅动脉皮瓣是一种用作面部重建的下腹壁游离皮瓣。它可以提供与腹直肌肌皮瓣、保留肌肉的腹直肌肌皮瓣和腹壁下动脉穿支皮瓣相同的结果，但涉及的解剖范围较小。腹壁浅动脉皮瓣不需要打开腹直肌鞘或解剖腹直肌，从而完全保留了腹壁的强度和完整性。在自体游离皮瓣乳房重建中，这种皮瓣的应用频率低于其他基于腹部的游离皮瓣，主要是由于腹壁浅动脉的存在和口径的多变性。虽然这种皮瓣主要用作乳房重建，是最常用的游离皮瓣，但它也可用作带蒂皮瓣，用于重建大腿、耻骨区和腹壁周围的局部缺损。在本章中，作者将引导外科医师完成手术中的每个关键步骤，从最初的适应证开始，然后是解剖结构、术前注意事项和手术技术。增加讨论的是标准程序的三种变异性的列表。

关键词： 腹壁下动脉，旋髂浅动脉，旋髂深动脉，腹壁上动脉，肋间动脉，髂前上棘，腹壁下浅静脉，第10~12肋间神经

23.1 引言

腹壁浅动脉（SIEA）皮瓣是一种下腹壁皮瓣，1971年由Antia和Buch首次描述为用于面部重建的游离皮瓣。1979年，Holmström使用SIEA游离皮瓣第一次进行了乳房重建。SIEA皮瓣可以提供与横行腹直肌肌皮瓣（TRAM）、保留肌肉的TRAM（MS-TRAM）和腹壁下动脉穿支（DIEP）皮瓣相同的结果，但涉及的解剖范围较小。SIEA皮瓣不需要打开腹直肌鞘或解剖腹直肌，从而完全保留了腹壁的强度和完整性[1]。在自体游离皮瓣乳房重建中，这种皮瓣的应用频率低于TRAM、MS-TRAM和DIEP皮瓣主要是由于SIEA的存在和口径多变性[2-4]。虽然SIEA皮瓣主要用于乳房重建的游离皮瓣，但它也可以作为带蒂皮瓣用于修复大腿、耻骨区和腹壁周围的局部缺损。

23.2 典型适应证

- 自体乳房再造。
- 阴茎或阴道重建。
- 头颈部重建。
- 覆盖范围（通常为带蒂皮瓣）：
  – 上肢和下肢缺损。
  – 对侧腹部缺损。
  – 腹股沟和会阴缺损。

23.3 解剖

下腹壁的血液供应源自SIEA、腹壁下动脉（DIEA）、旋髂浅动脉和深动脉、腹壁上动脉和肋间动脉的动静脉网（图23.1）。DIEP和TRAM皮瓣组织由DIEA的肌皮穿支血管形成，而SIEA是一种由皮下血管蒂形成的脂肪皮瓣。

使用SIEA皮瓣的困难在于其血管解剖结构不可预测（由泰勒和丹尼尔于1975年首次提出）。已知的解剖学研究描述了SIEA血管的几种变异[3-6]。已被证明约58%的临床解剖

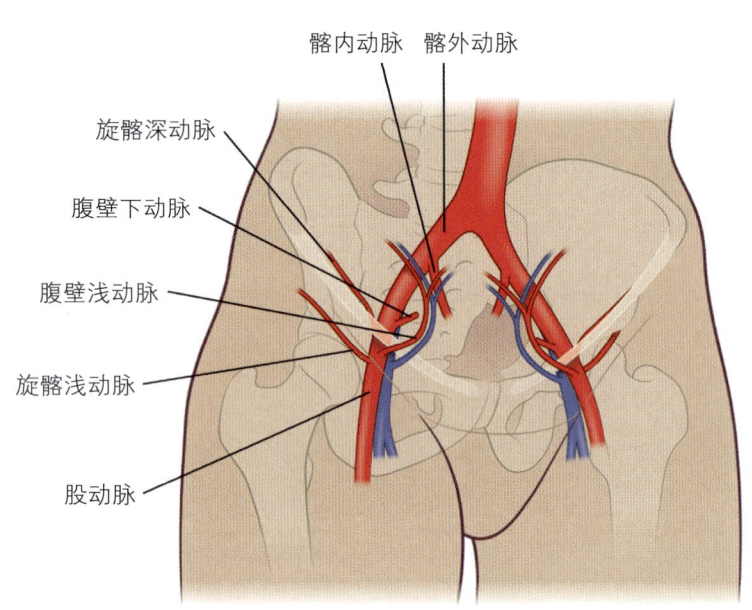

图 23.1 下腹部皮肤和皮下组织的动脉解剖

SIEA 血管存在；在计算机断层扫描血管造影（CTA）上，高达 94% 的腹壁浅动脉是存在的[2-4]。SIEA 的管径范围为 0.3~3.1 mm[2-5]。据估计，SIEA 可以适当地支撑 24% 和 31% 患者的皮瓣；许多外科医生在考虑切除此皮瓣时寻求 1.5 mm 或更大的 SIEA 管径[3, 4]。

SIEA 最常起源于股动脉，位于腹股沟韧带下方 2~3 cm 处[1-4]。它最常见于旋髂浅动脉的共干。不太常见的是，它可能作为股深动脉或阴部动脉的侧支出现。在其起源处穿过深筋膜后，SIEA 穿过腹股沟韧带并位于 Scarpa 筋膜深处。当它向脐移动时，最终会穿过 Scarpa 筋膜并位于皮下。SIEA 在髂前上棘（ASIS）和耻骨联合之间的中点穿过腹股沟韧带[5]。SIEA 皮瓣的静脉回流通常由腹壁下浅静脉（SIEV）或相关静脉提供[2-5]。SIEV 位于 SIEA 的表面和内侧。此皮瓣的蒂长度范围为 4~8 cm[1, 5]。

SIEA 皮瓣可以通过第 10~12 肋间神经与感觉成分一起抬起。然而，皮瓣很少作为感觉皮瓣切取，因为这通常需要肌内解剖（图 23.2）[1-5]。

23.4 皮瓣的其他类型

- 使用 SIEA/SIEA 或 SIEA/DIEP 双蒂。
- 单边或双边。
- 切取皮瓣可以使用 SIEV 或伴随静脉作为静脉回流。

23.5 术前注意事项

SIEA 皮瓣的禁忌证包括先前的腹部整形术、横切 SIEA 的长 Pfannenstiel 瘢痕，或任何其他会穿过 SIEA 走行的腹部瘢痕。相对禁忌证包括先前的腹部吸脂术和（或）主动吸烟，这可能导致部分皮瓣或脂肪坏死的发生率更高。

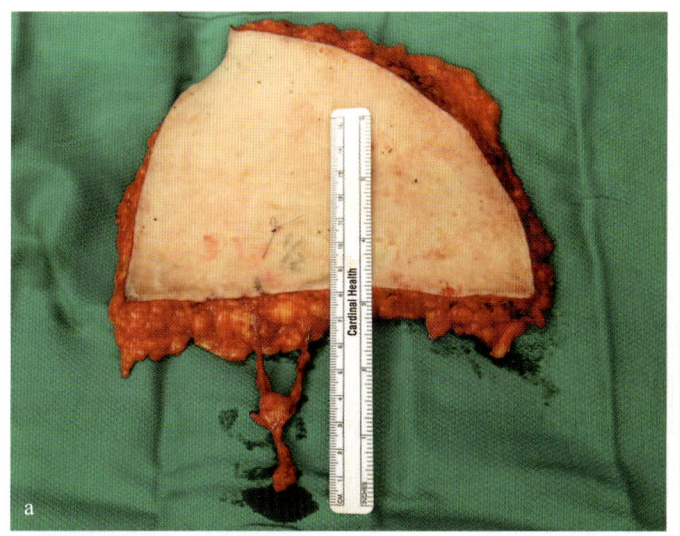
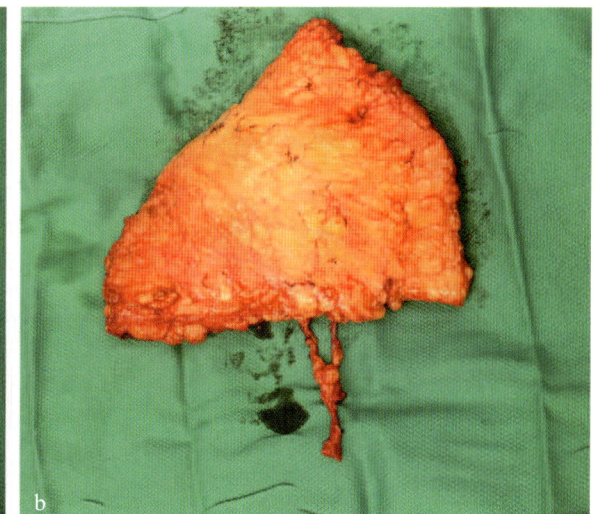
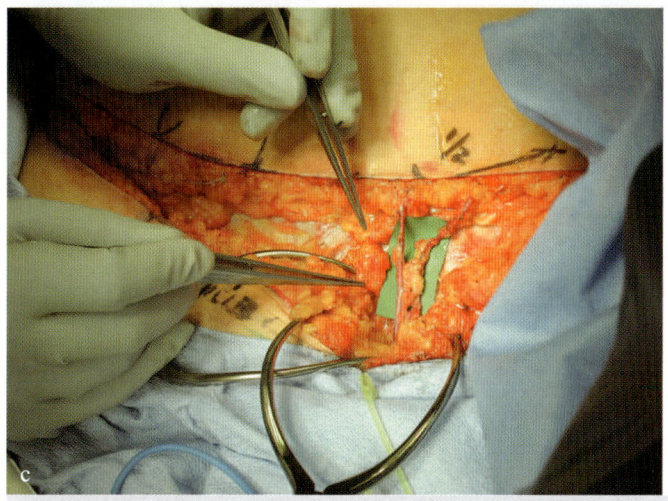

图 23.2　a，b. 蒂长约 8 cm 的 SIEA 皮瓣的解剖。请注意，该皮瓣仅包括同侧腹部组织。c. SIEA 的位置约在 ASIS 和耻骨联合的中点，可能在 Scarpa 筋膜的表面（或深部）。SIEV 位于动脉的内侧和表面

血管成像（即超声或 CTA）可用于术前评估血管的大小和位置，但作者不经常使用。由于其固有的解剖学变异，故应在术中评估 SIEA 的适用性。

重要的是，SIEA 通常只能可靠地灌注同侧腹部，根据 SIEA 的走行路线和口径，可能会非常有限地延伸穿过腹中线[3,6]。评估腹壁能否充分地提供重建乳房所需的皮瓣体积时，应考虑到这一点。当需要的不仅仅是半腹部时，使用双侧 SIEA 皮瓣或 SIEA 和另一个腹部皮瓣的组合，例如对侧 DIEP 皮瓣。

23.6　定位和皮肤标记

术前标记是在患者处于直立位的情况下进行的。标记了 ASIS 和中线。可选的 SIEAs、SIEVs 和 DIEAs 的预期位置可以在两个侧腹上划定。SIEA 皮瓣的下切口标记应尽可能低，以增加找到足够直径的 SIEA 的机会，通常，刚好在阴毛线上方，至少在外阴联合的上方 5~7 cm 处，并且可能会延长至刚刚通过 ASIS 两边。如果腹部皮肤足够松弛，上腹部切口线在脐上方标记，并以柔和的曲线连接下方标记。应根据需要调

整上标记的水平，以避免切口关闭时过度紧张（图 23.3）。

23.7 操作技术

SIEA 管径约为 1.5 mm 或大于 1.5 mm 的患者应被视为 SIEA 皮瓣的潜在合适人选。管径较小的 SIEA 有更高的血栓形成风险[4]。最好是两个团队同时进行手术：一个在供区手术，另一个准备受区。

皮瓣切取从下切口开始。欲切取的 SIEV 通常首先遇到并且位于更表浅的位置；解剖皮下组织时要小心，避免损伤该血管。在识别出 SIEV 之后，SIEA 及其两个伴行静脉也被识别出来。在下切口水平，SIEA 通常位于 SIEV 的深部和外侧，并且可能位于 Scarpa 筋膜上方或下方。

随后，解剖血管并评估直径。在确认 SIEV 和 SIEA 的口径足够大之前，不应从腹壁筋膜完全掀起皮瓣组织；在 SIEA 不合适的情况下，应选取 DIEP 或 MS-TRAM 皮瓣。在管径足够的情况下，SIEA 和 SIEV 可以使用血管环分离，并向它们的起源进行解剖。Gelpi 牵开器可以通过下方的耻骨上脂肪促进剥离。当血管管径令人满意并达到足够的血管蒂长度（通常靠近股动脉的起点）时，才能进行解剖。血管分支进行双极电凝或结扎。如果遇到来自腹股沟浅表淋巴系统的淋巴结，应将其留在原位。如果既定的 SIEA 血管供应皮瓣的能力有问题，可以保持 DIEA 穿支完整并暂时夹住以观察 SIEA 对皮瓣的灌注情况。这种策略允许在必要时转换为 DIEP 皮瓣。

接下来，将上部切口向下切至腹壁。此时，可将上腹部皮瓣抬高至剑突，并进行有限的侧切，为最终的供区闭合做准备。脐也与腹部皮瓣组织分离，同时确保在其柄周围留下一个组织袖带，以避免断流。如果计划做双侧 SIEA 皮瓣，则在 2 个半腹皮瓣之间进行中线切开。然后将皮瓣从腹壁抬高，从外侧到内侧进行细致地止血。一旦受区部位完成暴露，SIEA 皮瓣蒂被分开并稳定在受区部位，为必要的微血管吻合术做准备。重要的是，在自体乳房重建和胸廓内血管受体的情况下，由于 SIEA/SIEV 和胸廓内血管的良好定位，通常首选对侧半腹。将皮瓣放置在受区部位时应小心，以防止蒂扭转或张力。与 DIEA 相比，SIEA 蒂整体更短、更浅，位置更偏向侧面，这增加了皮瓣嵌入的难度（图 23.4）。

23.8 供区闭合

在供区闭合过程中患者采取腹屈的体位以减小伤口张力。然后将抬高的上腹部皮瓣向尾部拉动并用皮肤缝合钉暂时固定在切口缘。然后标记脐的最终位置，放置两个 19 Fr Blake 引流管，并通过耻骨上区域的皮肤引出。缝合是分层进行的，Scarpa 层用 2-0 可吸收缝合线缝合，真皮层用 3-0 可吸收缝合线缝合。最后，使用 3-0 单丝可吸收缝合线进行皮下缝合。值得注意的是，SIEA 皮瓣不需要闭合腹直肌鞘，

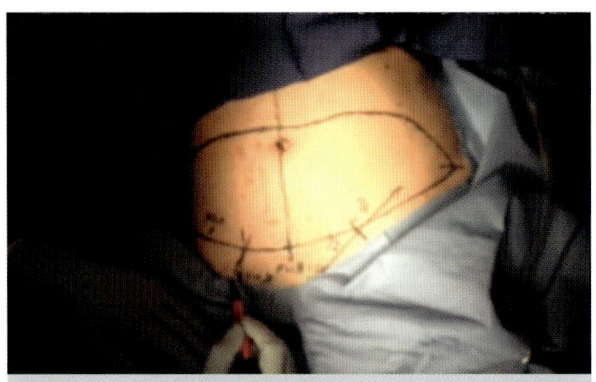

图 23.3 SIEA 皮瓣的标准标记。SIEA 的大致位置在 ASIS 和耻骨联合连线的中间，图示为皮肤标记

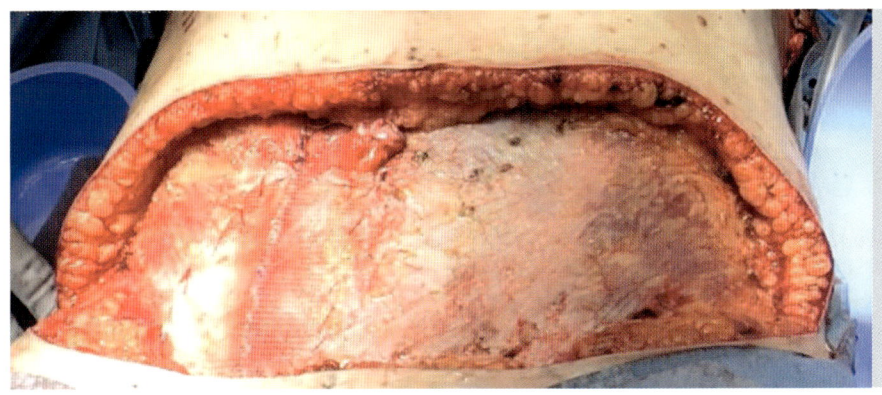

图 23.4 术中双侧腹部皮瓣切取后的供区缺损。在左侧半腹切取了 SIEA 皮瓣,并保留了腹壁的完整性。在右侧,MS-TRAM 皮瓣升起。请注意,为了加强这一侧的供区,进行了筋膜闭合和高嵌体 Prolene 网片放置

因为它在手术过程中不会受到损伤。然后将脐牵出并用可吸收缝线固定到位。

23.9 要点与难点

- 鉴于 SIEA 皮瓣蒂解剖结构的高度变异性,它不是所有患者的可行选择。
- SIEA 不可靠地供应对侧半腹。因此,当考虑包括对侧中线外 2 cm 以上的皮瓣组织时,应格外小心,并进行连续的术中评估。
- 与其他基于腹部的游离皮瓣相比,皮瓣的移植可能更具挑战性,因为与 DIEP 皮瓣相比,SIEA 蒂更短,位置更靠外侧且更浅表。
- 与 TRAM 和 DIEP 皮瓣相比,SIEA 皮瓣解剖范围更小,供区的发病率要低得多。
- 乳房重建中,在进行血管显微吻合后,可以通过从 Scarpa 筋膜到胸壁用几条可吸收缝线固定皮瓣来降低蒂牵拉和撕脱的风险。

(李辉 译,丁自海 陈超 校)

参考文献

[1] HALL-FINDLAY EJ, EVANS GRD, KIM KK. Aesthetic and Reconstructive Surgery of the Breast [M]. Philadelphia, PA: Elsevier, 2010:147–159.

[2] TAYLOR GI, DANIEL RK. The anatomy of several free flap donor sites [J]. Plast Reconstr Surg, 1975, 56(3):243–253.

[3] ROZEN WM, CHUBB D, GRINSELL D, et al. The variability of the Superficial Inferior Epigastric Artery (SIEA) and its angiosome: a clinical anatomical study [J]. Microsurgery, 2010, 30(5):386–391.

[4] SPIEGEL AJ, KHAN FN. An Intraoperative algorithm for use of the SIEA flap for breast reconstruction [J]. Plast Reconstr Surg, 2007, 120(6):1450–1459.

[5] WEI FC, MARDINI S. Flaps and Reconstructive Surgery [M]. Philadelphia, PA: Elsevier, 2009:501–617.

[6] HOLM C, MAYR M, HÖFTER E, et al. The versatility of the SIEA flap: a clinical assessment of the vascular territory of the superficial epigastric inferior artery [J]. J Plast Reconstr Aesthet Surg, 2007, 60(8):946–951.

24 纵行腹直肌游离、带蒂肌皮瓣

Christopher A. Campbell

摘要

纵行腹直肌肌皮瓣是一种以腹部血管为血供来源的组织瓣，其供养血管垂直穿出腹直肌后分布于腹直肌表面的皮肤上。纵行腹直肌肌皮瓣有两套供血系统，分别为腹壁上动脉和腹壁下动脉，以腹壁上动脉为蒂设计皮瓣可用于重建胸壁和胸骨的缺损，以腹壁下动脉为蒂设计皮瓣可用于腹部、会阴和阴道的重建。腹直肌肌皮瓣体积巨大，肌肉可填充盆腔坏死后形成的无效腔，皮肤可以用于部分或全部阴道的重建，在盆腔肿瘤切除术后盆腔重建方面发挥了重要作用。腹直肌较长，其表面可携带较多的皮肤软组织，以腹壁下动脉为蒂设计该肌皮瓣可以通过经盆腔的方式用于骶骨切除后缺损的修补。腹直肌肌皮瓣是最常用的带蒂皮瓣，其血管蒂部容易游离且解剖恒定，也可设计游离皮瓣用于上肢、下肢和头颈部的重建。在这一章中，作者列出了外科医师在使用这种皮瓣时的注意事项，包括典型的适应证、解剖、术前注意事项和手术技巧，并提出了两种不同的手术设计变式。

关键词：白线，半月线，弓状线，腹壁下动脉，腹壁上动脉，第8肋间动脉，第7~12肋间运动及感觉神经

24.1 引言

纵行腹直肌肌皮瓣（VRAM）是一种以腹部血管为蒂的肌皮瓣，其供养血管垂直穿出腹直肌后形成分支，分布于腹直肌表面的皮肤上。VRAM有两套供血系统，分别为腹壁上动脉和腹壁下动脉，以腹壁上动脉为蒂设计皮瓣可用于重建胸壁和胸骨的缺损，以腹壁下动脉为蒂设计皮瓣可用于腹部、会阴和阴道的重建[1-3]。VRAM体积巨大，肌肉可填充盆腔坏死后形成的无效腔，皮肤可用于部分或全部阴道的重建，在盆腔肿瘤切除术后盆腔重建方面发挥了重要作用[4]。腹直肌较长，其表面可携带较多的皮肤软组织，以腹壁下动脉为蒂设计该肌皮瓣可以通过经盆腔的方式用于骶骨切除后缺损的修补。VRAM是最常用的带蒂皮瓣，因其血管蒂部容易游离且解剖恒定，也可设计游离皮瓣用于上肢、下肢和头颈部的重建[4]。

24.2 典型适应证

- 以腹壁上动脉为蒂：
  - 心脏手术后胸骨和胸壁的缺损，需要用肌肉填充纵隔，皮瓣覆盖胸部创面。
- 以腹壁下动脉为蒂：
  - 盆腔清除术或腹会阴切除术后的盆腔缺损，需要大量软组织填充盆腔坏死后形成的无效腔，并用皮瓣重建会阴或阴道。
  - 骶骨切除术后缺损的修复。
  - 可设计游离皮瓣用于肿瘤切除术后或外伤后的乳房、胸壁、四肢或头颈部缺损的重建。

24.3 解剖

腹直肌是由4段肌肉连接在一起的呈垂直

排列的长方形肌,从肋缘一直延伸到耻骨(图24.1)。腹直肌被前后鞘以及中间的白线和外侧的半月线所包围,前后被腹直肌鞘包围。在弓状线以上,腹直肌鞘由较硬的前鞘和后鞘组成并包围腹直肌。在弓状线以下,后鞘转至腹直肌前面,与前鞘融合,腹横筋膜将腹直肌后表面与腹膜前脂肪分开。在腹直肌分离的患者中,腹直肌会向外侧平移,导致前腹直肌筋膜和后腹直肌筋膜内侧融合。

腹直肌有双重血液供应,腹壁下动脉及其伴行静脉从腹直肌后面进入腹直肌后表面,腹壁上动脉(胸廓内动脉从肋缘下方延续为腹壁上动脉)及其伴行静脉从腹直肌后面进入腹直肌。第8肋间动脉分支也自腹直肌后面营养部分腹直肌,当胸廓内动脉(腹壁上动脉近端)被用于心脏旁路移植手术后,可以以第8肋间动脉为蒂设计皮瓣。当VRAM向下旋转或用作游离皮瓣时,使用腹壁下动脉为皮瓣的血管蒂;当VRAM向上旋转用于胸部修复重建时,使用腹壁上动脉作为皮瓣的血管蒂。

腹直肌由第7~12肋间神经的运动支及感觉支支配。运动支在腹内斜肌的下方走行,然后到达腹直肌的边缘。在切取皮瓣时可以分离并携带该分支和其伴行血管。感觉支从腹直肌外侧皮肤进入,在切取皮瓣时可以分离并携带。

24.4 皮瓣的其他类型

- 设计皮瓣时腹直肌上缘皮肤可沿着肋弓方向延伸至腋前线[4]。
- 设计保留筋膜的皮瓣时仅携带腹壁下动脉穿支及前鞘,保留所有内侧和外侧筋膜以协助腹壁闭合[4]。

24.5 术前注意事项

在肥胖患者中,皮瓣可能过厚,可根据受区需要修薄皮瓣。当腹壁下动脉穿支穿过腹直

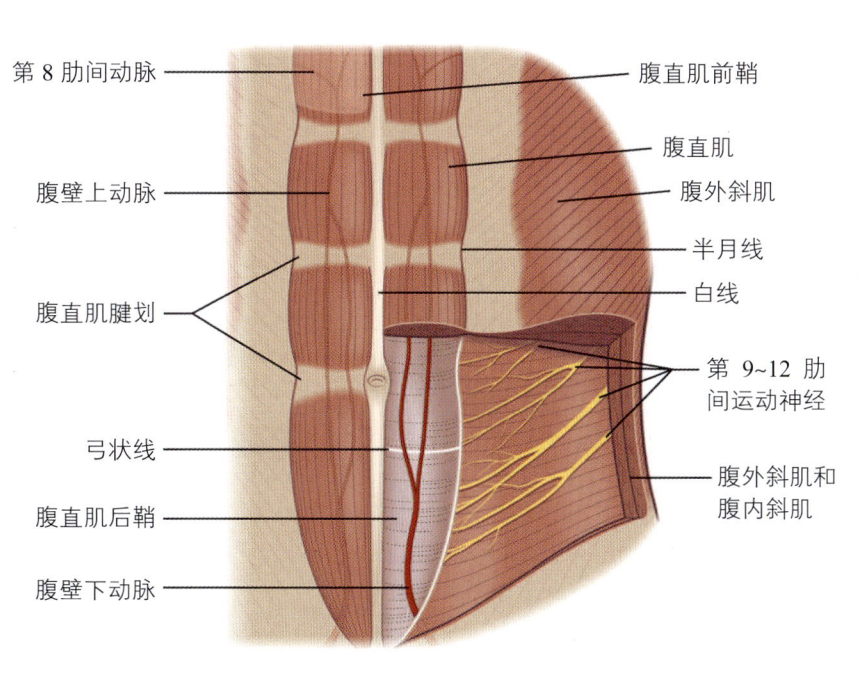

图24.1 腹直肌、腹直肌鞘和神经血管解剖

肌并在皮下软组织形成分支时，可以安全地对 VRAM 进行修薄。患者盆腔术后，骨盆入口非常狭窄导致常规的 VRAM 通过困难，难以用于骨盆重建，需要修薄皮瓣或选择其他肌皮瓣或大网膜瓣，以减少对骨盆空间的占据[5]。

对于有过多次手术的患者，切取皮瓣时将穿支从瘢痕组织中游离出来并且保留筋膜可能很困难，因此往往需要携带更大面积的腹直肌前鞘。同样，疝气患者或既往疝修补的患者可能需要腹壁重建术，包括切取部分腹直肌或生物补片修补[4]。有过腹部或心脏手术的患者可能有 VRAM 供应血管的损伤，可在术前通过血管造影术或术中探查血管蒂部以确认。

对于需要较大面积的皮瓣进行重建或存在离腹壁较远的缺损的患者，当使用带蒂 VRAM 进行重建时，可以扩大切取皮瓣，以提供更大的覆盖范围和更多的皮瓣表面积。

24.6　定位和皮肤标记

患者取平卧位。如果 VRAM 用于阴道或会阴重建，则将患者的双腿置于截石位。沿白线设计纵向切口，切口延续至脐处改为半圆形，保留完整的脐结构。在做任何切口之前，应测量 VRAM 的皮肤横向切取范围。外科医师站在患者一侧，与 VRAM 切取的部位相对，将两个拇指放在白线上，手指放在腹壁外侧皮肤上，将多余的皮肤推向拇指，在拇指指尖的外侧皮肤处做一个辅助标记。此时可确定 VRAM 的横行切取范围。皮瓣上、下界限在脐以上 6 cm 至脐下 6 cm，左、右界限在白线外侧 2 cm 至白线外侧 6 cm 处（图 24.2a）。

为了扩大切取皮瓣，皮瓣上缘可向上延伸至第 5 肋间隙，与肋弓下缘方向平行，并向外侧延伸到腋前线（图 24.2b）。

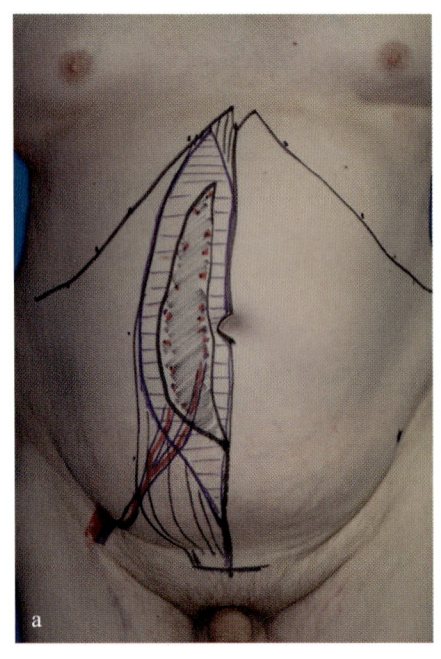 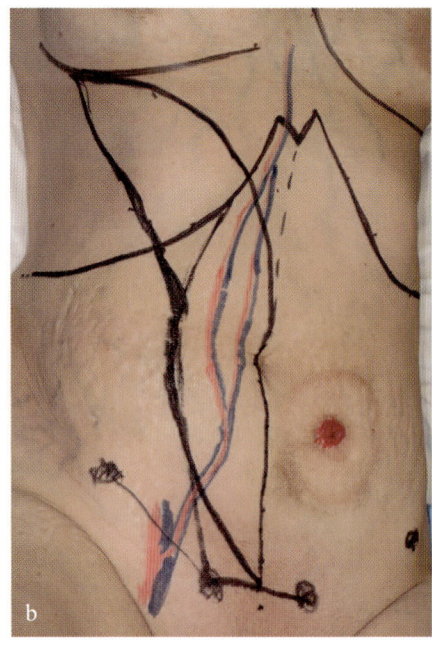

图 24.2　VRAM 术前标记。a. 标准 VRAM 的术前标记。腹壁下动脉血管蒂从髂外动脉发出，位于髂前上棘和耻骨连线中点。腹壁下动脉穿支区位于脐附近。穿支区域内的腹直肌前筋膜术中需要保留。b. 扩大切取的 VRAM 术前标记，其延伸平行于乳房下方的肋骨方向直至腋前线

当带蒂 VRAM 向上转移时，可以使用相同的设计，但应仔细观察脐下的皮肤血供，因为腹壁上动脉向下供应范围有限。在某些情况下，需要通过显微外科手术将腹壁下动脉与受区血管吻合来实现增压。

24.7 手术技术

如果需要切除腹部肿瘤并设计以腹壁下动脉为蒂的 VRAM 进行修复，应由显微重建外科医师切开腹部，以保护皮瓣血供和腹壁。对于胸部手术并需要设计以腹壁上动脉为蒂的 VRAM 进行修复时，术前两组医师应就腹壁上动脉系统和第 8 肋间动脉的受累情况进行沟通。

通过皮肤和皮下组织做中线切口，直至白线。为了保留 VRAM 的筋膜，需要在皮下层向外侧剥离，直到发现腹壁下穿支的内侧排。用剪刀在弓状线上方内排穿支处将前鞘剪开，然后将前鞘切口向下延伸至弓状线水平，使其朝向中线（图 24.3a）。向外侧翻开腹直肌内侧边缘，暴露弓状线以上的腹直肌后鞘和弓状线以下的腹横筋膜。用剪刀以与前鞘相同的方向剪开后鞘，在弓状线上形成两个筋膜鞘（图 24.3b）。在中线处分开腹横筋膜，然后用手指剥离清除腹膜前脂肪。当需要行腹部肿瘤切除术时，可用 4-0 Vicryl 缝线暂时缝合前后鞘，向外侧移动腹直肌，然后进行腹直肌剥离（图 24.3）。

从 VRAM 外侧切开皮肤并分离皮下组织。在皮下向内侧进行游离，直到发现外排穿支。用剪刀将腹直肌前鞘分离，将腹壁穿支区前筋膜与皮瓣一起取下。拉开腹直肌前鞘外侧边缘，分离腹直肌的小节段性神经血管蒂。当 VRAM 向上旋转时，如需增压，要游离腹壁下动脉至其自髂外动脉发出处。对于骨盆手术指征，当腹直肌向下旋转时，在肋缘分离腹直肌，将腹直肌从肋缘抬高到骨盆止点，直到腹壁下血管蒂进入腹直肌深表面的下外侧。仔细分离腹壁蒂以帮助旋转。

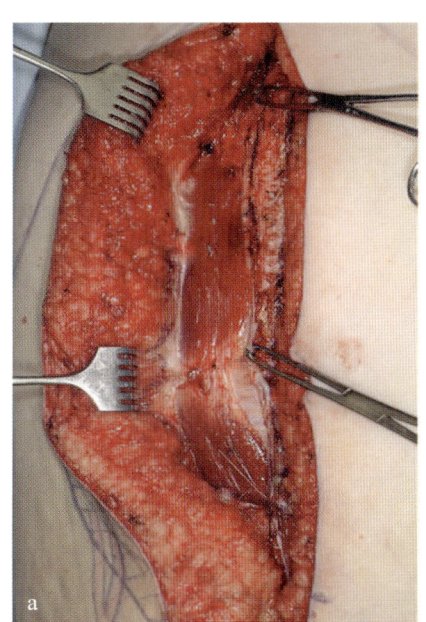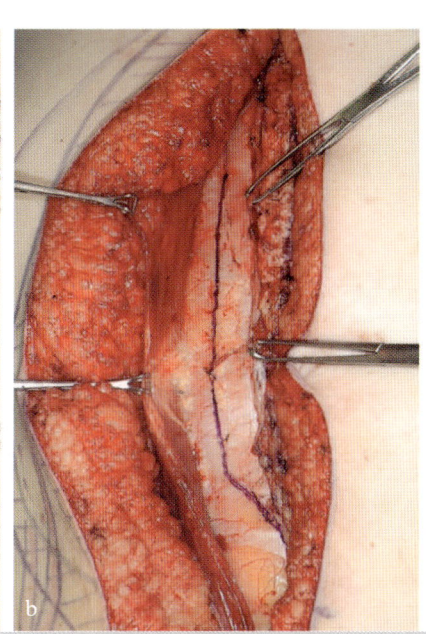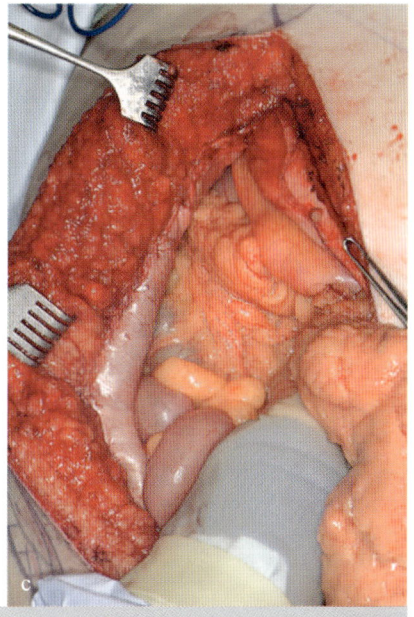

图 24.3　保留筋膜的 VRAM 切取。a. 识别内排穿支，将腹直肌前鞘分开并从内侧剥离腹直肌。b. 将腹直肌的内侧缘向外侧掀开，暴露腹直肌后鞘。在弓形线上切开该鞘（标记的计划切口），该鞘是用于闭合的第二层。c. 在腹腔内进行手术时，将前后鞘暂时缝合到一起以保护皮瓣血管（图片由 Charles E. Butler 提供）

肌肉止点可用电刀进行剥离。当VRAM向下旋转修复盆腔处的缺损时,将腹直肌沿起点(肋缘下方)到止点(盆腔)由上向下进行游离,直至探查到腹壁下动脉沿腹直肌深面的下外侧进入腹直肌处。在骨盆重建时,不需要将腹直肌游离至其在骨盆上的附着点。当需要骨盆通道时,将VRAM放置到其需要的位置,并测量骨盆和(或)阴道位置所需的皮瓣大小。确保皮瓣完全填充骨盆入口的无效腔。同时确认腹壁下动脉没有扭曲卡压且没有张力。在血管蒂部横向游离腹横筋膜,以确保筋膜闭合时不卡压腹壁下动脉。把皮瓣拉回腹部并将埋在骨盆内的皮瓣部分去上皮(图24.4a)。将皮瓣放回骨盆内。用可吸收缝合线缝合骶骨前方确保骨盆入口被VRAM的去上皮部分封闭。将皮瓣的浅筋膜缝合到骨盆的肌肉上以闭合盆腔受区部位,在进行部分阴道重建时将真皮缝合到阴道肌层,皮瓣表面和会阴部皮肤进行缝合。在会阴皮下缝合去上皮的远端皮瓣关闭受区(图24.4b)。

24.8 供区闭合

筋膜保留的切取技术使腹部供区闭合更简单,提高了腹壁完整恢复的机会。弓状线以上的两层鞘和弓状线以下的一层鞘应采用连续或8字形永久缝合。对于有明显瘢痕阻碍筋膜闭合的患者,可向单侧分离并松解腹外斜肌腱膜,使外侧鞘能向内侧推进,减小原来缝合处的张力(图24.5a,b)。在先前有疝气或多次开腹手术的情况下,也可用镶嵌网片来加强闭合。合成网片可用在前鞘和后鞘之间的弓状线以上。当弓状线以下需要补片时,最好使用生物补片,以避免合成补片接触腹部内容物时导致粘连。外侧皮瓣用3-0缝线将其缝合至腹壁肌肉,并采用标准的逐层闭合技术进行皮肤闭合(图24.5c)。

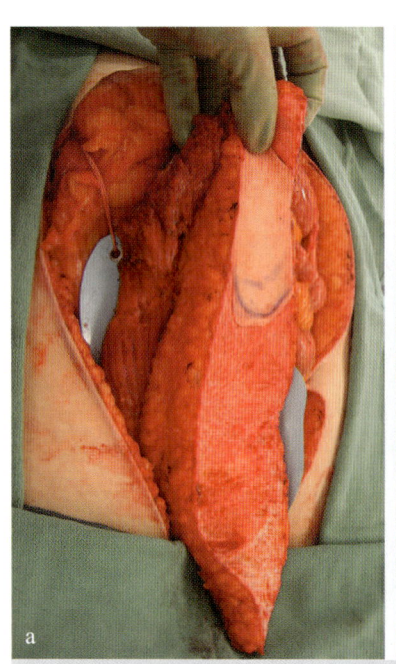
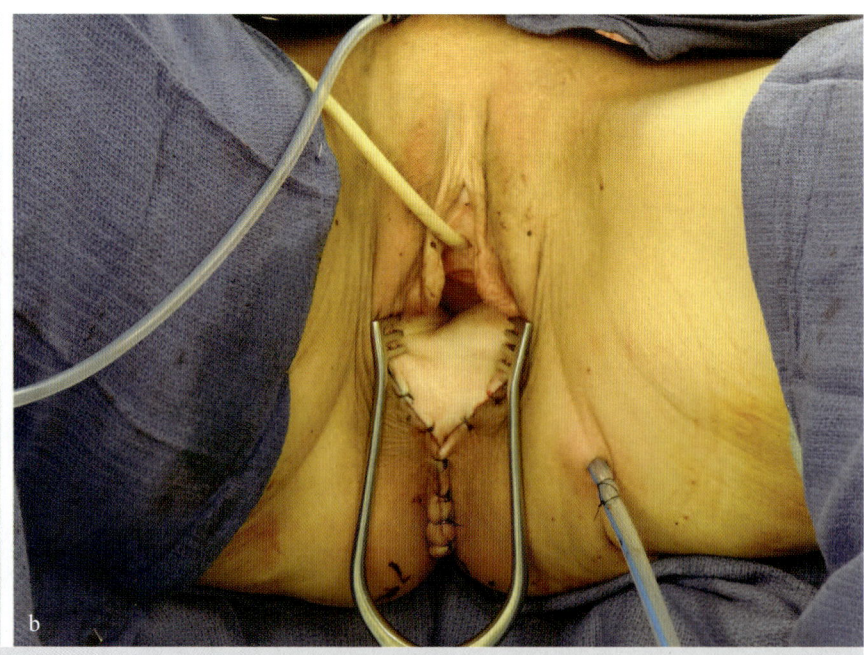

图24.4 a. 在标记用于阴道后壁重建的部分后,将VRAM牵拉回腹部。皮瓣占据骨盆入口处,埋在会阴下方的皮瓣部分已经去上皮。b. VRAM已被送入盆腔,重建阴道后壁。皮瓣的远端部分可以在阴道口处看到。其余部分已去上皮并置于会阴下方

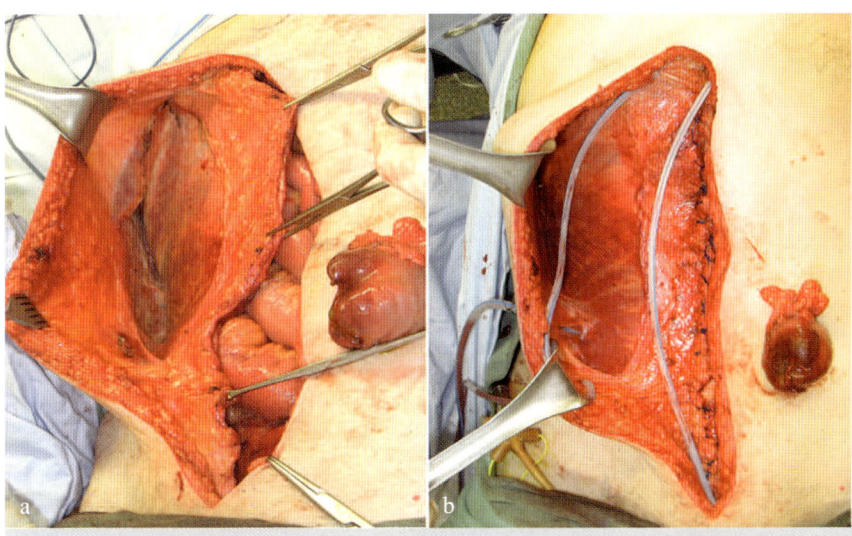
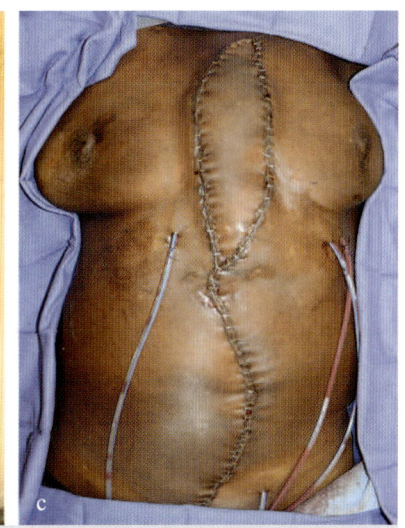

图 24.5　a，b. 显示分离右侧腹外斜肌腱膜以帮助 VRAM 切取后腹壁的闭合。腹外斜肌腱膜已在半月线外侧分开，腹直肌鞘已无张力闭合（图片由 Charles E. Butler 提供）。c. 腹部供区部位闭合，VRAM 以腹壁上动脉为蒂，皮瓣远端腹壁下动脉与胸廓内动脉吻合对皮瓣进行增压，用于重建心脏瓣膜置换术后大的胸部伤口缺损

24.9　要点与难点

- 术前与肿瘤外科医师沟通，以确保切取皮瓣前其血管蒂部完好未受损。
- 在进行中线切口前，测量皮岛的直径大小，以预防切取错误。
- 切取皮瓣时保留筋膜将降低腹部供区并发症的发生率。如果患者有多处腹壁疝病史或既往腹部手术史而不能保留筋膜，应考虑分离部分筋膜或用补片来保持腹壁完整性并帮助腹壁闭合。
- 在牵拉皮瓣和闭合供区时，确保腹壁蒂部柔软而无张力。如果需要，切开腹横筋膜，以减小腹壁闭合过程中对蒂部的潜在压力。
- 当 VRAM 皮瓣以腹壁上动脉为蒂向上旋转时，要仔细评估脐下的皮肤，以确保腹壁上动脉皮支进入该部分皮肤且血运良好。如果有必要，可将腹壁下动脉血管与受区血管吻合来给皮瓣的下部增压。

参考文献

[1] TOBIN GR, DAY TG. Vaginal and pelvic reconstruction with distally based rectus abdominis myocutaneous flaps [J]. Plast Reconstr Surg, 1988, 81(1):62–73.

[2] MIYAMOTO Y, HATTORI T, NIIMOTO M, et al. Reconstruction of full-thickness chest wall defects using rectus abdominis musculocutaneous flap: a report of fifteen cases [J]. Ann Plast Surg, 1986, 16(2):90–97.

[3] BUNKIS J, WALTON RL, MATHES SJ. The rectus abdominis free flap for lower extremity reconstruction [J]. Ann Plast Surg, 1983, 11(5):373–380.

[4] CAMPBELL CA, BUTLER CE. Use of adjuvant techniques improves surgical outcomes of complex vertical rectus abdominis myocutaneous flap reconstructions of pelvic cancer defects [J]. Plast Reconstr Surg, 2011, 128(2):447–458.

[5] MERICLI AF, MARTIN JP, CAMPBELL CA. An algorithmic anatomical subunit approach to pelvic wound reconstruction [J]. Plast Reconstr Surg, 2016, 137(3):1004–1017.

（刘焕龙　译，丁自海　陈超　校）

25 大网膜瓣

Donald P. Baumann

摘要

大网膜瓣可作为游离组织瓣或带蒂组织瓣用于创伤后颅骨缺损的重建。由于大网膜瓣的多功能性和可靠性，在胸、腹、骨盆重建及四肢、头颈部软组织表面重建等方面有着广泛应用。本章内容包含了使用大网膜瓣所涉及的所有基本问题，从适应证、解剖学、术前注意事项到手术技术。为了加强讨论，提到了大网膜血管供应的5种类型。

关键词：大网膜，胃网膜左、右血管，胃十二指肠动脉，脾动脉，大网膜动脉弓，左、右大网膜血管

25.1 引言

大网膜瓣可以设计为游离组织瓣或带蒂组织瓣。1972年，Harry Buncke首次报道了游离大网膜瓣用于重建创伤后的颅骨缺损[1]。由于大网膜瓣的多功能性和可靠性，它已成为重建手术的主力。大网膜瓣在胸、腹、骨盆重建以及四肢、头颈部软组织表面重建等方面有着广泛应用。

25.2 典型适应证

- 胸内缺损：支气管胸膜瘘、脓胸和血管移植物感染。
- 腹腔内缺损：骨盆缺损重建及肠吻合强化。
- 胸壁缺损：胸骨切开术后伤口感染。
- 作为游离组织覆盖上、下肢及头颈部区域软组织缺损。
- 肢体淋巴水肿：淋巴结组织移植的来源。

25.3 解剖学

大网膜从胃大弯和十二指肠近端向下延伸至小肠前方一段距离。它再次向上回折到横结肠的前上方。大网膜的左缘与胃脾韧带相邻，右缘延伸至幽门及十二指肠的第一部分。小网膜从胃小弯和十二指肠近端延伸到肝门。肝胃和肝十二指肠韧带形成小网膜。小网膜通常在重建手术中不起作用。

大网膜瓣的大小因患者体重指数、年龄、性别、有无腹腔内感染或手术史而异。大多数患者大网膜瓣的设计表面积为（25×50）cm^2。大网膜的厚度根据体重指数和腹内脂肪分布有显著差异。

大网膜瓣的主要血液供应来自胃网膜左、右动脉。胃网膜右动脉发源于胃十二指肠动脉，胃网膜左动脉发源于脾动脉。根据Mathes和Nahai分类，大网膜瓣属于Ⅲ型组织瓣。胃网膜左、右动脉均可作为大网膜瓣的主要供血血管。大网膜具有丰富的血管网，包括大网膜动脉弓和大网膜左、右动脉（图25.1）。大网膜动脉弓连接胃网膜左、右动脉。大网膜动脉弓长约20 cm，位于胃大弯下方。大网膜左、中、右动脉均起源于大网膜动脉弓并向下走行[2]。

带蒂大网膜瓣以胃网膜左、右动脉为蒂修复胸腔和骨盆的缺损。以哪个血管为蒂由大网膜的解剖、腹腔手术史和缺损的部位所决定。

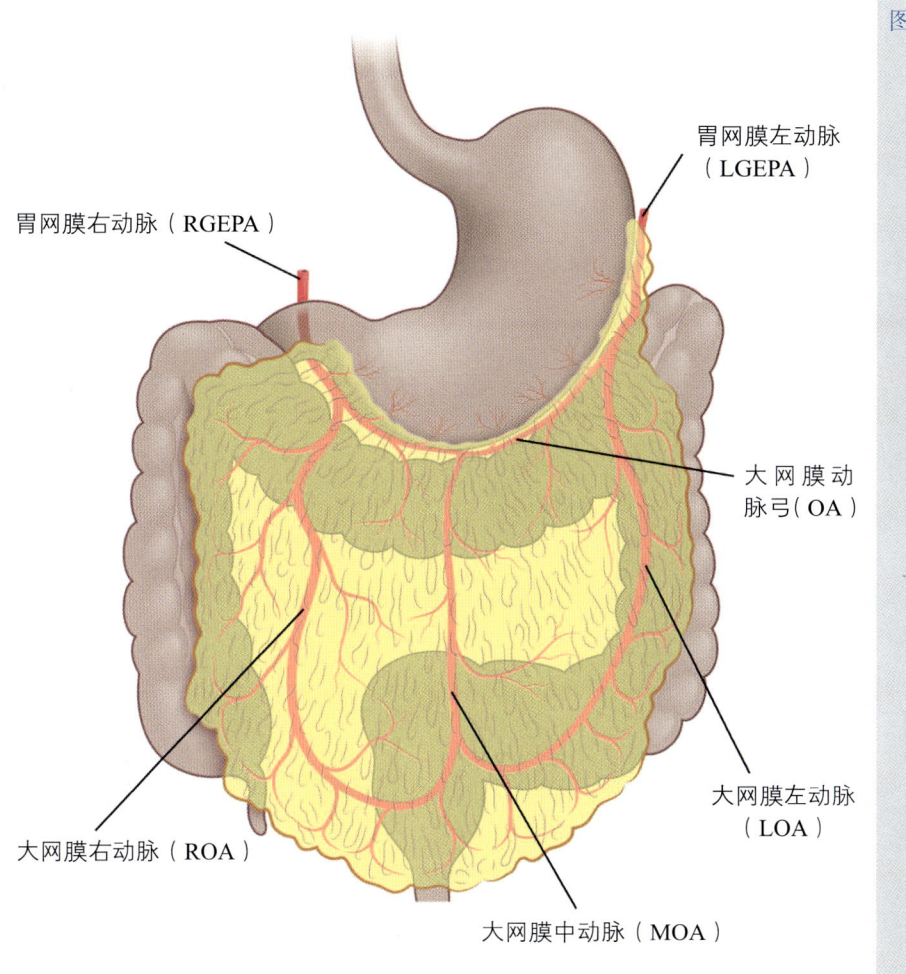

图 25.1 大网膜瓣的血液供应

在设计游离大网膜组织瓣时，常选用胃网膜右动脉为血管蒂，因为其血管直径略大于胃网膜左动脉。在剥离血管蒂之前，必须清楚地标记动脉和静脉，因为与皮肤血管相比，动脉壁较薄，之后可能难以识别。

25.4 血管供应分型

一般来说，大网膜动脉有 3 个分支（左、中、右），它们在大网膜远端有着不同程度的吻合。根据大网膜中动脉的有无及其分叉水平将大网膜血液供应分为 5 种类型（图 25.2）[3]。

- Ⅰ型：大网膜中动脉在大网膜远端分叉。
- Ⅱ型：大网膜中动脉在大网膜动脉弓和大网膜远端之间分叉。
- Ⅲ型：大网膜中动脉从发出点 2~3 cm 处分叉。
- Ⅳ型：大网膜中动脉缺失，取而代之的是较小的副大网膜动脉。
- Ⅴ型：大网膜左动脉是脾动脉的直接分支，大网膜中动脉由胃网膜右动脉发出。

25.5 术前注意事项

术前准备的重点是评估大网膜瓣的整体容积及是否能到达缺损的部位。患者的体型和之前的手术可用来协助评估。术前 CT 成像可通过测量腹部脂肪的多少来评估大网膜的体积。

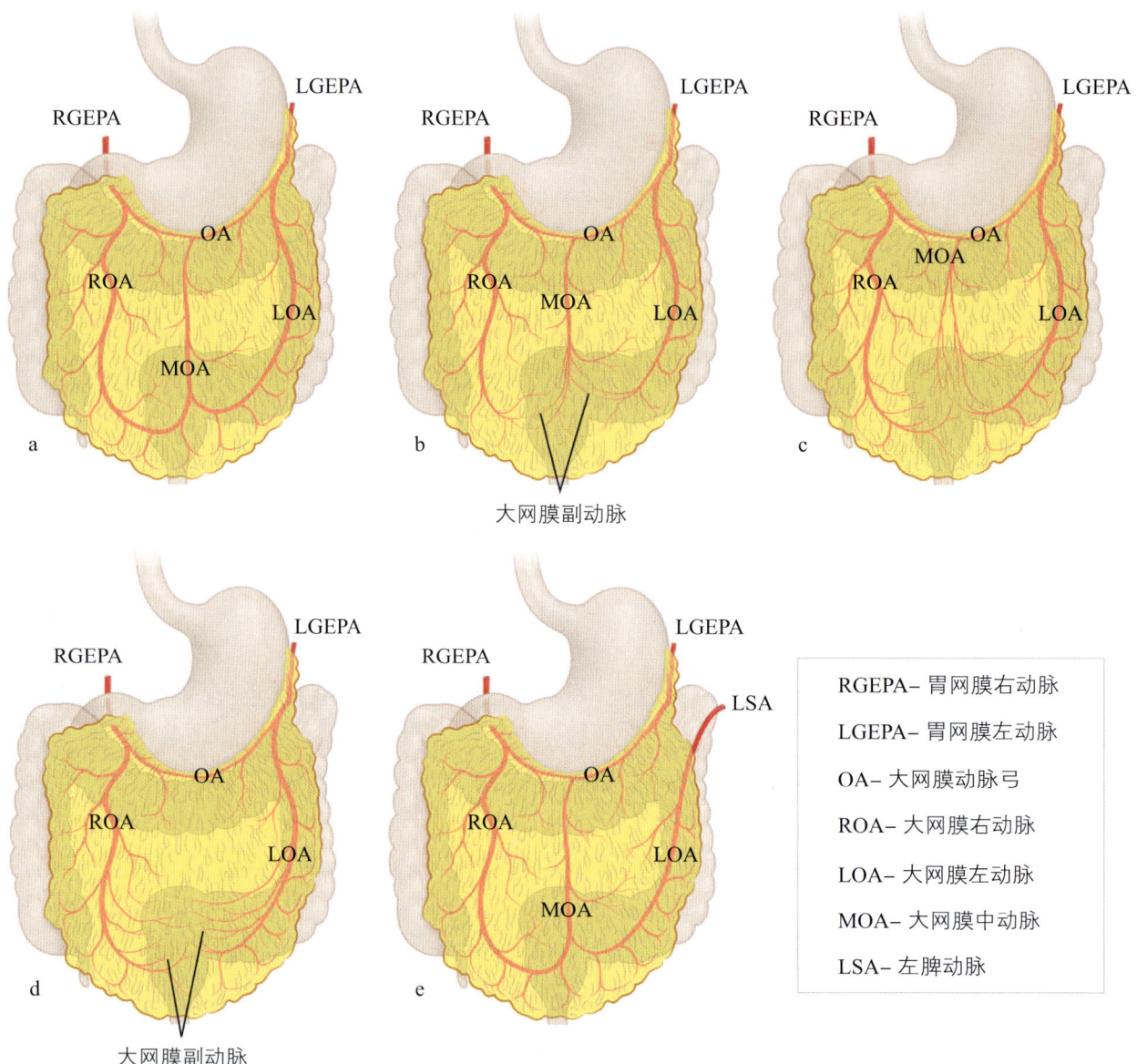

图25.2 大网膜瓣内血供的多样性。a. 大网膜中动脉在大网膜远端分叉。b. 大网膜中动脉分叉于大网膜动脉弓和大网膜远端之间。c. 大网膜中动脉从发出点2~3 cm处分叉。d. 大网膜中动脉缺失，取而代之的是较小的副大网膜动脉。e. 大网膜左动脉是脾动脉的直接分支，大网膜中动脉由胃网膜右动脉发出

25.6 定位和皮肤标记

患者取仰卧位。从剑突到脐连线设计适当长度的腹中线切口。如果计划用腹腔镜切取皮瓣，则需要使用 4 个腹腔穿刺点：一个在脐下，大网膜瓣可以通过这个穿刺点转移到体外；另外两个在脐右侧，最后一个在脐左侧。

25.7 手术技术

根据术者的偏好和大网膜瓣的预期用途，可以通过开腹手术或微创腹腔镜手术切取。为了切取大网膜瓣，需要进行剖腹或腹腔镜检查以暴露上腹部脏器。将大网膜向上反折，在横结肠表面游离大网膜下方软组织（图 25.3a）。注意不要损伤肠系膜和中结肠动脉。然后，将大网膜向下翻起，并结扎胃短血管。根据缺损位置决定是在右侧还是左侧胃网膜血管上设计皮瓣。沿着大网膜穿隆向血管蒂部方向进行游离。图 25.3b 显示的是以右侧胃网膜血管（左侧胃网膜蒂已结扎）为蒂的大网膜瓣，用于修补骨盆处的缺损。当切取大网膜游离皮瓣时，需要结扎左侧胃网膜血管。将右侧胃网膜血管从胃部向胃十二指肠动脉近端解剖，以获得足够的血管蒂长度[4, 5]。

对于带蒂皮瓣设计，带蒂大网膜瓣可以以胃网膜左或右血管为蒂，到达胸腔和骨盆。如需增加皮瓣长度，可将大网膜动脉弓切断，延长皮瓣长度。在切断大网膜动脉弓前，需要明确大网膜左、中、右动脉与大网膜动脉弓的关系，以确保皮瓣远端充分灌注（图 25.2）。手持式多普勒可协助确定大网膜瓣延长后远端皮瓣的血管位置和血流灌注情况。

当大网膜瓣移入胸腔时，必须设计一个不影响大网膜瓣血流和避免疝发生的隧道。可通过膈肌上的一个小十字切口将大网膜瓣转移到胸腔或前纵隔进行胸骨重建。

25.8 供区闭合

大网膜瓣可以通过中线开腹手术或微创腹腔镜手术获取，缝合皮肤前需要先将腹膜闭合。术后应考虑使用鼻胃管进行胃肠减压，以防止胃大弯处膨胀损伤已结扎的胃短血管。

25.9 要点与难点

- 可选择性切断大网膜动脉弓，以增加大网膜瓣的旋转弧度和伸展范围。
- 在使用大网膜游离皮瓣时，必须在切断蒂部血

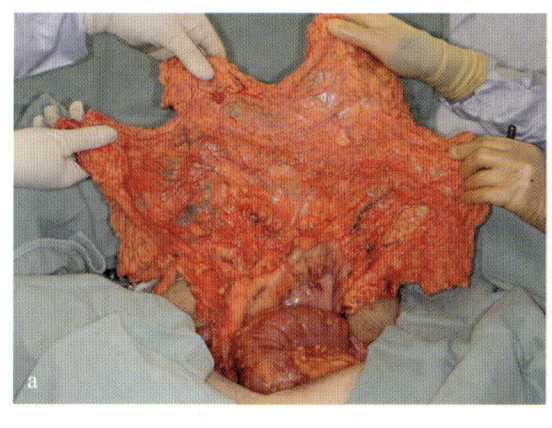
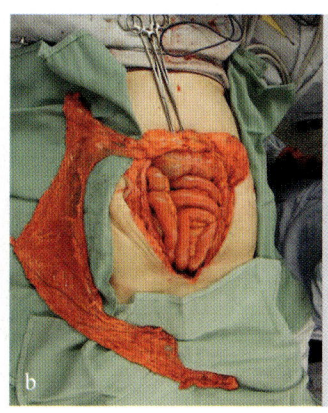

图 25.3 a. 切除横结肠表面软组织的大网膜瓣的术中图。大网膜瓣向上反折显示其整体尺寸和大网膜动脉弓。b. 已在右侧胃网膜蒂上游离大网膜瓣，并切断大网膜动脉以增强旋转弧度使其到达远端骨盆缺损处（图片由 Charles E. Butler 提供）

管之前清楚地标记动脉和静脉，因其动脉管壁较皮肤血管薄，可能很难区分动脉与静脉。

- 当局部转移牵拉大网膜瓣时，要避免蒂部受压。

（刘焕龙 译，丁自海 陈超 校）

参考文献

[1] MCLEAN DH, BUNCKE HJ. Autotransplant of omentum to a large scalp defect, with microsurgical revascularization [J]. Plast Reconstr Surg, 1972, 49(3): 268–274.

[2] LIEBERMANN-MEFFERT D. The greater omentum. Anatomy, embryology, and surgical applications [J]. Surg Clin North Am, 2000, 80(1):275–293.

[3] ALDAY ES, GOLDSMITH HS. Surgical technique for omental lengthening based on arterial anatomy [J]. Surg Gynecol Obstet, 1972, 135(1):103–107.

[4] MALONEY CT, WAGES D, UPTON J, et al. Free omental tissue transfer for extremity coverage and revascularization [J]. Plast Reconstr Surg, 2003, 111(6): 1899–1904.

[5] NGUYEN AT, SUAMI H, HANASONO MM, et al. Long-term outcomes of the minimally invasive free vascularized omental lymphatic flap for the treatment of lymphedema [J]. J Surg Oncol, 2017, 115(1):84–89.

26 游离空肠瓣和增压空肠瓣

Peirong Yu

摘要

小肠有丰富的血液供应，基于一对肠系膜血管，可将小肠任意节段切取为一个游离瓣。20 世纪八九十年代，在很多医疗中心，游离空肠瓣已经成为咽食管重建的主要（组织）瓣。将小肠转移至颈部，也可以用于全食管重建。然而，这需要切断几支肠系膜血管以增加其延展范围。因为节段性的血液供应特点，断开这些血管可能会造成相应小肠节段缺血。引入显微外科技术后，通过"增压"，已允许全食管置换。当胃不可用时，增压空肠瓣已成为全食管重建切实可行的选择。本章向外科医师阐述了切取及应用游离或增压空肠瓣的各个方面的系列步骤。从典型的适应证开始，讨论涵盖了解剖学、术前条件和手术技术。两种空肠瓣技术均做详细讨论，并涉及外科团队、工作流程、肠瓣切取、植入/转移和供区关闭等信息。

关键词：肠系膜上动脉，腹腔干，肠系膜上静脉，脾静脉

26.1 引言

小肠有丰富的血液供应。基于一对肠系膜血管，可将小肠任意节段切取为一个游离瓣。Seidenberg 于 1959 年报道了临床上第一个涉及小肠的游离组织移植[1]。20 世纪 60 年代又报道了几个更成功的空肠瓣重建案例[2-4]。虽然这些早期报道证明了这种技术的可行性，但由于缺乏合适的放大倍数、显微外科器械和缝合线，20 世纪 80 年代前该技术应用一直受到严重限制。到 80 年代和 90 年代，在很多医学中心，游离空肠瓣已成为咽食管重建的主要（组织）瓣[5-10]。通过将小肠向上移至颈部，小肠也可用于全食管重建。然而，这种方法需要离断几支肠系膜血管来增加延展范围。因其节段性血液供应特点，离断这些血管可能会导致相应的小肠段缺血。1947 年，Longmire[11] 通过吻合肠系膜血管到胸廓内动脉来增加远端肠管的血液供应。引入显微外科技术后，通过"增压"，已允许全食管置换。当胃不可用时，增压空肠瓣已成为全食管重建术切实可行的选择[12-16]。

26.2 典型适应证

全喉咽切除术后，游离空肠瓣适用于以下情况的环形咽食管重建：

- 原发性或复发性喉咽癌，梨状隐窝癌或喉癌。
- 甲状腺癌累及食管。
- 难以扩张的良性狭窄，如放疗或摄入碱液引起的狭窄。
- 重建术后和放疗后不愈合的咽瘘。

在下列情况不能选择胃上拉时，增压空肠瓣适用于全食管重建：

1. 癌症累及需行全胃或次全胃切除术。
2. 既往有胃部手术史。
3. 胃部放疗限制胃上拉手术的实施。
4. 全喉咽切除术后伴发缺损，超过胃上拉达到的区域。
5. 胃上拉术式失败，这可能是最常见的适应证。

26.3 解剖

成人小肠长度为 6.7~7.0 米。空肠和回肠通过肠系膜悬系于腹后壁并从肠系膜上动脉（SMA）接受血液供应。肠系膜上动脉于腹腔干起点下约 1 cm 发自腹主动脉，经胰颈和脾静脉后方下行，依次发出数支空肠和回肠动脉（图 26.1）。这些动脉进一步分支形成一系列动脉弓。小肠的静脉回流伴随着动脉经肠系膜上静脉，最终汇入脾静脉而排入门静脉系统。

26.4 变异

- 小肠的解剖结构及其血供比较恒定。

26.5 术前注意事项

切取空肠瓣涉及开腹手术和肠道手术，这本身就是一项较大的腹部手术，可能会导致明显的第三腔隙，液体转移、术后肠闭塞绞痛和肠梗阻。因此，必须进行细致地术前评估，以尽可能减少严重的，甚至危及生命的并发症。术前评估包括评价患者的心、肺、肾脏和营养状况。除了常规术前筛查试验外，通常建议加做肺功能测试、心脏负荷试验和营养状态评估，包括总血清蛋白质、白蛋白和转铁蛋白。手术前，这些方面的每一项都应完善施行。仔细规划涉及多学科团队协作，包括头颈外科、普通外科或胸外科、整形外科、重症监护、营养和语言

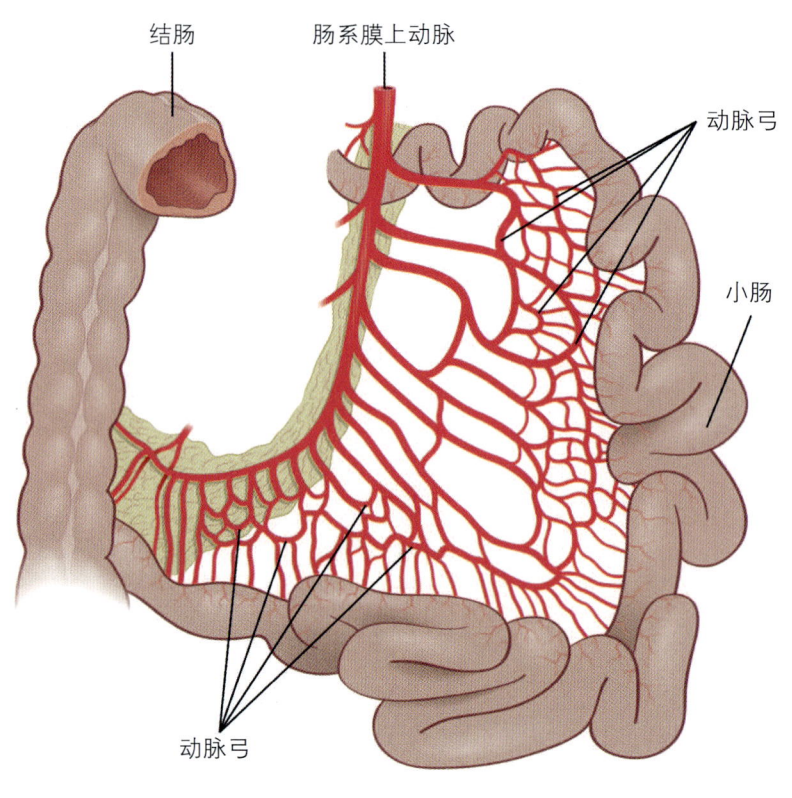

图 26.1 小肠解剖及其血供。肠系膜上动脉向肠管发出数支血管，到达肠管前形成大量血管弓

病理学。还可能会出现管漏、缩窄及功能性吞咽困难等。患者及其家属应该充分了解这些手术风险、潜在的术后并发症和功能缺陷。

26.6 体位和皮肤标记

患者取仰卧位进行肠瓣切取。取剑突和脐之间的上腹部正中切口进入腹腔。

26.7 手术技巧

26.7.1 游离空肠瓣

工作流程

应用游离空肠瓣重建咽食管需要三小组法。切除小组（头颈外科）开始切除并判定需行全咽食管重建。肿瘤切除完成前约 1 h，整形外科小组开始手术切取空肠瓣。这两个小组可以同时工作，互不干扰。为避免交叉污染，需要两套独立的器械和人员。当切除小组医师完成手术后，应准备空肠瓣移植。一旦肠瓣从腹部取出，普通外科小组可以开始重建小肠的连续性，放置胃肠管，并关闭腹部。组织良好的工作流程可以显著减少手术时间。

肠瓣切取

通过上腹部正中切口彻底探查腹腔，排除任何意外发现。检查整个小肠，并使用诸如无菌光纤光源从另一侧透照其血管弓（图 26.2a）。通常用距 Treitz 系带 20~30 cm 处与肠系膜血管第二支相对应的肠段作为游离空肠瓣。肠段长 15~20 cm，在靠近肠壁的肠系膜上用 Bovie 电刀标记。在背光透照下，定位第二支肠系膜血管起点。对肠段两端与血管蒂起点之间呈扇形的肠系膜两侧边缘进行电灼标记。在每一端紧邻肠管预设切除线的末端血管之间创建一个穿过肠系膜的窗口。将肠系膜和穿过的血管夹住、分离，并用 2-0 和 3-0 丝线结扎。认真细致地处置穿行血管很重要，否则即使小血管也会形成明显的肠系膜血肿并威胁肠瓣的安全。清除血管蒂起始附近约 2 cm 的脏腹膜、淋巴结和脂肪组织（图 26.2b），然后准备切取肠管。使用胃肠吻合器垂直于肠道纵轴切取肠管。标记缝合线放置在近端切缘上，以确保植入空肠瓣时，肠管仍保持原蠕动方向（图 26.2）。检查空肠瓣和相邻肠管血流灌注。灌注良好的肠管，黏膜和浆膜看起来应该都是粉红色的，没有任何褪色。肠壁末端弓形血管搏动和肠壁频繁蠕动应清晰可见。用温热湿润的腹腔手术纱布垫覆盖肠瓣，同时解剖出受区血管。一旦完成受区部位的最后准备，就可以切取空肠瓣。用一根 2-0 的丝线于动脉蒂根部结扎，再用另一根丝线结扎或血管夹加强。记录空肠瓣的缺血时间。静脉以类似的方式结扎。然后切断动静脉。从腹腔取出空肠瓣，检查手术野，确认彻底止血。去除空肠瓣各端的一排缝合钉，生理盐水冲洗空肠瓣管腔，去除黏液或其他肠内容物。经验表明，空肠瓣可以耐受 2 h 的热缺血（室温）而不会产生任何不良后果。若受区在切取空肠瓣前已做好充分准备，血管重建通常可以在 1 h 内完成。为缩短缺血时间，可先行血管重建再吻合空肠瓣。亦可先行肠瓣近端吻合，再行血管重建，这取决于外科医师的个人习惯。如果预计缺血时间会延长，可将肠瓣浸泡在冰生理盐水中。

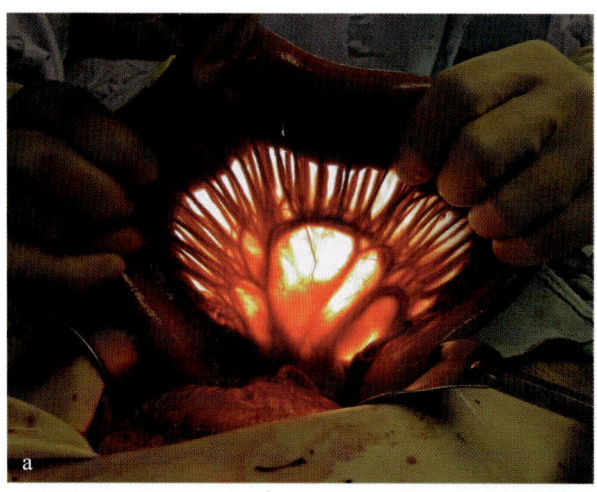
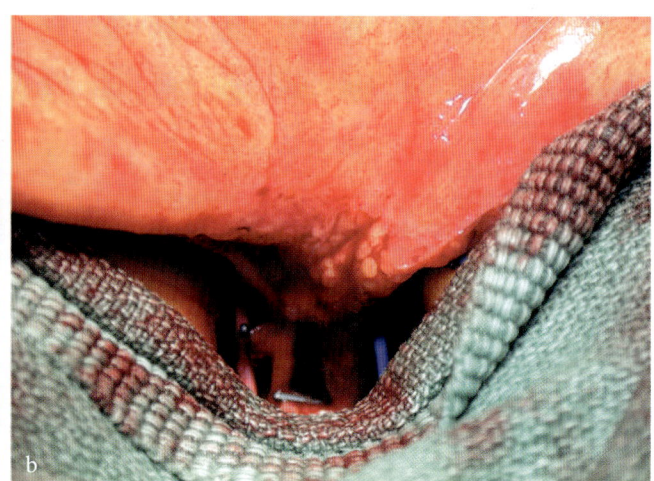
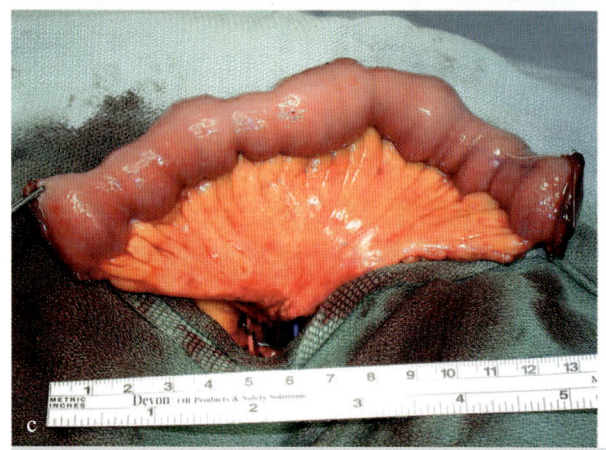

图 26.2　a. 用光纤光源从另一侧透照，可见肠系膜血管的解剖结构。b. 游离空肠瓣蒂部的肠系膜血管自起始处分离和清理约 2 cm。c. 蒂部血管分离后，使用胃肠吻合器切断空肠

植入肠瓣

咽食管缺损通常不超过 10 cm，可用空肠瓣垂直部分重建。植入肠瓣时，颈部恢复中立位，避免过伸。近端咽部开口明显大于空肠口径，因此，将空肠瓣的系膜缘对侧纵向打开 3~4 cm，形成半端侧吻合以适应口径差异（图 26.3a）。作者更喜欢单纯使用 3-0 Vicryl 可吸收缝合线间断吻合。前壁敞开、视野良好条件下先完成后壁缝合。单层吻合足够。若对吻合的完整性有任何顾虑，则给予第二层即穿过浆膜肌层的 Lampert 缝合。然而，第二层可能会使管腔变窄，尤其是在远端吻合处。通常先行近端吻合。

肠管有弹性，远端吻合时可轻微拉伸但无张力。附加肠管从主肠瓣上切离，但其系膜血管仍相续（图 26.3a）。附加肠管缩短至 3~4 cm，伴随进入肠管的两条终末肠系膜血管予以保留。该段肠管外置，用于肠瓣（血运）监测。两条终末肠系膜血管之间开一个小窗口，并在每条血管绕置 2-0 丝线（图 26.3b）。将监测段肠管两端缝合到颈部皮肤上，并用一块 Xeroform 敷料覆盖以防止干燥（图 26.3c）。揭开 Xeroform 敷料可以轻松完成空肠瓣（血运）评估。出院前一天，将这些预先放置的露出皮肤的缝合线打结，移除监测肠段。

26 游离空肠瓣和增压空肠瓣

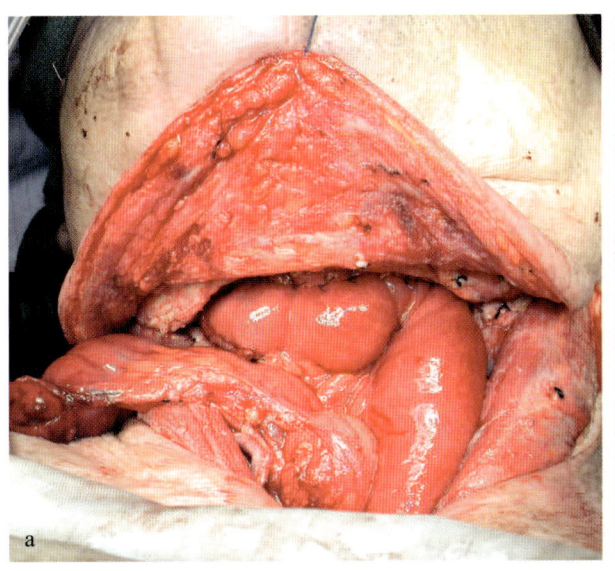

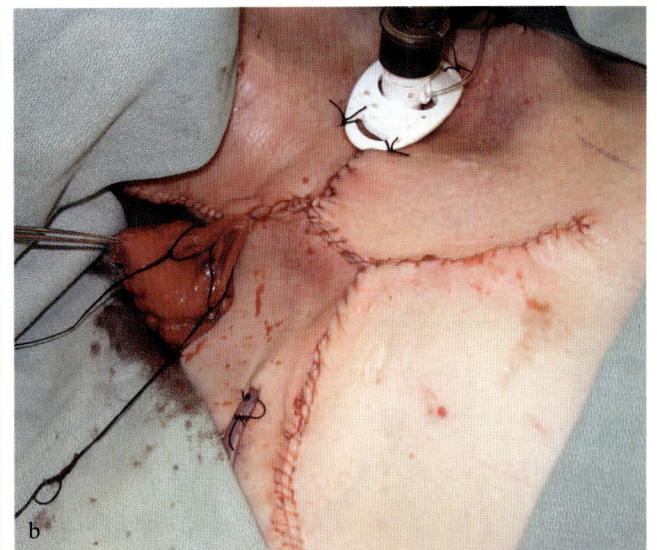

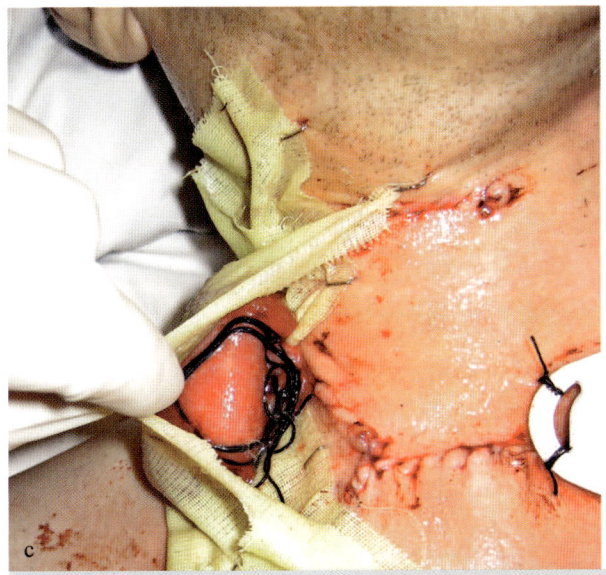

图 26.3　a. 近端吻合，将空肠长轴切开以适应咽部口径。b. 保留两条终末肠系膜血管的一小段肠管外置，用于监测。每条终末肠系膜血管绕置一根 2-0 丝线。监测肠段去除时，将此肠系膜血管预置线打结。c. 监测肠段用一块 Xeroform 敷料覆盖以防止干燥。掀开敷料很容易监测肠瓣。从终末血管也容易监测到多普勒信号

26.8　供区闭合

当重建小组在受区工作时，普外科手术小组可行肠管吻合，放置胃造口管和空肠造口饲管。通常使用订书机式吻合器恢复小肠的连续性。在肠道吻合处远端放置空肠造口饲管。然后逐层缝合腹部切口。

26.8.1　增压空肠瓣

工作流程

对于情况如此复杂的患者，建立流畅的工作流程对于缩短手术时间和改善预后极为重要。必要时，食管切除术和胃切除术由胸外科医师和（或）普通外科医师实施。手术入路或跨裂孔食管切除术实施的两个切口（腹部和颈部），

147

或再加上右侧开胸术3个切口。如需开胸，先将患者置于侧卧位，然后再换成仰卧位。当病灶清除手术小组在腹部进行手术时，重建外科医师可以开始在颈部准备受区血管。然后，各组改变位置。重建外科医师现在准备空肠瓣，而病灶清除外科医师通过颈部切口暴露近端食管，如果需要胸骨下入路，还需移除胸骨柄部和锁骨头部。然后将空肠肠管经胸穿至颈部，手术组再次交换位置。重建外科医师对近端空肠进行血管重建，完成颈部食管空肠吻合，并制作监测段，另一个手术组则在腹部恢复胃肠道的连续性。如果组织得当，所有参与小组都不会浪费时间。关于补液和血管加压药物的使用，手术组和麻醉师之间必须进行明确沟通，毕竟不同学科处理这些问题的方式不一样。

切取肠瓣

完成切除后，测量食管缺损的长度以估计所需肠管的长度。如前所述，使用光纤光源透照肠系膜。识别并保留 Treitz 韧带以远的第一个肠系膜分支，以维持十二指肠远端和空肠最近端部分的血液供应，这有利于重建肠道连续性。

通常，第二个肠系膜分支用于"增压"。解剖这些血管直到肠系膜上动静脉水平。根据肠系膜的松紧程度，可能需要切断一条或两条肠系膜血管以增加延展度。在最简单的情况下，切断第二支肠系膜血管用来颈部增压。第三支肠系膜血管不切断，留作肠瓣的带蒂部分（Ⅰ型）。分离第二支和第三支系膜血管之间的肠系膜接近浆膜处，以便空肠段展开（图 26.4a）。该措施有助于拉直小肠原有的弯曲特点并减少冗余。然而，大多数情况下，仅此措施并不能使肠瓣产生足够的肠系膜长度以达到颈部。因此，第三支肠系膜血管也被结扎并切断（图 26.4b）。

第三支和第四支肠系膜血管之间的肠系膜分离至二级弓状血管水平。这些拱形血管保留后，通常由第三支肠系膜血管灌注的肠段现在由作为蒂部的第四支通过完整的拱形血管（Ⅱ型）供应。这是我们经验中最常用的方法。如果还需要更长的肠段，比如患者躯干很长或同时进行全喉咽切除术，也可以结扎和切断第四支肠系膜血管。在这些情况下，只有第三支和第四支之间的肠系膜被分到接近浆膜，而保留了第二支和第三支之间，以及第四支和第五支之间的血管弓连接（图 26.4c）。第三段从增压的第二支肠系膜血管接受灌注，第四段从作为蒂部的第五支（Ⅲ型）接受灌注。

肠瓣转移

转移空肠瓣到颈部可有两条途径：心脏后原位途径，胸骨下异位途径，这需要切除部分胸骨柄、锁骨头和第1肋扩大胸腔入口，避免挤压空肠管。前者适用于立即重建的患者，但不适于延迟重建，因为原位路径已经损毁。后者通常预留给先前食管重建失败需行延迟重建的患者，但也常用于立即重建。胸骨下入路有以下几个优点：

1. 去除胸骨柄、锁骨头和部分第1肋，为肠吻合和受区血管吻合提供了极好的暴露。

2. 能将近侧食管残端置于上胸部而非颈部，若肿瘤学上可行，易于空肠瓣抵达。

3. 为作为受区血管的胸廓内血管提供了极好的通路。由于肠系膜的弯曲特性，受区血管的位置越低，越能够显著降低肠瓣的张力，便于肠瓣抵达。

胸骨下入路的缺点是破坏胸壁完整性。由于肠瓣系膜长度的增加一直是该术式的"瓶颈"，因此胸骨下入路可以使整个重建更容易、更安

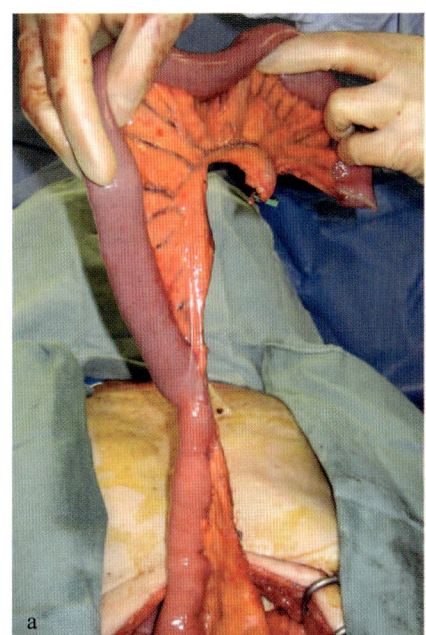
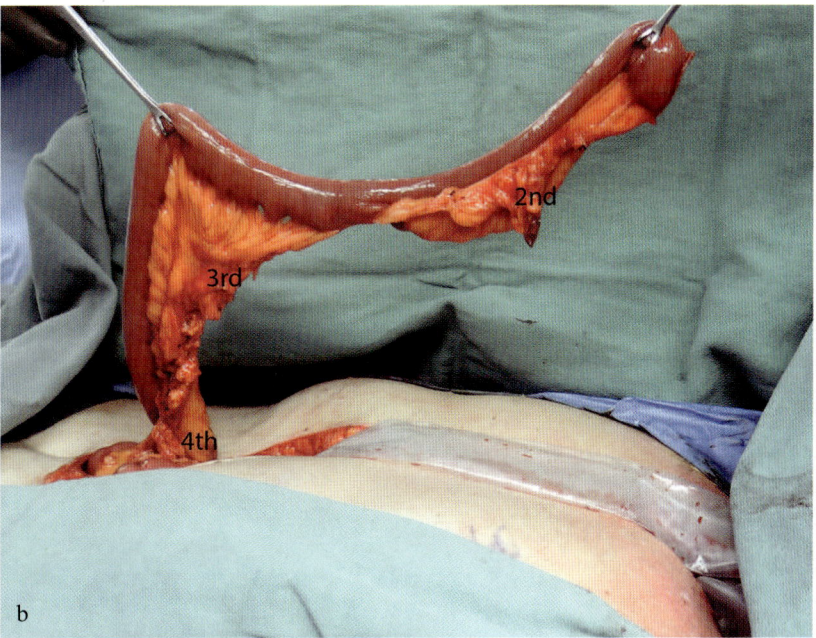
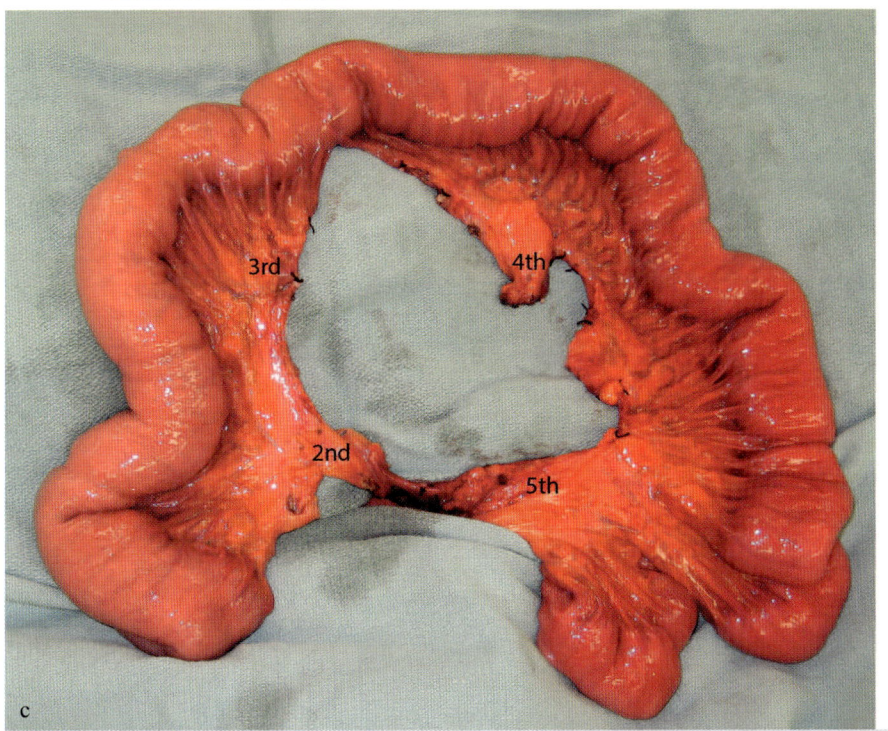

图 26.4　a. 增压空肠瓣根据需要可分为三型。Ⅰ型最简单，第二支肠系膜血管予以切断并用来在颈部增压，第三支肠系膜血管作为肠瓣的蒂部。分开第二支和第三支系膜血管之间的肠系膜直至肠管处，以展开肠管。b. Ⅱ型最常见，切断第三支肠系膜血管以增加延展，第四支肠系膜血管作为肠瓣的蒂部。分离第二支和第三支系膜血管之间的肠系膜接近空肠浆膜，而第三支和第四支系膜血管之间的肠系膜保持连续，这样该段小肠血供可以通过其间连接的血管弓由第四系膜分支为蒂获得。c. 如果还需要更长的肠段，第三支和第四支肠系膜血管都要切断（Ⅲ型）。只有第三支和第四支之间的肠系膜被分到接近浆膜，但第二支和第三支之间，以及第四支和第五支之间的血管弓连接予以保留

全。牵张肠系膜会造成血管受损,甚至撕裂灌注区间的拱形连接血管,导致遮蔽在胸骨后面的空肠中间节段缺血或坏死。若不能及时发现,这将成为危及生命的并发症。

无论选择心脏后入路还是胸骨下入路,肠瓣转运都是使用无菌腹腔镜袋来完成的,以保护肠管并防止对纤弱的拱形血管产生牵张力和剪切力。首先将一根胸腔导管置于心脏后或胸骨下通路,然后将塑料袋系在胸腔导管的一端并牵拉穿过(图 26.5a)。把空肠瓣非常小心地放置在塑料袋内,以避免肠管和肠系膜扭转。将袋子拉向颈部,同时助手从腹部上推肠瓣,以减少牵拉力(图 26.5b)。空肠瓣的血管蒂部到达受区血管后,向袋内注入盐水,同时拉出袋子,将塑料袋与肠管分开。这一步非常重要,因为袋子拉出时对肠道的任何牵拉都有撕裂相连的拱形血管的风险。

空肠瓣拉到颈部后,即行血管吻合。采取胸骨下路径时,胸廓内动脉是理想的受区血管。颈横血管也是良好的受区血管,因其颈部位置足够低,无须静脉移植。使用颈动脉分支很可能需要静脉移植。切除冗余的空肠管,并将 3~4 cm 带有两支末端拱形血管的近端空肠外置,用于如前所述的肠瓣血运监测。然后使用 3-0 Vicryl 缝合线以单层端–端方式行食管空肠吻合术。也可以用吻合器吻合。

在腹部,肠道连续性由胸外科或普通外科小组重建,可使用胃后壁来进行胃空肠吻合术,若没有胃,可使用 Roux-en-Y 空肠吻合术。常规放置一根空肠造口饲管。最初,我们将一根鼻胃管通过鼻腔放置到空肠瓣。后来观察到鼻胃管能引起空肠穿孔,我们不再使用此管,也没有看到任何不良反应。腹部正中切口用粗实的聚丙烯缝合线闭合。放置颈部或纵隔引流管应避免引流管尖端触及空肠,因曾有引发肠穿孔的报道。双侧胸腔引流管也经常由胸外科小组放置。

26.9　术后护理

使用游离空肠瓣行咽食管重建,术后护理基本上与进行任何头颈部大手术患者的要求相似,但有一些特殊注意事项。胃造口管保持间歇抽吸,直到活跃的肠鸣音恢复。术后第二天就可以开始空肠造口饲养。根据之前是否接受过放射治疗,术后 7~14 天行和缓的钡餐观察以确认愈合并评估吞咽功能。如果愈合和功能都令人满意,患者可以开始进流质饮食,并能在

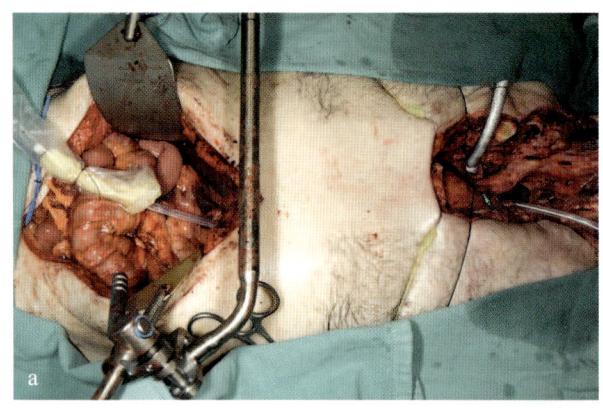

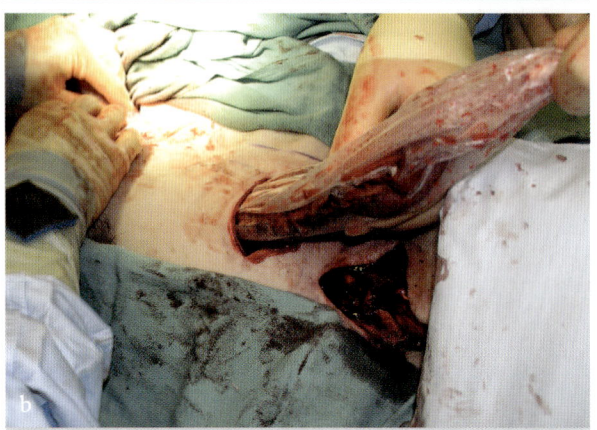

图 26.5　为将肠瓣转运至颈部,首先要将一根胸腔导管从颈部经心脏后或胸骨下径路穿至腹腔。a. 将塑料袋系在胸腔导管上并拉向颈部。b. 空肠瓣放置在塑料袋内,从颈部牵拉袋子,同时从腹部上推肠管,避免肠瓣转运至颈部时牵拉损伤

接下来的几天内逐步达到常规饮食。

当患者确实表现出通过口腔摄取足够营养的能力时，可拔出饲管。使用增压空肠瓣进行全食管重建，手术更复杂，风险更高，且术后恢复更困难。特别是胸腔积液、肺炎和呼吸衰竭等并发症更为常见。患者术后需在外科重症监护室接受细致的血流动力学和肺部管理，直到足够稳定才能转移到普通病房。肠功能恢复后开始管饲。钡餐观察类似游离空肠瓣进行的咽食管重建。

26.10 要点与难点

- 使用游离空肠瓣进行咽食管重建，空肠瓣插入时，颈部应处于中立位，不要伸展，且肠瓣略微拉伸，避免冗余和吞咽困难。
- 使用增压空肠瓣进行全食管重建，牵拉肠瓣经胸到颈部时，应特别小心，不要撕裂肠系膜分支之间的末端血管弓。
- 切除胸骨柄和锁骨头显露胸廓内动脉，空肠瓣穿经胸骨下径路，提供了至受区血管的便捷途径并使重建简化。

（刘培亭 译，丁自海 陈超 校）

参考文献

[1] SEIDENBERG B, ROSENAK SS, HURWITT ES, et al. Immediate reconstruction of the cervical esophagus by a revascularized isolated jejunal segment [J]. Ann Surg, 1959, 149(2):162–171.

[2] ROBERTS RE, DOUGLAS FM. Replacement of the cervical esophagus and hypopharynx by a revascularized free jejunal autograft. Report of a case successfully treated [J]. N Engl J Med, 1961, 264:342–344.

[3] NAKAYAMA K, YAMAMOTO K, TAMIYA T, et al. Experience with free autografts of the bowel with a new venous anastomosis apparatus [J]. Surgery, 1964, 55:796–802.

[4] JURKIEWICZ MJ. Vascularized intestinal graft for reconstruction of the cervical esophagus and pharynx [J]. Plast Reconstr Surg, 1965, 36(5):509–517.

[5] HESTER TR, MCCONNEL FM, NAHAL F, et al. Reconstruction of cervical esophagus, hypopharynx and oral cavity using free jejunal transfer [J]. Am J Surg, 1980, 140(4):487–491.

[6] GLUCKMAN JL, MCDONOUGH JJ, MCCAFFERTY GJ, et al. Complications associated with free jejunal graft reconstruction of the pharyngoesophagus—a multiinstitutional experience with 52 cases [J]. Head Neck Surg, 1985, 7(3):200–205.

[7] COLEMAN JJ, SEARLES JM, HESTER TR, et al. Ten years experience with the free jejunal autograft [J]. Am J Surg, 1987, 154(4):394–398.

[8] SCHUSTERMAN MA, SHESTAK K, DE VRIES EJ, et al. Reconstruction of the cervical esophagus: free jejunal transfer versus gastric pull-up [J]. Plast Reconstr Surg, 1990, 85(1):16–21.

[9] REECE GP, SCHUSTERMAN MA, MILLER MJ, et al. Morbidity and functional outcome of free jejunal transfer reconstruction for circumferential defects of the pharynx and cervical esophagus [J]. Plast Reconstr Surg, 1995, 96(6):1307–1316.

[10] CORDEIRO PG, SHAH K, SANTAMARIA E, et al. Barium swallows after free jejunal transfer: should they be performed routinely [J]? Plast Reconstr Surg, 1999, 103(4):1167–1175.

[11] LONGMIRE WP. A modification of the Roux technique for antethoracic esophageal reconstruction [J]. Surgery, 1947, 22(1):94–100.

[12] HIRABAYASHI S, MIYATA M, SHOJI M, et al. Reconstruction of the thoracic esophagus, with extended jejunum used as a substitute, with the aid of microvascular anastomosis [J]. Surgery, 1993, 113(5):515–519.

[13] HEITMILLER RF, GRUBER PJ, SWIER P, et al. Long-segment substernal jejunal esophageal

replacement with internal mammary vascular augmentation [J]. Dis Esophagus, 2000, 13(3): 240-242.

[14] SEKIDO M, YAMAMOTO Y, MINAKAWA H, et al. Use of the "supercharge" technique in esophageal and pharyngeal reconstruction to augment microvascular blood flow [J]. Surgery, 2003, 134(3):420-424.

[15] SAKURABA M, KIMATA Y, HISHINUMA S, et al. Importance of additional microvascular anastomosis in esophageal reconstruction after salvage esophagectomy [J]. Plast Reconstr Surg, 2004, 113(7):1934-1939.

[16] POH M, SELBER JC, SKORACKI R, et al. Technical challenges of total esophageal reconstruction using a supercharged jejunal flap [J]. Ann Surg, 2011, 253(6):1122-1129.

27 腹股沟／旋髂浅动脉穿支皮瓣

Rene D. Largo

摘要

腹股沟皮瓣以旋髂浅动脉为皮支动脉，可作为带蒂或游离皮瓣应用于临床。目前，该皮瓣主要作为带蒂皮瓣用于覆盖手、前臂的创面，但很少作为游离皮瓣来应用，这主要归因于其庞大的体积、解剖变异、较短的蒂。旋髂浅动脉穿支皮瓣是由基于旋髂浅动脉穿支系统的传统腹股沟皮瓣发展而来。这一皮瓣保留了供区部位瘢痕隐蔽的优点，而且也克服了较短的蒂和体积庞大的缺点，这一皮瓣可以通过更准确地解剖增加蒂的长度、使皮瓣变得更薄。本章讨论腹股沟皮瓣的应用、术前设计、手术技巧。列出了解剖结构和3种其他类型的皮瓣。

关键词：旋髂浅动脉穿支皮瓣，腹壁浅动脉，髂外动脉，股外侧皮神经

27.1 引言

腹股沟皮瓣最早由 McGregor 和 Jackson 在1972年描述，1973年 Daniel 和 Taylor 将其作为第一个成功的游离皮瓣加以应用[1, 2]，腹股沟皮瓣的主要优点是皮肤无毛、供区隐蔽、瘢痕不明显。腹股沟皮瓣以旋髂浅动脉为皮支动脉，可作为带蒂或游离皮瓣加以应用。如今，该皮瓣主要作为带蒂皮瓣用于覆盖手、前臂的创面，但很少作为游离皮瓣来应用，这主要归因于其庞大的体积、解剖变异、较短的蒂。旋髂浅动脉穿支皮瓣（SCIP）是由基于旋髂浅动脉穿支系统的传统腹股沟皮瓣发展而来，并由 Koshima 于 2004 年首次提出[3]。SCIP 是基于旋髂浅动脉（SCIA）系统的一个穿支，这一皮瓣保留了供区部位瘢痕隐蔽的优点，而且也克服了较短的蒂和体积庞大的缺点。SCIA 供血系统可以进一步向远端解剖游离，皮蒂旋转点可以位于髂前上棘（ASIS）的外侧用以增加蒂的长度并使皮瓣变薄，SCIP 的切取不以牺牲肌肉和神经组织而导致供区功能丧失为代价，从而也缩短了手术时间。

27.2 典型适应证

- 腹股沟皮瓣是修复手背和前臂远端创面的常规带蒂皮瓣。
- SCIP 通常用于中等大小的皮肤缺损修复，而不能覆盖面积较大和受区血管位于或贴近躯体上部的位置，例如足、踝、生殖器、上臂、面颊、口底、舌或颈。

27.3 解剖

旋髂浅动脉供血系统（直径 0.8~1.8 mm）伴行静脉起于股静脉股部深筋膜下约 2.5 cm，距股动静脉 1.5 cm 于腹股沟韧带分为深、浅两支（图 27.1）[4]。浅支自股动脉发出后即穿出深筋膜走行至髂前上棘。在 15% 的病例中，浅支分为另两支，一支供养皮肤，另一支供养阔筋膜和肌肉，尽管浅支有时会发育不全或缺失[5]。相对于浅支，深支大多恒定粗大较长。深支走行于深筋膜深面，发出较多的肌支供养肌肉，最终在出股动脉 6 cm 缝匠肌外侧缘穿出深筋膜，

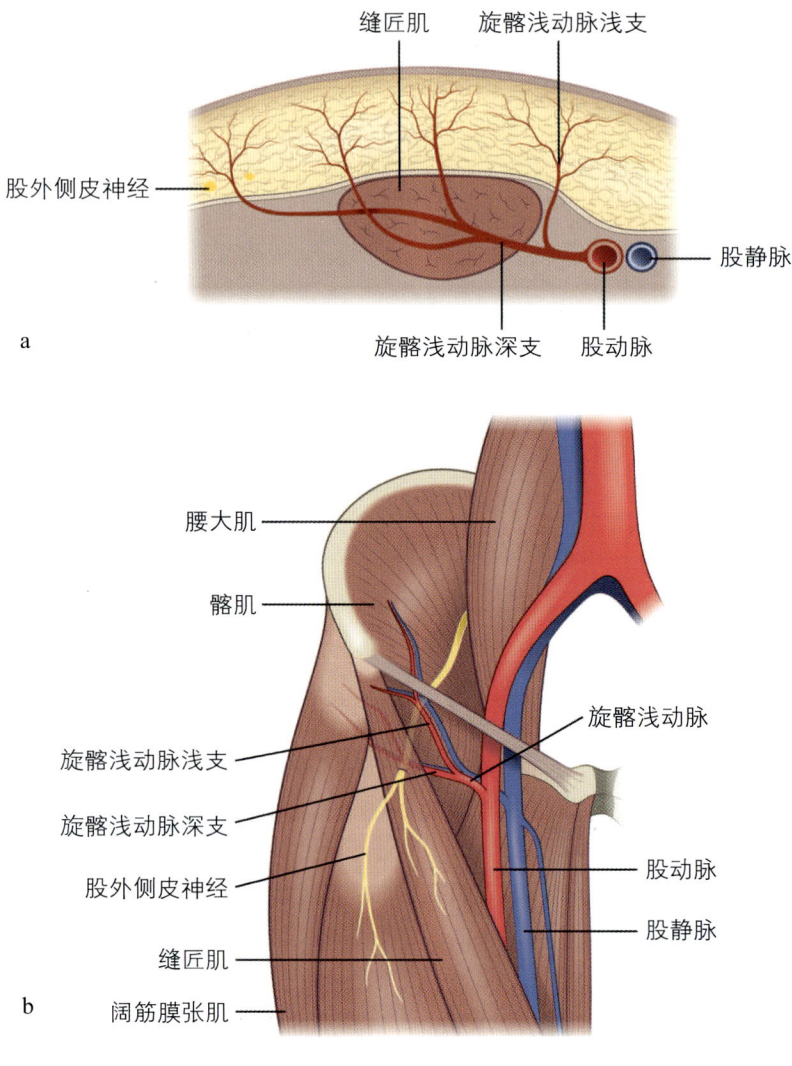

图 27.1 SCIA 系统示意图。a. 横断面。b. 前后观

SCIA 优势穿支大多位于髂前上棘 1.5~3 cm 范围内，平均 0.85 mm[6]。SCIP 皮瓣的切取可以基于深支或浅支，或二者都切取。SCIA 可直接起源于股浅动脉、髂外动脉或共干于髂深动脉（DCIA）。SCIA 系统极少有发育不全[7]，股外侧皮神经穿过动脉深支的上方或下方。

SCIA 系统的伴行静脉入股静脉，也有平行于 SCIA 的皮静脉走行于浅表的皮下最终汇入大隐静脉。

27.4 皮瓣的其他类型

- 缝匠肌 - 腹股沟皮瓣。
- 带血管蒂髂骨瓣（基于旋髂深动脉）和 SCIP 的嵌合瓣。
- 带肋间外侧皮神经的旋髂浅动脉腹股沟皮瓣。

27.5 术前注意事项

旋髂浅动脉及穿出位置可以在术前通过手持多普勒超声来立体地确定，还可以通过彩色超声多普勒检查，帮助术者在腹股沟皮瓣的设计中充分评估旋髂浅动脉系统的畸形与变异。CT 动脉造影检查能构建旋髂浅动脉系统的模式重建。

27.6　位置与体表标志

大多数情况下，患者最好仰卧位取皮瓣。可在臀部下方放置折叠巾以抬高同侧髋关节，方便皮瓣外侧边缘暴露，特别是当皮瓣延伸到 ASIS 外侧时。

在髂前上棘与耻骨结节之间画线，即腹股沟韧带的体表投影。旋髂浅动脉的走行方向为腹股沟韧带下 2~3 cm 且平行于腹股沟韧带，皮瓣的长轴应与之相一致（图 27.2）。皮瓣可延伸至髂后上棘的外侧，向内可达股动静脉，皮瓣最大可达 25 cm × 8 cm，通过夹蒂试验可以确定供区动脉所能供养皮瓣的最大面积。皮瓣蒂应在内收肌中部外侧缘、腹股沟韧带与缝匠肌内侧缘组成的三角区域内。旋髂浅动脉及穿支位置可以在皮瓣抬高之前通过多普勒超声探头来确定。

27.7　手术技术

27.7.1　腹股沟皮瓣

旋髂浅动脉在缝匠肌到髂前上棘的走行可以通过多普勒确定，解剖皮瓣应从外侧向内侧，在缝匠肌外侧切开深筋膜解剖旋髂浅动脉起始部。

27.7.2　旋髂浅动脉皮瓣

旋髂浅动脉走行及穿支位置可以在术前通过多普勒超声探头来确定。皮瓣的外形取决于受区缺损面积和穿支位置，皮瓣以"自由式"的方式来抬高，第一切口通过皮瓣的上下边界使深浅支、穿支点可视化。

旋髂浅动脉皮瓣可基于旋髂浅动脉的深浅支切取，深浅支供血是互为补充的关系，浅支细小时，深支则粗大，反之亦然。一旦找到优势穿支，皮瓣可在筋膜上自外侧向内侧掀起（图 27.3）。皮瓣中间位置的浅静脉应被保留，以克服有时因皮瓣蒂内的伴行静脉直径太细（<0.5 mm）所导致的皮瓣静脉回流不好，浅静脉经常单独或与伴行静脉联合应用以保证皮瓣有足够的静脉回流。在皮瓣的切取过程中股外侧皮神经有时会被横向切断。

作为一种改良，皮瓣也可以在浅筋膜层切取，并保留包含皮下组织及其内的淋巴管、淋巴结的深部脂肪。

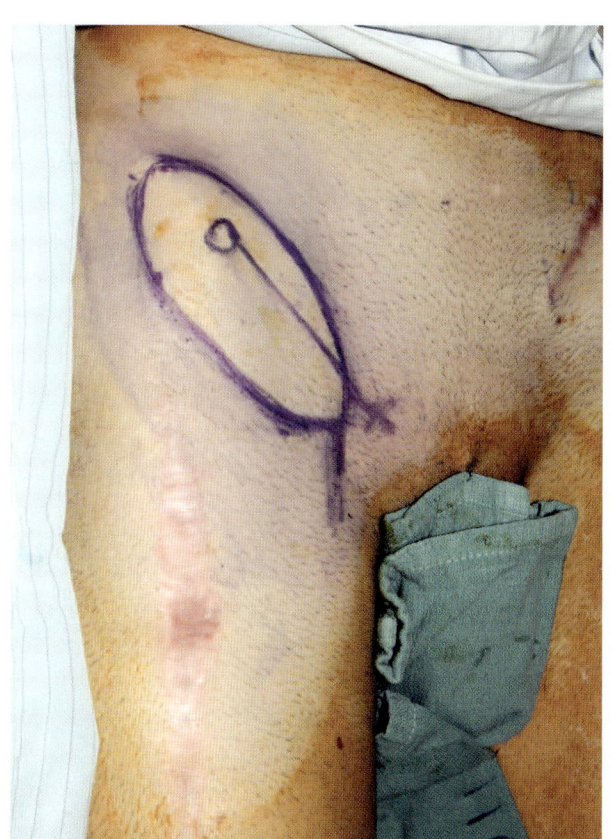

图 27.2　SCIP 皮瓣体表标志，皮瓣长轴位于腹股沟韧带下方，延至股血管中间至髂前上棘外侧

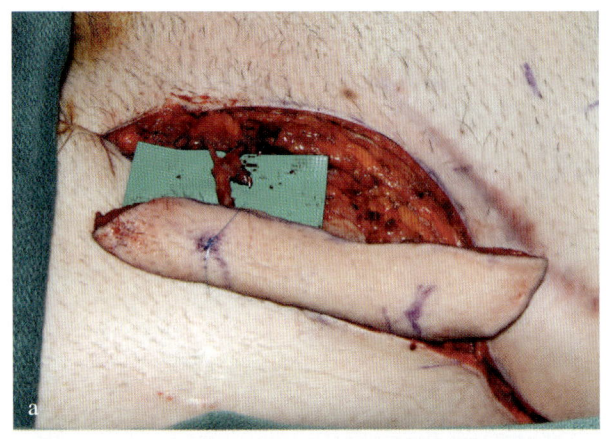

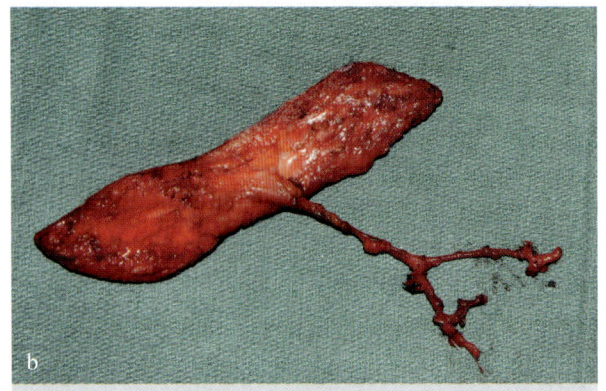

图 27.3　a. 旋髂浅动脉浅支穿支皮瓣。b. 断蒂后皮瓣

蒂部通常较短，长度 4.8 cm ± 1.3 cm（范围：3~8 cm），尽管显微镜下解剖蒂的长度可以达到 7 cm[6]。

27.8　供区闭合

如果皮瓣宽度小于 8~10 cm，可一期缝合供区切口，切口应放置封闭引流管。罕见有切口裂开、皮下积液、淋巴渗漏等并发症，尤其是当切取包含全厚脂肪层的旋髂浅动脉皮瓣和腹股沟皮瓣时，淋巴渗漏较多。

27.9　要点与难点

- 旋髂浅动脉皮瓣相对于传统带蒂皮瓣，供区损伤小、体积小，有一个长的蒂。
- 旋髂浅动脉皮瓣 90% 可以根据浅支切取较薄的皮瓣，如果浅支发育不好或缺如可以切取深支。
- 为克服皮瓣蒂内伴行静脉浅静脉细小的问题，皮下静脉经常单独或与伴行静脉联合应用以保证皮瓣有足够的静脉回流。
- 旋髂浅动脉皮瓣的主要缺点是蒂部太短，如果需要一个长于 7 cm 的蒂部，通常需要以静脉移植来吻合皮瓣动脉，而皮瓣静脉往往能解剖超过 10 cm 的长度，所以静脉通常不需要移植。

（寇伟　译，丁自海　陈超　校）

参考文献

[1] MCGREGOR IA, JACKSON IT. The groin flap [J]. Br J Plast Surg, 1972, 25(1):3–16.

[2] DANIEL RK, TAYLOR GI. Distant transfer of an island flap by microvascular anastomoses. A clinical technique [J]. Plast Reconstr Surg, 1973, 52(2):111–117.

[3] KOSHIMA I, NANBA Y, TSUTSUI T, et al. Superficial circumflex iliac artery perforator flap for reconstruction of limb defects [J]. Plast Reconstr Surg, 2004, 113(1):233–240.

[4] HSU WM, CHAO WN, YANG C, et al. Evolution of the free groin flap: the superficial circumflex iliac artery perforator flap [J]. Plast Reconstr Surg, 2007, 119(5):1491–1498.

[5] GOH TL, PARK SW, CHO JY, et al. The search for the ideal thin skin flap: superficial circumflex iliac artery perforator flap–a review of 210 cases [J]. Plast Reconstr Surg, 2015, 135(2):592–601.

[6] SINNA R, HAJJI H, QASSEMYAR Q, et al. Anatomical background of the perforator flap based on the deep branch of the superficial circumflex iliac artery (SCIP Flap): a cadaveric study [J]. Eplasty, 2010, 10:11.

[7] TASHIRO K, HARIMA M, KATO M, et al. Preoperative color Doppler ultrasound assessment in planning of SCIP flaps [J]. J Plast Reconstr Aesthet Surg, 2015, 68(7): 979–983.

第五部分
盆 部

28	髂骨(旋髂深动脉)瓣/游离骨皮瓣	158
29	新加坡皮瓣	166
30	臀上动脉穿支皮瓣	171
31	臀下动脉穿支皮瓣	175

28 髂骨（旋髂深动脉）瓣 / 游离骨皮瓣

Sahil K. Kapur, Matthew M. Hanasono

摘要

髂骨瓣是一种基于旋髂深动脉的多用途组织瓣，主要用于下颌骨或上颌骨重建，偶尔用于肢体重建。髂嵴的营养支和骨膜穿支提供了丰富的血供，可以按照受区缺损的轮廓放心地进行截骨。髂骨瓣可以联合肌肉（腹内斜肌）和皮岛一同切取，高度可达4 cm，也可以作为一个纵向劈开的骨瓣以降低供区的并发症。髂骨瓣通常按照游离组织瓣切取，亦有报道描述了它作为带蒂组织瓣用于髋臼缺损和股骨头缺血性坏死的修复。作者通过该组织瓣的应用所涉及的要素——使用指征、解剖结构、术前注意事项及手术技术等方面指导外科医师，并介绍了皮瓣的3种其他类型和3类不足。

关键词：髂外动脉，股动脉，髂前上棘，升支，腹内斜肌，旋髂浅动脉，髂腹下神经，髂腹股沟神经，股外侧皮神经

28.1 引言

髂骨瓣是一种以旋髂深动脉（DCIA）为基础的多功能游离组织瓣，主要用于下颌或上颌重建，偶尔用于肢体的重建。髂嵴的营养支和骨膜穿支提供了丰富的血供，可以按照受区缺损的轮廓放心地进行截骨[1, 2]。髂骨瓣可以联合肌肉（腹内斜肌）和皮岛一同切取，而且高度可达4 cm，比其他血管化的骨瓣要大得多。髂骨瓣也可以设计为一个纵向劈开的骨瓣以降低供区的并发症。同时该组织瓣通常按照游离组织瓣的形式切取，亦有少量报道描述了它作为带蒂组织瓣在髋臼缺损和股骨头缺血性坏死修复中的应用。

28.2 典型适应证

- 半下颌重建[3]。
- 上颌重建[4]。
- 长骨重建（例如胫骨）。
- 髋臼或股骨头缺损修复（作为带蒂组织瓣）[5]。

28.3 解剖

髂骨（嵴）被发自DCIA的营养和骨膜穿支所滋养，这是该组织瓣的主要血供来源。DCIA从髂外动脉或股动脉发出，大多数情况下起源于髂外动脉，位于腹股沟韧带正下方（41%）或头端（17%）。供应腹直肌的腹壁下深血管起源于相似位置，但向内侧走行。在一些情况下（42%），DCIA起源于腹股沟韧带下方的股动脉。

DCIA起源于腹横筋膜深面，向上外侧髂前上棘（ASIS）方向走行。在发出一个大的升支血管滋养腹内斜肌后，DCIA穿出腹横筋膜，进入一个纤维-骨性隧道，距离髂嵴内侧边缘上方约2 cm。该隧道沿髂肌和腹横筋膜的附着线走行，穿过该纤维-骨性隧道时，DCIA发出分支营养髂骨，并发出多个肌皮穿支穿过腹横肌、腹内斜肌和腹外斜肌直达皮肤。这些分支的第一支距离ASIS外侧约2 cm。距离ASIS 6~9 cm处，DCIA在纤维骨隧道中再度出现，穿过腹横肌，在腹内斜肌和腹横肌之间与髂腰动脉相吻合。

动脉蒂长 8~10 cm，起始处直径为 2~3 mm。

92% 的个体存在皮穿支，位于 ASIS 外侧 5~10 cm，髂嵴上方 0.1~3.5 cm（约 0.8 cm）[6]。约 70% 的情况下可以观察到多个（平均 6 个）细小的皮肤穿支。30% 的情况下，DCIA 在 ASIS 外侧 6.5 cm，髂嵴上方 1~2 cm 单独发出一支优势皮支。该皮支可以供养约 10 cm×15 cm 大小的皮瓣[7]。

基于 DCIA 进入纤维-骨隧道之前发出的升支，一部分腹内斜肌可以连同皮瓣一起切取。该分支穿过腹横筋膜，在与腹壁下深动脉吻合之前，走行于腹横肌和腹内斜肌之间。约 65% 的情况下，该分支通常位于距 ASIS 1 cm 范围内；约 15% 的情况下，该分支位于距 ASIS 2~4 cm 范围。20% 为该分支被多发的细小分支所取代。偶尔，上述升支可能起源于髂外动脉，并可能作为髂骨的主要血供来源，而 DCIA 的贡献很小。

旋髂浅动脉（SCIA）供给髂嵴少量的血液，起源于更远的股动脉。该血管供应 ASIS 前上方的皮肤和 ASIS 附近的骨节段。通常在髂嵴部与 DCIA 交通，并用来供养更大的皮瓣。髂嵴的后部受臀上动脉的深上支供养。

组织瓣的回流静脉与动脉伴行。DCIA 有两条伴行静脉，在注入髂外或股静脉之前 1~4 cm 处汇合。静脉蒂长 4~6 cm，直径 2~4 mm。

这个组织瓣感觉神经较少，没有运动神经支配。没有神经与血管蒂伴行，在解剖过程中会遇到许多重要的神经，应予以保护。髂腹下神经（L1）走行于腹壁内腹横肌和腹内斜肌之间。该神经向内走行过程中，可于血管蒂上方和 ASIS 内侧遇到。髂腹股沟神经（L1）走行于腹内斜肌和腹外斜肌之间，在向 ASIS 走行过程中，可于血管蒂下方遇到。该神经与精索或子宫圆韧带伴行，支配大腿近端内侧面和男性阴茎根部与阴囊、女性大阴唇的感觉支。

股外侧皮神经沿髂肌表面向尾端走行。在 ASIS 内下方 2 cm 处穿出大腿深筋膜，在 DCIA 接近 ASIS 处横跨该血管。在切取过程中，如损伤该神经，应及时修复。该神经损伤可导致大腿外侧麻木和疼痛。

髂嵴长约 23 cm，基于 DCIA，可以切取长约 16 cm，高约 4 cm 的骨瓣。下颌骨重建需要高 2 cm，髂骨厚度从 ASIS 处约 1.4 cm 到髂骨结节处约 1.7 cm[8]。一般来说，可切取的皮瓣长 15~20 cm，宽 6~8 cm（图 28.1）。

28.4 皮瓣的其他类型

- 双 DCIA。
- 优势升支构成髂骨的主要血供来源，DCIA 的贡献较小。
- 升支直接起源于髂外动脉。

28.5 术前注意事项

该组织瓣的解剖在肥胖患者中可能很困难，有时无法完成。皮瓣可能过于庞大。皮瓣厚度和活动度可以通过解剖穿支以避免携带腹外斜肌、腹内斜肌和腹横肌来改善。在其他情况下，另外一种更薄的皮瓣，如前臂皮瓣可能是更好的解决方案。或者，腹内斜肌用作内层组织瓣，表层植皮或使其自发黏膜化。

28.6 体位和皮肤标记

组织瓣切取时，患者取仰卧位。在髂窝内解剖时可将滚桶置于对侧臀部下方以改善组织显露。

皮瓣轴线沿肩胛下角与股动脉连线方向，内侧缘位于 ASIS 上。皮瓣的上 2/3 位于髂嵴上

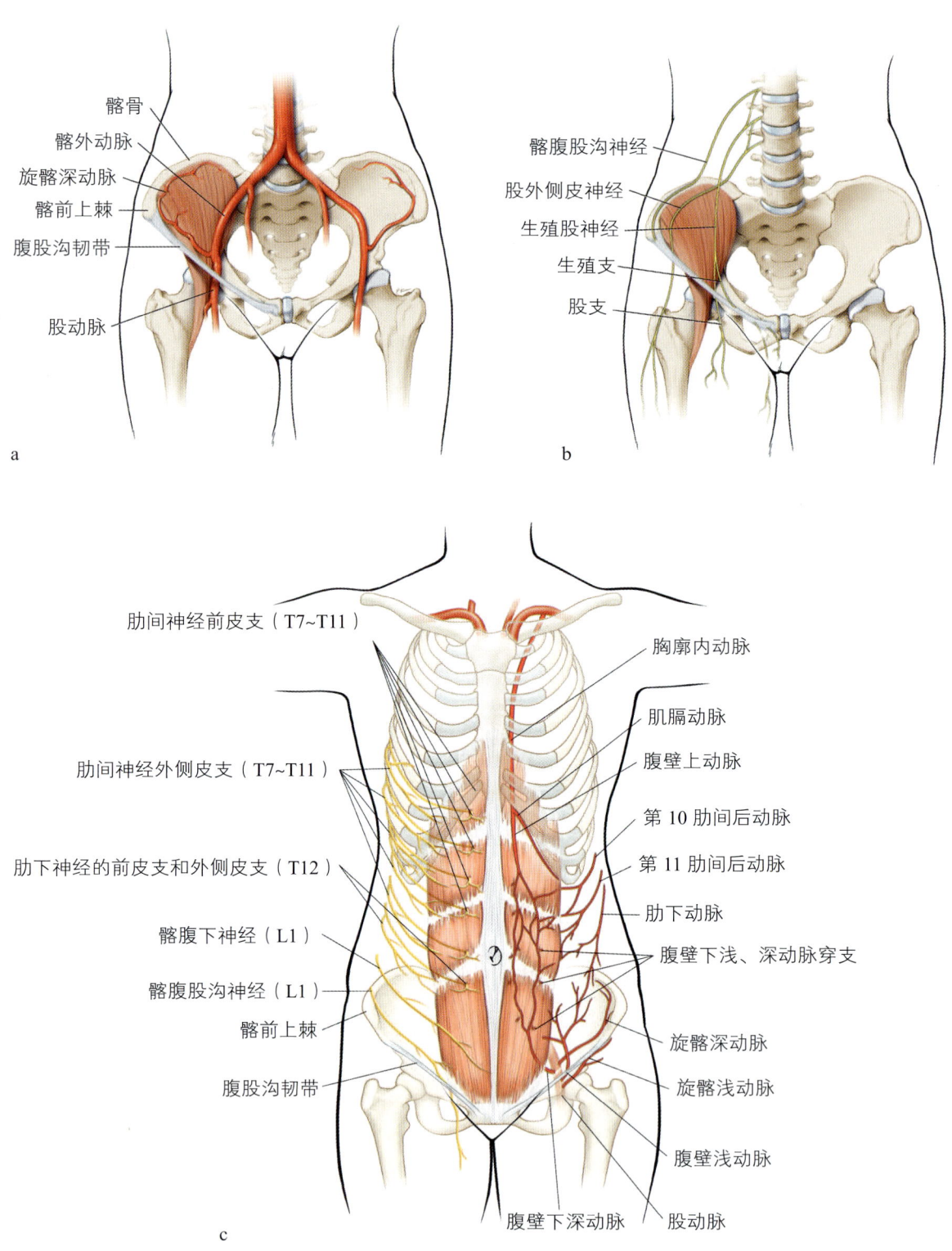

图 28.1 组织瓣及其周围结构的解剖

方，下 1/3 位于髂嵴下方。皮瓣长 15~20 cm，宽 6~8 cm（根据皮肤松紧度而定）。最为恒定的皮穿支发自 ASIS 外侧 5 cm。皮肤切口向内侧延伸，越过腹股沟韧带，该处为蒂部解剖和切取的起始部（图 28.2）。

28.6.1 手术技术

组织瓣切取技术根据需要的软组织的体积和骨的厚度而变化。首先在腹股沟韧带上方约 1 cm 处向内侧切开。分离皮下软组织直至腹横筋膜。识别腹股沟管、圆韧带或精索并向内侧牵拉（图 28.3）。腹横筋膜构成了腹股沟管的底，切开以显露髂外动脉和静脉。分离髂外动脉，直到发现 DCIA 和旋髂深静脉。如前所述，DCIA 和旋髂深静脉偶尔起源于股血管。然后由内而外向 ASIS 方向解剖蒂部。腹壁肌肉包括腹外斜肌、腹内斜肌和腹横肌三层，于蒂部前面切开。最后，在 ASIS 内侧约 1 cm 处，将遇到

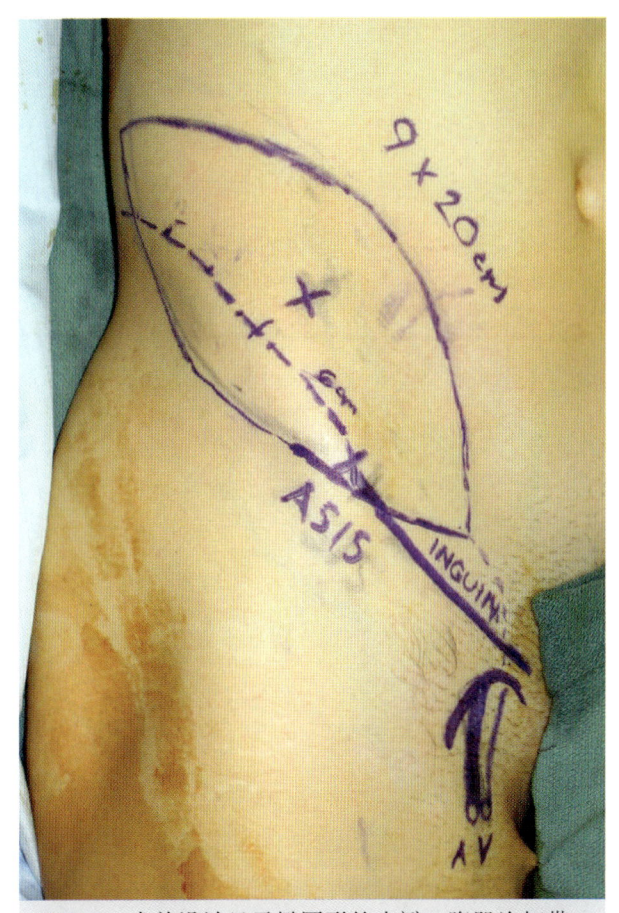

图 28.2 术前设计显示椭圆形的皮瓣、腹股沟韧带、ASIS 和优势穿支的定位

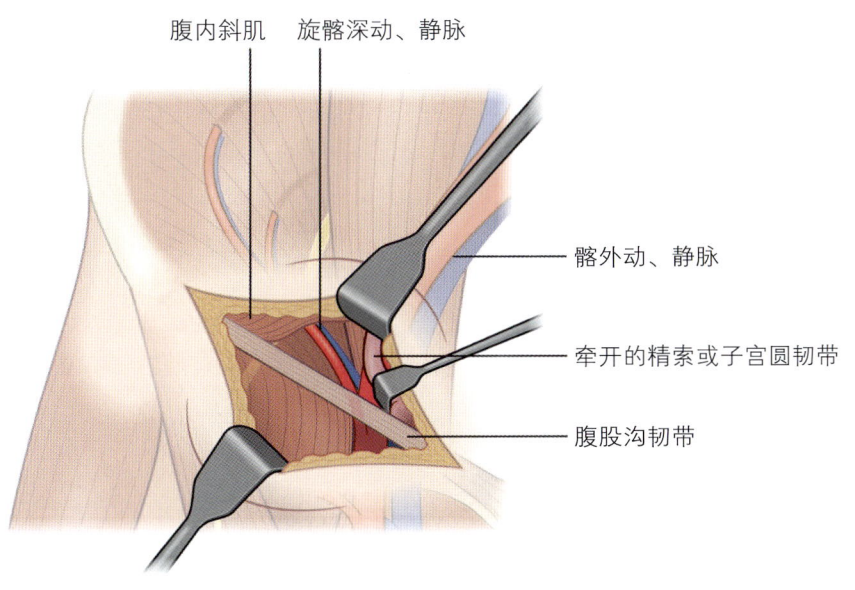

图 28.3 皮肤切口和 DCIA 血管蒂的初步解剖模式图。精索和子宫圆韧带被牵向内侧，如图所示

升支血管。升支附着在腹内斜肌深面，如果需要，该分支可用于供应腹内斜肌构成的肌瓣，否则结扎并切断该分支。

遇到升支后，沿着皮瓣设计的上缘将皮肤切口向外上方延伸。朝髂嵴方向向下解剖筋膜浅层（图 28.4a）。发现穿支时，分开腹外斜肌腱膜。皮肤穿支可有多种来源：肋间血管、腰血管或 DCIA。充分追踪遇到的穿支血管以保证皮瓣含有来源于 DCIA 的血管蒂非常重要。起源于肋间后者髂腰部血管的穿支通常有神经伴行，并朝后方走行。来自 DCIA 的穿支无神经伴行，更朝向前方。如果需要较少的软组织体积和更大的皮瓣移动性，则应切取真正的穿支皮瓣（图 28.4b）。

如果遇到直径 1 mm 或者更粗的优势穿支，则皮瓣可作为穿支皮瓣来切取，以最小化皮瓣体积。如果只有多个细小的穿支，建议皮瓣血管蒂包括多个或全部穿支。此外，如果需要更大的软组织体积，则不需要真正的穿支解剖。在这些情况下，向下解剖直至骨骼，在皮瓣和髂嵴之间保留 2~3 cm 宽的肌袖，长度 6~8 cm。腹外斜肌、腹内斜肌和腹横肌的肌袖应包含肌皮穿支。

向内上方拉开腹膜外脂肪以暴露髂肌和筋膜。主要的血管蒂位于腹横肌和髂肌筋膜融合处的外侧，一个附着于髂骨内侧皮质的纤维－骨隧道内（图 28.5a）。将髂肌自髂嵴剥离，直至包含蒂部血供的纤维－骨隧道下方，以便充分暴露髂骨进行骨瓣截骨。此时仔细操作避免损伤股外侧皮神经，该神经走行于髂肌内侧面（图 28.5b）。

切开下缘皮肤，于冠状面向髂嵴方向进行筋膜上的剥离。如果设计的是全厚的骨瓣，自髂嵴剥离臀大肌、中肌和小肌，以显露髂嵴截骨术的下外侧术野。

如仅需要髂骨内侧皮支，则可以顺着髂嵴纵向设计截骨，保留附着于髂嵴外唇上的臀肌。切取的骨块最大可达 4 cm 高，16 cm 长。我们更喜欢用切割钻勾勒出骨瓣的轮廓，然后用摆锯完成截骨。仅切取髂嵴内板时，可能用到骨凿。ASIS 可留于原位或一同切取。如果骨瓣带有 ASIS，则要分离腹股沟韧带和缝匠肌起点，并应于闭合供区时修复。然后将蒂部向近端解剖至起始处，切下组织瓣（图 28.6）。

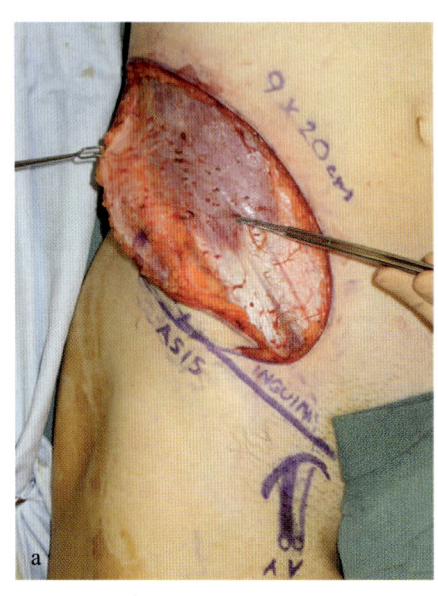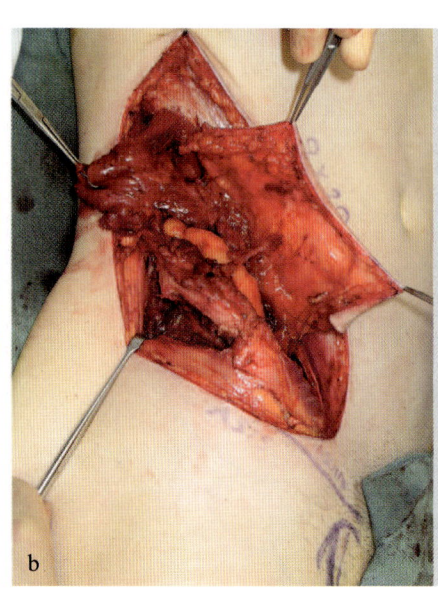

图 28.4 a. 腹外斜肌筋膜上解剖，直到遇见皮肤穿支。b. 真正的穿支皮瓣解剖，显示供应皮瓣的优势穿支

28 髂骨（旋髂深动脉）瓣/游离骨皮瓣

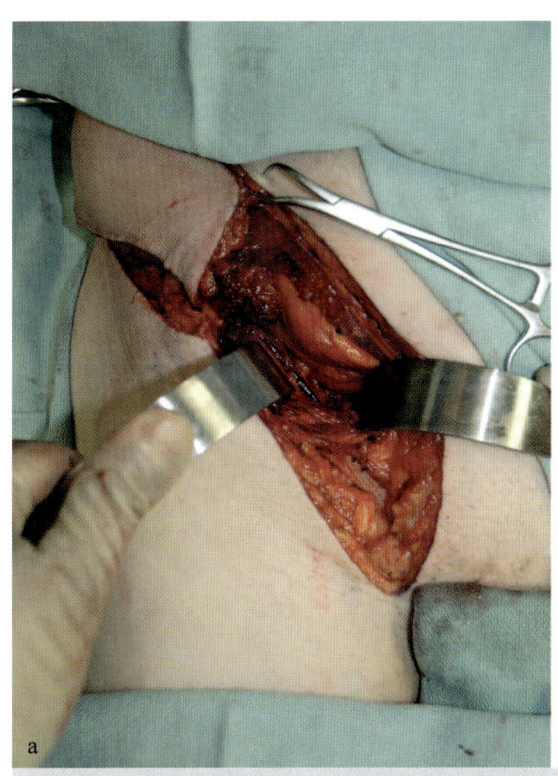
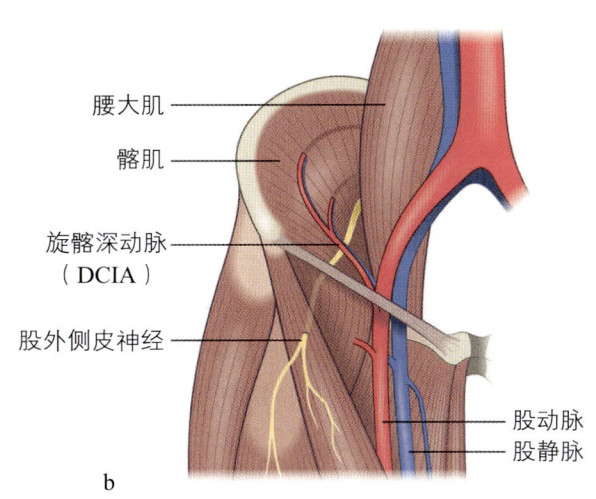

图 28.5　a. 牵开腹膜外脂肪，显露 DCIA。b. 涉及 DCIA 蒂部的股外侧皮神经的解剖模式图

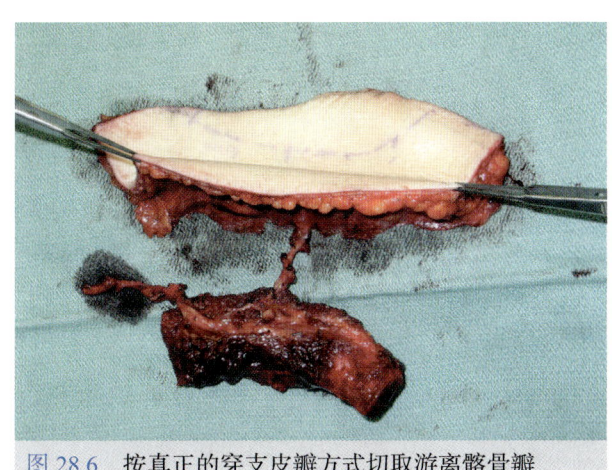

图 28.6　按真正的穿支皮瓣方式切取游离髂骨瓣

切取同侧髂骨瓣重建半下颌骨。切下后将骨瓣垂直翻转，则 ASIS 构成下颌角，髂嵴构成下颌骨体（图 28.7）。因为髂骨是弯曲的，因此不必再做任何的截骨。重建下颌骨前段时可能需要做闭合截骨重塑髂骨的形状。

28.7　封闭供区

剩余骨面的出血可能非常严重，应使用骨蜡来控制出血。将髂肌筋膜缝合于腹横筋膜。之后，去取髋关节，将腹外斜肌和腹内斜肌与臀肌缝合在一起。如切取的是半层髂嵴，外侧皮质完好无损，可于外侧皮质钻孔以固定腹部筋膜。修复筋膜缺损后，可以用重叠补片或生物网片加强，以防止疝气形成。建议留置负压引流管以防止皮下积液形成（图 28.8）。

28.8　缺点

- 携带的皮瓣可能非常笨重，尤其肥胖的患者。如果需要更薄的血管化组织，可能需要使用其他皮瓣如前臂皮瓣。

163

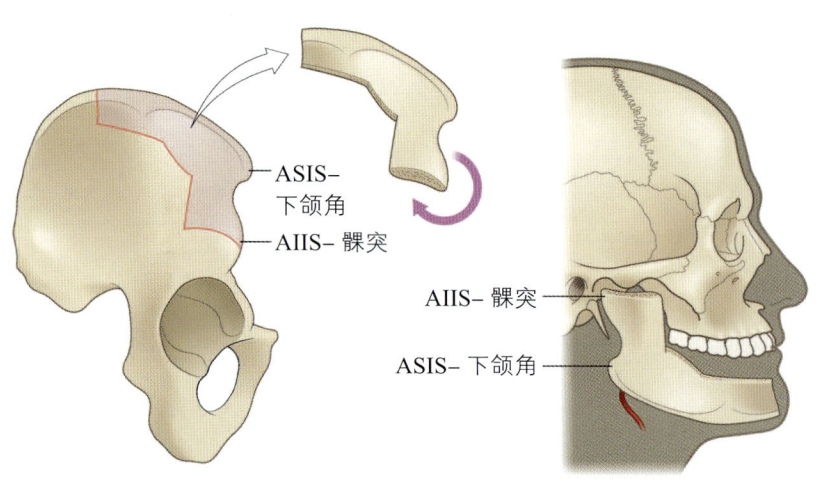

图 28.7 切取同侧髂骨瓣，垂直翻转，ASIS 构成下颌角，AIIS 构成髁突，髂嵴边缘构成新下颌骨体

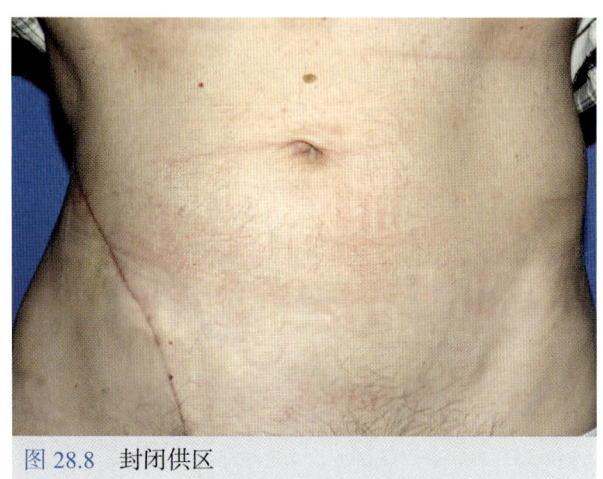

图 28.8 封闭供区

- 由于髂骨的自然弧度，髂嵴无法提供超过 10 cm 的直段骨块，这限制了髂骨瓣在长骨修复中的应用。
- 供区并发症可能是这种组织瓣的显著缺点，尤其是在切取两个骨皮质之后。除了供区疝的风险升高，髂骨全层切除可能导致形体缺陷和步态障碍。

28.9 要点与难点

- 皮肤穿支的解剖变异较大。除了穿支位置、数量和类型外，需要注意核实穿支是否发自 DCIA。这个部位的皮肤穿支也可能来源于腰动脉、肋间动脉、SCIA 和髂腰动脉。
- DCIA 有时走行于腹横肌和腹内斜肌之间更表浅的层面，这种情况下易被误认为是升支。由内向外的解剖蒂部有助于区分这种变异。
- 该复合组织瓣的皮瓣可能非常笨重，在髂骨上相对固定。与携带肌袖相比，进行穿支的游离可以获得更薄、活动度更高的皮瓣。然而，对于肥胖患者，有必要切取另一个皮瓣如前臂皮瓣以提供更薄、更柔软的血管化软组织。
- 内层皮质断层骨瓣能最小化供区并发症。

（刘树一　译，丁自海　陈超　校）

参考文献

[1] TAYLOR GI, TOWNSEND P, CORLETT R. Superiority of the deep circumflex iliac vessels as the supply for free groin flaps [J]. Plast Reconstr Surg, 1979, 64(5):595–604.

[2] TAYLOR GI, TOWNSEND P, CORLETT R. Superiority of the deep circumflex iliac vessels as the supply for free groin flaps [J]. Clinical work. Plast Reconstr Surg, 1979, 64(6):745–759.

[3] KIMATA Y, UCHIYAMA K, SAKURABA M, et al.

Deep circumflex iliac perforator flap with iliac crest for mandibular reconstruction [J]. Br J Plast Surg, 2001, 54(6):487–490.

[4] BROWN JS, JONES DC, SUMMERWILL A, et al. Vascularized iliac crest with internal oblique muscle for immediate reconstruction after maxillectomy [J]. Br J Oral Maxillofac Surg, 2002, 40(3):183–190.

[5] KARAKURUM G, GÜLEC A, BÜYÜKBEBECI O. Vascularized pedicled iliac crest graft for selected total hip acetabular reconstructions: a cadaver study [J]. Surg Radiol Anat, 2004, 26(1):3–7.

[6] BERGERON L, TANG M, MORRIS SF. The anatomical basis of the deep circumflex iliac artery perforator flap with iliac crest [J]. Plast Reconstr Surg, 2007, 120(1):252–258.

[7] SAFAK T, KLEBUC MJ, MAVILI E, et al. A new design of the iliac crest microsurgical free flap without including the "obligatory" muscle cuff [J]. Plast Reconstr Surg, 1997, 100(7):1703–1709.

[8] FRODEL JL, FUNK GF, CAPPER DT, et al. Osseointegrated implants: a comparative study of bone thickness in four vascularized bone flaps [J]. Plast Reconstr Surg, 1993, 92(3):449–455, discussion 456–458.

29 新加坡皮瓣

David M. Adelman

摘要

新加坡皮瓣（也称为阴部大腿或外阴会阴皮瓣）是一种大腿内侧近端的带蒂筋膜皮瓣。最初，这种皮瓣被用于修复膀胱阴道瘘。此后也被用于阴道、外阴、阴茎及阴囊的重建。虽然对于较大或者较严重的缺损来说，该皮瓣有些令人失望。支持者选择该皮瓣主要利用其菲薄、易于切取和携带有部分感觉的优点。因为该皮瓣体积小，常被用于较小的外阴阴道缺损的修复，而非广泛切除术后的大范围组织缺损。本章指导外科医师掌握新加坡皮瓣手术的各个步骤，从典型的适应证开始，到术前注意事项和手术技术，并讨论了解剖学特点，列出了4种其他的皮瓣类型。

关键词：会阴浅动脉，阴部内血管，阴部外深动脉，旋股内侧动脉，股深动脉，阴部神经后唇支，股后侧皮神经会阴支

29.1 引言

新加坡皮瓣是一种大腿内侧近端的带蒂筋膜皮瓣。由 Wee 和 Joseph 首先描述，该皮瓣被用于矫正膀胱阴道瘘[1]。此后不久，Woods 等改良并证实了这种皮瓣在阴道重建中的实用性[2]。Gleeson 和他的同事于 1994 年发表了他们使用新加坡皮瓣的额外经验，该皮瓣在较大或者更严重的组织缺损修复方面并不令人满意[3]。然而，在 2002 年，Cordeiro 及其同事将这种皮瓣整合到他们对获得性阴道缺损的修复方案中[4]。该皮瓣的支持者选用该皮瓣，主要侧重于它较薄、易切取和携带部分感觉的优点。尽管大多被用于阴道和外阴的修复，这种皮瓣也用于阴茎和阴囊的重建。因为该皮瓣体积小，常被用于较小的外阴阴道缺损的治疗，而非广泛切除术后的大范围组织缺损。尽管以新加坡皮瓣著称，在该类重建方式上也被称为"阴股沟皮瓣"或"外阴会阴皮瓣"。

29.2 典型适应证

- 阴道后壁或侧壁缺损。
- 直肠阴道瘘修复。
- 外阴切除术。
- 会阴缺损。
- 完全阴茎再造（通常与其他皮瓣联合，例如股薄肌皮瓣）。
- 阴囊修复。
- 由于缺乏一定的体积，不太适合盆部广泛缺损的修复。

29.3 解剖

新加坡皮瓣基于发自阴部内血管的会阴浅动脉，阴部内血管是髂内动脉前股的分支（图 29.1）。这些血管与发自股深动脉的阴部外深动脉和旋股内侧动脉的分支相吻合。阴部神经的后唇支与股后侧皮神经的会阴支支配该皮瓣的感觉[3]。将皮肤、浅筋膜和内收肌表面的深筋膜一同掀起，以最大限度地保留血供和神经支配。皮瓣面积可达 15 cm × 6 cm，更大或者更小

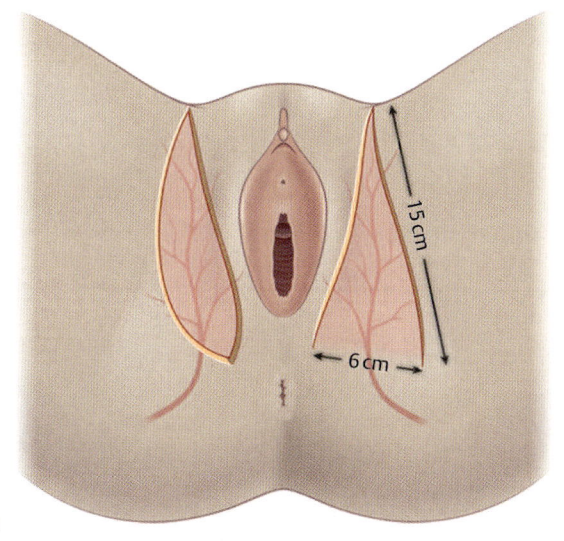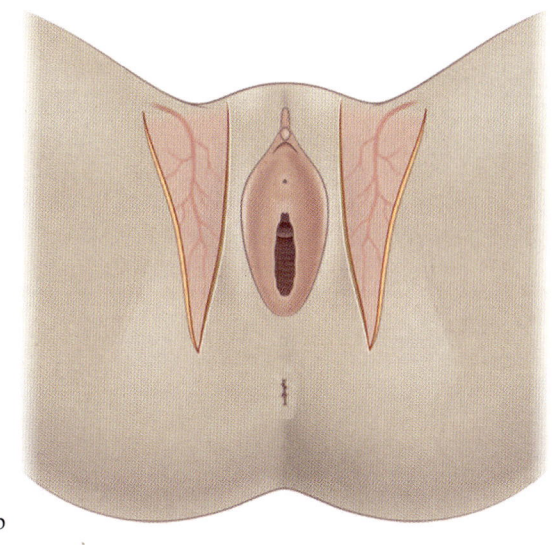

图 29.1　a. 以后方为蒂时，新加坡皮瓣由会阴浅血管供血。患者左侧，皮瓣皮肤仍与供区相连。可以切开外阴以便将皮瓣转移到阴道缺损处。患者右侧，皮瓣皮肤被岛化，皮瓣需要经皮下隧道到达受区。已标注皮瓣的长度和宽度，但可能根据患者皮肤的松紧度和重建需求进行修正。b. 以前方为蒂的新加坡皮瓣，血供来源于阴部外血管。这种变化比以后方为蒂的皮瓣更适用于前部的缺损

取决于供区无张力闭合的能力。尽管存在皮肤穿支，但不需要专门做穿支的游离，使得该皮瓣容易切取。

29.4　皮瓣的其他类型

- 可以切取单侧或双侧皮瓣，具体取决于组织缺损的大小和范围。如切取双侧，可在插入缺损位置前于中线处将它们缝合在一起。
- 按照最原始的描述，皮瓣可以是岛状的（保持深筋膜完整）[1]，皮瓣穿过外阴下方的皮下隧道到达阴道缺损处。
- 皮瓣后方的皮肤可保持连续，切开外阴后方，以避免皮瓣经皮下隧道从而使皮瓣血供最大化[2]。
- 皮瓣可能以前部为蒂而非后方，这种改良有助于重建阴道或外阴前壁的缺损，或者当后方的会阴已被切除时。以前部为蒂的皮瓣血供来源于阴部外动脉。

29.5　术前注意事项

无须特别的术前准备，即使是肥胖患者，新加坡皮瓣往往相对较薄。绝对禁忌证包括早先切取过皮瓣，或者切断了该部位的血供。相对禁忌证包括该区域做过手术或接受过放疗，或者一般内科合并症可能影响皮瓣血供或供区的愈合。受区往往比供区接受放疗更频繁，这使得该皮瓣成为许多患者的可行性选择。

29.6　体位和皮肤标记

截石位适合大多数手术。做皮肤标记时，皮瓣内侧缘位于大腿皱襞内有毛外阴的外侧。皮瓣长度可达 15 cm 甚至更长，但较长的皮瓣可能因远端血流灌注减少而坏死。宽度可达 6 cm，但应根据缺损需求个性化设计，并且能够轻松地无张力缝合供区且没有明显的立锥畸形。皮瓣后缘位于外阴后部系带水平。

29.7 手术技术

患者取截石位,设计单侧或双侧皮瓣。皮瓣宽度根据一期闭合供区时的张力最小化调整。用手术刀或电刀逐层切开皮肤、皮下组织和内收肌表面的深筋膜。在筋膜下平面由前方远端向近端掀起皮瓣。掀起的皮瓣移向缺损处;如果移位较紧张,可以延长切口后方,或者做回切口。首先将皮瓣远端固定到缺损处,确保皮瓣够长和无张力,然后将剩余的皮瓣分层缝合(图 29.2)。双侧皮瓣可以同时或先后切取,并且可以在插入缺损之前缝合在一起。

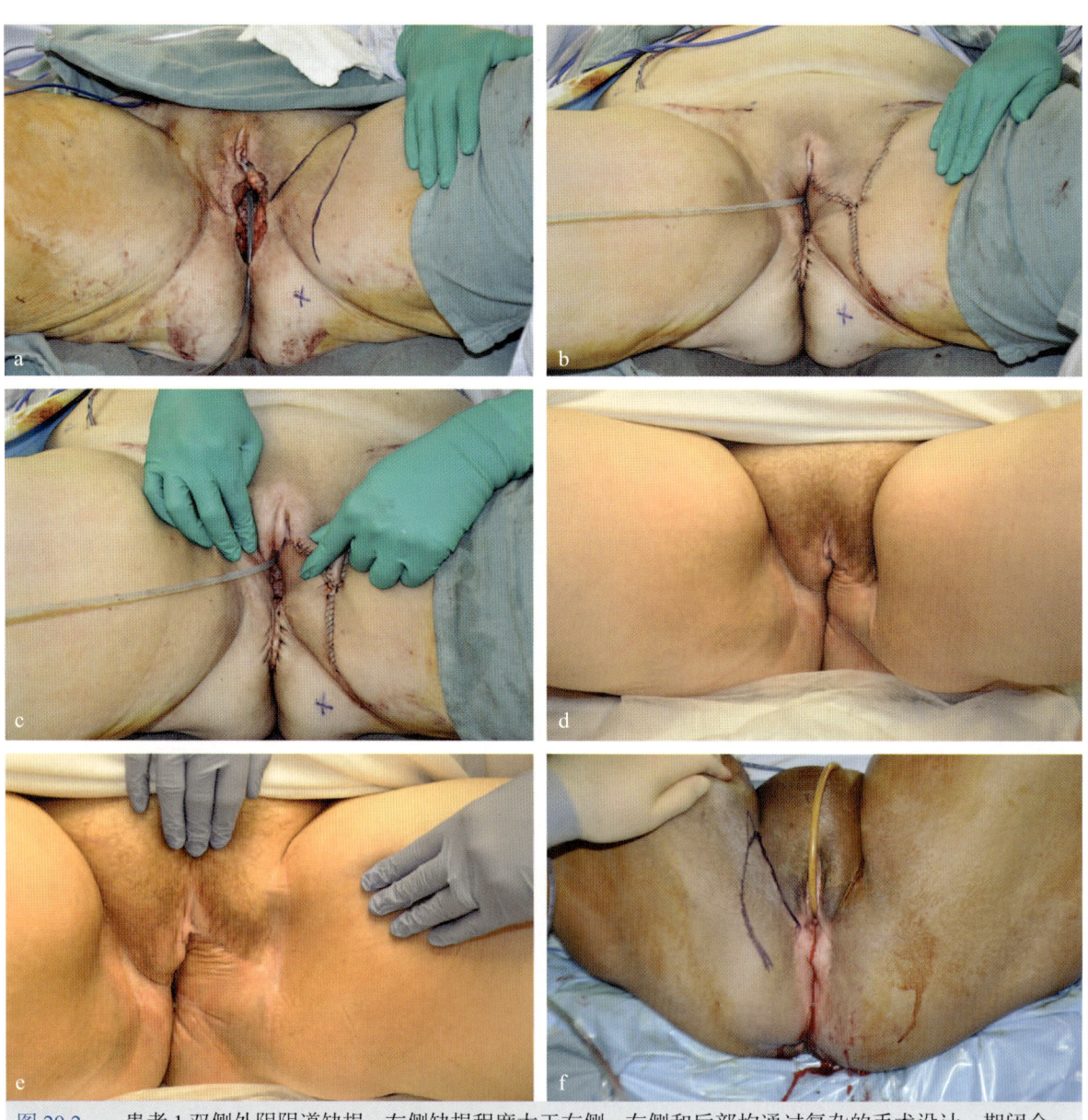

图 29.2 a. 患者 1 双侧外阴阴道缺损,左侧缺损程度大于右侧。右侧和后部均通过复杂的手术设计一期闭合。对左侧缺损设计新加坡皮瓣。因外阴后部已切除,皮瓣后方皮肤应保持连续以保证血供最大化。b. 皮瓣转位和插入受区后,一期闭合供区,并一期修复右侧和后方缺损。皮瓣的近端部用于外阴后方的重建,并很好地修复了外形。c. 患者 1,显示将皮瓣远端缝合于剩余黏膜,以修复阴道穹隆的连续性。d, e. 患者 1,术后 3 个月,显示供区和受区完全愈合。患者自述已完全恢复日常生活,无任何限制。f. 患者 2 患有放疗后直肠阴道瘘。设计单侧的以后方为蒂的新加坡皮瓣。皮瓣后方保持连续以保证血供最大化

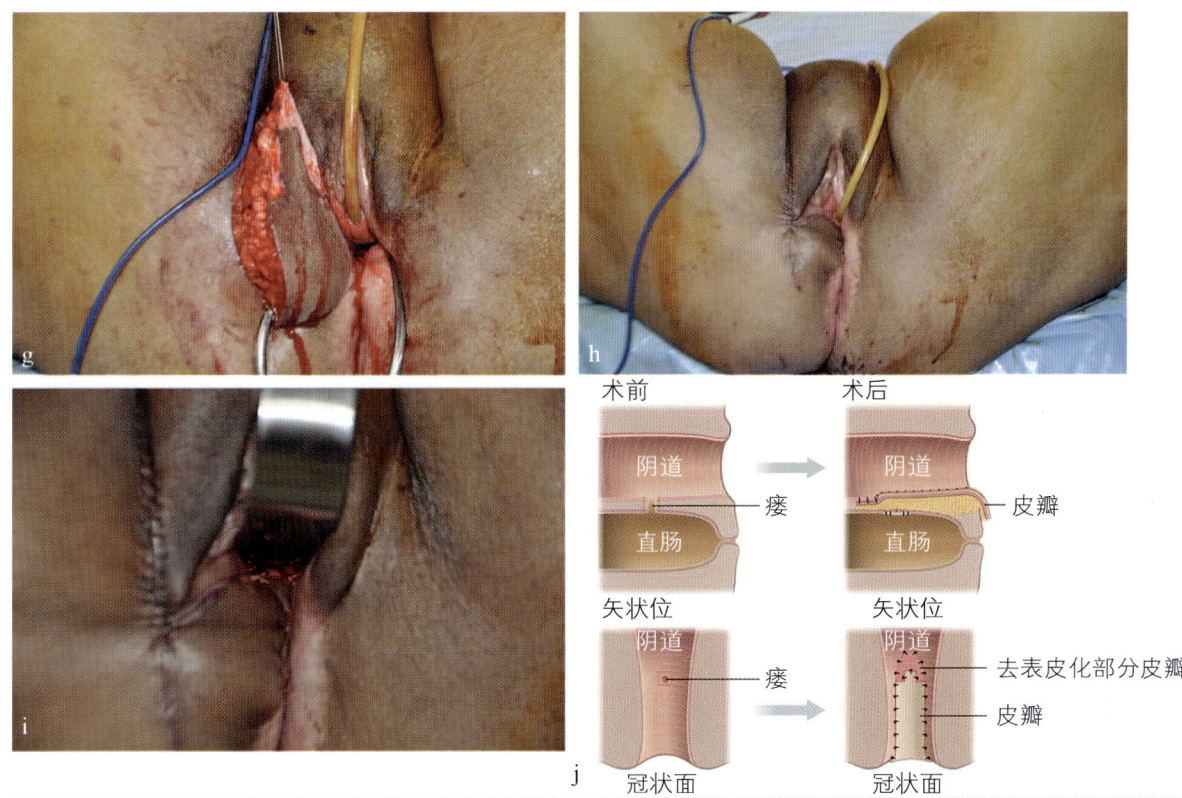

图 29.2（续） g. 掀起皮瓣，皮瓣远端去掉上皮。可见真皮层血供良好，也能看到皮下组织菲薄。h，i. 皮瓣插入受区后，封闭供区，切开右侧外阴以便皮瓣插入。皮瓣重建了大部分阴道后壁，将侧方和远端皮缘缝合于残余的黏膜，去掉上皮的尖部塞入黏膜下方。j. 患者 2 示意图。瘘管位于阴道后壁和直肠前壁之间（冠状面视图）。瘘管清创，首先缝合直肠壁。设计新加坡皮瓣修复阴道后壁。皮瓣远端去上皮并塞入阴道黏膜下方，尝试改善先前放疗区域的愈合能力。皮瓣有足够的厚度使阴道和直肠保持独立，但不足以修复任何一个受损的功能

如果术中出现皮瓣血运问题，可采用多种临床试验验证（如毛细血管充盈试验、吲哚菁绿血管造影等）。如果皮瓣远端血供比近端差，可以修剪远端，或者将皮瓣重新缝合于供区并延期转移。

29.8 供区闭合

一期逐层闭合供区，可能需要广泛剥离大腿内侧皮肤。可使用可吸收线拉拢深筋膜和浅筋膜以减轻皮肤闭合的张力。缝合皮肤时可根据外科医师的偏好和患者的愈合能力使用可吸收或不可吸收缝线。引流管并非常规置入，当皮下积液风险较高时可考虑使用。术后将患者大腿内收位放置 2~3 周可减少供区和受区开裂的概率。

29.9 要点与难点

- 保持皮瓣后方皮肤完整，而非将皮瓣岛状化，将有利于最大化皮瓣的血供和促进更有挑战性的患者的愈合。
- 如果术中皮瓣血供差，可行皮瓣延迟和二期转移。
- 使用单侧皮瓣修复组织缺损太费力时，最好使用双侧皮瓣。或者应用以下方为蒂的皮瓣，联

合一个以上方为蒂的皮瓣，对合适的择期患者证明是有效的。
- 闭合供区时明显的张力将导致伤口愈合问题。因此，需要尝试通过最小化并发症来使伤口愈合得更顺利。

（刘树一 译，丁自海 陈超 校）

参考文献

[1] WEE JTK, JOSEPH VT. A new technique of vaginal reconstruction using neurovascular pudendal-thigh flaps: a preliminary report [J]. Plast Reconstr Surg, 1989, 83(4):701–709.

[2] WOODS JE, ALTER G, MELAND B, et al. Experience with vaginal reconstruction utilizing the modified Singapore flap [J]. Plast Reconstr Surg, 1992, 90(2):270–274.

[3] GLEESON NC, BAILE W, ROBERTS WS, et al. Pudendal thigh fasciocutaneous flaps for vaginal reconstruction in gynecologic oncology [J]. Gynecol Oncol, 1994, 54(3): 269–274.

[4] CORDEIRO PG, PUSIC AL, DISA JJ. A classification system and reconstructive algorithm for acquired vaginal defects [J]. Plast Reconstr Surg, 2002, 110(4):1058–1065.

30 臀上动脉穿支皮瓣

Ergun Kocak, Pankaj Tiwari

摘要

臀区局部推进和旋转肌皮瓣长期以来被用来覆盖骶骨和躯干后方组织缺损。随着穿支皮瓣的发展，该区域已成为自体乳房重建的可靠供区部位，特别是当下腹部供区存在禁忌时。本章介绍了手术过程、手术适应证、局部解剖、手术要点和2种其他类型的皮瓣。

关键词：髂内动脉，前后段，梨状肌，臀下动脉，臀上动脉，臀大肌

30.1 引言

臀区局部推进和旋转肌皮瓣长期以来被用来覆盖骶骨和躯干后方组织缺损。Fujino等在1975年首次报道了臀肌组织的显微外科移植技术[1]。随着穿支皮瓣的发展，当下腹部供区存在禁忌时，该区域已成为自体乳房重建的可靠供区部位[2]。

30.2 适应证

- 乳房重建，在乳腺癌或遗传性乳腺癌高风险而实施乳腺切除术后可以一期或择期重建。
- 作为带蒂皮瓣修复骶骨区和躯干后方组织缺损（具体内容不再赘述）。

30.3 解剖

供应臀上动脉穿支皮瓣（SGAP）的血管穿支起源于髂内血管系统（图30.1）。髂内动脉于骶髂关节前面起源于髂总动脉，走行约4 cm后分为前、后两支，分别穿过坐骨大孔离开盆腔。前支继续向下，在梨状肌前面，发出几个分支，包括臀下动脉，它为臀下动脉穿支皮瓣（IGAP）和其他大腿内侧皮瓣供血。后支穿过骶骨筋膜、梨状肌，分为深支和浅支。浅支（臀上动脉）进入臀大肌发出多个穿支，并继续供给浅筋膜和皮肤。

臀上动脉在臀大肌深面中部进入。因此，中央穿支更接近主干血管且在肌内穿行距离短。而外侧穿支在进入浅筋膜和皮肤前在臀大肌内穿行了3~5 cm。因此以外侧穿支为蒂的皮瓣设计似乎是更好的选择，因为这样可提供更长的血管蒂长度。

臀上动脉皮瓣本身不包括肌肉，皮瓣切取过程中可遇到几块重要的动力肌。臀大肌起始于髂骨外表面骶尾骨的外侧，止于髂胫束。臀上动脉发出穿支平行于臀大肌纤维，这使得分离血管蒂时可以分开肌纤维而非切断肌纤维。这样可以使损伤减小到最低从而保护这块重要肌肉的功能。梨状肌位于臀肌深面，起自骶骨前外侧，止于股骨大转子的内侧，是臀上动脉穿支皮瓣臀上动脉离开骨盆进入臀大肌深层肌肉的重要解剖标志。一般情况下相对于静脉，臀上动脉更细小，直径从1.5 mm到2.0 mm，而伴行静脉一般粗大，直径约为2.5 mm。

30.4 其他类型的皮瓣

- 最大的变化是皮瓣的形状和方向。最常见的是

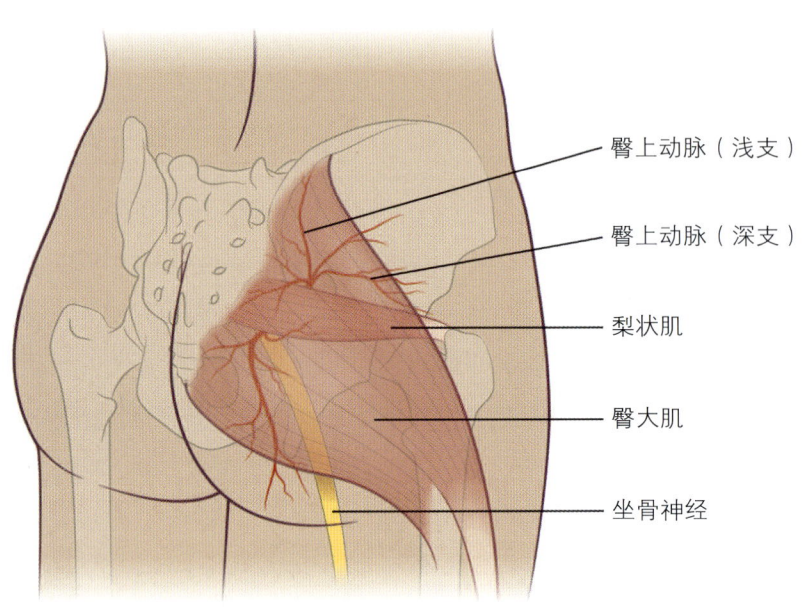

图 30.1 臀上动脉，被覆皮肤及相关的解剖标记

臀上动脉（浅支）
臀上动脉（深支）
梨状肌
臀大肌
坐骨神经

纺锤形皮瓣，水平方向或斜向，最外侧端稍向上。其他形状如回旋镖或弯曲形也有报道。
- 不同形状的带蒂皮瓣可用于骶骨软组织重建。

30.5 术前准备

臀上部组织疏松的患者行臀上动脉穿支皮瓣乳房重建手术效果更理想。超重患者该部位组织致密而肥厚，皮瓣顺应性差，血管蒂较短，与受区血管吻合受限，可能给手术带来挑战。

表面解剖标志：髂后上棘、大转子可以帮助皮瓣设计，确定穿支密集区（见 30.6 定位和皮肤标记）。然而，可用于设计臀上动脉穿支皮瓣的穿支的位置和数量在不同患者之间差异很大。此外，穿支穿过肌肉的过程存在相当的变异，一些直接进入皮肤，而另一些则有很多曲折或绕过臀大肌进入皮肤。术前使用 CT 血管显影术（CTA）确定主要穿支血管的数量、位置及相对路径可以促进皮瓣设计和优化，以及对穿支的选择（图 30.2）。行臀区 CT 血管显影术时，患者通常要取俯卧位。

双侧臀上动脉穿支皮瓣乳房重建术是一个挑战。在这种情况下，手术时间取决于以下几个因素，包括乳腺切除术、术中多次体位改变、双侧皮瓣切取和显微血管重建等。由多个手术小组共同协作可减少手术时间[3]。但是保守一点的话手术也可以分期进行。

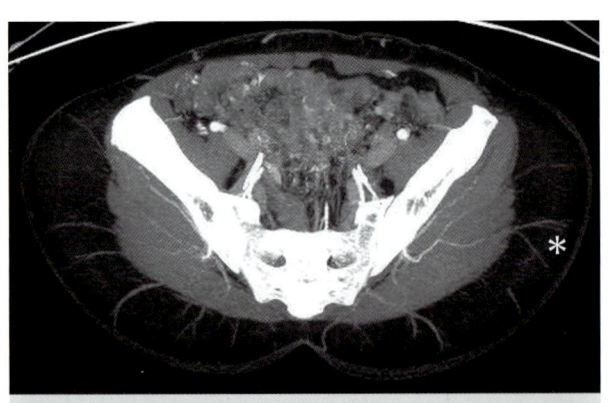

图 30.2 臀上动脉穿支 CT 血管造影。轴向增强（MIP）图像，左侧可见臀上动脉的一个分支横向穿过臀大肌肌腹（*）。它从肌肉后外侧穿出后分成 2 个分支进入皮下组织

30.6 定位和皮肤标记

术前患者取站姿时进行标记（图 30.3）。标记髂后上棘和大转子，连接两点，大多数穿支在这条线的内侧 2/3 和外侧 1/3 交界处附近[4]。乳房重建术中，单侧乳房重建患者应取侧卧位，双侧乳房重建患者取俯卧位（见关于重建时机的讨论）。手持式多普勒超声用于识别穿支并与术前 CTA 检查结果进行相关性评估以确定最有可能被使用的穿支的位置。并在皮瓣上做标记。皮瓣设计时中心穿支通常是首选，偏心穿支通常可以提供更长的血管蒂。梭状皮瓣可以提高皮瓣与皮缺损的适应性，有利于关闭创面并减少瘢痕。根据臀部松弛度和需要重建的组织量，皮瓣切取面积可达 30 cm × 12 cm。

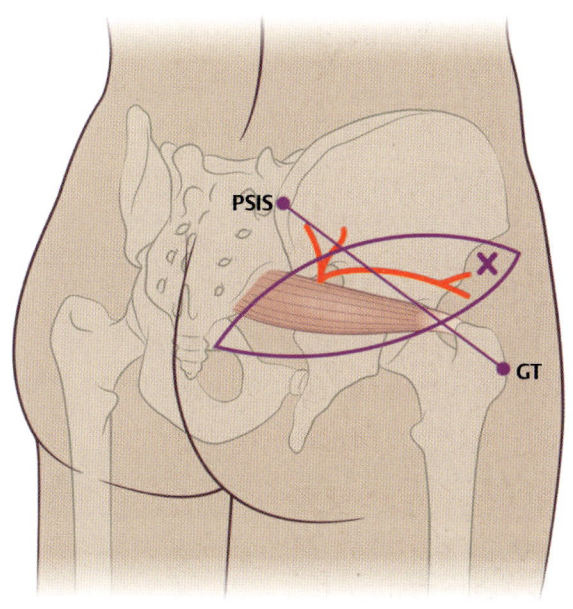

图 30.3 臀上动脉皮瓣的体表标记。在两个重要标记点髂后上棘和大转子间连线。穿支倾向于在连线的中内 1/3 出现。主要穿支偏心设计增加血管蒂长度和可靠性

30.7 手术方法

皮瓣标记如前所述。首先在侧面切开皮肤，自外侧向中央分离皮瓣与筋膜。从浅筋膜平面开始解剖，当看到臀大肌时迅速转至筋膜下平面。平行于斜向的臀大肌纤维血管稀少易于解剖。确定关键的穿支后可对原先皮瓣设计进行调整然后切开。皮肤切口向下延伸到筋膜时，向外倾斜可以增加皮瓣体积。

穿支从浅到深，跟随血管穿过臀大肌。当分离到臀肌、梨状肌与臀小肌时使用自固定牵开器，便于在狭窄空间里暴露和解剖。使用牵开器时要格外小心，因为过度牵开可损伤坐骨神经，导致术后神经功能障碍。

解剖血管蒂直到取得足够的长度和直径。如上所述，动脉可能很细小，此时应从近心端解剖，结扎血管蒂分支切开皮瓣。皮瓣供区关闭稍后涉及。

像任何用于乳房重建的自体皮瓣一样，臀上动脉皮瓣也是乳房切除缺损适宜的修复皮瓣（图 30.4）。然而，臀上动脉穿支皮瓣通常是一个单穿支皮瓣。穿支入皮点组织致密相对固定，乳房重建皮瓣移植时易于发生机械性扭转阻塞，手术时应倍加谨慎。

30.8 供区闭合

供区可吸收线分层缝合。肌肉和筋膜间断 8 字缝合。肌肉表面、皮下组织间放置负压引流管，缝合于皮下。术后供区畸形并不常见。双侧皮瓣修复时臀部可能被"提升"，尤其是术前有组织松弛及皮肤臃肿的患者。单侧乳房重建，会发生轻度不对称，但很少需要矫正干预。严重者可晚期行供区脂肪移植术或健侧吸脂术矫正。

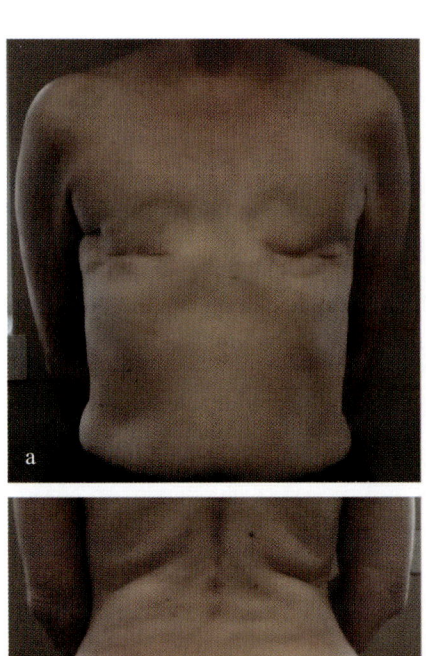
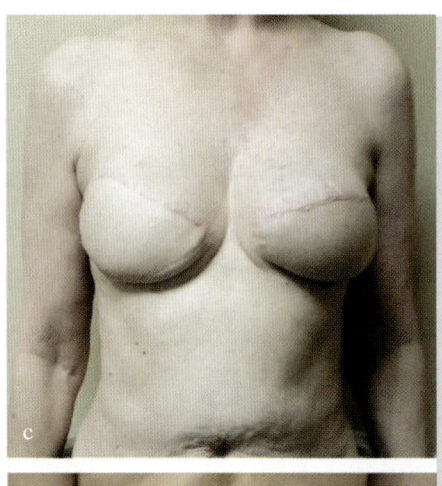
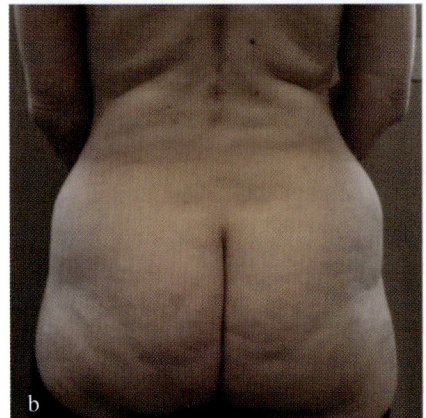
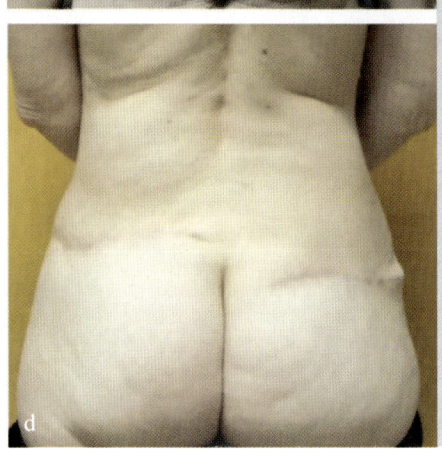

图 30.4 术前（a, b）和术后（c, d）外观。一例延迟、分期的臀上动脉穿支皮瓣乳房重建术

30.9 要点与难点

- 单侧乳房重建可一期或二期实施。双乳重建更具挑战性，如无把握可分期实施。
- 一般情况下，皮瓣是围绕单个穿支血管设计的。更多的是在皮瓣设计中包含不止一支穿支血管，但是应考虑到对臀大肌的损伤。
- 相对较短的皮瓣血管蒂长度会增加牵拉受伤风险。在一期乳房切除重建时尤其应该注意。此时，乳腺切除后皮下潜在腔隙巨大并非罕见，尤其是外侧部分。此时应褥式缝合胸壁和掀起的皮肤。此后再缝合皮瓣与胸壁及周围皮肤即可使重建的乳房稳定。

（刘志波 译，丁自海 陈超 校）

参考文献

[1] FUJINO T, HARASINA T, AOYAGI F. Reconstruction for aplasia of the breast and pectoral region by microvascular transfer of a free flap from the buttock [J]. Plast Reconstr Surg, 1975, 56(2):178–181.

[2] ALLEN RJ, TUCKER C. Superior gluteal artery perforator free flap for breast reconstruction [J]. Plast Reconstr Surg, 1995, 95(7):1207–1212.

[3] DELLACROCE FJ, SULLIVAN SK. Application and refinement of the superior gluteal artery perforator free flap for bilateral simultaneous breast reconstruction [J]. Plast Reconstr Surg, 2005, 116(1):97–103, discussion 104–105.

[4] GAGNON AR, BLONDEEL PN. Superior gluteal artery perforator flap [J]. Semin Plast Surg, 2006, 20(2):79–88.

31 臀下动脉穿支皮瓣

Mark Schaverien

摘要

臀下动脉穿支皮瓣通常是自体皮瓣移植乳房重建的备选方案，适用于腹部组织量不足、腹部臃肿或腹部功能重要希望避免腹部供区并发症的女性患者的选择。主要优点是供区损伤小，血管蒂长无须静脉移植。皮瓣供区臀纹的存在使手术瘢痕隐蔽性好也易于被衣物覆盖是一个优秀的皮瓣供区。该术式对乳房较小或具有遗传性乳腺癌风险，选择预防性乳腺切除后双侧乳房重建但腹部组织量不足的年轻患者有明显的优势。本章涵盖了这一重建过程所有涉及的内容，如适应证、解剖学、术前设计、手术技巧和2种其他类型的皮瓣。

关键词：臀上动脉，臀下动脉，髂内动脉，梨状肌，髂后上棘，坐骨结节

31.1 引言

对于自体皮瓣移植乳房重建腹部组织量少或不适合腹部皮瓣的女性患者，臀下动脉穿支皮瓣通常是备选方案。对于体重超标或腹部功能重要的女性来说，臀部皮瓣也是首选。

1975年Fujino第一个报道臀部组织用于乳房再造[1]。1978年Le-Quang第一次使用臀下肌皮瓣重建乳房；然而，该皮瓣的使用因血管蒂短常需静脉移植和供区并发症受到限制[2]。1993年Allen及其同事首先报道了以臀上、下动脉穿支为蒂的臀上、下动脉穿支皮瓣重建乳房，保护了臀大肌。穿支皮瓣的主要优点是供区并发症少，血管蒂长避免血管移植[3,4]。他们还报道了臀纹臀下动脉穿支皮瓣，最大优点是利用臀纹隐藏瘢痕同时对臀部轮廓影响小[4]。特别适用于乳房较小或具有遗传性乳腺癌风险选择预防性乳腺切除后双侧乳房重建但腹部组织量不足的年轻患者。皮瓣的重量略微超过切除乳腺的重量，约400 g（200~600 g）。与臀上动脉穿支皮瓣相比，臀纹区臀下动脉穿支皮瓣血管蒂长，术后臀部变形小。

31.2 适应证

- 乳房重建（游离皮瓣）。
- 会阴重建（带蒂皮瓣）。
- 大腿后侧重建（带蒂皮瓣）。

31.3 解剖

臀上、下动脉是髂内动脉的终末支，从梨状肌上、下孔穿出骨盆分别营养臀大肌的上、下半部。臀下动脉与坐骨神经、阴部内血管、股后皮神经伴行，并在臀大肌下半发出2~4支穿支血管，穿过肌肉供给臀下部浅筋膜和皮肤[5]。

臀下动脉自髂后上棘和坐骨结节连线中、下1/3，髂后上棘和尾椎连线的中点，大转子的上缘穿出。穿支位于梨状肌下方臀纹上方（图31.1）。

穿支位于臀中部有短程肌内走行，由于在臀大肌内走行曲折，这就相对延长了血管蒂的长度。在臀部发出穿支后，臀下动脉伴随股后皮神经延伸到大腿。股后皮神经支配会阴部和大腿

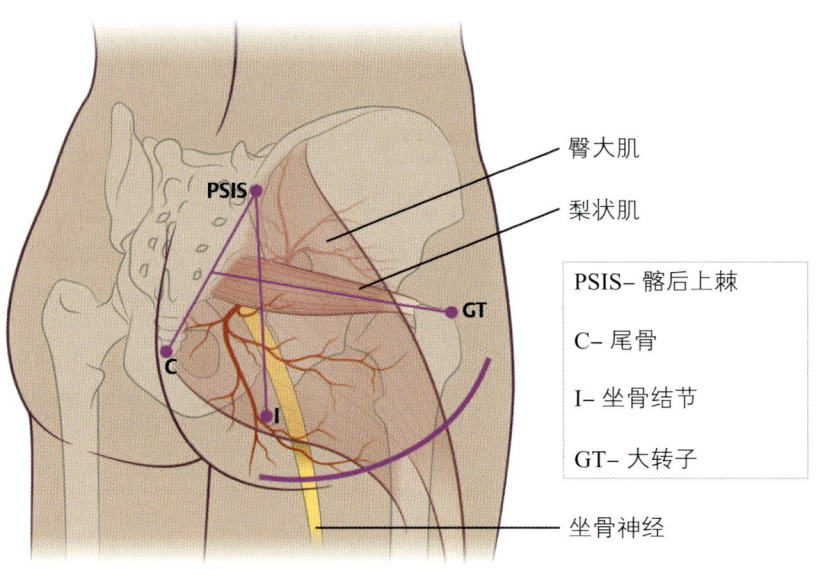

图 31.1 臀下动脉穿支皮瓣设计的解剖标记。穿支位于梨状肌下方和下臀纹以上,垂直于髂后上棘和坐骨结节连线的后侧

后面皮肤感觉。臀下动脉起始处口径约 2 mm,臀下静脉口径约 3.5 mm。臀下动脉穿支皮瓣血管蒂长度通常为 7~10 cm。

31.4 皮瓣的其他类型

- 带蒂横向皮瓣重建大腿后侧缺损。
- V-Y 带蒂推进皮瓣重建会阴腹切除缺损。

31.5 术前准备

术前 CT 或磁共振血管成像选择最好的穿支以缩短皮瓣切取时间[6]。用手持多普勒仪最后确定患者手术体位为臀下动脉穿支位置。

31.6 体表标记定位

站立位标记臀纹,皮瓣下缘线在臀纹下 1 cm 与其平行。皮瓣上缘位于此线头端约 7 cm。皮瓣轴线平行于臀纹,一般长约 18 cm(图 31.2)。

需要斜切的头侧和尾侧的脂肪组织也要标记出来,以便在翻转皮瓣时能补充更多的软组织。

31.7 手术技巧

单侧乳房重建,患者侧卧位切取皮瓣。乳腺切除、受区血管准备及血管吻合皮瓣移植时

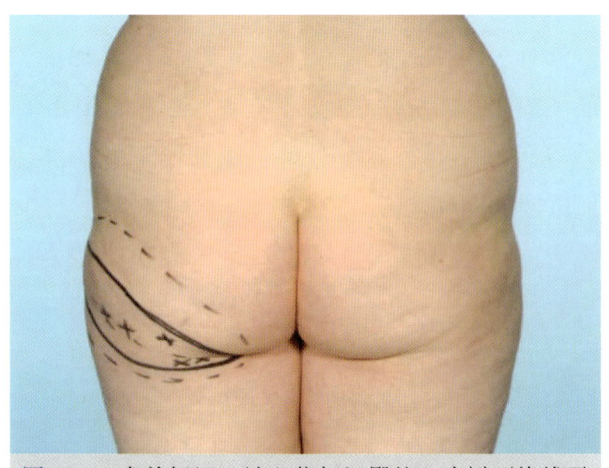

图 31.2 术前标记。站立位标记臀纹,皮瓣下缘线平行于臀纹下 1 cm。皮瓣上缘位于此线头端约 7 cm。皮瓣轴线平行于臀纹,长约 18 cm。皮瓣头、尾端额外切除的脂肪组织也被标记出来

取仰卧位。有些作者提倡单侧重建时取侧卧位，这样显露受区血管、切取皮瓣、移植皮瓣手术时不必变化体位。双侧乳房同时重建，患者俯卧位切取皮瓣，关闭供区创面后，改为仰卧位进行乳腺切除和皮瓣移植手术。

切开皮肤后在筋膜内向皮瓣头、尾端倾斜游离以获得更多的臀大肌周边软组织，以便增加皮瓣的宽度和体积。皮瓣远心端解剖时需保护股后皮神经，该神经损伤会导致大腿后侧麻木。还要注意不要侵犯臀大肌内侧的坐骨结节脂肪垫，否则会导致坐位不适。坐骨神经绝不能显露。

皮瓣自筋膜下平面从周围向中央掀起（图31.3b）。皮瓣垂直于肌间隔，自肌肉表面掀起。不要损伤肌间隔内走行的穿支。尽管单支大的穿支可以充分灌注皮瓣，但两支灌注会更好，静脉引流更是这样。一旦确定穿支就分开肌纤维解剖血管蒂，直至其有可供受区吻合的口径和足够的血管蒂长度（图31.3c）。通常动脉2.0~2.5 mm、静脉3.0~4.0 mm即可满足吻合需要。最后几厘米的血管解剖因为有大量血管侧支出现而最耗时和复杂，一定注意不要轻易过早结扎蒂部主干血管。

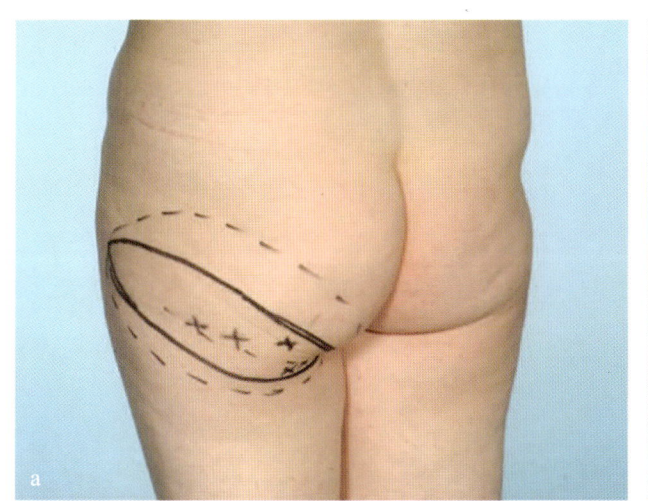
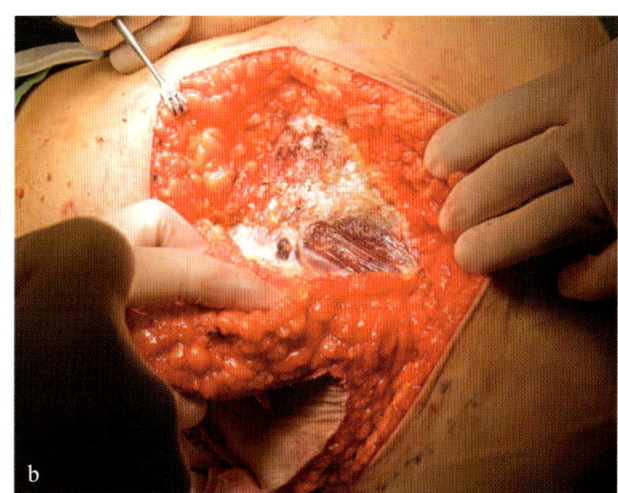
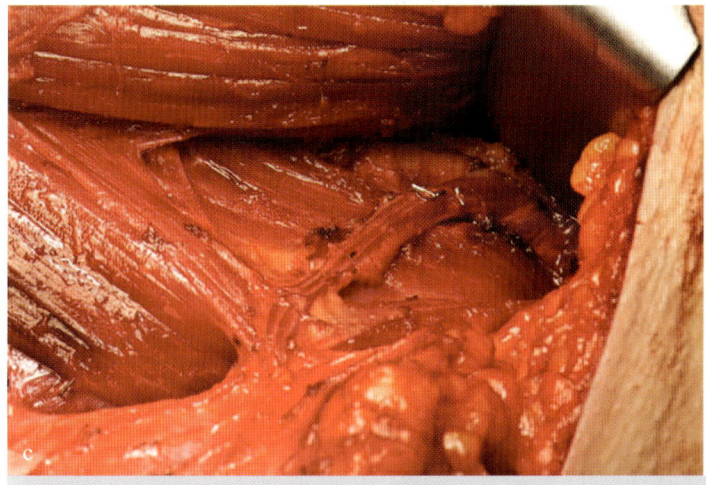
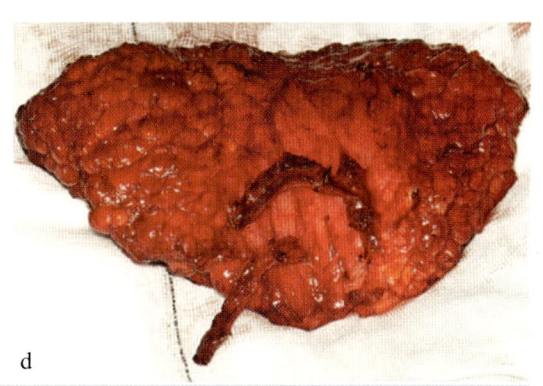

图31.3　a.皮瓣切取。切开皮肤，筋膜内向皮瓣头、尾端倾斜游离以获得更多的臀大肌周边软组织。皮瓣自筋膜下平面从周围向中央掀起，垂直于肌间隔紧贴肌肉表面以便识别穿支。b.一旦确定穿支，分开肌纤维解剖血管蒂直至其有可供受区吻合的口径和血管蒂长度。c.最后几厘米的血管解剖因为有大量血管侧支出现而最耗时和复杂，一定注意不要轻易过早结扎蒂部主干血管。d.尽管单支大的穿支可以充分灌注皮瓣，但是两支灌注会更好，以防静脉额外引流时导致的皮瓣淤血

31.8 供区闭合

供区臀大肌和大腿后皮肤筋膜要尽量分层缝合防止臀部变形。供区分层放置负压引流，将伤口隐藏于臀纹内（图 31.4）。

31.9 要点与难点

- 理想的患者应具有臀部大、胸部小的梨形身材。
- 建议最少切取两支独立的穿支确保静脉引流储备，防止静脉淤积。
- 本术式的缺点是术中频繁的体位变换和烦琐的血管蒂解剖。
- 不像下腹柔韧的组织，臀部的皮下脂肪更加紧实。这使得皮瓣移植塑形更困难，可能需要二期脂肪移植改善外形。
- 单侧皮瓣移植后可能出现臀部不对称，需要健侧臀部二次吸脂。
- 术中必须小心避免损伤股后皮神经，否则可能导致永久性大腿后侧感觉异常。

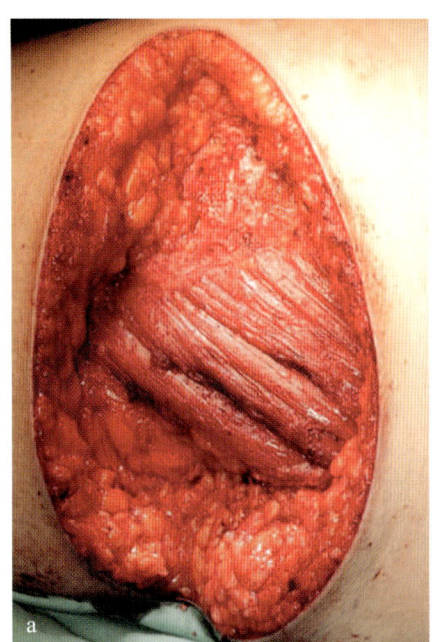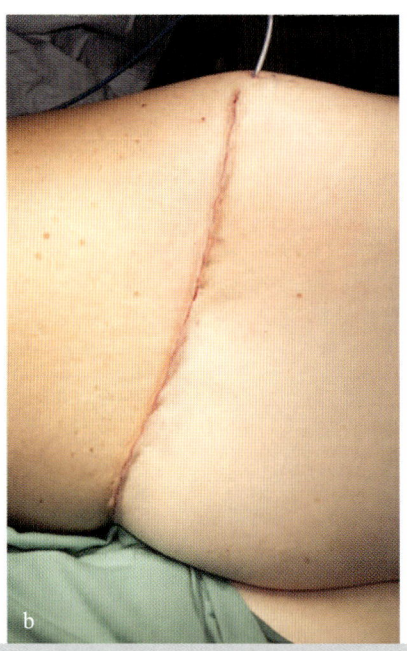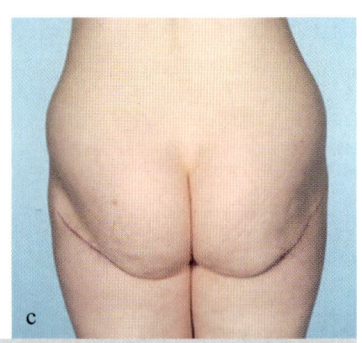

图 31.4　a. 供区臀大肌和大腿后皮肤筋膜要尽量分层缝合，防止臀部变形。供区分层放置负压引流，伤口隐藏于臀纹内。b，c. 双侧乳腺切除与即刻臀下动脉穿支皮瓣重建供区外观，需注意臀部对称良好，轮廓畸形极少，瘢痕藏于臀纹内

（刘志波　译，丁自海　陈超　校）

参考文献

[1] FUJINO T, HARASINA T, AOYAGI F. Reconstruction for aplasia of the breast and pectoral region by microvascular transfer of a free flap from the buttock [J]. Plast Reconstr Surg, 1975, 56(2):178–181.

[2] LE-QUANG C. Two new free flaps developed from aesthetic surgery II. The inferior gluteal flap [J]. Aesthetic Plast Surg, 1980, 4(1):159–168.

[3] GUERRA AB, METZINGER SE, BIDROS RS, et al. Breast reconstruction with gluteal artery perforator (GAP) flaps: a critical analysis of 142 cases [J]. Ann Plast Surg, 2004, 52(2):118–125.

[4] ALLEN RJ, LEVINE JL, GRANZOW JW. The in-the-crease inferior gluteal artery perforator flap for breast reconstruction [J]. Plast Reconstr Surg, 2006, 118(2):333–339.

[5] AHMADZADEH R, BERGERON L, TANG M, et al. The superior and inferior gluteal artery perforator flaps [J]. Plast Reconstr Surg, 2007, 120(6):1551–1556.

[6] VASILE JV, NEWMAN T, RUSCH DG, et al. Anatomic imaging of gluteal perforator flaps without ionizing radiation: seeing is believing with magnetic resonance angiography [J]. J Reconstr Microsurg, 2010, 26(1):45–57.

第六部分
上 肢

32	臂外侧皮瓣	182
33	前臂桡侧皮瓣及骨皮瓣游离移植术	187
34	尺动脉穿支皮瓣	194

32 臂外侧皮瓣

Edward I. Chang

摘要

臂外侧皮瓣最常用于重建头颈部及四肢缺损，可作为游离皮瓣或带蒂皮瓣移植重建上臂及肩部缺损。皮瓣可切取为穿支皮瓣或筋膜皮瓣。考虑到皮瓣蒂部的长度和口径，臂外侧皮瓣并不是一种主力皮瓣，但当需要薄且柔韧的皮瓣时，它是一种有用的选择。本章讨论了臂外侧皮瓣的适应证、解剖、术前注意事项及手术技巧，并描述了皮瓣的其他2种类型和供区的闭合。

关键词：桡侧副动脉，肱深动脉，前臂外侧皮神经，桡神经

32.1 引言

臂外侧皮瓣最常用于重建头颈部及四肢缺损，可作为游离皮瓣或带蒂皮瓣移植重建上臂及肩部缺损[1, 2]。皮瓣可切取为穿支皮瓣或筋膜皮瓣。考虑到皮瓣蒂部的长度和口径，臂外侧皮瓣并不是一种主力皮瓣，但当需要薄且柔韧的皮瓣时，它是一种有用的选择[3]。

32.2 典型适应证

- 上臂及肩部软组织缺损，可采用带蒂臂外侧皮瓣重建。
- 上肢或下肢软组织缺损，需要柔韧组织覆盖裸露的结构，如骨、肌腱、神经或血管。
- 头颈部缺损包括部分咽、口底、舌或其他软组织缺损的重建。

32.3 解剖学

臂外侧皮瓣为筋膜皮瓣，也可切取为真正的穿支皮瓣。作为筋膜皮瓣时，其蒂部为来自肱深动脉的桡侧副动脉，最终与肘关节附近的桡侧返动脉吻合。蒂部的桡侧副动脉朝向肱骨外上髁逐渐浅出，使其可以切取为筋膜皮瓣。同时，有可靠的皮支在近端位置发出，供给上臂外侧的皮肤。主要的蒂部血管在肱二头肌和肱三头肌的肌间隔走行（图32.1）。前臂外侧皮神经是桡神经的一个分支，它与皮瓣蒂部距离很近，常常需要分离神经以便游离皮瓣及其蒂部[3]。在带蒂转位及游离移植中，前臂外侧皮神经也可用于建立皮瓣的感觉。术后常会伴有神经分布区的麻木，但患者一般耐受良好，功能影响不大。

桡神经也邻近皮瓣的蒂部，并沿着螺旋形肱神经沟由后向前走行。在切断前臂外侧皮神经之前，必须先确认桡神经。有的皮瓣蒂部和桡神经紧密黏附在肱骨骨膜上。骨膜剥离器可用于解剖分离，以减少对蒂部或桡神经的损伤。

当皮瓣蒂部向近端移动时，蒂部的位置会更深、更靠后，也是蒂部解剖的边界。如果需要增加蒂部的长度和血管的直径，可以部分松解三角肌的止点。

解剖研究表明，皮瓣蒂部的长度约为7 cm，动脉直径为1.7 mm，静脉直径为2.5 mm[3]。通常有1~3个肌间隙穿支，分别称为穿支A、B和C。穿支血管并不总是来自皮瓣的主要蒂部，有解剖变异显示其中一个穿支起自单独的血管

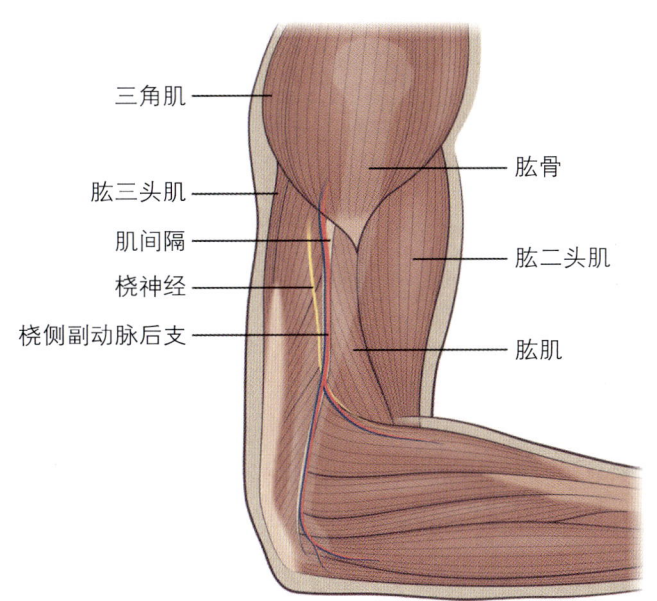

图 32.1 臂外侧皮瓣的蒂部位于肱三头肌和肱二头肌的肌间隔中。蒂部在肱骨表面可能离桡神经很近，在解剖过程中应注意保留和保护桡神经

蒂。这让人联想起，在切取股前外侧（ALT）皮瓣时，有皮瓣穿支起自旋股外侧动脉的横支。

32.4 皮瓣的其他类型

- 可设计切取骨皮瓣，包含部分肱骨和表面的臂外侧皮肤。
- 也可切取嵌合皮瓣，不仅包括肱骨和覆盖的皮肤，还可包括部分肱三头肌，以增加皮瓣的软组织体积。

32.5 术前注意事项

皮瓣的选择通常取决于患者的身体条件，臂外侧组织常比前臂皮瓣略厚，但比大腿皮瓣薄。对于头颈部损伤的患者，常选择大腿皮瓣修复，如股前外侧皮瓣，因为手术时便于两组人员操作[4, 5]。然而，对于下肢重建，臂外侧为供区便于同时切取皮瓣和准备受区。皮瓣尽可能取自非优势侧的上臂。

32.6 体位和皮肤标记

患者取仰卧位，供区手臂备皮，上肢在各个方向的活动不受限制。在皮瓣的切取过程中，上肢通常放置于患者的躯干上。皮瓣切取的标记点是三角肌止点和外上髁。两点的连线为皮瓣的中线，邻近肱二头肌和肱三头肌的肌间隔。皮瓣通常以此线为轴，通过捏捏试验确定可以一期闭合供区的最大皮瓣宽度。另外，皮瓣的设计可宽至上臂周长的一半，植皮可用于闭合供区。三个常见的穿支血管（A、B 和 C）距离三角肌止点分别约为 7 cm、10 cm 和 12 cm。皮瓣设计时包括一个或多个皮支（图 32.2）。解剖从皮瓣后方开始，向前进行直至能看到穿支，外科医师在开始解剖时坐着会更加舒适[3]。

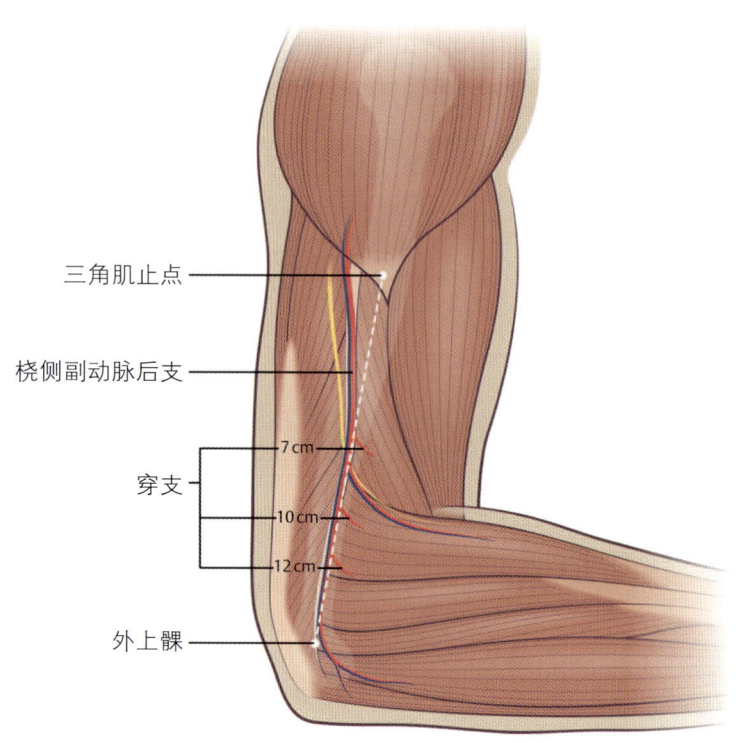

图 32.2 三角肌止点和外上髁的连线，邻近肱二头肌和肱三头肌的肌间隔。源自桡侧副动脉后支的 3 个皮支，距离三角肌止点约 7 cm、10 cm 和 12 cm

32.7 手术技术

标记出皮瓣的切取范围后，做后方的皮肤切口，解剖至覆盖肱二头肌和肱三头肌的深筋膜。将深筋膜切开后，在筋膜的下方、肱三头肌的上方进行解剖分离。随着向肌间隔方向的解剖，应该很容易看到穿支。小心地追踪穿支至肱二头肌与肱三头肌之间的蒂部。一旦看到血管蒂部，可以结扎切断蒂部的远端，并向近端解剖以增加蒂部的长度和血管的管径。

在解剖分离过程中，常可见前臂外侧皮神经位于皮瓣蒂部的浅层。蒂部与深层组织彻底游离后，可暴露桡神经；在此之前，要保留皮神经。此时，可以做皮瓣的前方切口，再次解剖至深筋膜，然后在筋膜下方继续解剖分离。皮瓣的前方和后方解剖应相结合，直到皮瓣游离。需要注意的是，在切取皮瓣中，一定要避免损伤桡神经（图 32.3）。建议采用无接触技术，应该夹闭和切断小血管，而不是用单极或双极电凝分离。

此时，需要将前臂外侧皮神经与皮瓣蒂部分离。如果需要有感觉的皮瓣，可以向近端游离皮神经至桡神经主干，然后将皮瓣由远端至近端切取，并将蒂部与周围组织分离。通过部分松解三角肌止点，可以获取更长的血管蒂和更大的管径。

32.8 供区闭合

检查供区的止血情况，并确保桡神经没有受到损伤。肱二头肌与肱三头肌之间的筋膜不需要闭合，以免桡神经受压。放置引流管后，分层闭合切口。当切取皮瓣较大时，可采用植皮覆盖供区缺损。

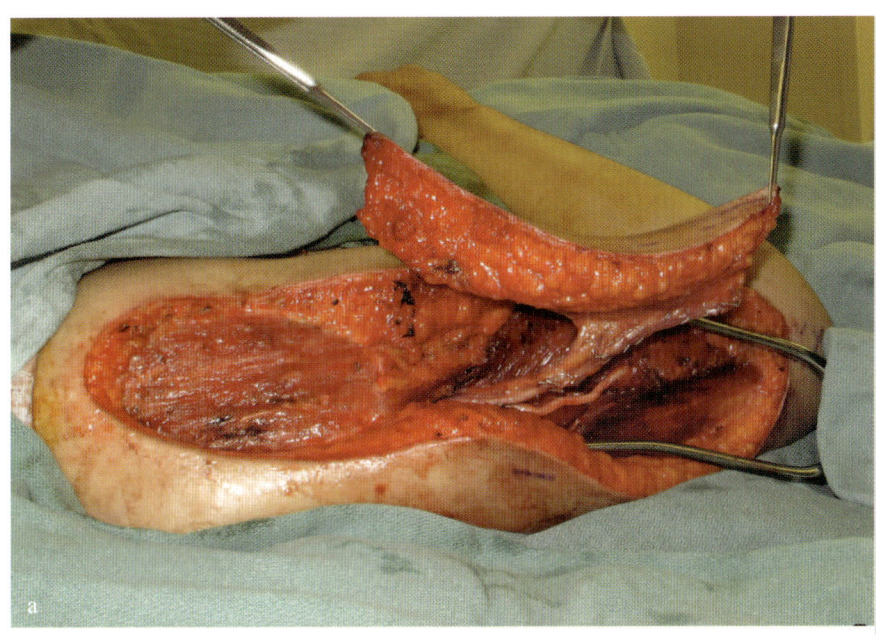
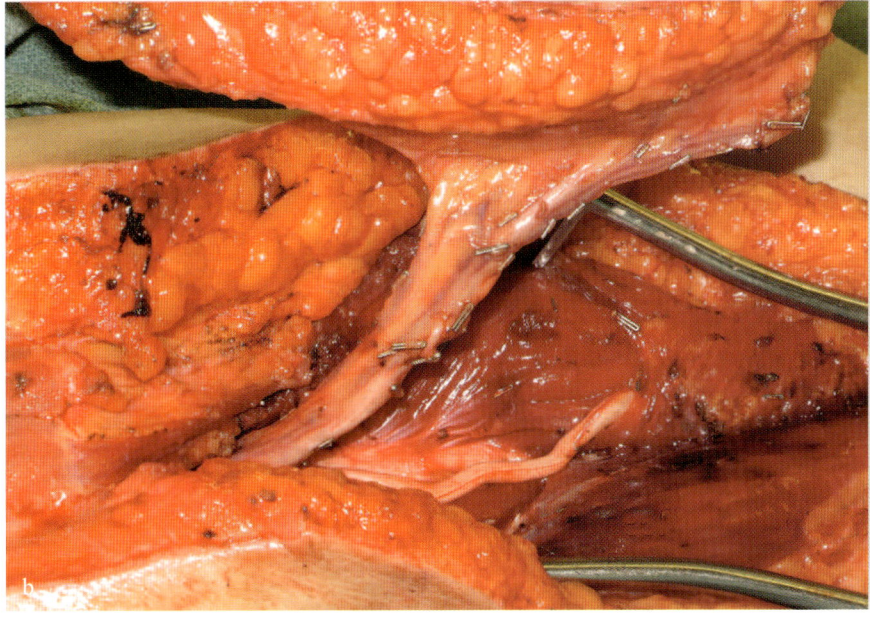

图 32.3 a. 完成臂外侧皮瓣的解剖。b. 特写图：桡神经非常接近臂外侧皮瓣的蒂部；为了切除皮瓣，需要将前臂外侧皮神经分离

32.9 要点与难点

- 进行筋膜下解剖，从前方和后方入路确认供养皮瓣的穿支。利用三角肌止点和外上髁作为标记，能可靠定位穿支的位置。穿支 A、B 和 C 位于肱二头肌与肱三头肌之间，距离三角肌止点分别约为 7 cm、10 cm 和 12 cm。
- 皮瓣切取时建议采用无接触技术，以最大限度地减少桡神经损伤，并且避免使用电凝，因为这可能会对神经造成损伤，导致供区发生严重的并发症。
- 松解三角肌止点能暴露近端的皮瓣蒂部，从而增加蒂部血管的长度和管径。

（荣凯 译，丁自海 陈超 校）

参考文献

[1] HWANG K, LEE WJ, JUNG CY, et al. Cutaneous perforators of the upper arm and clinical applications [J]. J Reconstr Microsurg, 2005, 21(7):463–469.

[2] JORDAN SW, WAYNE JD, DUMANIAN GA. The pedicled lateral arm flap for oncologic reconstruction near the shoulder [J]. Ann Plast Surg, 2015, 74(1): 30–33.

[3] CHANG EI, IBRAHIM A, PAPAZIAN N, et al. Perforator mapping and optimizing design of the lateral arm flap: anatomy revisited and clinical experience [J]. Plast Reconstr Surg, 2016, 138(2): 300–306.

[4] BUSNARDO FF, COLTRO PS, OLIVAN MV, et al. Anatomical comparison among the anterolateral thigh, the parascapular, and the lateral arm flaps [J]. Microsurgery, 2015, 35(5):387–392.

[5] KLINKENBERG M, FISCHER S, KREMER T, et al. Comparison of anterolateral thigh, lateral arm, and parascapular free flaps with regard to donor-site morbidity and aesthetic and functional outcomes [J]. Plast Reconstr Surg, 2013, 131(2): 293–302.

33 前臂桡侧皮瓣及骨皮瓣游离移植术

Mark W. Clemens

摘要

头颈部肿瘤术后的中、小型缺损，如果采用大而臃肿的皮瓣修复，可能阻塞口咽部，导致吞咽困难和功能障碍。由于前臂桡侧游离皮瓣质地薄且柔软、解剖结构恒定，是咽、舌、口底和眼眶重建的重要皮瓣，同时也可用于修复全身各处的皮肤缺损。在世界范围内，前臂桡侧皮瓣及骨皮瓣是最常用于头颈部重建的游离皮瓣之一。本章重点介绍前臂桡侧皮瓣及骨皮瓣游离移植的相关适应证、解剖、术前考虑、手术技术和预期效果。

关键词：桡动脉，尺动脉，掌浅动脉，掌深动脉，头静脉，贵要静脉，肘正中静脉，前臂内侧皮神经，前臂外侧皮神经，肌皮神经

33.1 引言

头颈部肿瘤术后的中、小型缺损，如果采用大而臃肿的皮瓣修复，可能阻塞口咽部，导致吞咽困难和功能障碍。前臂桡侧游离皮瓣（RFFF）质地薄且柔软、解剖结构恒定，是咽、舌、口底和眼眶重建的重要皮瓣，同时也可用于修复全身各处的皮肤缺损。前臂桡侧游离皮瓣最早由沈阳军区总医院（现为北部战区总医院）杨果凡、高玉智于1981年报道[1]，现已成为世界范围内最常用于头颈部重建的游离皮瓣之一。根据受区重建的需要，前臂桡侧可切取皮瓣或骨皮瓣[2,3]。本章将重点介绍前臂桡侧皮瓣的相关解剖学、适应证、技术和效果。

33.2 典型适应证

- 颈部、面部、头皮、腹股沟或上肢皮肤缺损。
- 部分咽壁缺损的修复或咽食管的重建[2]。
- 中、小型口咽部缺损。
- 上肢或手部皮肤缺损，顺行或逆行带蒂转位修复。
- 头皮、前额和面部皮肤缺损。
- 眶壁内衬修复。
- 双管状的全阴茎重建。

33.3 解剖学

前臂桡侧皮瓣来自前臂桡侧的血管及其表面的皮肤，大小不一，其主要血供是桡动脉（图33.1a）。桡动脉的解剖恒定，由肱动脉分为尺动脉和桡动脉。前臂由三组肌群组成：前臂后室的肱桡肌、桡侧腕长伸肌和桡侧腕短伸肌，前臂前室的旋前圆肌、旋前方肌、桡侧腕屈肌、指浅屈肌、指深屈肌、掌长肌和尺侧腕屈肌，以及包含伸肌的伸肌后室。桡动脉在肱桡肌、桡侧伸肌和旋前圆肌之间走行（图33.1b）。前臂皮肤从肘部皮纹以远2 cm至腕关节皮纹，由桡动脉和尺动脉的穿支供应。其中任一动脉系统可以供应前臂掌侧皮肤，以及多达1/3的桡背侧皮肤。尺动脉和桡动脉通过掌浅动脉和掌深动脉吻合。在前臂近端1/3处，桡动脉位于肱桡肌和旋前圆肌之间；在中间1/3处，位于肱桡肌和桡侧腕屈肌之间；在远端1/3处位于皮下，可以触及。在腕关节水平处，桡动脉在拇长展肌

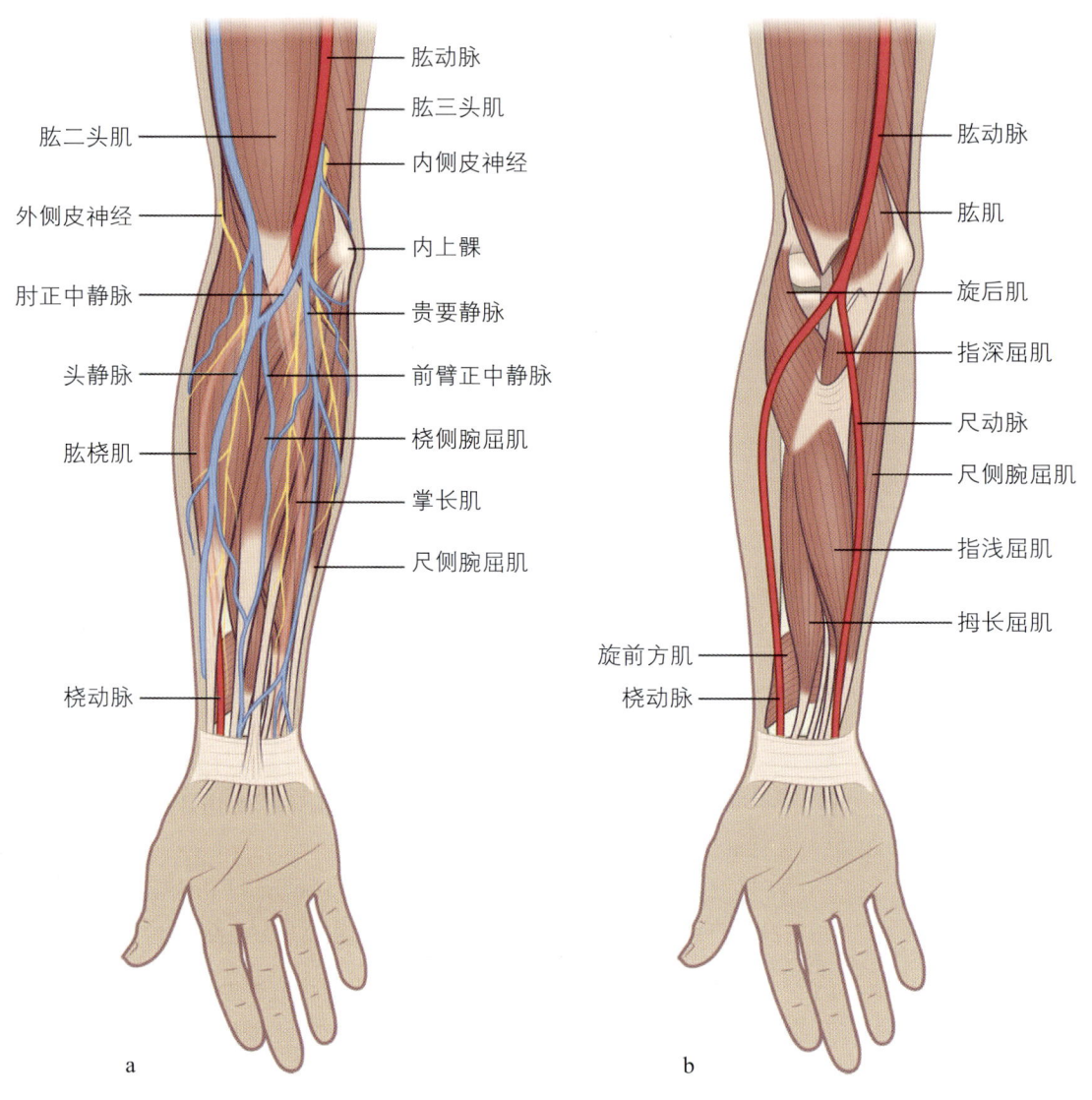

图 33.1 a. 前臂浅表解剖。b. 前臂深部解剖,以及前臂桡侧皮瓣的相关结构

和拇短伸肌下方,横穿"鼻咽窝"区域。在前臂近端,桡动脉分出桡侧返动脉和肘下动脉。在前臂远端,桡动脉每隔 1~2 cm 发出穿支血管。

静脉回流一般通过桡动脉的伴行静脉。虽然存在静脉瓣,但由于静脉间的广泛连接,可以设计切取逆行皮瓣。前臂桡侧皮瓣的静脉回流主要是伴行的深静脉,在行游离皮瓣修复时,应进行深静脉的吻合[4]。另外,头静脉、贵要静脉和肘正中静脉也可提供浅表静脉回流。浅表静脉可随皮瓣一起切取,作为替代的回流静

脉。如果皮瓣解剖至前臂近端,暴露出肘窝处深、浅静脉的连接,可以将两个静脉系统分开或一起吻合。在临床实践中,绝大多数病例只吻合深部静脉系统就已足够。

前臂内侧和外侧皮神经是前臂桡侧皮瓣的感觉神经,可随着皮瓣一起切取。但该皮瓣通常不需要有感觉。前臂内侧皮神经与贵要静脉伴行,前臂外侧皮神经是肌皮神经的延续,并与头静脉伴行。桡神经是前臂伸肌的主要运动神经,由桡动脉的小分支供应。

33.4 皮瓣的其他类型

- 切取为脂肪筋膜瓣。
- 切取为骨皮瓣，进行骨和皮肤的复合组织重建（例如下颌重建）[5]。
- 携带有血运的肌腱进行足部重建。

33.5 术前注意事项

术前进行体格检查，评估患者的一般情况，如前臂皮肤完整性，之前任何可能损伤桡动脉的瘢痕或手术，以及 Allen 试验，以确认在无桡动脉的情况下，尺动脉有足够的手部灌注。少数患者可能以桡动脉为主，在这种情况下，可选择对侧肢体、尺动脉皮瓣或其他皮瓣。如果双侧的桡动脉灌注相同，一般首选患者的非优势侧手。

33.6 定位和皮肤标记

患者取仰卧位，手术的一侧上肢放置在床旁的桌板上。桡动脉的走行可以通过触诊来确定，也可以采用多普勒检查。测量肿瘤切除后的缺损（图 33.2a），前臂的皮瓣设计范围从第二腕横纹开始，并以桡动脉为中心（图 33.2 b，c）。桡动脉在外侧肌间隔内走行，近端位于肘

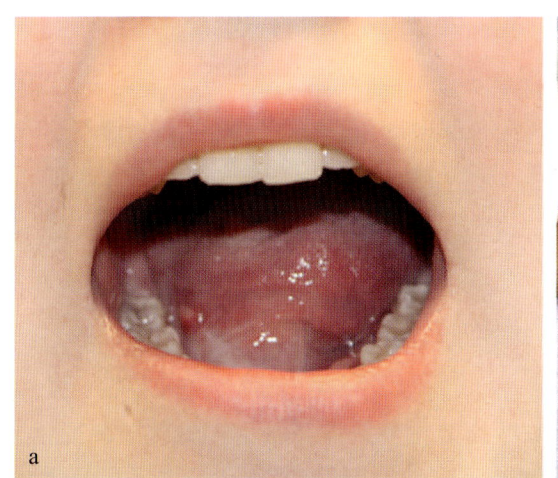
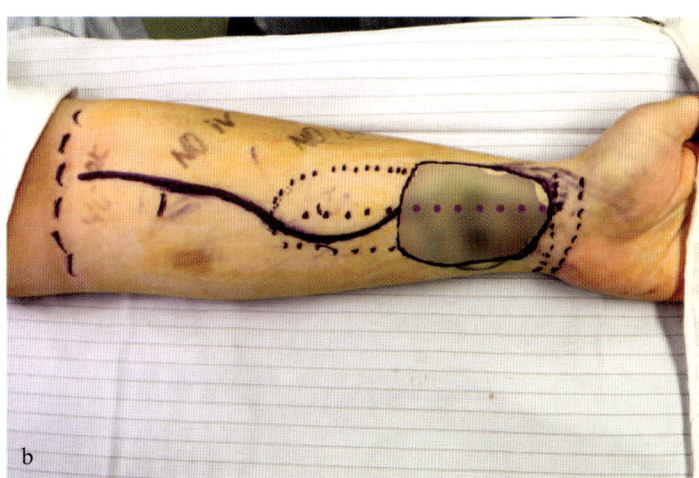
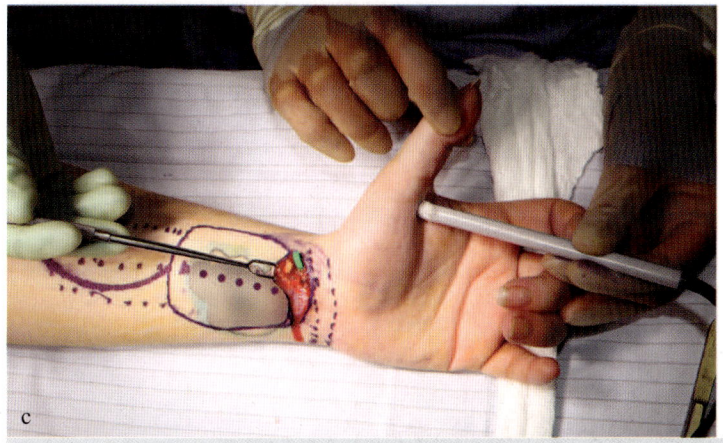

图 33.2　a. 患者女性，36 岁，右侧半舌和口底鳞状细胞癌，需要手术切除肿瘤和游离皮瓣重建。在手术切除和局部放射治疗后又有复发。b. 患者左前臂的皮瓣设计，用于重建舌和口底创面。c. 暴露并夹闭桡动脉，多普勒检查证实拇指有来自尺动脉的血流

窝中心。

对于较大的缺损，从手腕到肘关节屈曲皮纹的整个前臂皮肤都可以作为皮瓣，例如需要前臂皮瓣覆盖的上肢离断术。由于术后创面较大，仅适用于上述的极端情况。最常见的情况是，前臂切取约 3 cm×5 cm 至 6 cm×12 cm 的皮瓣。宽度小于 2 cm 的小皮瓣，供区可以直接闭合，不需要植皮。头静脉位于皮瓣蒂部的桡侧，可随较大的皮瓣一起切取。值得注意的是，尽管头静脉管径较大，其静脉回流量也不如桡动脉的伴行静脉。除非能证明深、浅静脉系统之间有明确的吻合，否则不应将头静脉作为主要回流静脉。

皮瓣应设计在前臂远端，此处皮肤最薄。前臂中部的脂肪筋膜也可包含在皮瓣中，可用来填塞颈部与口腔之间的间隙。

当切取为骨皮瓣时，可包括桡骨远端的薄层骨质。有文献报道切取的骨质长达 12 cm，但切取骨质过多会增加术后骨折的风险。桡动脉供应从旋前圆肌到桡骨茎突之间的桡骨血运。

前臂桡侧皮瓣可作为逆行带蒂皮瓣重建手部缺损。尽管伴行静脉内有瓣膜，但大量的交通支允许静脉逆行回流。逆行皮瓣修复手部创面时的麻醉，可选择腋神经或锁骨下神经阻滞。

33.7 手术技术

皮瓣的切取始于远端，沿着近端腕横纹解剖暴露桡动脉和伴行静脉。看到血管蒂后夹闭桡动脉，用多普勒检查从尺动脉到拇指基底的手部血运（图 33.2c）。皮瓣的切取在止血带下进行，术区相对无血。肢体放血后，止血带压力升高到收缩压以上约 50 mmHg。在皮瓣尺侧缘的筋膜下平面继续解剖，深至前臂肌腱，小心保持腱周膜的完整（图 33.3a）。解剖平面位于掌长肌的浅层，但如果需要，皮瓣可包含此肌腱。小心解剖桡动脉及其伴行静脉，并确认其包含在皮瓣之中。然后做皮瓣桡侧切口，同时结扎切断浅静脉。头静脉可随皮瓣一起切取，以增加静脉回流。但该静脉是次一级的回流系统，不能替代桡动脉的伴行静脉。确认并保留桡神经皮支，不慎结扎容易形成神经瘤，并导致手背桡侧感觉丧失。

皮瓣切取后，在桡动脉走行表面做 S 形切口至肘窝下方 1 cm。在此处，皮瓣的近端可延伸为脂肪筋膜组织，提供额外的软组织填塞口腔和颈部之间的空隙。对于感觉皮瓣，可选择沿头静脉走行的前臂外侧皮神经，也可选位于前臂中央的前臂内侧皮神经，与皮瓣一起切取。肱桡肌的位置可帮助定位桡动脉及其伴行静脉。解剖蒂部血管至肘窝处肱动脉上的起点（图 33.3b）。然后准备受区血管，结扎皮瓣蒂部，并进行血管吻合（图 33.3c，图 33.4a）。

33.8 骨瓣切取技巧

前臂桡侧皮瓣的血管蒂位于外侧肌间隔内，从桡骨茎突向肱桡肌深面走行。肌间隔的解剖应从远向近进行，深达皮瓣的蒂部血管。桡动脉有小分支血管至桡骨骨膜，切取骨皮瓣时应予以保留。桡骨的切取可位于旋前圆肌的止点和桡骨茎突之间。骨膜和桡动脉之间的软组织间隔必须保留，同时携带一小部分屈肌有助于保护这些连接。显露出所需的桡骨长度后，截骨获取船形的带血管骨瓣。对于需要角度的下颌骨重建，在进行楔形截骨时，要保持骨膜面的连续性。供区大块的骨缺损可能需要松质骨植骨和（或）预防性的桡骨钢板固定。

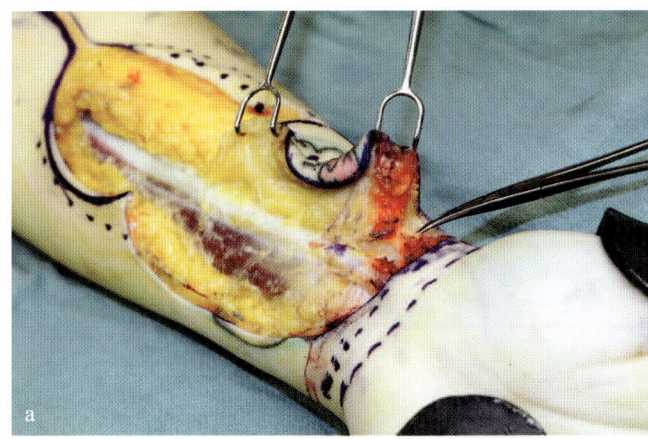
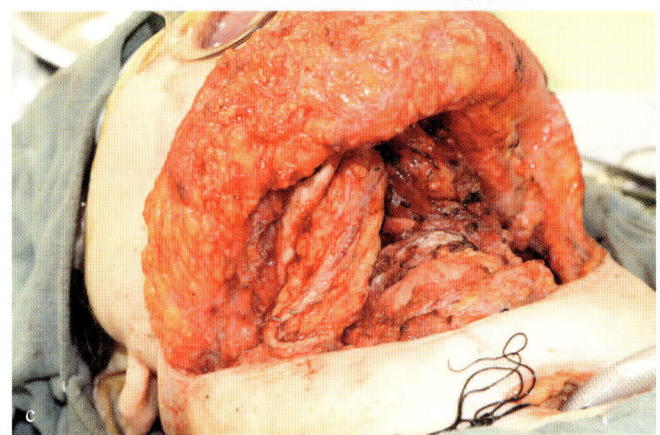
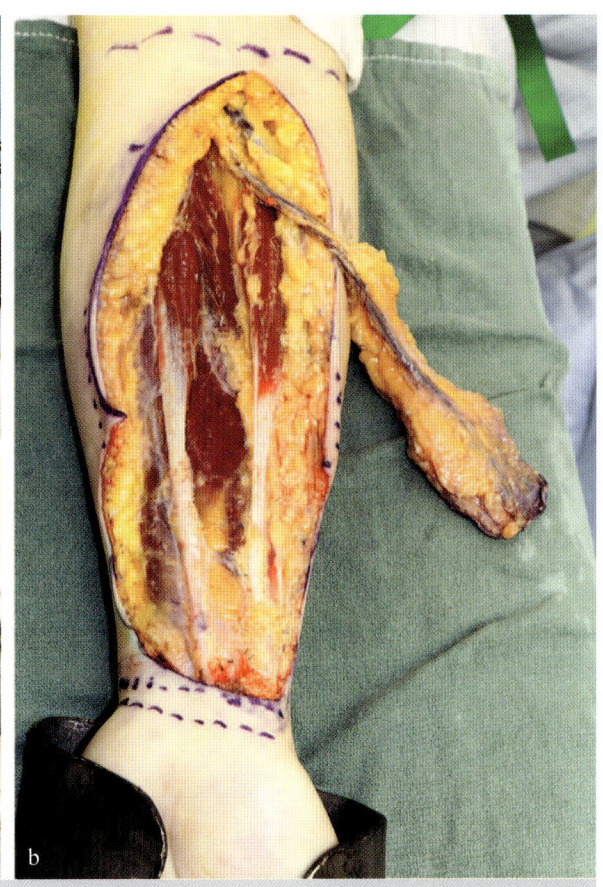

图 33.3 a. 从皮瓣的外侧和内侧向桡动脉进行切取。b. 在皮下平面进行解剖，直至遇到桡动脉，并在动脉和伴行静脉的深面继续解剖。皮瓣沿着桡动静脉切取，向上直至肘窝。c. 注意保留少量的皮下组织与蒂部一起切取，用于填充口腔和颈部之间的隧道

33.9 供区闭合

桡动脉优势型患者，可考虑移植静脉修复桡动脉，但大多数情况下并非必要。皮瓣宽度小于 2 cm 时，内、外侧皮下适当分离后可直接闭合创面。大多数皮瓣供区缺损需要全厚或半厚皮植皮修复。全厚皮植皮愈合后外观更佳，应在腹股沟的无毛区取皮（图 33.4a~c）。植皮的固定可采用绑垫、泡沫垫或负压吸引敷料等方式。

术后使用夹板固定腕关节 4~6 天，直到去除植皮加压物。骨皮瓣切取后，采用保护性夹板固定 6 周（图 33.4d~h）。

33.10 要点与难点

- 在结扎桡动脉前，要行 Allen 试验以确保手部尺侧有充足的血流灌注。需要反复核实。
- 前臂桡侧皮瓣的主要回流是深部的伴行静脉，不能单独由头静脉替代。
- 皮瓣切取过程中，肌腱的腱周膜必须保留，以防止肌腱粘连，并为植皮提供血管床。
- 骨皮瓣不应切取超过 25% 的桡骨，以防术后发生病理性骨折。

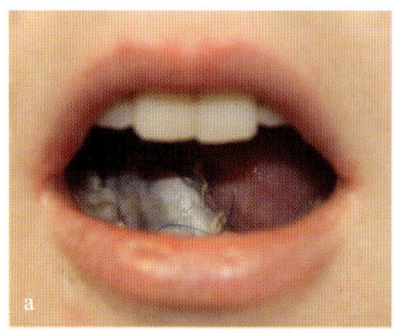
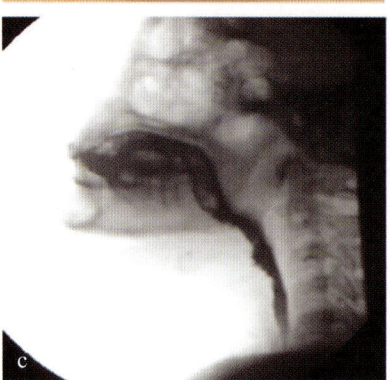
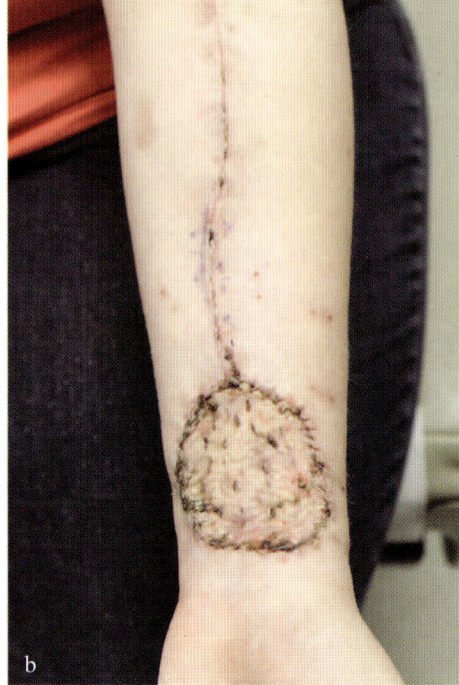
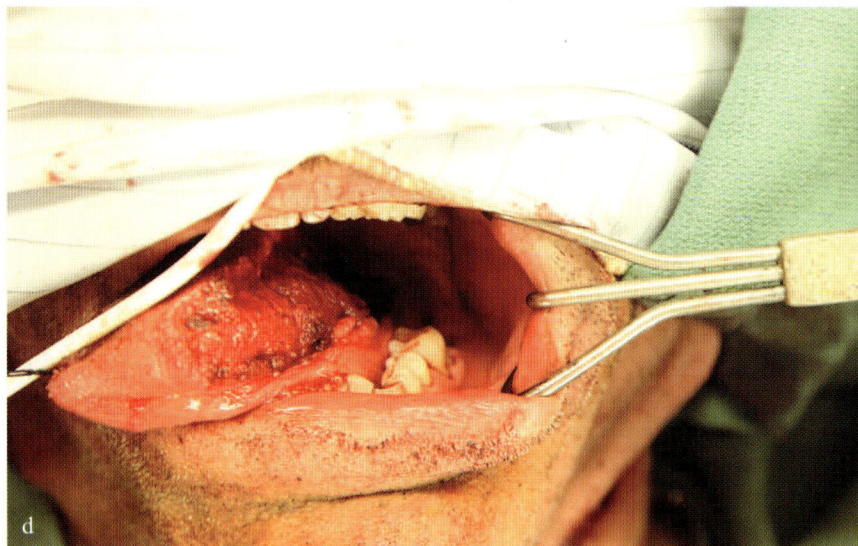

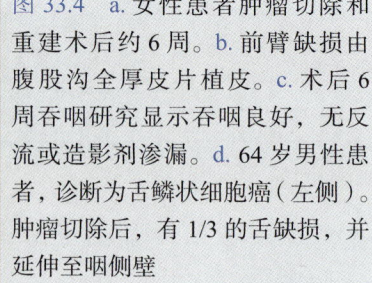

图 33.4　a. 女性患者肿瘤切除和重建术后约 6 周。b. 前臂缺损由腹股沟全厚皮片植皮。c. 术后 6 周吞咽研究显示吞咽良好，无反流或造影剂渗漏。d. 64 岁男性患者，诊断为舌鳞状细胞癌（左侧）。肿瘤切除后，有 1/3 的舌缺损，并延伸至咽侧壁

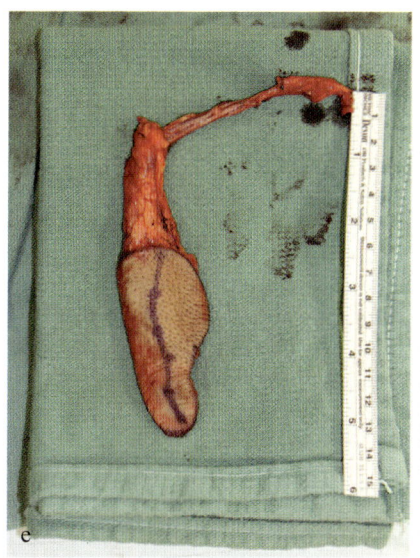
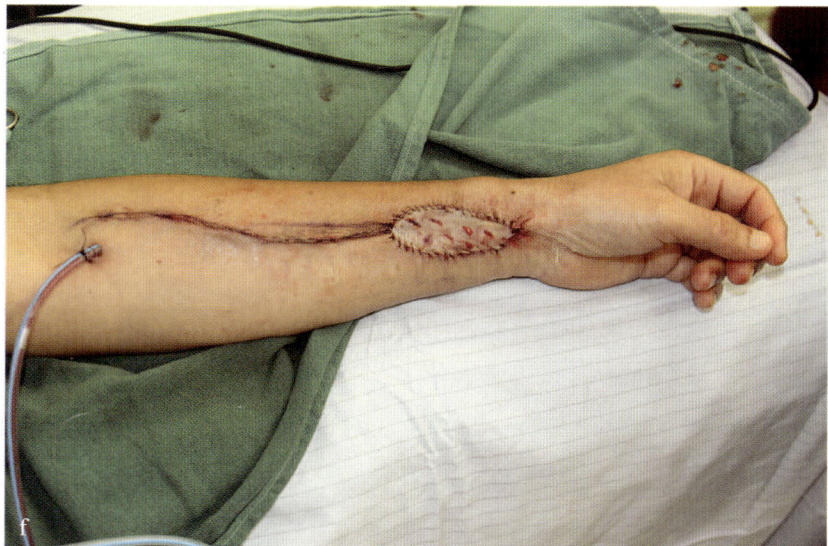
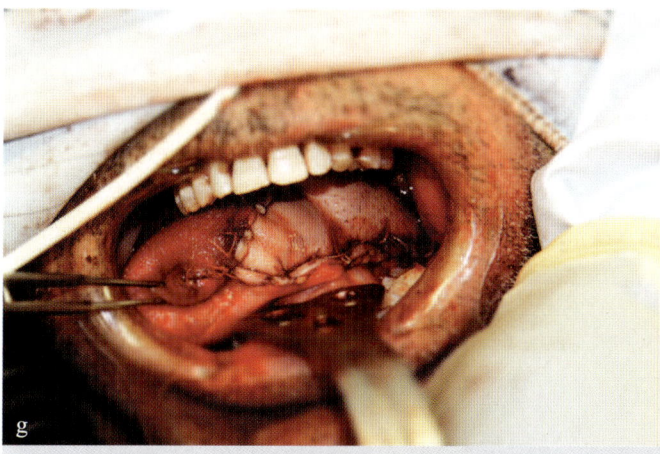
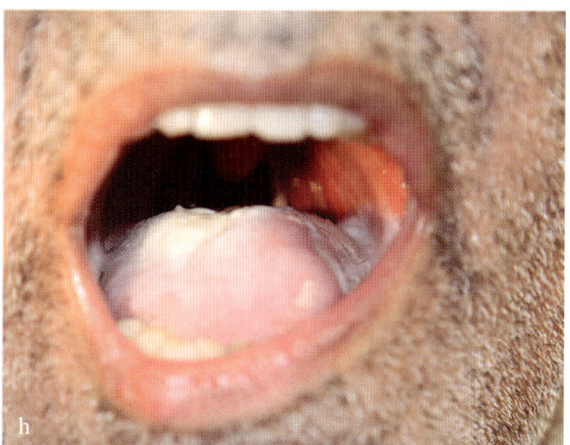

图 33.4（续） e. 左前臂桡侧游离皮瓣，血管蒂部有少量脂肪垫。f. 腹股沟全厚皮修复前臂供区缺损。g. 舌和咽缺损的皮瓣修复术后。h. 术后 1 年可见完全愈合，语言训练后言语清晰

（荣凯 译，丁自海 陈超 校）

参考文献

［1］YANG G, CHEN B, GAO Y, et al. Forearm free skin flap transplantation:56 cases [in Chinese]［J］. Zhonghua Yi Xue Za Zhi, 1981, 61:139–141.

［2］SONG R, GAO Y, SONG Y, et al. The forearm flap ［J］. Clin Plast Surg, 1982, 9(1):21–26.

［3］HARII K, EBIHARA S, ONO I, et al. Pharyngoesophageal reconstruction using a fabricated forearm free flap［J］. Plast Reconstr Surg, 1985, 75(4):463–476.

［4］DEMIRKAN F, WEI FC, LUTZ BS, et al. Reliability of the venae comitantes in venous drainage of the free radial forearm flaps［J］. Plast Reconstr Surg, 1998, 102(5):1544–1548.

［5］SOUTAR DS, WIDDOWSON WP. Immediate reconstruction of the mandible using a vascularized segment of radius［J］. Head Neck Surg, 1986, 8(4):232–246.

34 尺动脉穿支皮瓣

Albert H. Chao, Matthew M. Hanasono

摘要

以尺动脉为解剖学基础的筋膜皮瓣起初被称为尺动脉前臂皮瓣,现在称为尺动脉穿支皮瓣。该皮瓣较薄,质地柔软,表面毛发较少,在口腔及咽部组织缺损重建中应用广泛,比如口底、颊黏膜及舌缺损重建等,而且在手及前臂创面覆盖中也得到应用。另外,该皮瓣供区远离屈肌腱,瘢痕不明显且并发症较少,是前臂桡侧皮瓣较好的备选皮瓣。尺动脉穿支皮瓣最常作为游离皮瓣应用,也可以作为带蒂皮瓣应用来进行上臂修复。本节就针对该皮瓣的适应证、解剖、术前准备、手术方法等方面逐步介绍,皮瓣的其他2种类型及供区创面闭合也一并进行讨论。

关键词:尺动脉,指浅屈肌,指深屈肌,骨间总动脉,尺侧腕屈肌

34.1 引言

尺动脉前臂筋膜皮瓣首先由 Song 等[1]于1982年描述为前臂尺侧皮瓣。随着对该部位血管解剖结构的进一步理解,逐渐命名为尺动脉穿支皮瓣。该皮瓣较薄,质地柔软,表面毛发较少,在口腔及咽部组织缺损重建中应用广泛,比如口底、颊黏膜及舌缺损重建等,而且在手及前臂创面覆盖中也得到应用。另外,该皮瓣供区远离屈肌腱,瘢痕不明显且并发症较少,是前臂桡侧皮瓣较好的备选皮瓣[2]。尺动脉穿支皮瓣最常作为游离皮瓣应用,也可以作为带蒂皮瓣进行上臂修复[3]。

34.2 适应证

- 口腔及颊黏膜缺损,包括口底、颊黏膜缺损及部分、半舌切除后缺损。
- 上肢组织缺损,作为游离皮瓣来修复手和手指缺损,作为带蒂皮瓣修复前臂、肘和上臂缺损。
- 因为血管蒂相对较短,该皮瓣可以作为前臂桡侧皮瓣的备选皮瓣应用于部分或全鼻缺损的重建。

34.3 解剖

尺动脉是前臂内侧的主要供血动脉,起源于肱动脉而止于掌浅弓,与桡动脉掌浅支相交通。腕部前内侧易触及,有两条静脉伴行。该动脉在前臂近端走行于指浅屈肌和指深屈肌之间,自肱动脉发出2~3 cm后发出骨间总动脉,该动脉在皮瓣切取时需要保留。在前臂远端,该动脉走行于指浅屈肌和尺侧腕屈肌之间(图34.1)[4]。在尺动脉走行过程中,有2~3个皮肤穿支发出,根据发出部位分别命名为A、B、C穿支。A穿支一般距离豌豆骨近端7 cm,或者前臂远1/4。一般距离A穿支近端4 cm为B穿支,距离B穿支近端5 cm为C穿支。皮瓣设计时,长轴中心点一般定位在B穿支位点,位置恒定,出现概率95%。A和B穿支均为肌间隔皮肤穿支,C穿支91%为肌间隔皮肤穿支,少部分为尺侧腕屈肌肌皮穿支。

该皮瓣包括浅、深两套静脉回流系统。深静脉回流包括尺动脉的两条伴行静脉,是主要

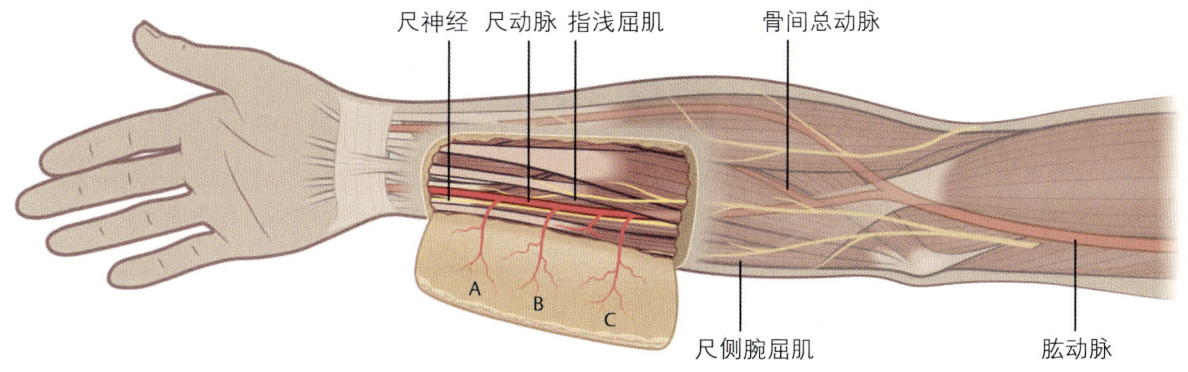

图 34.1 临床解剖示意图

的回流系统，该静脉口径粗大（2~4 mm）适合显微吻合。回流浅静脉主要是贵要静脉，口径比伴行静脉粗大，但因为位置一般靠后而超出设计皮瓣的边界。

在前臂远 2/3 尺动脉与尺神经伴行并位于其桡侧，在该区游离血管蒂时要小心，防止伤及尺神经。前臂内侧皮神经在前臂近端与贵要静脉伴行，远端分为前皮支和尺侧皮支，分别支配前臂前内侧和后内侧皮肤感觉，可据此设计带有感觉神经的皮瓣。

34.4 其他组织瓣

- 肌皮瓣。可以设计成带有尺侧腕屈肌的肌皮瓣，需要保留尺动脉到肌肉的肌支。
- 骨皮瓣。此时附带部分尺侧腕屈肌是有必要的，其可提供到尺骨血供的骨膜血管支。大约可切取长 12 cm、厚 0.75 cm 的尺骨骨皮瓣。

34.5 术前准备

尽量选择非优势肢体作为供区。前臂 Allen 试验常规进行，如果尺动脉优势型，应改选对侧肢体或改用其他皮瓣。

34.6 体位和皮肤标记

患者仰卧位，上肢放置到手术床旁小桌上。在豌豆骨和肱骨内上髁掌侧面画一连线（图 34.2），因尺动脉穿支主要在此轴线上或者略偏尺侧穿出，皮瓣设计的轴心线以此连线进行设计，皮瓣的中心点要设计在 B 穿支穿出点。皮瓣安全切取面积可达 10 cm×15 cm。为尽量避免屈肌腱裸露，尺骨茎突近端 5 cm 一般作为皮瓣切取的远端边缘。皮瓣切取在止血带下进行，不需要放血以便于皮瓣穿支的识别和游离。

34.7 手术方法

首先自设计皮瓣的桡侧缘切开，达深筋膜并向尺侧游离，直到显露位于尺侧腕屈肌和指浅屈肌之间的尺动脉穿支（图 34.3）。重新标记血管穿支进入皮瓣的准确位置，必要时进一步调整皮瓣的设计范围，以确保切取皮瓣的良好血供。自皮瓣穿支的桡侧，轻柔切开筋膜间隔，显露尺神经血管束。保留血管束及皮瓣穿支，筋膜间隔可以保留，必要时也可以部分切除。皮瓣尺侧缘切开，在浅筋膜层游离皮瓣尺侧直达肌间隔，切开间隔筋膜显露尺血管神经束。

在处理血管束的远端部分前，建议再次进行术中 Allen 试验检查，以确保桡动脉能够为手部提供足够血供。尺动脉及其伴行静脉在皮瓣远端进行结扎并切断。如果是肌皮穿支的情况，需要进行穿支的肌肉内部游离，甚至携带小部分肌肉块。然后，自远端向近端将尺血管束从尺神经上轻柔游离，在此过程中避免使用电刀和单极电凝，以避免对尺神经的损伤，可以使用血管夹控制肌穿支血管。必要时自皮瓣近端到肘窝前方做一线性切口，以进一步游离血管蒂的长度，最近可达骨间总动脉分出位置的远端。此延长切口也有利于必要情况下的前臂内侧皮神经的游离（图 34.4）。

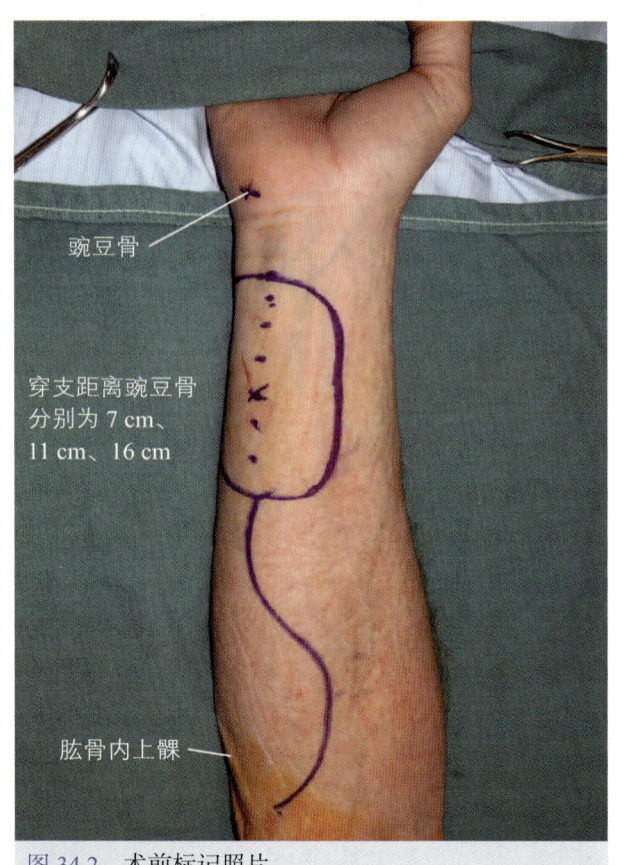

图 34.2 术前标记照片

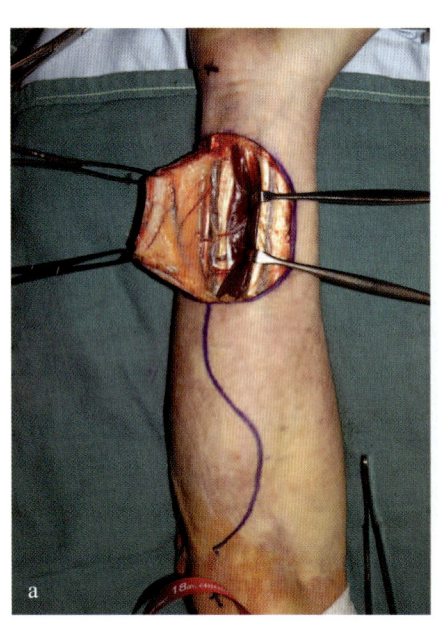 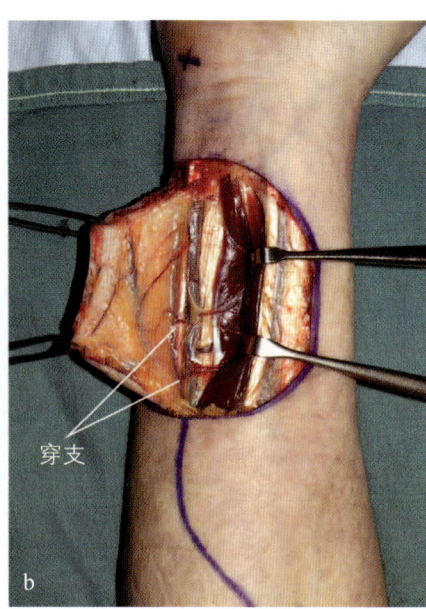

图 34.3 a. 从桡侧向尺侧解剖直至显露尺动脉及其间隔穿支。b. 局部显示起自尺动脉的肌间隔穿支

34.8 供区创面闭合

供区创面一般需要植皮覆盖，在皮肤松弛的患者取相对窄的皮瓣，创面可以直接缝合。注意，尺动脉穿支皮瓣供区植皮效果一般优于前臂桡侧皮瓣供区植皮，因为前者植皮受区为肌腹部位，而后者为腱性部位（图 34.5）。

34.9 要点与难点

- 尺动脉穿支皮瓣皮支解剖恒定，而且远端穿支在筋膜间隔区有一段行程距离，有利于皮瓣蒂部长度的提升。
- Allen 试验术前常规进行，以规避皮瓣切取有可能带来的手部灌流不足的问题。尺动脉为手部主要供血动脉时禁用此皮瓣；相反，桡动脉为主要供血动脉时，选择 UAP 要优于前臂桡侧皮瓣。
- 应用止血带但不放血，有利于皮瓣穿支的识别和游离。
- 在前臂远 2/3 游离血管蒂部，避免使用电灼和单极电凝，可避免对尺神经的潜在损伤。
- 相对于前臂桡侧皮瓣，尺动脉穿支皮瓣的蒂部长度相对较短。

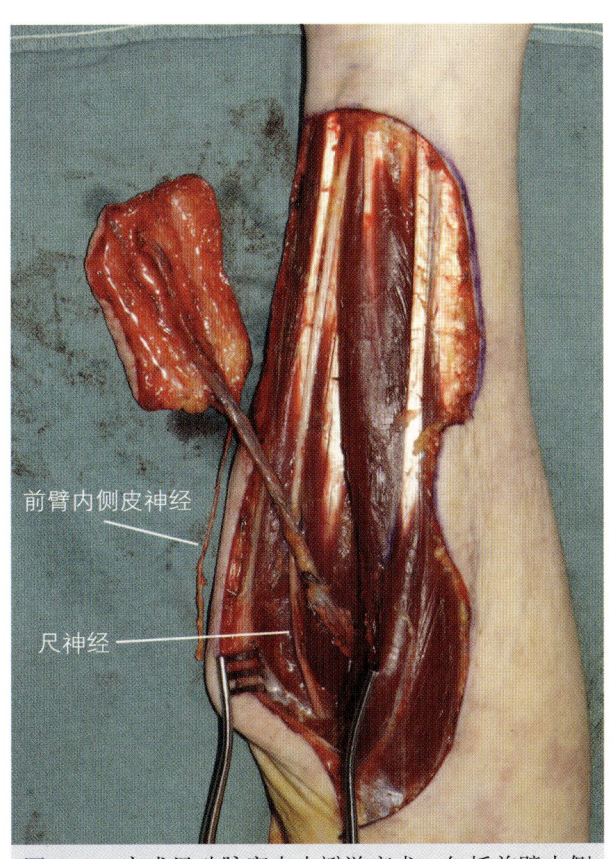

图 34.4 完成尺动脉穿支皮瓣游离术，包括前臂内侧皮神经的获取

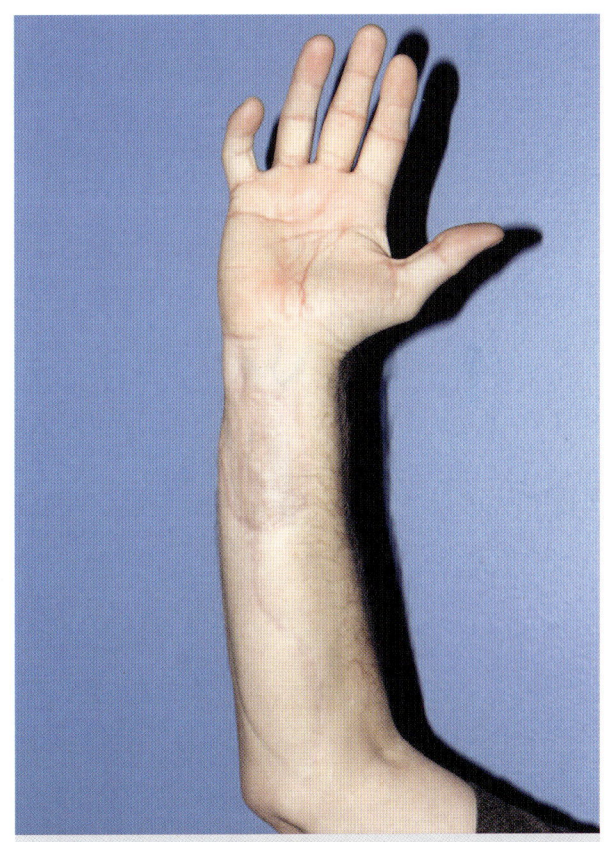

图 34.5 半厚皮片植皮修复供区的外观

（王德华 译，丁自海 陈超 校）

参考文献

[1] SONG R, GAO Y, SONG Y, et al. The forearm flap [J]. Clin Plast Surg, 1982, 9(1):21–26.

[2] SIEG P, BIERWOLF S. Ulnar versus radial forearm flap in head and neck reconstruction: an experimental and clinical study [J]. Head Neck, 2001, 23(11): 967–971.

[3] WEI Y, SHI X, YU Y, et al. Vascular anatomy and clinical application of the free proximal ulnar artery perforator flaps [J]. Plast Reconstr Surg Glob Open, 2014, 2(7):179.

[4] YU P, CHANG EI, SELBER JC, et al. Perforator patterns of the ulnar artery perforator flap [J]. Plast Reconstr Surg, 2012, 129(1):213–220.

第七部分 下 肢

35	股前外侧皮瓣	200
36	股前内侧皮瓣	204
37	股直肌肌皮瓣	209
38	股薄肌肌皮瓣	214
39	横行股薄肌近侧组织瓣	221
40	股深动脉穿支皮瓣	226
41	股后侧皮瓣	232
42	比目鱼肌肌皮瓣	238
43	腓肠肌肌皮瓣	243
44	腓肠内侧动脉穿支皮瓣	248
45	逆行腓肠动脉皮瓣	253
46	游离腓骨骨皮瓣	258
47	足底内侧动脉穿支皮瓣	267

35 股前外侧皮瓣

Aladdin H. Hassanein, Justin M. Sacks

摘要

股前外侧皮瓣因切取灵活多变、切取面积大、可两组人员同时进行、解剖学恒定、皮瓣可保留感觉功能及供区并发症少而成为临床应用较多的主力皮瓣。其常作为筋膜皮穿支皮瓣切取，可游离移植用于从头皮缺损到下肢的软组织缺损修复，也可以带蒂转移修复腹壁、下肢组织缺损及会阴区重建。本章就针对该皮瓣的适应证、解剖、术前准备、手术方法等方面逐一介绍，皮瓣的 6 种变异情况及供区创面闭合也一并进行讨论。

关键词：髂前上棘，旋股外侧动脉降支，股深动脉，股外侧皮神经

35.1 引言

股前外侧皮瓣（ALT）首先由 Song 等于 1984 年报道[1]。股前外侧皮瓣因切取灵活多变、切取面积大、可两组人员同时进行、解剖学恒定、皮瓣可保留感觉功能及供区并发症少而成为临床应用较多的主力皮瓣。其常作为筋膜皮穿支皮瓣切取，可游离移植用于从头皮缺损到下肢的软组织缺损修复，也可以带蒂转移修复腹壁、下肢组织缺损及会阴区重建[2~5]。

35.2 适应证

- 头皮缺损。
- 口咽及喉咽部缺损。
- 腹壁软组织缺损（带蒂转移或者游离移植）。
- 会阴区重建（带蒂转移）。
- 阴茎成形术（带蒂转移或者游离移植）。
- 小腿远 1/3 创面。
- 肢体任何需要筋膜皮瓣移植覆盖的缺损（例如腋部、上/下肢、背部、胸壁等）。

35.3 解剖

股前外侧皮瓣的切取范围覆盖自髂前上棘到髌骨外侧缘为轴线的两侧皮肤区域（图 35.1）。皮瓣皮肤穿支发自旋股外侧动脉（LFCA）降支。LFCA 起自股深动脉近端并移行分为升支、水平支和降支，降支走行于股直肌和股外侧肌筋膜间隔的下方。股外侧肌位于股直肌外侧，偏阔筋膜张肌内侧。ALP 滋养动脉穿支大部分为肌皮穿支（80%），血管部分走行于股外侧肌中，肌间隔穿支大部分位于近端[2,3]。主要皮肤穿支（B 穿支）通常在髂前上棘到髌骨外侧缘连接轴线的中点[3]，A 穿支通常位于 B 穿支近端 5 cm，而 C 穿支位于 B 穿支远端 5 cm[3]。皮瓣回流静脉为供血动脉的伴行静脉。LFCA 口径一般为 2~3 mm，伴行静脉口径相对较大一些。LFCA 远端在髌骨上方与膝上动脉相交通。股前外侧皮神经于髂前上棘下方 10 cm 浅出深筋膜，支配皮瓣皮肤感觉[2]。一期闭合供区创面，皮瓣设计宽度一般为 8 cm，当然，更大面积的皮瓣也可以设计切取。血管蒂长度近端游离可达 8 cm，实际长度会根据皮瓣穿支的选择而有不同，选择越远的皮支蒂部自然越长。如果考虑皮瓣血供，可选择附带 2 个或更多的皮瓣穿支，

35.5 术前考虑

股前外侧皮瓣移植用于皮肤缺损覆盖,在肥胖患者略显臃肿[4],应该考虑筋膜皮瓣或者其他较薄的皮瓣,比如前臂桡侧皮瓣或者腓肠内侧动脉皮瓣。皮瓣应该在皮支传入点位置进行美学设计,以提高皮瓣蒂部在受区的伸张范围。皮瓣宽度大于 8~10 cm,供区创面一般难以一期闭合而需要植皮覆盖。对某些需要较宽皮瓣而不想供区植皮的患者,术前可以考虑皮肤扩张。

35.6 体位和皮肤标记

多数情况下采用仰卧位。标记髂前上棘和髌骨外侧,其连线作为皮瓣设计轴线(图 35.2)。双侧小腿固定位置,以保持各足趾伸向正前方,该体位有利于大腿外侧肌间隔的辨认,此肌间隔是皮瓣设计的重要解剖学标志。双侧小腿固定位置,可由双足夹紧手术巾固定来实现。标记髂前上棘和髌骨外侧缘连线中点,主要皮肤穿支"B"一般位于此中点周围半径 3 cm 范围内,通常位于该中点位置后方 1.5 cm,A 穿支通常位于 B 穿支近端 5 cm,而 C 穿支位于 B 穿支远端 5 cm。手持式多普勒可在皮肤表面定位穿支信号。皮瓣一般设计成双凸面形状并略偏离髂前上棘和髌骨外侧连接轴线,皮瓣前 1/3 位于该连接轴线的前部,后 2/3 位于轴线后部。

35.7 手术方法

首先从皮瓣标记前线切开,切开深筋膜达股直肌表面,从其外侧缘显露股直肌、股外侧肌肌间隔。打开肌间隔,显露位于股直肌后方的旋股外侧动脉降支(图 35.3a)。打开肌间隔

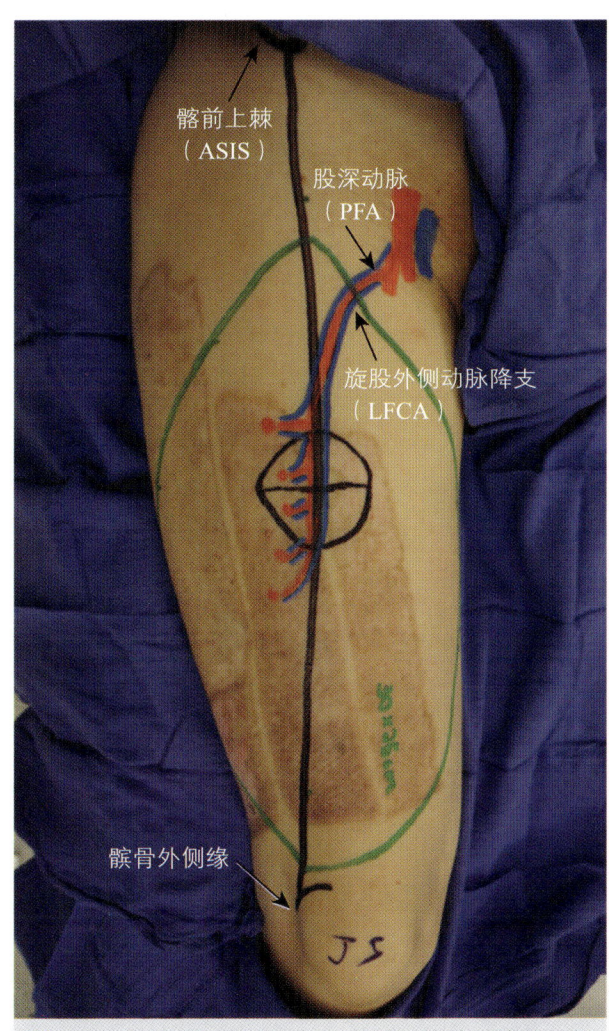

图 35.1 股前外侧皮瓣解剖。皮瓣血管蒂为旋股外侧动脉降支

另外,也可以依据各个皮瓣穿支分别设计 2 个或更多的独立皮瓣。

35.4 其他组织瓣

- 肌皮瓣(包括股外侧肌)。
- 嵌合皮瓣,包括股外侧肌和(或)阔筋膜张肌。
- 带感觉皮瓣(伴随股前外侧皮神经)。
- 超薄皮瓣(去除浅筋膜,仅保留皮支进入点周围半径 2 cm)。
- 逆行带蒂皮瓣覆盖膝部缺损。
- 脂肪筋膜皮瓣。

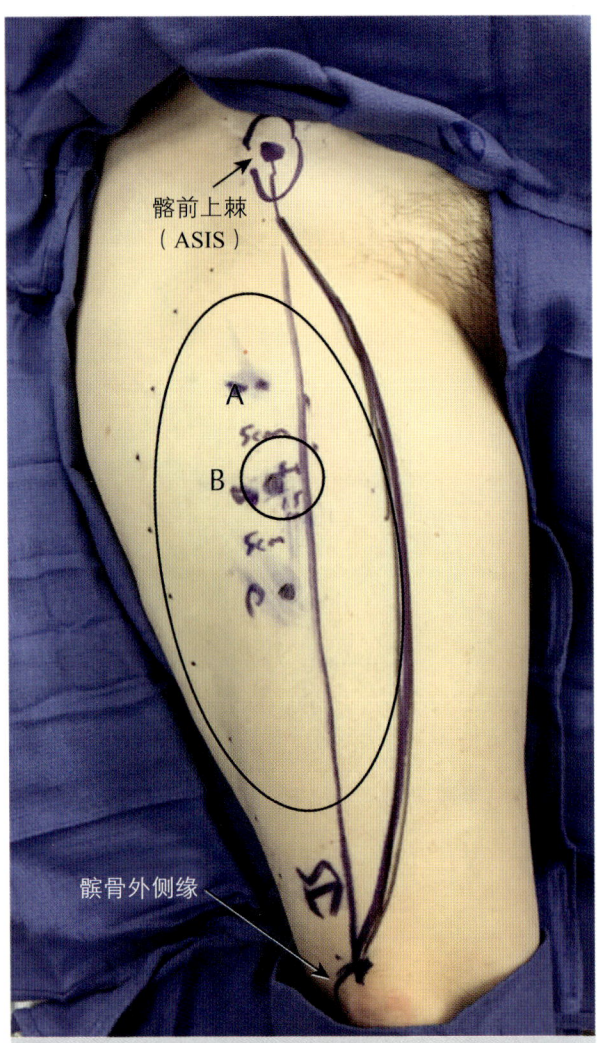

图 35.2 股前外侧皮瓣标记。画线连接髂前上棘与髌骨外侧缘。B 穿支通常位于该线中点后方 1.5 cm。A、C 穿支分别位于 B 穿支近、远端 5 cm。皮瓣前 1/3 位于连线前侧

时务必小心,以免造成血管蒂部和皮瓣穿支的损伤。显露旋股外侧动脉降支及其穿支血管,并选择皮瓣滋养穿支血管。如果皮瓣滋养穿支血管是直接肌间隔皮肤穿支,将直接简化血管游离过程。如果是肌皮穿支,需要从股外侧肌中游离皮肤穿支。根据皮瓣穿支位置,必要时调整皮瓣后部设计标记,切开并向内侧游离达皮瓣穿支位置,在股外侧肌内部游离皮瓣穿支(如果选择的是肌皮穿支),达旋股外侧动脉降支并进一步游离达股深动脉。

在距离皮瓣较远位置结扎切断 LFCA,1 个至多个股外侧肌支配神经支与皮瓣蒂部走行毗邻,游离血管蒂部有时需要切断神经支,在供区创面闭合时可以通过神经吻合进行一期神经修复。到股直肌的 LFCA 分支血管和神经分支需要保留。如果没有合适的 ALT 皮瓣穿支,或者穿支细小,应该考虑改用股内侧皮瓣(AMT)。在这种情况下,股内侧皮瓣的皮肤穿支来源于 LFCA 股直肌的肌皮穿支。大多数情况下 ALT 皮瓣穿支是足够的,但是,一旦决定从大腿切取皮瓣,深入理解大腿血管解剖的潜在变异情况还是非常关键的。ALT 和 AMT 内部之间皮瓣穿支的数量和口径存在一定的联系,当 ALT 皮肤穿支不足时,AMT 皮肤穿支一般是可用的。一旦认为皮瓣血管蒂合适,可切断并移植修复(图 35.3b~f)。

35.8 供区创面闭合

8 cm 宽供区创面一般可直接一期闭合。更宽的供区创面可能需要植皮覆盖。荷包缝合可缩小植皮创面的大小,可用 2-0 或 3-0 可吸收皮内滑线缝合。供区创面放置闭合负压引流。中厚皮片移植患者可应用真空辅助闭合装置。全厚皮片移植主要应用于创面不能一期闭合,而切取皮瓣存有富余的患者。

35.9 要点与难点

- 没有发现明显的 LFCA 穿支血管。①显露股内侧皮瓣穿支;②携带股外侧肌切取 ALT 皮瓣,以增加利用细小肌皮穿支的可能性。
- 即便股外侧肌功能失用,股四头肌其余三个头功能保留,则肢体功能良好,没有明显并发症。

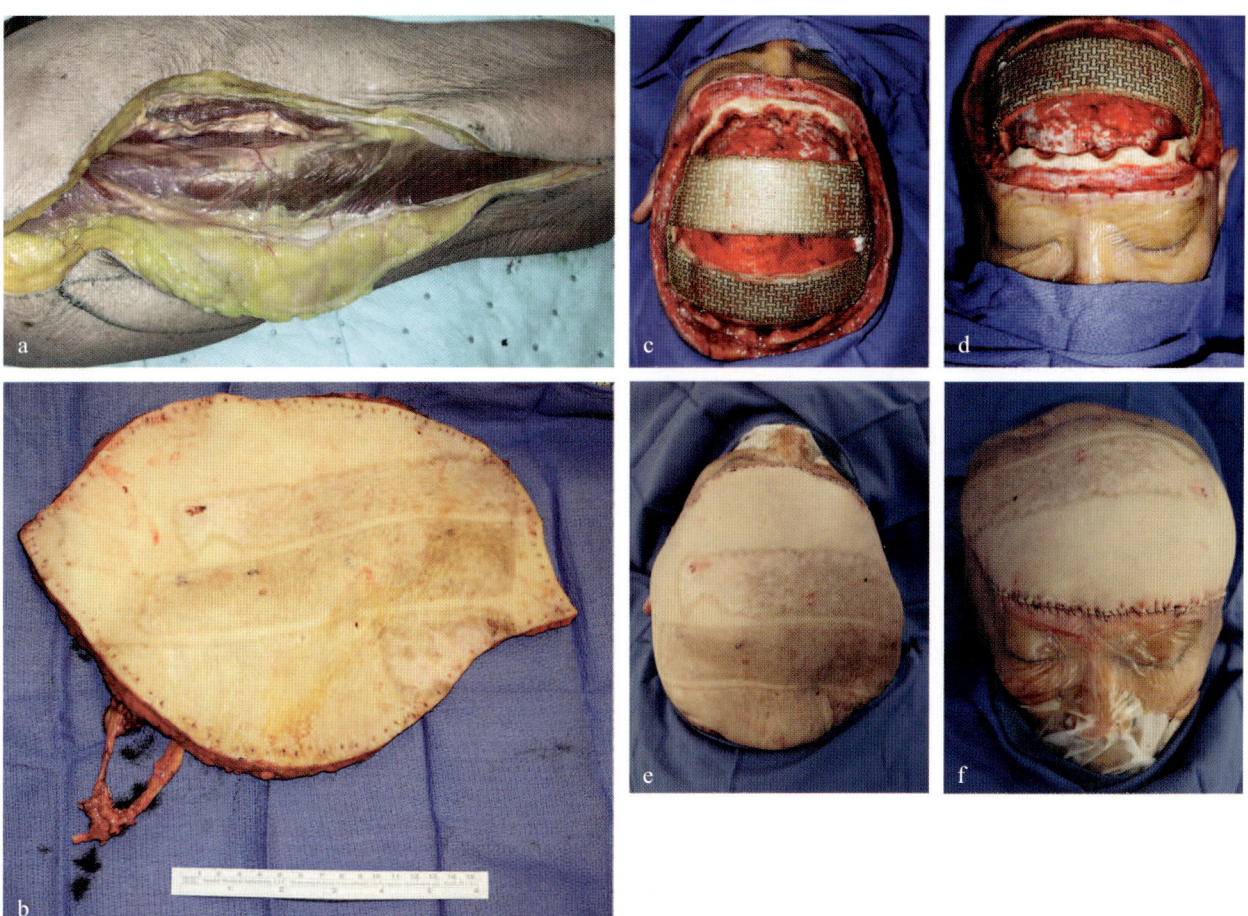

图 35.3 a. 切取股前外侧皮瓣。切开内侧皮肤及深筋膜，自筋膜下向后掀起皮瓣。打开股直肌与股外侧肌之间的间隔显露旋股外侧动脉降支。选择穿支。肌内分离穿经股外侧肌的肌皮穿支。b. 切取的股前外侧皮瓣。c，d. 一位 66 岁男性血管肉瘤患者，肿瘤切除后头皮缺损。e，f. 大面积股前外侧皮瓣游离移植重建头皮缺损

（王德华　译，丁自海　陈超　校）

参考文献

［1］SONG YG, CHEN GZ, SONG YL. The free thigh flap: a new free flap concept based on the septocutaneous artery［J］. Br J Plast Surg, 1984, 37(2):149–159.

［2］XU DC, ZHONG SZ, KONG JM, et al. Applied anatomy of the anterolateral femoral flap［J］. Plast Reconstr Surg, 1988, 82(2):305–310.

［3］YU P. Characteristics of the anterolateral thigh flap in a Western population and its application in head and neck reconstruction［J］. Head Neck, 2004, 26(9):759–769.

［4］SETH R, MANZ RM, DAHAN IJ, et al. Comprehensive analysis of the anterolateral thigh flap vascular anatomy［J］. Arch Facial Plast Surg, 2011, 13(5):347–354.

［5］PANG J, BROYLES JM, BERLI J, et al. Abdominal- versus thigh-based reconstruction of perineal defects in patients with cancer［J］. Dis Colon Rectum, 2014, 57(6):725–732.

［6］YU P, SELBER J, LIU J. Reciprocal dominance of the anterolateral and anteromedial thigh flap perforator anatomy［J］. Ann Plast Surg, 2013, 70(6):714–716.

36 股前内侧皮瓣

Alexander F. Mericli, Jesse C. Selber

摘要

股前内侧皮瓣很少使用,主要是因为其解剖结构多变且不一致。与股前外侧皮瓣相比,股前内侧皮瓣没有明显优势。解剖位置、供区发病率和皮肤厚度相同。股前内侧皮瓣的实用性源于这样一个事实,即大腿的血管解剖结构在前外侧穿支和前内侧穿支之间相互交通。因此,当大腿前外侧显示穿支缺失或不足时,熟悉股前内侧皮瓣非常重要。在本章中,作者指导外科医师完成整个股前内侧皮瓣手术,从典型适应证,到解剖学讨论,再到术前准备,以及手术技术。在讨论中我们就供区皮瓣其他4种类型进行了说明。

关键词：带蒂皮瓣,游离皮瓣,旋股外侧动脉降支,皮瓣

36.1 引言

1984 年,Song 及其同事首次报道了股前内侧(AMT)皮瓣与股前外侧(ALT)皮瓣的结合[1]。尽管如此,这一皮瓣还是很少使用,主要是因为其解剖结构多变且不一致。与股前外侧皮瓣相比,股前内侧皮瓣没有明显的优势。解剖位置、供区发病率和皮肤厚度相同。股前内侧皮瓣的实用性源于这样一个事实,即大腿的血管解剖在前外侧和前内侧穿支之间相互交通[2,3]。因此,在 ALT 显示穿支缺失或不足的情况下,熟悉股前内侧皮瓣非常重要。

36.2 适应证

- 局部用作带蒂皮瓣：
  - 腹股沟。
  - 会阴。
  - 大腿。
  - 膝。
- 作为游离皮瓣远距离用于：
  - 头部和颈部。
  - 上肢。
  - 下肢。

36.3 解剖学

在西方人群中,4.3% 的大腿没有股前外侧穿支,26% 的大腿只有一个穿支。然而,在没有股前外侧穿支的患者中,几乎有 100% 的概率存在足够的股前内侧穿支。此外,在只有一个股前外侧穿支的情况下,75% 的大腿上有一个可用的股前内侧穿支[4]。因此,如果需要多分叶皮瓣,并且股前外侧皮瓣只有一个穿支,那么可以使用股前内侧组织设计第二个皮瓣(图 36.1)。股前内侧穿支从旋股外侧血管降支的股直肌支延伸,在将不同分支发送到股直肌后,血管蒂出现在股直肌内侧,位于股直肌和缝匠肌之间的大腿近端。血管蒂继续向远端走行于股直肌和股内侧肌之间。然后,血管蒂的远端穿透深筋膜成为皮肤穿支,供应大腿前内侧的皮肤和皮下组织。

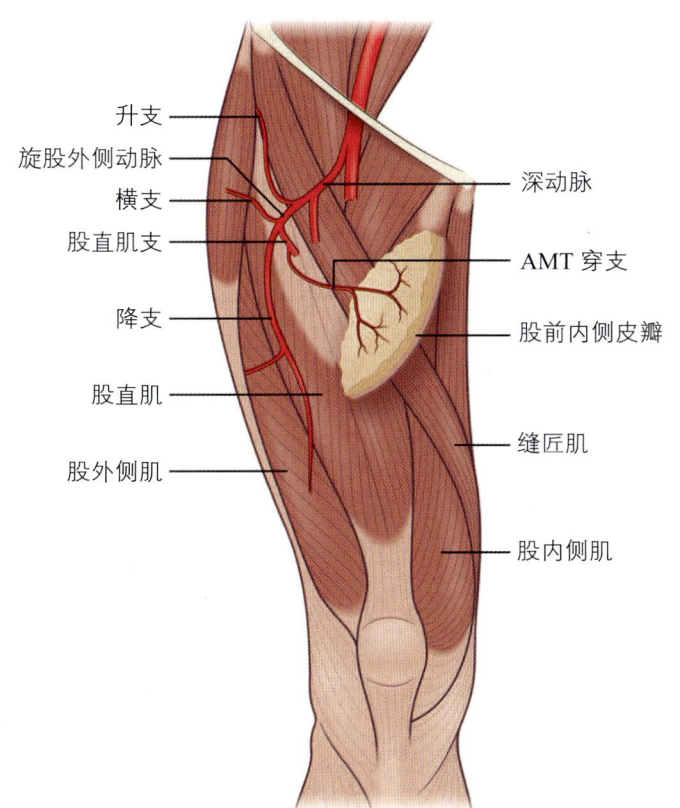

图 36.1 股前外侧和股前内侧皮瓣的相关解剖。旋股外侧动脉分为降支和股直肌支。降支在股直肌和股外侧肌之间向下延伸，以供应股前外侧的组织。股直肌支在分裂成穿支之前进入股直肌的深面，穿支出现在股直肌和缝匠肌或股内侧肌之间，以供应股前内侧皮瓣

股前内侧穿支可直接从股浅动脉交替出现。股浅动脉穿支较短（3~5 cm），因此，为了使股前内侧皮瓣在临床上有用，其穿支必须来自股直肌支；这使得血管蒂的长度和直径与股前外侧皮瓣相似。Yu 和 Selber 发现 51% 的大腿中，股前内侧穿支与股直肌支有关[5]。大多数有足够股前内侧穿支的大腿只有一个穿支。

在 Song 最初对皮瓣的描述中，股前内侧穿支的表面位置被描述为位于由股直肌、缝匠肌和股内侧肌形成的三角形肌间隙中[1]。Yu 和 Selber 根据"ABC"提供了更定量的描述穿支解剖系统[5]。他们发现，当在髂前上棘（ASIS）和髌骨上内侧缘（AP 线）之间画一条线时，B 穿支存在于这条线的中点。如果存在其他穿支 [A 和（或）C 穿支]，则可在 B 穿支位置的近端或远端 5 cm 处找到。在 x 轴上，股前内侧穿支位于 AP 线内侧 3.2 cm 处，对应于股直肌和缝匠肌 / 股内侧肌之间的肌间隙。

与股前外侧皮瓣相比，股前内侧皮瓣更靠前；与股前外侧类似，如果皮瓣的皮肤部分宽度大于 8~9 cm，供体部位通常需要植皮闭合。

36.4　皮瓣的其他类型

- 带蒂皮瓣。
- 自由皮瓣。
- 结合股前外侧区域和股直肌（"大腿次全皮瓣"）。
- 结合股前外侧作为嵌合皮瓣。

36.5 术前注意事项

在初始病史和体检期间,应检查患者的双侧大腿。应注意以前受伤或手术留下的瘢痕以及大腿外侧和前面组织的皮下厚度;同时应进行下肢血管检查。如果大腿皮下组织超过 2 cm 厚,则其他皮瓣可能是更好的选择。股前外侧和(或)股前内侧穿支的位置可通过手持式多普勒超声评估;股前外侧穿支最容易在股直肌和股外侧肌之间可触及的隔膜中找到[2]。如果找不到股前外侧穿支,则应检查股前内侧区域。如前所述,股前内侧穿支位于 AP 线中点,位于 AP 线内侧 3.2 cm 处。如果患者有外周血管疾病史和(或)预计会出现多个皮瓣,则应进行术前 CT 血管造影(CTA)应考虑。大腿 CTA 已被证明能够准确预测股穿支相对于其他解剖结构的位置,并可能有助于术前规划(图 36.2)[6]。

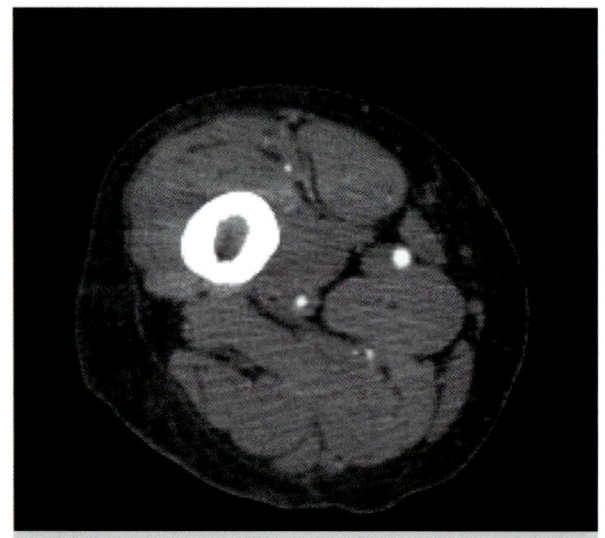

图 36.2 计算机断层图像显示同一层中的股前外侧(ALT)和股前内侧(AMT)穿支。股前外侧穿支位于股直肌和股外侧肌之间,而股前内侧穿支位于股直肌和缝匠肌之间

36.6 定位和皮肤标记

患者应置于仰卧位,大腿内收,双侧髋关节内旋。为了在术中保持此姿势,应垫好双侧足,以防止压力损伤,并相互固定。标记髂前上棘和髌骨的上外侧边界,并用一条线连接两个位置得出两点(AP 线)。如果 AP 线被认为是 y 轴,那么股前外侧皮瓣的 B 穿支和股前内侧皮瓣的 B 穿支存在于该线的中点;A 和 C 穿支分别存在于中点的近端和远端 5 cm 处。在 x 轴上,股前外侧穿支位于 AP 线外侧 1.5 cm 处,股前内侧穿支位于 AP 线内侧 3.2 cm 处。在这些位置放置临时标记。通常,大腿皮瓣的初始切口与 AP 线平行,在内侧 1.5~2 cm。通过该切口,可以探查大腿前外侧是否有足够和合适的穿支;如果没有穿支,则通过同样的切口,可以在大腿前内侧区域探查设计股前内侧皮瓣。

36.7 手术技巧

在髂前上棘和髌骨上外侧缘之间画一条线。穿支 B 标记在 AP 线的中点外侧 1.5 cm 处;穿支 A 和穿支 C 分别标记在穿支 B 的近端 5 cm 和远端 5 cm。股前外侧皮瓣设计的内侧缘通常位于 AP 线内侧 1.5~2 cm;这与股前内侧皮瓣外侧缘一致(图 36.3a)。在前面做一个直切口,然后进行筋膜上解剖,以探查股前外侧皮瓣区域的皮肤穿支。如果没有找到可行的穿支,或者如果要设计一个嵌合的股前外侧/股前内侧皮瓣,则通过同一切口探查股前内侧区域穿支。同样,也要进行筋膜下解剖向内侧延伸至股直肌和缝匠肌 - 股内侧肌。可以很容易地进入股直肌和股内侧肌/缝匠肌之间的肌间隙,以探索穿支的来源。为了使股前内侧皮瓣在临床上有用，穿支必须连接旋股外侧降支动脉和静脉的股直肌分支。如果股前内侧穿支从股动脉发出，则通常不可能使用股前内侧皮瓣。如果需要嵌合股前外侧/股前内侧皮瓣，则尽可能向近端解剖血管蒂，直到旋股外侧降支动脉和静脉从股深动脉发出处；在分支到股直肌/股前内侧血管蒂和旋股外侧降支/股前外侧血管蒂之前，此处会发现一个共同的主干（图 36.3b）。根据缺损的需要，股前内侧皮瓣可提升为筋膜皮瓣、股直肌肌皮瓣或包括所有股直肌和股外侧肌及股前外侧筋膜皮瓣组织的股次全皮瓣。

36.8 供区闭合

当供体部位的宽度在 8~9 cm 或以下时，通常应直接缝合。通常植皮适用于更宽的供区创面。有时需要切除部分皮下组织，以达到无张力缝合创面。为了避免植皮而强行关闭张力过高创面，可导致供区部分肌肉缺血、软组织坏死，甚至筋膜室综合征。切口分层闭合，重新接近深筋膜、深层真皮和浅表真皮。1~2 个引流管可有效避免血肿形成。

36.9 要点与难点

- 股前内侧皮瓣与股前外侧皮瓣相比没有优势。
- 以下情况可用股前内侧皮瓣：当没有股前外侧穿支时；当股前外侧穿支太小不合适时，和（或）只有一个股前外侧穿支且需要多个皮瓣时。
- 股前外侧和股前内侧皮肤穿支之间存在互惠优势。
- 为了在临床上可用，股前内侧穿支必须来自旋股外侧动脉的股直肌支；不能使用来自股动脉血管的皮瓣。
- 与股前外侧皮瓣类似，如果股前内侧供区宽度大于 8~9 cm，则可能需要植皮来闭合供区。

（王猛　译，丁自海　陈超　校）

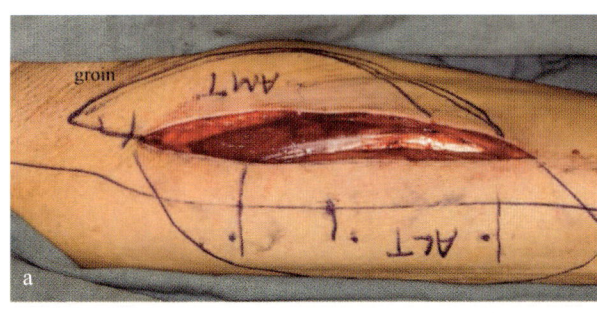

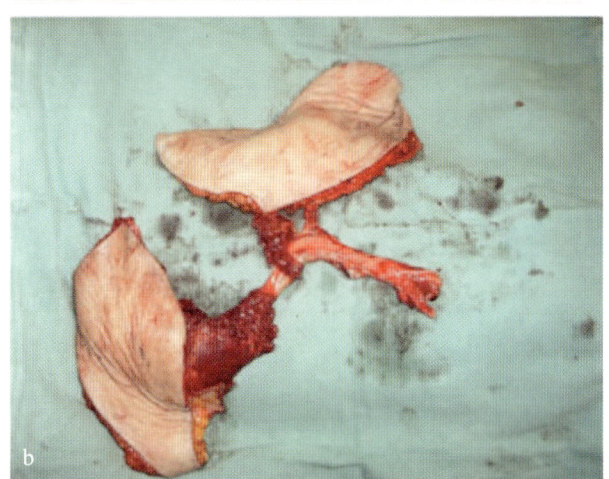

图 36.3　a. 股前内侧定位于股前外侧皮瓣组织的内侧。股前内侧穿支位于 AP 线内侧 3.2 cm 处。b. 嵌合 ALT/股前内侧皮瓣

参考文献

[1] SONG YG, CHEN GZ, SONG YL. The free thigh flap: a new free flap concept based on the septocutaneous artery [J]. Br J Plast Surg, 1984, 37(2):149–159.

[2] HONG JP, KIM EK, KIM H, et al. Alternative regional flaps when anterolateral thigh flap perforator is not feasible [J]. J Hand Microsurg, 2010, 2(2):51–57.

[3] YU P, SELBER J, LIU J. Reciprocal dominance of the anterolateral and anteromedial thigh flap perforator anatomy [J]. Ann Plast Surg, 2013, 70(6):714–716.

[4] YU P. Characteristics of the anterolateral thigh flap in a Western population and its application in head and neck reconstruction [J]. Head Neck, 2004,

26(9):759-769.

[5] YU P, SELBER J. Perforator patterns of the anteromedial thigh flap [J]. Plast Reconstr Surg, 2011, 128(3):151-157.

[6] GARVEY PB, SELBER JC, MADEWELL JE, et al. A prospective study of preoperative computed tomographic angiography for head and neck reconstruction with anterolateral thigh flaps [J]. Plast Reconstr Surg, 2011, 127(4):1505-1514.

37 股直肌肌皮瓣

Alexander F. Mericli, Charles E. Butler

摘要

股直肌可作为带蒂或游离皮瓣用于重建各种缺损。作为带蒂皮瓣，它很容易到达下腹部、耻骨、髋外侧、会阴和腹股沟。皮瓣作为肌皮瓣或肌瓣，取决于缺损的要求。根据缺损的大小，股直肌可以设计为一个孤立的皮瓣，也可以与旋股外侧血管轴的其他成分［股外侧肌、大腿前外侧皮肤和皮下组织、髂胫束和（或）阔筋膜张肌］结合，形成大腿次全皮瓣。尽管股直肌被认为是一种有用的皮瓣，但关于其相关供区并发症的争论仍在继续。一些作者报道了该皮瓣切取后没有出现膝关节伸展能力或力量的损失，但其他研究报道了在活动范围、运动或力量方面的功能损失。唯一的定量研究发现，在使用股直肌肌皮瓣后，膝关节的活动范围不受影响。本章涵盖了手术过程的所有重要因素，从皮瓣的使用适应证、解剖结构、术前准备、手术技术，到供体部位闭合。文中还提到了该皮瓣的4种其他类型。

关键词：旋股外侧动脉，股动脉，带蒂肌瓣，带蒂肌皮瓣，游离股次全皮瓣，股直肌皮瓣

37.1 引言

股直肌可作为带蒂或游离皮瓣用于重建各种缺损。作为带蒂皮瓣，它很容易到达下腹部、耻骨、髋外侧、会阴和腹股沟[1-5]。皮瓣作为肌皮瓣或肌瓣，取决于缺损的要求。根据缺损的大小，股直肌可以设计为一个孤立的皮瓣，也可以与旋股外侧血管轴的其他成分［股外侧肌、股前外侧皮肤和皮下组织、髂胫带和（或）阔筋膜张肌］结合，形成股次全皮瓣。尽管股直肌被认为是一种有用的皮瓣，但关于其相关供区并发症的争论仍在继续[2, 5]。一些作者报道了该皮瓣切取后没有出现膝关节伸展能力或力量的损失，但其他研究报道了在活动范围、运动或力量方面的功能损失。唯一的定量研究发现，在使用股直肌肌皮瓣后，膝关节的活动范围不受影响[2]。

37.2 适应证

- 带蒂皮瓣：重建腹股沟、会阴、坐骨和下腹。
- 游离皮瓣：重建腹壁、胸部和头颈部。

37.3 解剖学

股直肌是股四头肌复合体的一部分。股直肌内侧与股内侧肌相邻，外侧与股外侧肌相邻，深面与股中间肌相邻。缝匠肌在近端斜行越过股直肌。缝匠肌肌腹具有两个不同走向（图37.1a）。该肌肉起源于髂前下棘和髋臼前缘，因此通过其附着于髌骨起到弯曲髋关节和伸展膝关节的作用。股直肌的血管供应与Mathes和Nahai定义的Ⅱ型肌瓣的血管供应一致。主要的血管蒂是旋股外侧动脉的近端分支。旋股外侧动脉从股深动脉分支的远端1~2.5 cm处出现股直肌分支。血管蒂进入其深层和外侧表面的肌肉。在向股直肌发出分支后，旋股外侧神经血管束向下延伸，在股外侧肌和股直肌之间的肌

间隔走行，供应股外侧肌，是股前外侧皮瓣的血管基础。较小的血管蒂是来自股动脉的1~3个小分支。一般来说，小血管蒂不足以独立支持皮瓣的完整存活（图 37.1b）。主要和次要的带蒂动脉伴随成对的静脉，分别流入旋股外侧静脉和股静脉。

37.4 组织瓣的其他类型

- 带蒂肌瓣。
- 带蒂肌皮瓣。
- 带蒂或游离股次全皮瓣（股直肌肌皮瓣＋大腿前外侧皮瓣）[1]。
- 有神经支配的股直肌肌皮瓣用于动态腹壁重建[3]。

37.5 术前注意事项

应特别注意任何腹部、腹股沟、大腿手术或损伤的既往史。如果怀疑周围血管疾病，应考虑使用计算机断层血管造影来验证股直肌的灌注。初步的重建计划应与所有相关的外科科室（即腹股沟伤口的血管外科手术、腹壁重建病例的普通外科手术等）进行讨论。

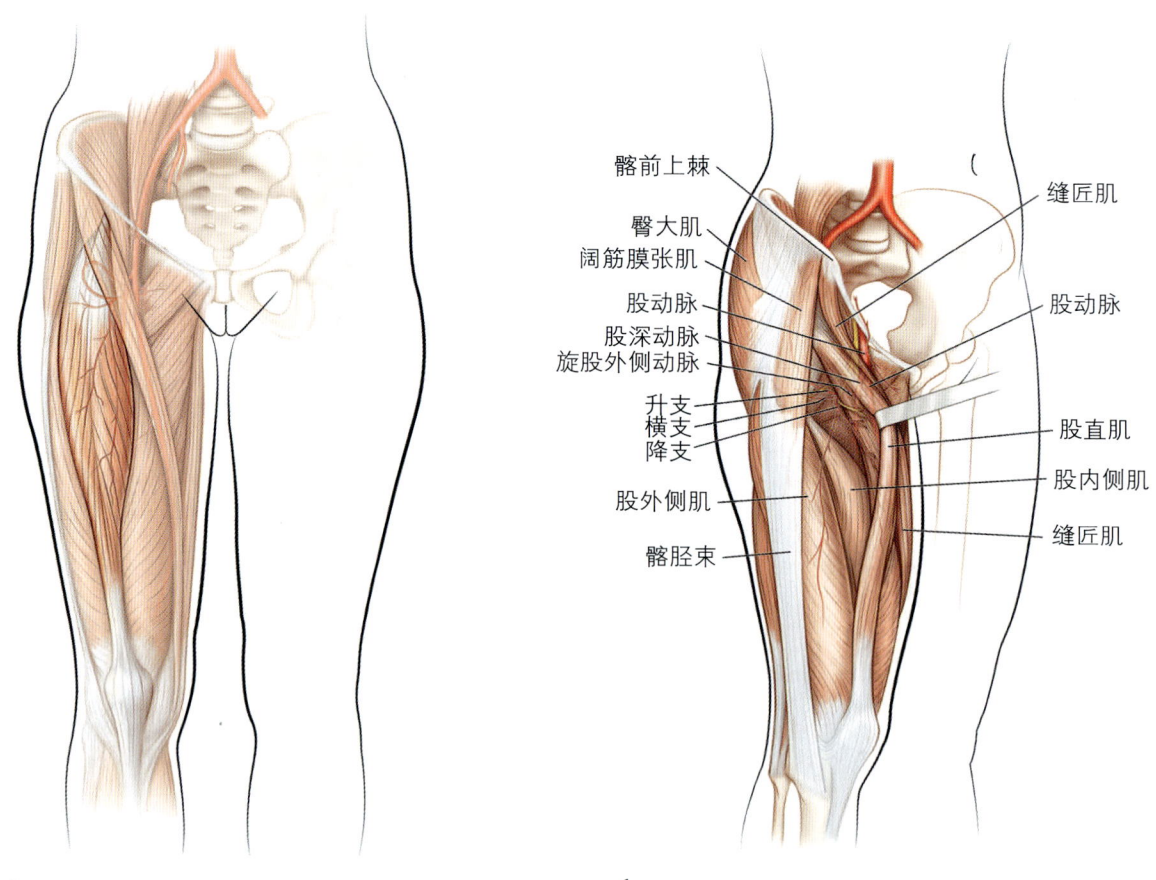

图 37.1　a. 大腿前部的肌肉解剖。b. 旋股外侧血管树的解剖。注意股直肌的主要和次要血管蒂。皮瓣只能基于较近的主要血管蒂；次要血管蒂通常不足以支撑皮瓣（引自 Zenn MR, Jones GE. Reconstructive Surgery: Anatomy, Technique, and Clinical Applications. New York: Thieme Medical Publishers, 2012.）

37.6 定位和皮肤标记

患者置于仰卧位，双髋关节内旋。双腿用胶带和泡沫在前脚固定，以减轻压力。标记位于髂前上棘和髌骨上缘的中点；这两个部位的连线点代表股直肌的中心轴（图 37.2）。对于仅为肌肉的股直肌肌皮瓣，沿着肌肉的中心轴设计一个或两个切口。对于更微创的方法，使用两个切口技术：在大腿远端设计一个短的切口，以使肌肉从髌骨分离。该切口直接覆盖股直肌长 6~8 cm。在主要血管蒂区域的近端设计一个单独的切口。如果计划使用带蒂皮瓣，该切口将容易向近端剥离更多组织，并有助于将肌肉通过隧道穿入腹部缺损。如果不需要微创入路，则在大腿中央前轴做一个切口，从腹股沟到大腿远端，直接覆盖股直肌。如果皮瓣包含皮肤成分，则皮瓣将设计为直接覆盖肌肉的椭圆形；通常可以设计 8 cm 宽的皮瓣，大多数患者的大腿仍然可以直接缝合。

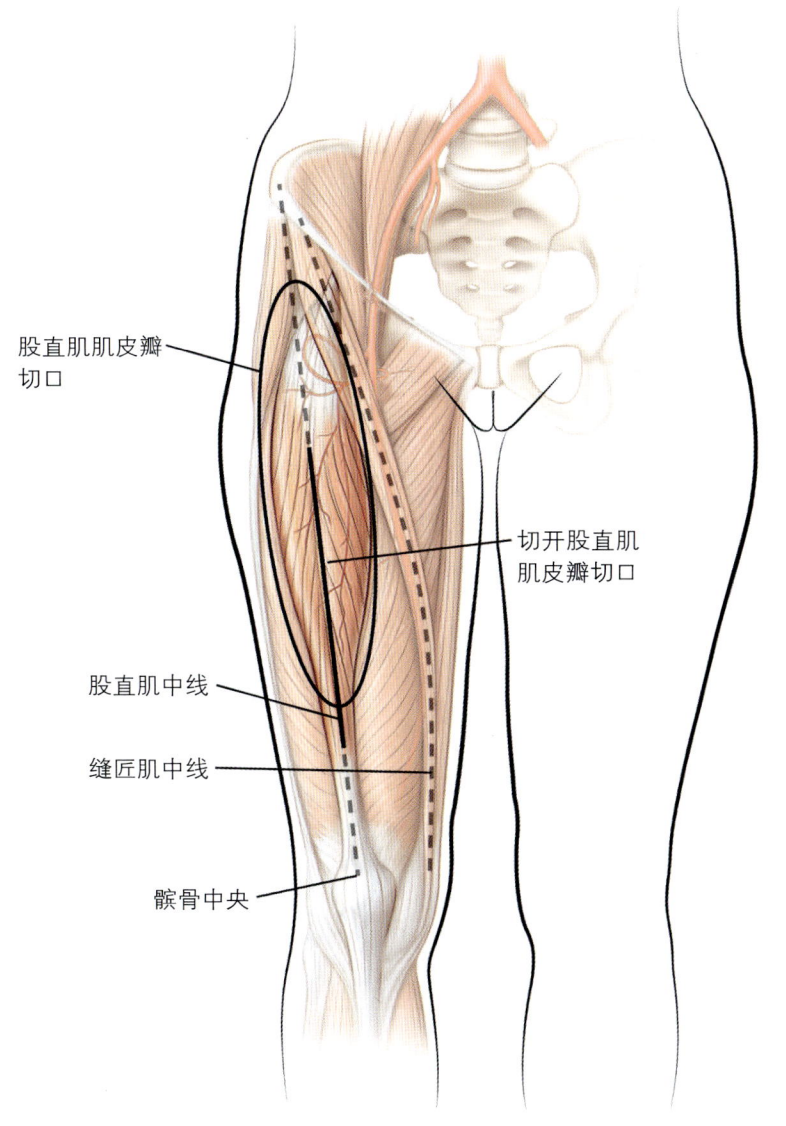

图 37.2 图示仅为肌肉部分的股直肌皮瓣（黄线）和肌皮瓣（实心黑线）所需的手术标记（引自 Zenn MR, Jones GE. Reconstructive Surgery: Anatomy, Technique, and Clinical Applications. New York: Thieme Medical Publishers, 2012.）

37.7 手术技巧

对于单纯肌皮瓣，切口位于肌肉长轴的中心。如果需要带皮蒂，则沿着椭圆形边缘做切口。带有大的皮蒂，在皮瓣掀起过程中，将皮肤边缘与肌肉筋膜缝合，可以有效防止皮肤的剥离。对于纯肌皮瓣，第一个切口应在髌骨近端 4~6 cm 处。解剖沿着皮下组织和覆盖肌肉腹部的深筋膜进行。钝性剥离内侧和深层肌组织。从侧面和远端看，股直肌和股外侧肌之间的平面通常界限不清。将远端肌肉肌腹部分从髌骨上取下，保留 2~3 cm 的肌腱与肌瓣，以协助编织缝合。向近端解剖肌肉，将其从内侧、外侧和深部附着物中分离出来。来自股动脉和静脉（小血管蒂）的几组血管将进入肌肉的深表面，应分开并结扎。将切口向近端延伸至腹股沟，或者采用更微创的方法，在腹股沟上方做一个单独的切口，并将剥离的肌肉从远端切口进入近端切口（图 37.3a）。带有发光装置的牵开器有助于这一步骤的完成。缝匠肌从上外侧到下内侧斜穿过肌肉。主要蒂从缝匠肌水平的深面和侧面进入股直肌（图 37.3b）。将血管蒂（长 2~5 cm）向近端解剖至股深动脉连接处，以便在游离皮瓣的情况下获得额外的蒂长度，使带蒂皮瓣能够自由旋转。将支配肌肉的神经分离，防止伸膝时造成不必要的牵拉损伤。将皮瓣深部传递至缝匠肌（筋膜下转位）将允许约 5 cm 的额外推进（图 37.3b）。对于腹股沟切口，可将皮瓣插入缺损处，使其深表面朝前，腹股沟原位皮肤缝合在肌皮瓣表面（图 37.3c）。或者可以以皮瓣近端为蒂，作为岛状皮瓣，旋转后覆盖创面。对于肌皮瓣，可以根据缺损的要求插入皮瓣（图 37.3d）。

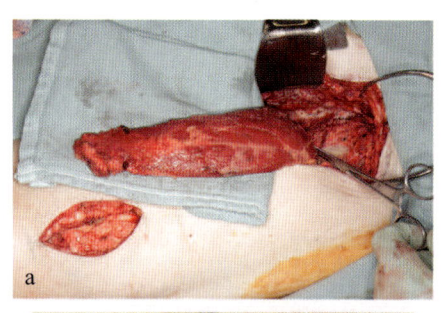
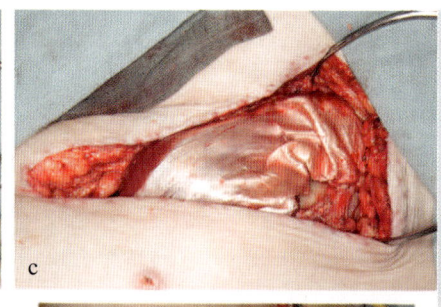
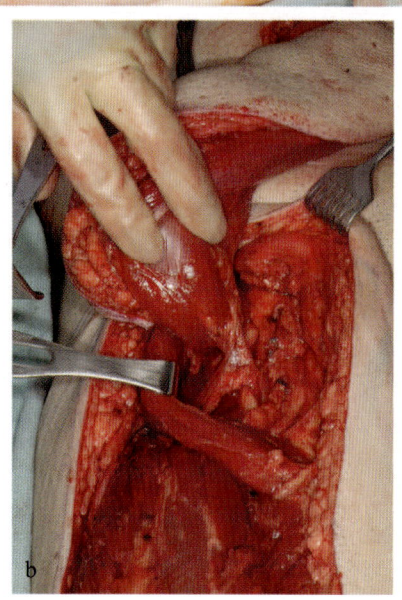
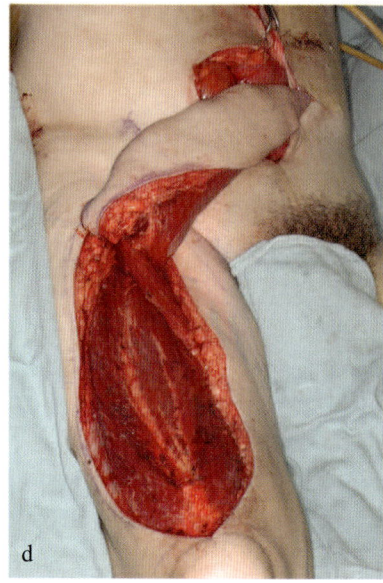

图 37.3 a. 微创股直肌肌皮瓣切除，远端切口有限。b. 股直肌深入缝匠肌，再向前推进 5 cm。注意进入肌肉深表面的主要蒂的位置。c. 当皮瓣被设计为腹股沟重建的带蒂肌皮瓣时，皮瓣的位置可以使肌肉的深表面朝前。如果腹股沟有足够的天然皮肤，那么皮肤可以直接闭合在肌皮瓣上。d. 对于肌皮瓣移位，可以旋转并插入尽可能远的下腹部或阴阜

37.8 供区闭合

重建股四头肌肌腱复合体是该手术中一个极其重要的步骤，不容忽视。这样做将有助于最大限度地减少已知的供体部位并发症和末端伸膝的损失。埋入式间断永久缝线通常用于将股外侧肌肌腱缝合于股中间肌肌腱，从而使剩余股四头肌肌腱的力臂居中。这种肌腱缝合向近端延伸 15 cm 的情况并不少见。大腿的软组织应分层缝合，分别置入引流管 1~2 根。供区皮肤缝合后，患者膝关节处于伸直位，进行夹板固定。此夹板应在行走时佩戴 3~6 周。鼓励患者在术后第一天就开始行走，并在可耐受的情况下负重。

37.9 要点与难点

- 在术前标记和手术期间，患者的双腿应在髋部向内旋转。
- 皮瓣最常用作带蒂皮瓣，但也可设计为游离皮瓣。由于蒂长度较短，如果需要游离皮瓣，可能需要静脉移植。
- 作为带蒂皮瓣，肌肉应深入缝匠肌，再向前推进 5 cm。
- 供区并发症仅限于偏心股四头肌力量下降。活动范围不受影响。
- 通过进行股内、外侧肌腱缝合，术后使用膝关节固定器，并采用物理治疗方案，可以避免大部分供区并发症。

（王猛 译，丁自海 陈超 校）

参考文献

[1] LIN SJ, BUTLER CE. Subtotal thigh flap and bioprosthetic mesh reconstruction for large, composite abdominal wall defects [J]. Plast Reconstr Surg, 2010, 125(4):1146–1156.

[2] CAULFIELD WH, CURTSINGER L, POWELL G, et al. Donor leg morbidity after pedicled rectus femoris muscle flap transfer for abdominal wall and pelvic reconstruction [J]. Ann Plast Surg, 1994, 32(4):377–382.

[3] KOSHIMA I, NANBA Y, TUTSUI T, et al. Dynamic reconstruction of large abdominal defects using a free rectus femoris musculocutaneous flap with normal motor function [J]. Ann Plast Surg, 2003, 50(4):420–424.

[4] ALKON JD, SMITH A, LOSEE JE, et al. Management of complex groin wounds: preferred use of the rectus femoris muscle flap [J]. Plast Reconstr Surg, 2005, 115(3):776–783, discussion 784–785.

[5] SBITANY H, KOLTZ PF, GIROTTO JA, et al. Assessment of donor-site morbidity following rectus femoris harvest for infrainguinal reconstruction [J]. Plast Reconstr Surg, 2010, 126(3):933–940.

38 股薄肌肌皮瓣

Sameer A. Patel

摘要

股薄肌肌皮瓣有许多应用,既可作肌瓣、肌皮瓣,也可作带蒂皮瓣或游离皮瓣。它首先用来重建直肠括约肌,也可用作肌皮瓣重建阴道,这确定了其在骨盆和会阴重建中的应用。随着显微外科技术的进展,股薄肌游离皮瓣用来重建头颈部缺损,也包括其他适应证。本章涵盖了股薄肌肌皮瓣的详细操作步骤,从典型适应证、解剖、围手术期注意事项、手术技巧,到供区闭合。

关键词:坐骨耻骨支,鹅足,胫骨内侧髁,长收肌,半膜肌,旋股内侧动脉,股深动脉,股浅动脉

38.1 引言

股薄肌肌皮瓣作为肌瓣或肌皮瓣,带蒂或游离皮瓣,有广泛的用途。Pickrell 等于 20 世纪 50 年代早期首先用来重建直肠括约肌[1]。随后作为肌皮瓣用来重建阴道,重建骨盆和会阴[2]。70 年代随着显微外科技术的发展,Harii 等报道了其用作游离皮瓣重建头颈部缺损[3]。从那时起,许多股薄肌肌皮瓣的其他用途不断被报道。

38.2 典型适应证

- 作为游离肌瓣跨面神经移植,面瘫病例中的面部动力重建。
- 作为游离肌瓣或肌皮瓣重建上肢和下肢软组织缺损,包括覆盖暴露内固定物。
- 作为游离的横向股薄肌近侧(TUG)肌瓣进行乳房重建。
- 骨盆和会阴重建,包括阴道切除术缺损、腹部会阴切除术(APR)缺损、骨盆切除术缺损和外阴缺损。

38.3 解剖

股薄肌是一条细长的肌肉,近端宽阔,向远端逐渐变细。它的主要功能是使髋关节和大腿内收,同时协助髋关节的内旋和屈曲,也协助屈曲膝关节。股薄肌起于坐骨耻骨支(耻骨联合和耻骨下支),远端参与形成鹅足结构,止于胫骨内侧髁下方胫骨内侧。鹅足结构由缝匠肌、股薄肌和半腱肌的肌腱汇合而成。股薄肌前面是长收肌,后面是半膜肌。重要的是不能将缝匠肌与股薄肌混淆,尤其在评估腿部远端肌肉时。缝匠肌止于膝关节内侧,向近端走行时会发现,它起于髂前上棘外侧(图 38.1)。

股薄肌是 Mathes 和 Nahai Ⅱ 型肌肉,有一个主要血管蒂和一个较小的远端血管蒂。主要蒂从旋股内侧动脉(股深动脉的一个分支)发出后经长收肌深面,于耻骨结节下方约 10 cm 处进入股薄肌近端 1/3。作为游离组织移植时,蒂长可达 7 cm。动脉有两条静脉伴行。通常远端有 2~3 个较小的蒂(股深动脉近端分支和股动脉远端分支),在切取皮瓣过程中可将其分离。静脉与动脉伴行。

作为肌皮瓣移植时,重要的是注意进入覆盖股薄肌表面皮肤的穿支,大部分在皮肤近侧

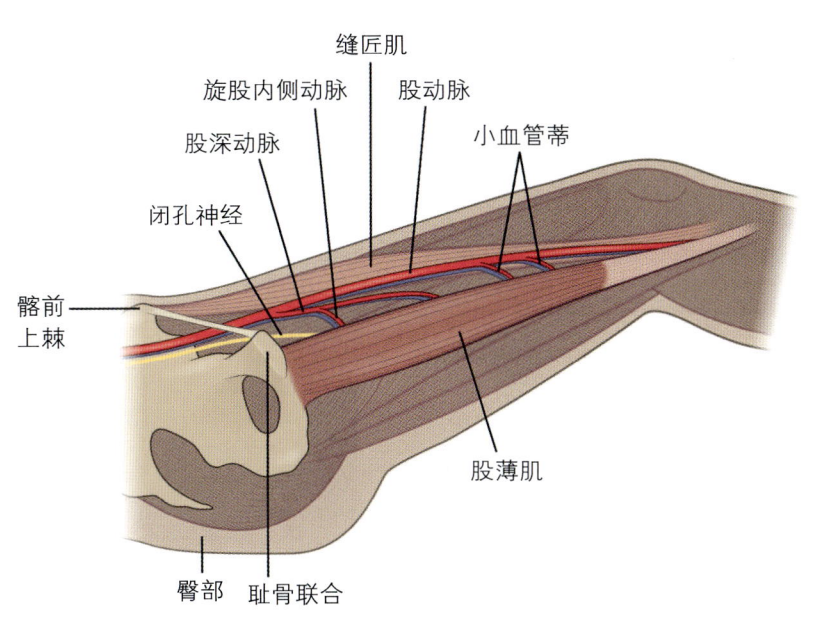

图 38.1　股薄肌解剖

1/3 区域，也就是血管蒂进入肌肉的区域[3-6]。这或许可以解释为什么最远端垂直方向皮岛部分不容易成活，这也是尽可能采取近端横向皮岛的原因。如果需要垂直方向皮岛，尽可能携带股薄肌周围的筋膜脂肪组织，尽可能多地包括皮穿支，以改善皮岛部分的活性[7]。

股薄肌由闭孔神经前支支配。在进入肌腹之前，神经可能分成两个独立的部分。这在用于面部恢复时尤为重要。

38.4　变异

没有其他变异。

38.5　术前注意事项

仔细评估供区至关重要，以确保蒂部或肌肉没有潜在的损害。如果行肌皮瓣移植，要评估股内侧部分脂肪组织对肌皮瓣体积的影响，尤其是乳房重建术。阴道或外阴重建时，需要评估皮肤的厚度。如果认为皮瓣过于臃肿，可考虑切取肌瓣时仅带表面皮肤组织。

38.6　定位和皮肤标记

依据其使用的目的，股薄肌肌皮瓣可以在截石位或"蛙腿位"切取，即髋关节外旋、膝关节屈曲位。截石位适用于骨盆或会阴重建术。对于会阴或骨盆重建以外的适应证，"蛙腿"位置最为理想。这种体位易于显露，容易切取皮瓣。这个体位可用于肌皮瓣移植，伴有垂直皮岛或横向近端皮岛。铺单和手术准备从耻骨联合上方延伸至胫骨近端内侧。患者在进入手术室前取站立位进行术前标记。单纯肌瓣与肌皮瓣的标记显著不同。对于较瘦的患者，股薄肌肌腹可以触摸并标记。然而对于肥胖患者，这是不可能的。这种情况，可以通过从髂骨至胫骨内侧髁画线来定位肌肉的长轴。由于长收肌更粗大，因而在部分病例中可以通过患者对抗阻力下主动内收大腿来触摸定位长收肌。标记长收肌的后缘，在其后方 2~3 指宽处画第二条线，近似于股薄肌长轴（图 38.2）。血管蒂通常位于耻骨结节下方约 10 cm 处。

对于肌皮瓣，术前标记因皮岛的方向不同而变化。对于横向股薄肌近侧组织瓣（TUG），横向皮岛标记于肌肉的近端 1/3。皮瓣前缘位于股血管神经束的内侧。皮瓣的后缘是臀部下皱襞的后中线。上缘在腹股沟皱襞和臀下皱襞以下 1~2 cm 处。皮岛的宽度使用捏合试验来确定，皮肤椭圆最宽的部分就在股薄肌后缘的后面。皮岛宽可达 11 cm，长可达 25 cm（图 38.3）。如果设计纵向皮岛，其应覆盖股薄肌肌腹。同样，在这种情况下，非常重要的是将近端 1/3 皮肤连同肌肉周围的组织和脂肪一同切取。

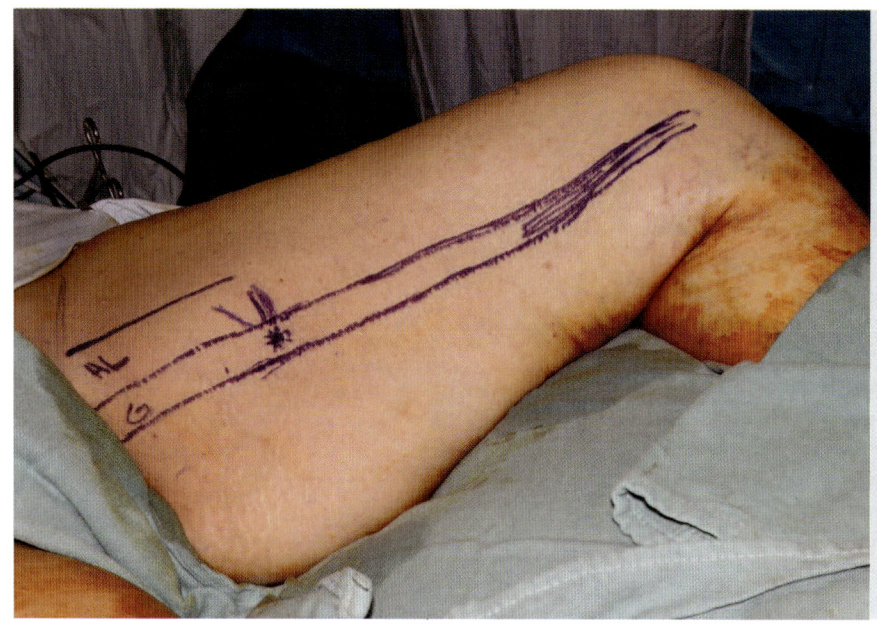

图 38.2　股薄肌肌皮瓣的皮肤标记，左膝弯曲，髋关节外旋。股薄肌位于内收长肌的后方，通常可触及。血管蒂于耻骨结节下约 10 cm 处进入肌腹

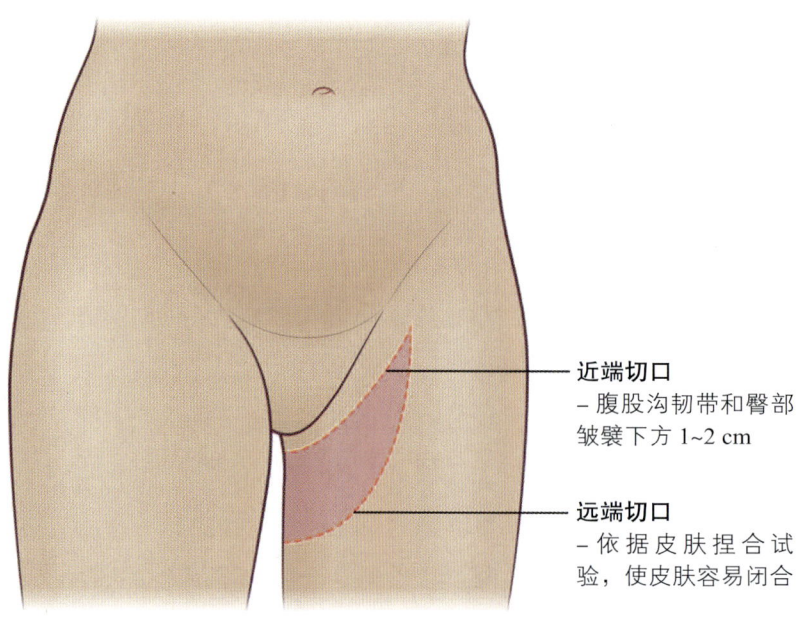

近端切口
- 腹股沟韧带和臀部皱襞下方 1~2 cm

远端切口
- 依据皮肤捏合试验，使皮肤容易闭合

图 38.3　游离横向股薄肌近侧组织瓣（TUG）皮肤标记

38.7 手术技术

首先采取上述描述的正确体位。切取不带皮岛的肌瓣时,作为带蒂皮瓣或游离皮瓣,在肌肉表面直接切开。分离至沿肌筋膜平面,切开筋膜。将筋膜从肌肉表面向前掀起,识别股薄肌与长收肌的边界。向后侧掀起筋膜,识别股薄肌的后缘。此时,在长收肌和股薄肌之间形成一个平面(图 38.4a)。在远端,识别进入肌肉的小分支。近 1/3 部分进入肌肉的优势血管蒂走行于股薄肌和长收肌之间疏松的组织内。肌腱向远端分离,肌肉从深层浅出。带蒂肌瓣重建会阴时,近端肌肉保持完好以降低肌肉扭曲的可能性。作为游离肌瓣移植时,依据受区的情况,近端肌肉可能需要其起点处剥离(图 38.4b)。

行肌皮瓣移植时,依据皮肤标记线切取皮瓣。对于横行股薄肌近侧组织瓣(TUG)横向

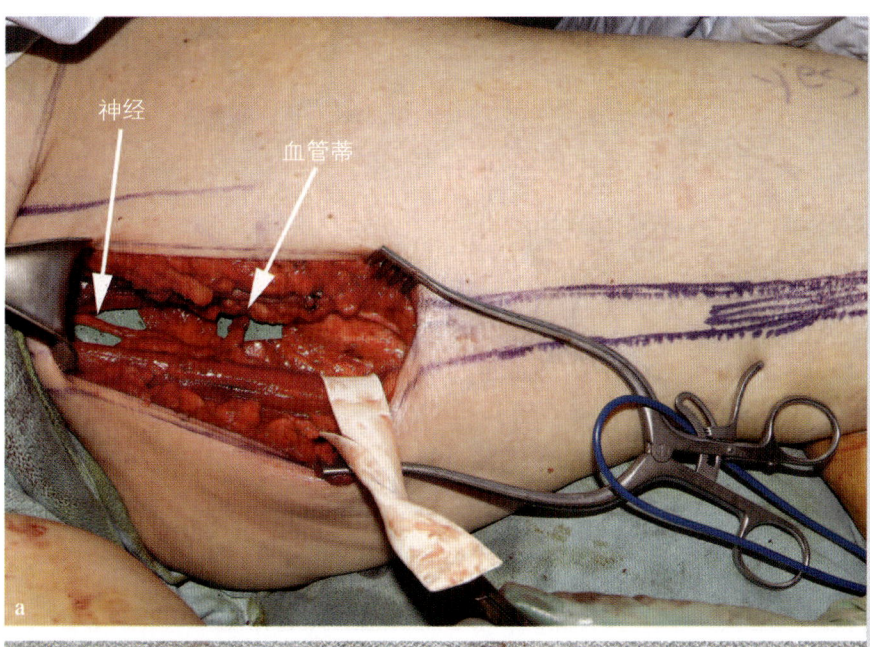

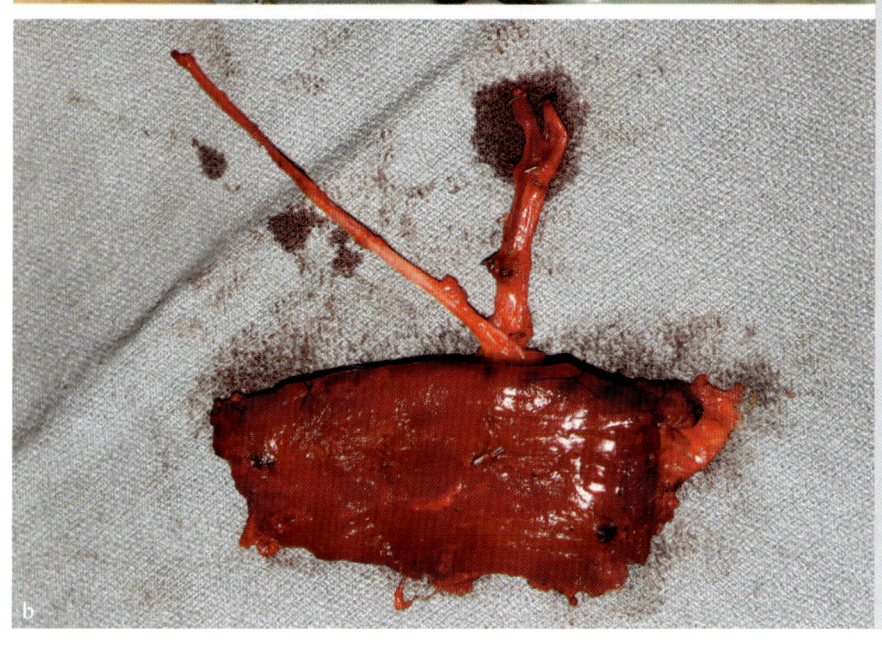

图 38.4 a. 股薄肌的解剖。血管蒂于髂前上棘下方约 10 cm 处进入肌肉,神经于血管蒂近端 1 cm 进入肌肉。b. 带有血管蒂和神经的游离股薄肌肌皮瓣,用于面部修复。注意没有切取整个肌肉的宽度

皮岛沿肌肉近侧 1/3 进行标记。近端切口在腹股沟韧带下方 1~2 cm 处，并向后侧延伸。皮岛以肌肉组织为中心。捏合试验来确定皮岛的远侧边缘，确保无张力下闭合切口。切取皮瓣从前面开始，解剖层次开始于 Scarpa 组织深层。前面解剖时会遇到大隐静脉，如遇到应尽可能保留。大隐静脉的内侧，解剖层面至包绕长收肌的深筋膜层。确定长收肌后缘，切开筋膜组织，在上述描述的松软结缔组织内识别血管蒂。在血管蒂远端分离肌肉组织，然后向后分离。解剖出股薄肌后缘后，再次掀起皮肤和皮下组织。皮瓣携带的大多数脂肪组织位于股薄肌后部的皮岛内。横行股薄肌近侧组织瓣（TUG）可以作为游离皮瓣移植，大多数用于乳房重建。

如果需要纵向皮岛，要沿股薄肌表面设计皮岛。同样，在这种情况下，将近侧 1/3 的皮肤、肌肉周围的筋膜组织和脂肪一起切取很重要（图 38.5）。这有助于增加皮岛中部和远端部分的可靠性。切开前侧切口，并切至筋膜层。切开长收肌表面的筋膜层，连同皮瓣一并掀起。按前文所描述的用单纯肌瓣确定股薄肌的前缘。向后，包括部分半膜肌表面筋膜组织，确定股薄肌的后缘。向远端分离股薄肌，并从深层组织分离。有必要将来自股浅动脉和股深动脉的小血管分支进行分离。

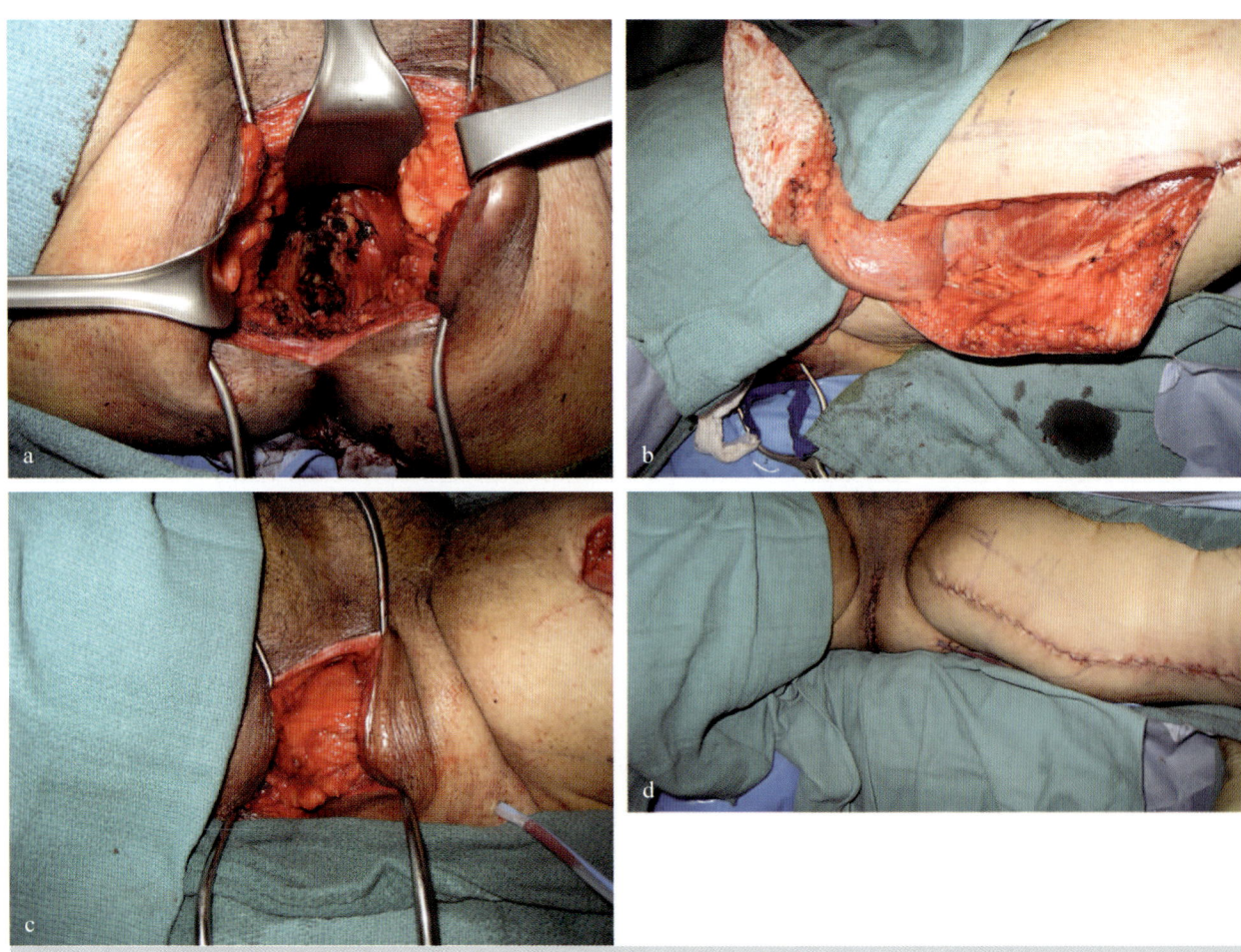

图 38.5　a. 在先前的盆腔切除术和放射治疗后，切除复发性盆腔平滑肌肉瘤形成的缺损。注意会阴部的巨大无效腔。b. 股薄肌肌皮瓣及表面皮岛。皮岛去表皮化。c. 去表皮化的皮岛和肌瓣经隧道植入缺损区，消除巨大无效腔。d. 缝合伤口，封闭供区

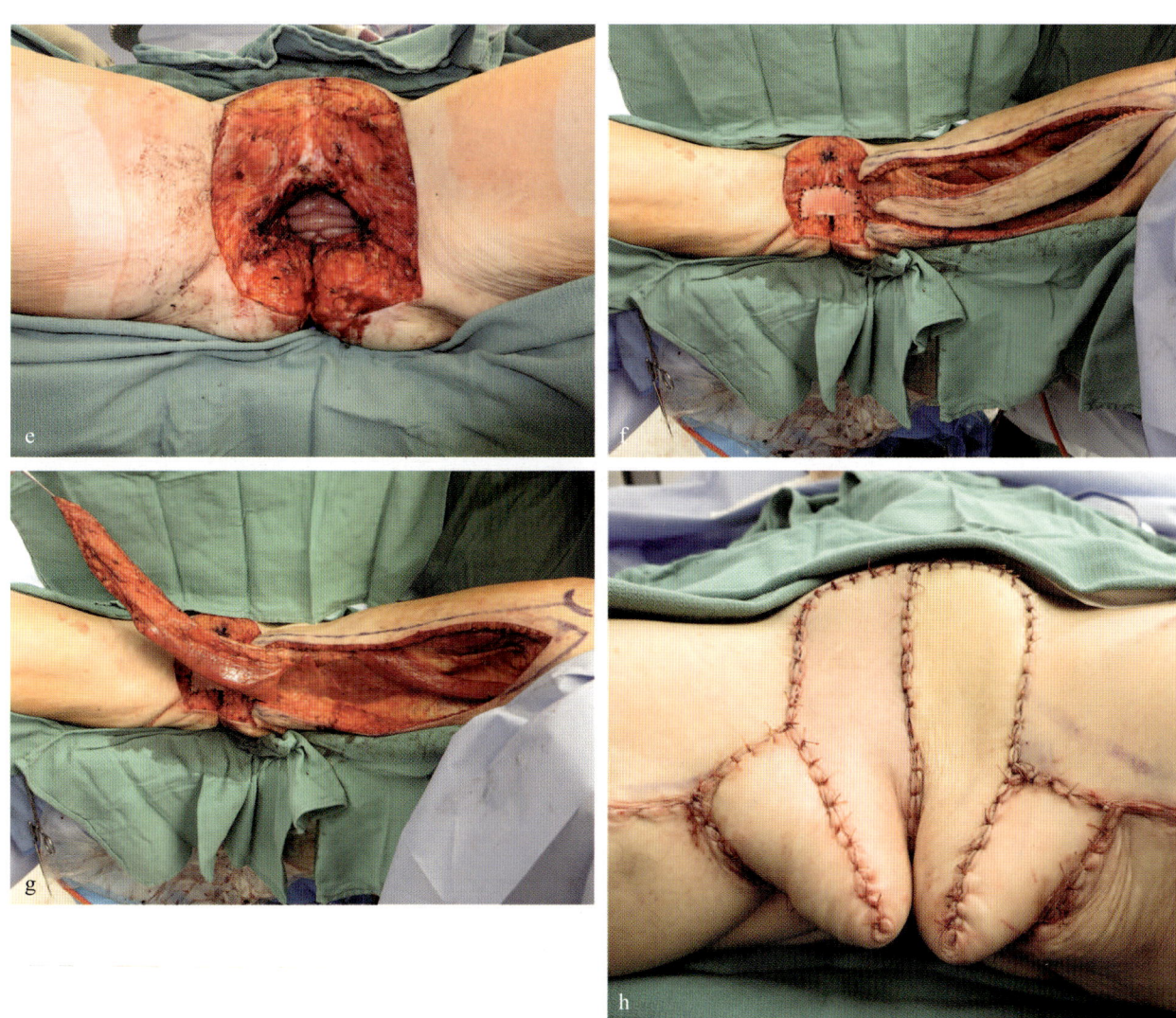

图 38.5（续） e. 盆腔切除术后大的会阴和盆腔缺损延伸至腹膜腔。f. 脱细胞真皮基质封闭腹部内容物。股薄肌肌皮瓣和纵向皮岛。g. 切取皮瓣，蒂部游离。注意缝匠肌和长收肌。h. 旋转皮瓣闭合创面（图 e~h 由 Eric I-Yun Chang 提供）

38.8 供区闭合

供区需要放置引流管封闭创面。在切取皮岛后，分层缝合封闭创面以减少皮肤裂开，包括浅筋膜层、真皮层深层和皮下层。

38.9 要点与难点

- 术前站立位标记至关重要，尤其是计划做皮岛皮瓣的肥胖患者。

- 横行股薄肌近侧组织瓣（TUG），大隐静脉应予以保留，股薄肌肌腹前面皮岛只保留少量脂肪组织，更大数量的脂肪组织从股薄肌肌腹后侧获得。
- 纵向皮岛皮瓣，切取肌肉近侧 1/3 表面的皮肤组织，包括股薄肌周围的脂肪和筋膜组织。如果不需要近侧皮肤，可以去表皮后埋于原生皮桥下方。

（魏宝富 译，丁自海 陈超 校）

参考文献

[1] PICKRELL K, GEORGIADE N, MAGUIRE C, et al. Correction of rectal incontinence; transplantation of the gracilis muscle to construct a rectal sphincter [J]. Am J Surg, 1955, 90(5):721–726.

[2] MCCRAW JB, MASSEY FM, SHANKLIN KD, et al. Vaginal reconstruction with gracilis myocutaneous flaps [J]. Plast Reconstr Surg, 1976, 58(2):176–183.

[3] HARII K, OHMORI K, SEKIGUCHI J. The free musculocuta-neous flap [J]. Plast Reconstr Surg, 1976, 57(3):294–303.

[4] YOUSIF NJ, MATLOUB HS, KOLACHALAM R, et al. The transverse gracilis musculocutaneous flap [J]. Ann Plast Surg, 1992, 29(6):482–490.

[5] JURICIC M, VAYSSE P, GUITARD J, et al. Anatomic basis for use of a gracilis muscle flap [J]. Surg Radiol Anat, 1993, 15(3):163–168.

[6] GIORDANO PA, ABBES M, PEQUIGNOT JP. Gracilis blood supply: anatomical and clinical re-evaluation [J]. Br J Plast Surg, 1990, 43(3):266–272.

[7] WHETZEL TP, LECHTMAN AN. The gracilis myofascio-cutaneous flap: vascular anatomy and clinical application [J]. Plast Reconstr Surg, 1997, 99(6):1642–1652, discussion 1653–1655.

39　横行股薄肌近侧组织瓣

Anson Nguyen, Stacy Wong, Michel Saint-Cyr

摘要

股薄肌肌皮瓣被用于重建多种类型的组织缺损。它还被用于乳房重建，带蒂皮瓣重建骨盆/生殖会阴区域，游离皮瓣用于重建头颈部、乳房、上下肢缺损。许多外科医师将其改进为横向设计以避免远端皮肤坏死。横向皮瓣，又称为横行股薄肌近侧组织瓣，主要作为自体游离组织瓣重建小至中等大小的乳房。它最适合于腹部不能作为供区，或者希望避开腹部、臀部或后背瘢痕的患者。横行股薄肌近侧组织瓣受限于组织瓣体积小和供区并发症，包括股部瘢痕挛缩和随之而来的唇样扩展。许多改良设计以改善皮瓣，包括向后延长切取皮瓣、依据血管解剖进展的各种设计变化。本章将向读者介绍横行股薄肌近侧组织瓣移植的主要问题，从典型适应证，到解剖、术前准备、手术技巧。有4种不同类型的组织瓣需要特别提及，讨论还包括供区处理。

关键词：皮瓣，肌皮瓣，股薄肌，横向，乳房再造

39.1　引言

自1975年报道以来，股薄肌肌皮瓣已被用于修复各种缺损。后来在1992年使用垂直皮岛进行乳房重建[1]。股薄肌肌皮瓣作为带蒂皮瓣用于骨盆/生殖会阴区的重建，作为游离肌皮瓣用于头颈部、乳房和上下肢的重建。许多外科医师改进为横向设计以避免远端皮岛坏死。横行皮瓣，又称为横行股薄肌近侧组织瓣（TUG），主要用于游离肌皮瓣移植重建中小体积的乳房。它最适合于腹部作为供区有禁忌证，或希望避开腹部、臀部和后背瘢痕者。横行股薄肌近侧组织瓣的局限性在于较小的体积和供区并发症，包括股部瘢痕挛缩和随之而来的唇样扩展。改良皮瓣的方法包括将皮瓣向后延伸，基于血管解剖研究的各种设计变化。

39.2　典型适应证

- 主要用途：
  - 中小体积乳房重建。
- 其他用途：
  - 头颈部重建。
  - 上肢和下肢重建。
  - 骨盆/生殖会阴重建。

39.3　解剖

横行股薄肌近侧组织瓣由股薄肌和股部近端内侧的皮岛组成。股薄肌是下肢一条细带状内收肌，起于坐骨耻骨支，经鹅足进入胫骨内侧面。它是股内侧最浅表的肌肉，位于长收肌的后内侧（图39.1）。

TUG皮瓣近端优势血管蒂来源于旋股内侧动脉，或直接发自股深动脉，两条同样直径的静脉伴行（图39.2）。它于耻骨结节下方 10 cm ± 2 cm 处进入股薄肌，直径为 1~2 mm，通常位于长收肌下方。可获得 6~8 cm 长的蒂，也可能获得两个优势血管蒂。股薄肌远端的血管蒂起源于股动脉。纤细交通支连接没有毛细血管床的

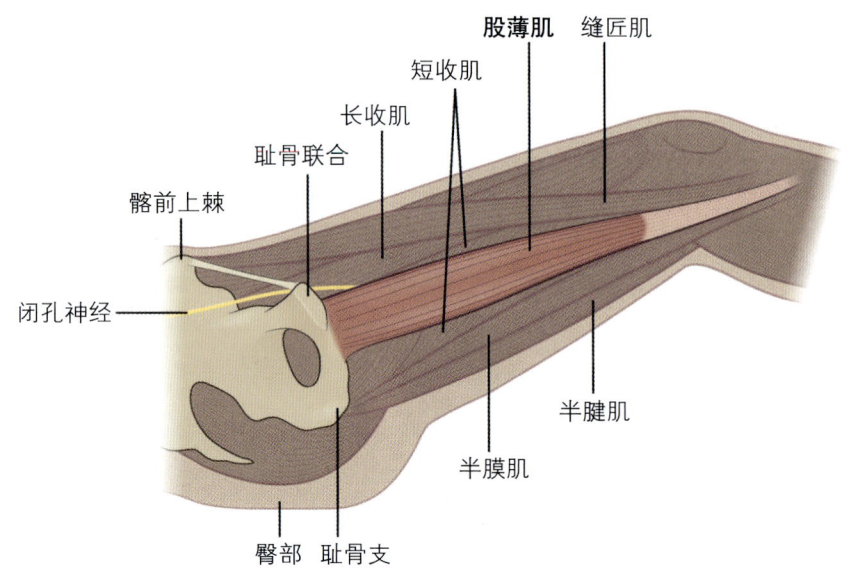

图 39.1 大腿内侧肌肉解剖图，显示股薄肌的位置，髂前上棘

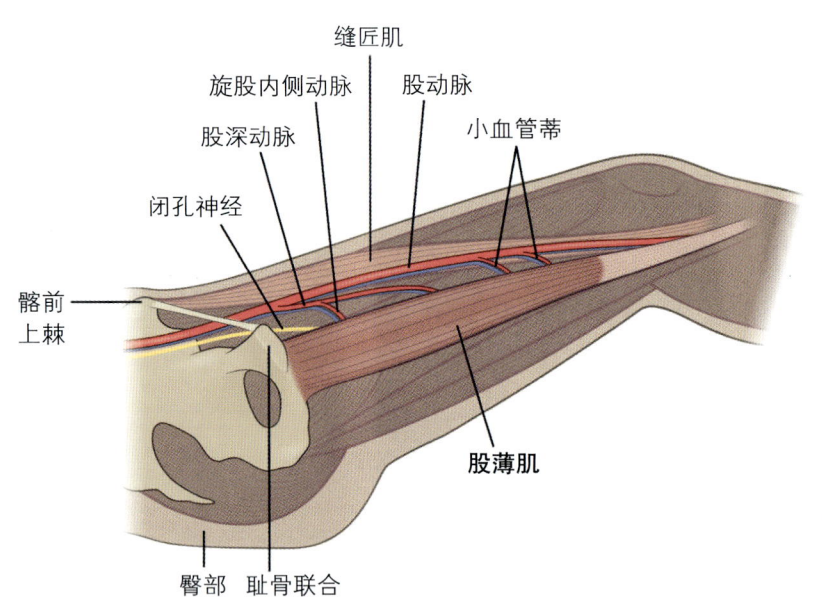

图 39.2 股薄肌血管解剖

供血区域，存在于优势血管蒂和周围皮肤血管之间，尤其是股动脉。血管分布更多地向后延伸而不是向前延伸，并且在覆盖股薄肌的区域垂直延伸[1]。

进入肌肉前，优势血管蒂通常分为 3~6 个分支，它们通过肌肉作为肌皮支，或通过股薄肌和长收肌之间的肌间隔作为肌间隔皮动脉延伸至皮肤组织。与肌间隔皮动脉相比，肌皮穿支更多地分布于近端，直径更小[2]。这些肌皮穿支更倾向于横向分布，这导致了 TUG 皮瓣的横向设计。交通支连接邻近的穿支，改良的皮瓣设计中识别这些血管可以提高远端皮瓣的存活率[3]。

横行股薄肌近侧组织瓣的神经支配来自闭孔神经至股薄肌的前支，伴有运动皮肤感觉纤维。该神经位于血管深处，通常能够分离开，除非股薄肌作为功能性肌肉移植。在解剖过程中，将大隐静脉后支分离结扎，而大隐静脉前支予以保留。可获得 12 cm × 25 cm 的皮岛，特别是向后延伸部分，多种改良可以可靠地增加皮瓣的体积[3]。

39.4 其他类型的组织瓣

- 双侧 TUG 皮瓣组合行单侧乳房重建[4]。
- TUG 和深动脉穿支皮瓣组合移植。
- 穿支皮瓣，保留股薄肌功能[2]。
- 设计改良：
  - 水平延伸 TUG：将皮岛向后延伸至内侧中轴线和股后侧中线之间的中点。
  - 垂直延伸 TUG：包括三叶形 TUG[4]。
  - 斜行近侧股薄肌（DUG）皮瓣以改善对供区的损害。
  - 锥形 TUG 皮瓣联合软骨移植行乳头重建。

39.5 术前注意事项

尽管以腹部为基础的游离皮瓣仍作为大多数乳房重建的公认标准术式，TUG 皮瓣已成为一种广泛接受的选择，尤其是腹部脂肪组织不多的体型纤瘦的患者。应该注意的是，TUG 皮瓣比腹部皮瓣体积小，仅限于小至中等大小的乳房重建，除非作为辅助皮瓣或 2 个 TUG 皮瓣联合移植行单侧乳房重建。另外，对于大腿垂直松弛度较小的患者，应考虑使用带纵行皮岛（VUG）的股薄肌肌皮瓣，因为这样可能会避免横向皮岛皮瓣的供区并发症。

39.6 定位和皮肤标记

对于大多数 TUG 皮瓣来说，截石位或仰卧蛙腿位可以切取皮瓣。皮岛通常标记为横向新月形或椭圆形。TUG 皮瓣的表面标记通常位于腹股沟皱褶内，但理想情况下不应靠近中线（阴道口）4 cm。捏合试验用于评估皮瓣的宽度，以确定下方标记线。通常皮瓣宽度不超过 9~10 cm，可以直接闭合供区创面。向前，皮瓣不能超过腹股沟皱褶，因为这可能会破坏淋巴系统并导致医源性下肢淋巴水肿。向后，皮瓣可延伸到臀部皱襞。股薄肌肌皮瓣的其他改良包括皮岛像松散的 S 形、纵行近侧股薄肌和鸢尾花图案（图 39.3）。

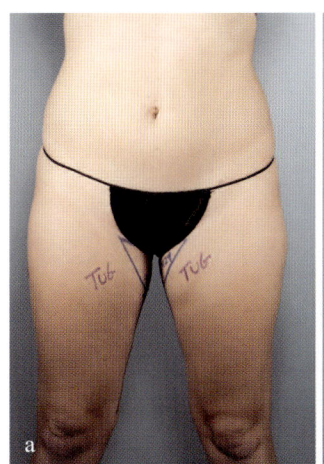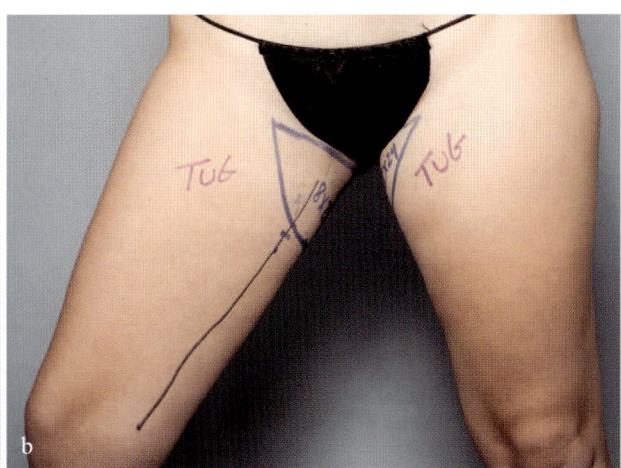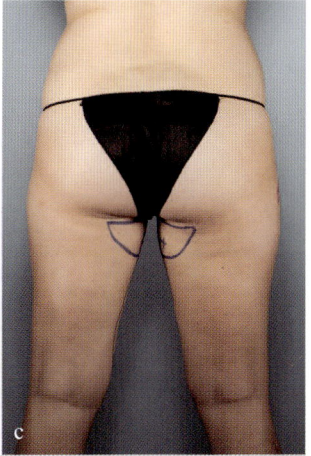

图 39.3 术前标记。皮岛通常标记为椭圆形或水平新月形。前缘不应延伸至腹股沟皱褶。向后，这些标记可延伸到臀纹。捏合试验用于确定足够松弛度以直接闭合供区

39.7 手术技巧

旋股内侧动脉穿支最常见于耻骨结节远端 10 cm 处。多普勒有助于识别这些穿支，包括设计皮岛皮瓣时。鉴于前面讨论过的原因，解剖应避免在股三角区域进行。

沿近侧边缘做切口，解剖至肌组织。这样做是为了确定准确的皮瓣垂直高度，供区能够安全闭合，以及快速识别长收肌和股薄肌肌间隔。从前向后掀起长收肌表面的筋膜组织，通过保留所有筋膜穿支增加 TUG 皮瓣血液供应。这项操作也显露皮瓣的血管蒂，便于调整皮岛皮瓣，使血管蒂位于皮瓣中心。再次捏合试验确定皮瓣切取的宽度，然后做远侧切口，并切开肌筋膜层。显露股薄肌，如果是穿支皮瓣，沿肌肉表面进行解剖；更常见的是，将肌肉作为肌皮瓣进行解剖。

确定进入肌肉的穿支血管后，肌肉即可阶段切取，然后将皮瓣从远端向近端掀起。皮瓣前部的解剖仅在皮下组织平面进行，至股三角区域后侧，然后解剖平面至长收肌筋膜深层。向后解剖至半膜肌肌筋膜，这可能包含在皮瓣中。一旦皮瓣解剖至旋股内侧动脉蒂部，它可以直切到股深部（图 39.4）。

39.8 供区闭合

供区部位的闭合类似于大腿内侧的提拉术（图 39.5）。相对限制深层剥离，以免损伤淋巴管。伤口远侧缘浅层筋膜向上固定于 Colle 筋膜，有助于防止显著瘢痕形成或牵拉阴唇。

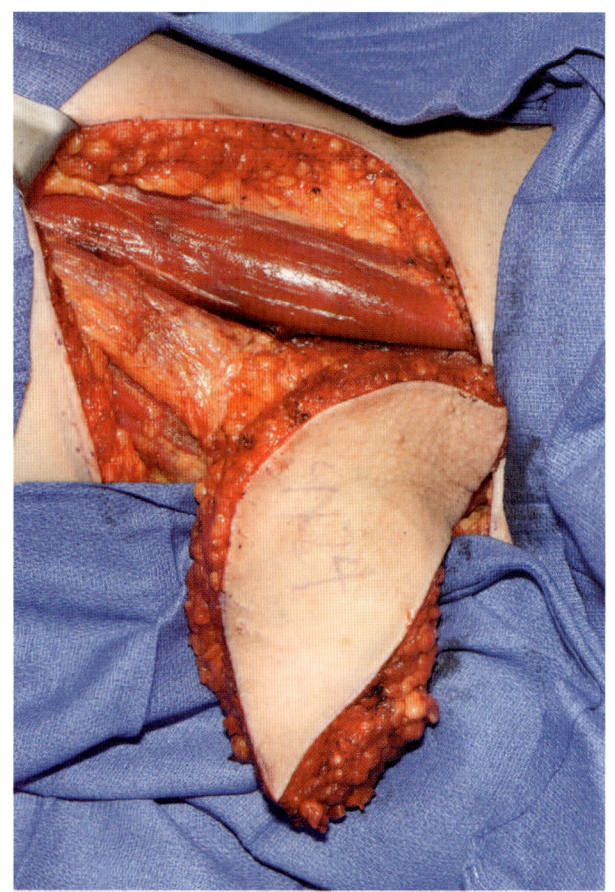

图 39.4 掀起的 TUG 皮瓣外观。将皮瓣从上向下掀起，捏合试验确保一定的松弛度，以便供区直接闭合。这个皮瓣可以作为穿支皮瓣，或携带肌肉作为肌皮瓣

39.9 要点与难点

- 皮瓣可以呈锥形以增加突出或与另一个皮瓣组合增加体积。
- 在设计和解剖皮瓣时应小心，以避免淋巴水肿和唇部扩散的风险。
- 由于远端的血液供应变得更加脆弱，大腿远端 1/3 不应包括在皮瓣内。

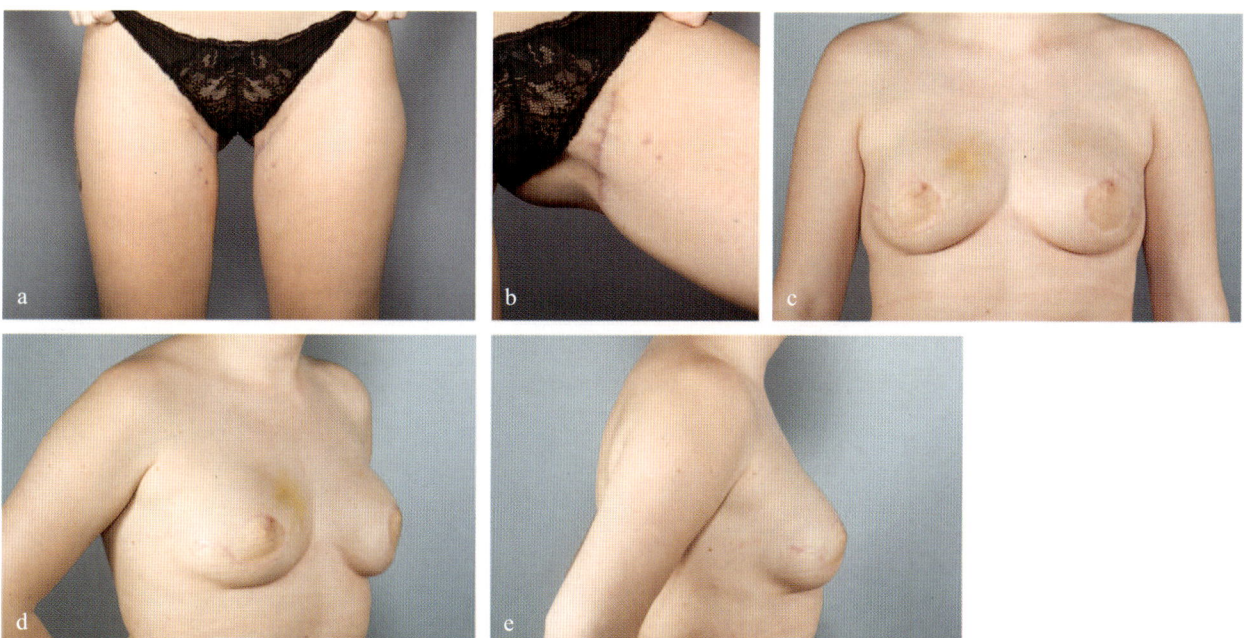

图 39.5 a, b. 术后供区。供区瘢痕隐蔽在腹股沟皱襞内。术中，伤口下缘的浅筋膜通常向上固定在 Colles 筋膜，以防止瘢痕迁移和增宽。c~e. 术后重建的乳房。TUG 皮瓣是腹部脂肪组织少的纤瘦患者的绝佳选择，可用于中小型乳房重建

（魏宝富 译，丁自海 陈超 校）

参考文献

[1] YOUSIF NJ, MATLOUB HS, KOLACHALAM R, et al. The transverse gracilis musculocutaneous flap [J]. Ann Plast Surg, 1992, 29(6):482–490.

[2] PARK JE, ALKUREISHI LW, SONG DH. TUGs into VUGs and friendly BUGs: transforming the gracilis territory into the best secondary breast reconstructive option [J]. Plast Reconstr Surg, 2015, 136(3):447–454.

[3] PEEK A, MÜLLER M, ACKERMANN G, et al. The free gracilis perforator flap: anatomical study and clinical refinements of a new perforator flap [J]. Plast Reconstr Surg, 2009, 123(2):578–588.

[4] SAINT-CYR M, WONG C, ONI G, et al. Modifications to extend the transverse upper gracilis flap in breast reconstruction: clinical series and results [J]. Plast Reconstr Surg, 2012, 129(1):24–36.

40 股深动脉穿支皮瓣

Mark Schaverien

摘要

股深动脉穿支皮瓣主要用于乳房、头颈部重建，是腹部脂肪组织不足的女性乳房重建的替代选择。在一些经过筛选的患者中，大腿内侧和后侧有大量柔软而有韧性的脂肪组织，这是乳房重建的理想供区，可以重建一个美观的乳房丘。与横行股薄肌近侧组织瓣（TUG）相比，股深动脉穿支皮瓣能够从大腿后区中线外侧获得更丰富的软组织，使瘢痕位置更靠后，避免了解剖股三角，从而降低了引起淋巴水肿的风险。其他优点还包括有更长的血管蒂，通过保留股薄肌降低了供区的发病率。主要缺点是血管蒂的解剖变异。因此，与腹股沟和臀股沟相关的皮岛设计位置有潜在的变化。本章详细介绍了股深动脉穿支皮瓣重建手术所涉及的所有问题，包括典型适应证、解剖、术前评估和手术技术。文章讨论了皮瓣的2种其他类型，并对供区伤口的闭合给出了建议。

关键词：大收肌，股深动脉，半膜肌，股后皮神经

40.1 引言

股深动脉穿支（PAP）皮瓣于2001年首次由Angrigiani等报道，主要作为游离皮瓣重建乳房和头颈部[1]。它是腹部脂肪组织不足的女性乳房重建的替代选择[2]。在一些经过筛选的患者中，大腿内侧和后部有大量柔软且有韧性的脂肪组织，这是乳房重建的理想供区，可以重建一个美观的乳房丘。皮瓣的皮岛横行切取，在大腿内侧腹股沟和后侧臀股沟遗留下瘢痕，通过衣服可以很好地隐藏起来。与横行股薄肌近侧组织瓣（TUG）相比，股深动脉穿支皮瓣能够从大腿后区中线外侧获得更丰富的软组织，使瘢痕位置更靠后，避免解剖股三角，以降低引起淋巴水肿的风险。其他优点包括更长的血管蒂以及通过保留股薄肌降低了供区的发病率。其主要缺点是血管蒂的解剖变异，因此，与腹股沟和臀股沟相关的皮岛设计位置存在潜在的变异。PAP皮瓣可能是大腿内侧和后侧软组织明显过多的女性，或腹部软组织量不足以进行双侧乳房重建的女性的首要选择。皮瓣重量通常与切除的乳房重量相似，为300~400 g（范围：150~900 g）。

对于头颈部重建，皮瓣通常采用纵行方向切取皮岛。与股前外侧（ALT）皮瓣相比，它具有更薄的软组织厚度，更大的柔韧性，是部分舌切除术重建的理想选择[3]。纵行皮岛可能会使我们对所有的PAP皮瓣进行评估，然后做出最大可能的选择。在需要肌肉的地方，可以设计一个带有部分大收肌的嵌合皮瓣。纵向游离股深动脉穿支皮瓣也被认为是下肢重建中ALT皮瓣的替代选择[4]。

该皮瓣也可作为带蒂皮瓣用于会阴区域的重建。该皮瓣可以设计为V-Y或螺旋桨皮瓣。

40.2 典型适应证

- 乳房重建（游离皮瓣）。
- 部分舌切除重建（游离皮瓣）。

- 会阴重建（带蒂皮瓣）。

40.3 解剖

最常见的穿支位置在大腿内侧后大收肌区域股薄肌的后方（图 40.1）。最常见的穿支位于臀股沟远侧 5 cm，大腿内侧中线后方约 4 cm 的位置，85% 的大腿有一支相当粗的穿支。下一个最常见的穿支位置是在中线外侧，股二头肌和股外侧肌附近[5]。至少有 2 个穿支起源于股深动脉（2~5 个），在约 25% 的病例中，穿支起源于股深动脉外的一个共同的干。穿支主要从大收肌和半膜肌之间的肌间隔穿出，有时也有较短的穿过大收肌肌内的过程。股深动脉直径为 2.2 mm，静脉直径为 2.8 mm，血管蒂长约 10 cm（7~13 cm）。皮瓣的感觉神经是股后皮神经的一个分支。

40.4 皮瓣的其他类型

- 皮岛可以设计为纵行、横行或鸢尾花样的。
- 皮瓣可以设计为包含部分大收肌的肌皮瓣。

40.5 术前评估

术前 CT 或 MR 血管造影成像可用于乳房重建，使用横行皮岛以帮助设计皮瓣（图 40.2）。术前使用便携多普勒超声确定患者股深动脉穿支的位置，然后根据穿支的位置设计皮瓣。内侧穿支进入股薄肌的后部，这是最常见的类型，通常采取仰卧位时切取并且可以减少手术时间。胸廓内血管作为受区的血管，血管蒂相对较短。

当该皮瓣用于头颈部缺损重建时，对于高体重指数（BMI）、皮瓣可能过厚的患者应谨慎，术前应进行评估。

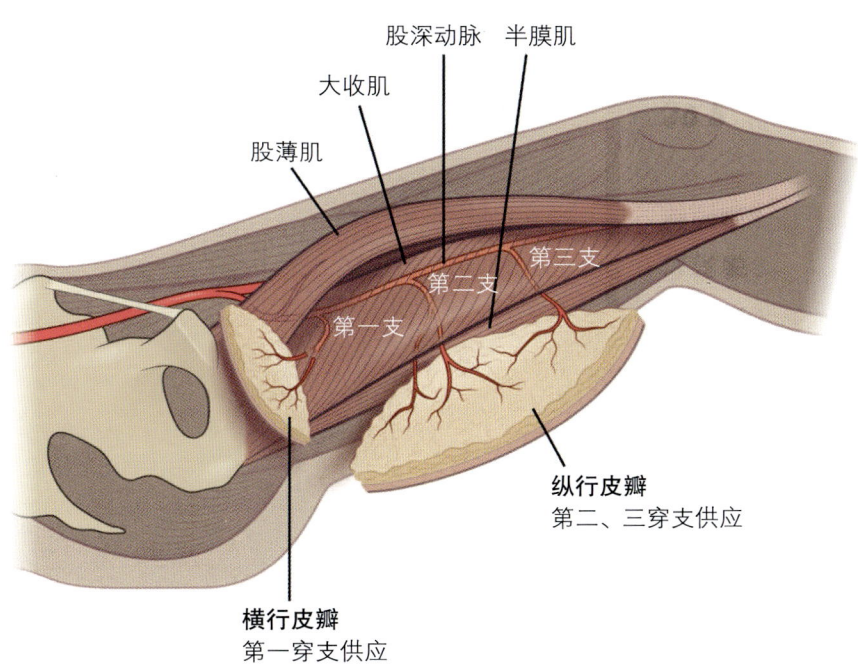

图 40.1 股深动脉穿支（PAP）皮瓣的解剖。该皮瓣可以切取近似横行的皮岛用于乳房重建，或者切取纵行皮岛用于头颈部重建。最近的穿支出现在大收肌区域股薄肌的后方，大腿内侧中线后方约 4 cm，臀股沟远侧 5 cm 的位置。大部分的穿支穿肌间隔而出

40.6 定位和皮肤标记

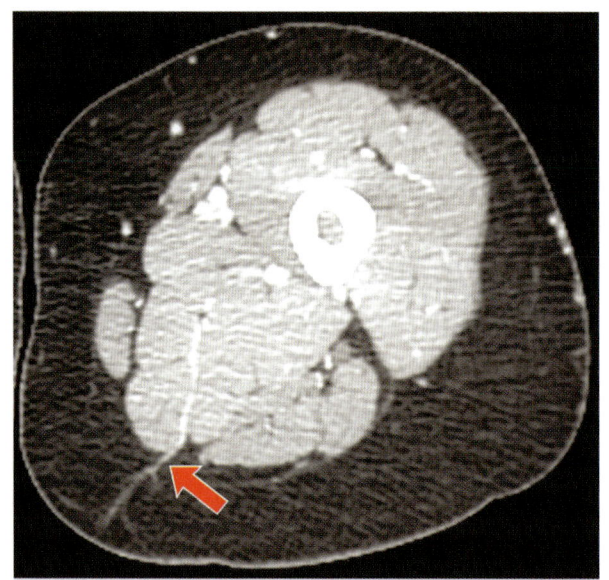

图 40.2 在乳房重建中,术前使用 CT 或 MR 血管成像,以确定股深动脉最近端穿支的位置。如果穿支不位于近端预设计的皮瓣内,则可以采用 TUG 组织瓣,也可以把皮瓣设计在更远端

对于乳房重建,可能会采用患者俯卧位切取横行的皮瓣,特别是双侧乳房重建。然而,这可能导致长时间的组织缺血。同侧皮瓣的切取是首选方法。更常用的是患者取仰卧蛙腿位或截石位。皮瓣可以从前向后或从后向前切取。从后向前入路的优点是可以探查股深动脉穿支,如果发现穿支不合适,可以切取 TUG 组织瓣来代替。切取纵行皮瓣的患者采用仰卧蛙腿位。

皮瓣上缘的标记线在臀沟处。下缘标记线取决于患者的个体因素,但通常在上标记线以下约 7 cm。根据穿支的位置,为了获得更多的组织,皮瓣的上缘可能位于臀沟的上方。皮瓣设计成一个宽约 27 cm 的椭圆形(图 40.3)。

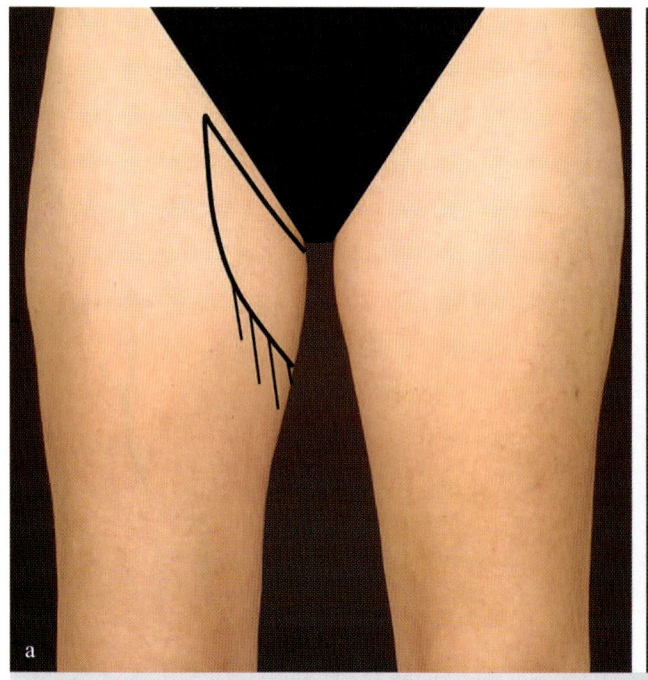
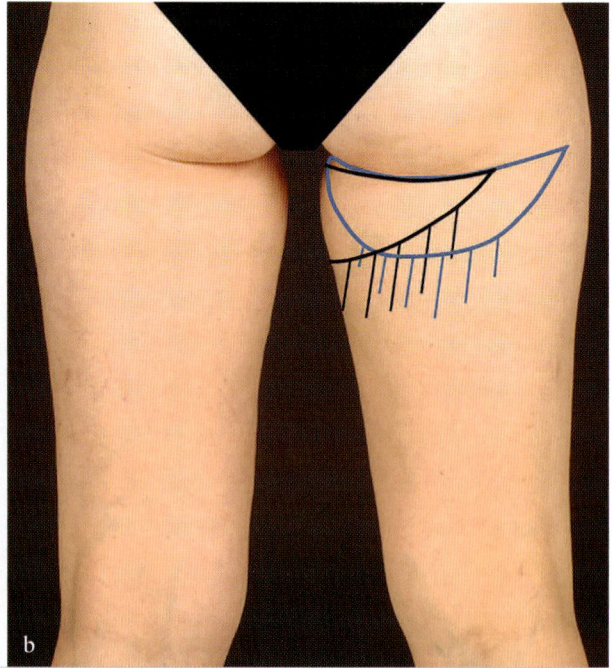

图 40.3 PAP 皮瓣的皮肤标记。患者仰卧蛙腿位或截石位从后向前入路切取皮瓣,当 PAP 穿支不合适时转为 TUG 组织瓣。黑色标记显示的是 TUG 组织瓣的设计,内侧设计在腹股沟以远 1~2 cm,后侧在臀沟处。一旦 PAP 确认是合适可用的,则内侧面可被修正,从股薄肌周围开始。蓝色标记表示俯卧位切取皮瓣的设计,皮瓣的上缘在臀沟处,注意不要超出臀沟的外侧。上缘可以设计到臀部的下部,以增加皮瓣的体积。下缘在其下方约 7 cm 处。Scarpa 筋膜下的脂肪组织可从皮瓣下缘远端切取。必须避免损伤位于大腿后部中线的股后皮神经,以防止大腿后部出现感觉异常

40.7 手术技术

患者取仰卧位，腿置于蛙腿位。沿着皮瓣标记线切开皮肤到皮下组织，并继续穿过 Scarpa 筋膜。远端尽可能多地将 Scarpa 筋膜下的脂肪组织包含在内。近端的切口直接切到肌膜层下。将皮瓣从后向前掀起，直至找到股薄肌后方的股深动脉穿支（图 40.4a）。如果穿支合适，则可以切取 PAP 皮瓣。如果穿支不合适，则按标准的 TUG 组织瓣来切取。皮瓣切取后，立即进

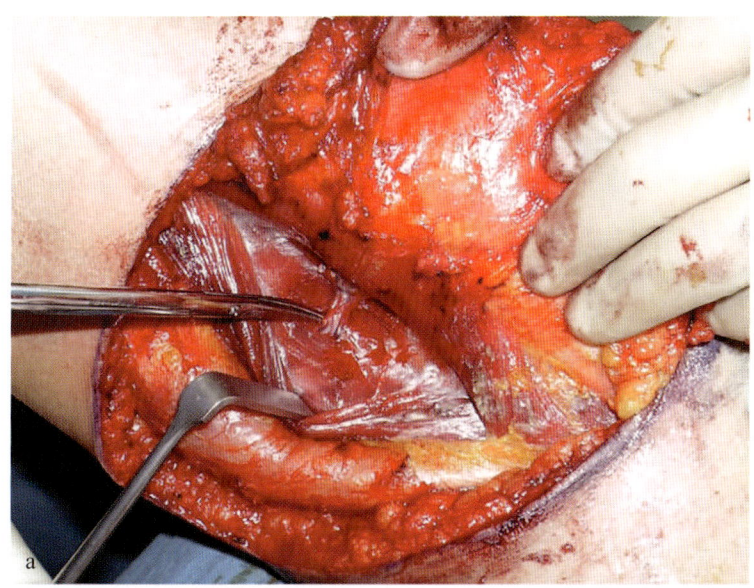

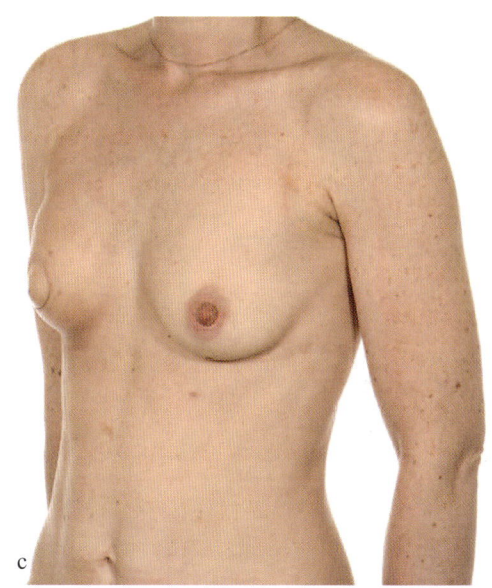

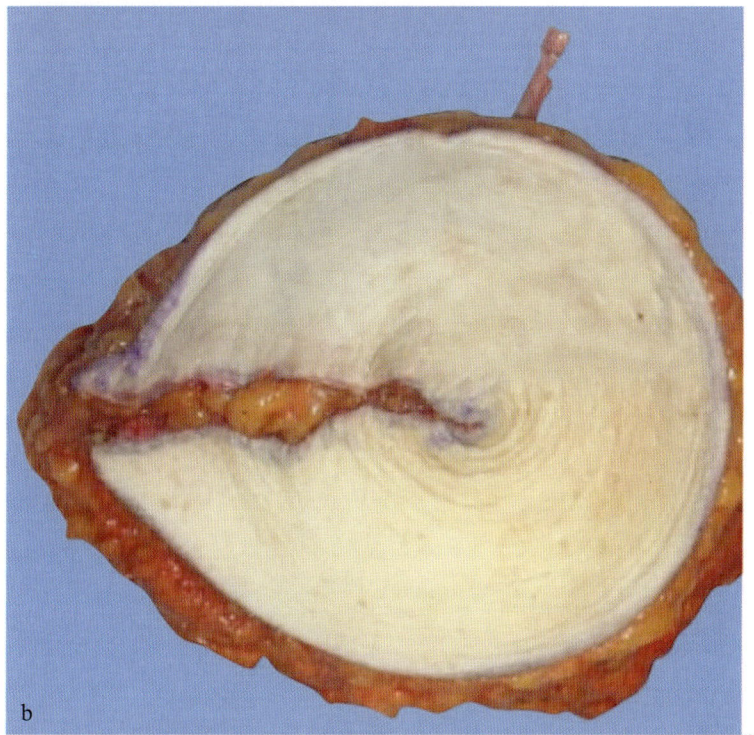

图 40.4　a. 在仰卧蛙腿位，横向皮瓣从后向前掀起，直到在大收肌区域找到股薄肌后方的股深动脉穿支。如果皮支口径合适，则切取 PAP 皮瓣，否则改为 TUG 组织瓣。b. 对于一期乳房重建，皮瓣可以拼成圆锥形。保留部分皮肤的乳房切除术可在圆锥形皮瓣顶端即刻进行乳头重建。c. 右侧保留部分皮肤的乳房切除和一期乳房重建术后 6 周的照片

行乳房重建，将皮瓣围成一个圆锥形的乳房丘（图 40.4b）。也可以在乳房丘的顶端进行乳头重建（图 40.4c）。

纵行皮瓣的切取从前向后进行。由于没有特定的皮瓣进行替代，所以在决定哪个穿支包含在皮瓣内之前，要对所有穿支进行评估。在确定穿支后，按标准程序游离股深动脉穿支，结扎大收肌的肌支，直到获取所需的血管蒂长度和血管直径。如果穿支穿过肌肉，则从肌纤维中游离出穿支。如果需要，可以利用大收肌的肌支切取一部分肌肉。

40.8 供区闭合

缝合 Scarpa 筋膜，可以减少供区部位伤口裂开和瘢痕增宽的风险。伤口的其余部分分层缝合，用可吸收缝合线皮内缝合闭合伤口（图 40.5）。敷料难以在该区域应用和黏附，切口最好使用手术胶或黏附性皮肤闭合系统。

40.9 要点与难点

- 在乳房重建中，较短的血管蒂长度需要使用皮瓣内侧的胸廓内血管。
- 当用于乳房重建时，皮瓣适合立即重建，因为它可以形成一个美观的圆锥形的乳房丘。也可以在乳房丘上即刻进行乳头重建。
- 当使用横行皮瓣时，因为近端穿支的位置原因，瘢痕可能在一个更明显的位置即腹股沟的远端。这可以在二次手术中通过抬高瘢痕的位置进行修正，从而使瘢痕隐藏在腹股沟和臀股沟中。
- 在横行皮瓣切取中，应避免损伤股后侧皮神经。这可能导致大腿后感觉异常，增加供区并发症。

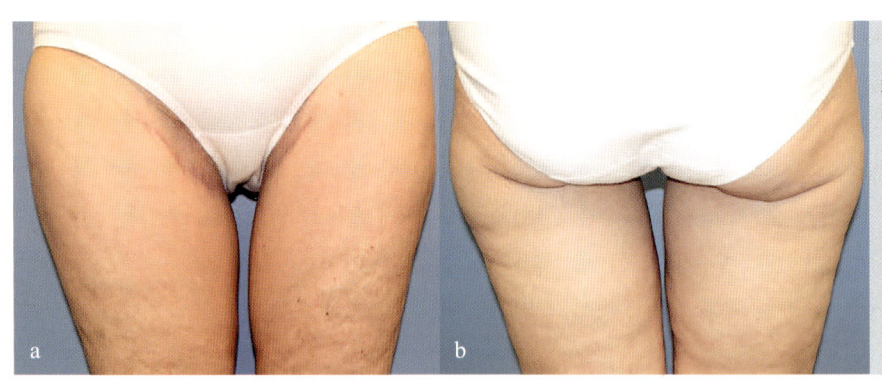

图 40.5 仰卧位切取横行 PAP 皮瓣后，典型的瘢痕位置。避免解剖股三角，以防止供区发生肢体淋巴水肿

（文朝喜 译，丁自海 陈超 校）

参考文献

[1] ANGRIGIANI C, GRILLI D, THORNE CH. The adductor flap: a new method for transferring posterior and medial thigh skin [J]. Plast Reconstr Surg, 2001, 107(7):1725–1731.

[2] ALLEN RJ, HADDOCK NT, AHN CY, et al. Breast reconstruction with the profunda artery perforator flap [J]. Plast Reconstr Surg, 2012, 129(1):16–23.

[3] SCAGLIONI MF, KUO YR, YANG JC, et al. The posteromedial thigh flap for head and neck reconstruction: anatomical basis, surgical technique, and clinical applications [J]. Plast Reconstr Surg, 2015, 136(2):363–375.

[4] MAYO JL, CANIZARES O, TORABI R, et al. Expanding the applications of the profunda artery perforator flap [J]. Plast Reconstr Surg, 2016, 137(2):663–669.

[5] HADDOCK NT, GREANEY P, OTTERBURN D, et al. Predicting perforator location on preoperative imaging for the profunda artery perforator flap [J]. Microsurgery, 2012, 32(7):507–511.

41 股后侧皮瓣

Jeffrey H. Kozlow

摘要

股后侧皮瓣是一种基于臀下动脉降支的筋膜皮瓣。它通常被称为臀股皮瓣；然而，臀股皮瓣通常是指近端延伸到臀下血管的皮瓣。股后侧皮瓣是一种用于在坐骨结节或会阴区重建的主要皮瓣。会阴区的重建包括外阴、肛周或阴道后重建。皮瓣切取较简单，可以修复不同的部位。对重建外科医师来说，这是一个很有实用价值的皮瓣。它还可以包含股后皮神经，制作成一个带感觉的皮瓣。虽然在技术上是可行的，但它很少被用作游离皮瓣。在本章中，作者阐述了关于手术的每一步骤，从典型适应证开始，然后讨论相关解剖学、术前评估，手术技术，到最后供区的闭合。本文还列举了皮瓣的4种其他类型。

关键词：臀下动脉降支，臀大肌，股二头肌，半腱肌，股后皮神经

41.1 引言

股后侧皮瓣是一种基于臀下动脉降支的筋膜皮瓣。它通常被称为臀股皮瓣；然而，臀股皮瓣通常是指近端延伸到臀下血管的皮瓣。它最初由 Hurwitz 于 1980 年推广，是一种用于在坐骨结节或会阴区重建的主要皮瓣[1]。会阴区的重建包括外阴、肛周或阴道后重建[2]。皮瓣切取较简单，可以修复不同的部位。对重建外科医师来说，这是一个很有实用价值的皮瓣。它还可以包含股后皮神经，制作成一个带感觉的皮瓣。虽然在技术上是可行的，但它很少被用作游离皮瓣。

41.2 典型适应证

- 坐骨压疮重建。
- 会阴重建。
- 外阴重建。
- 阴道后壁或侧壁重建。
- 骶部重建。
- 大腿或髋关节外侧重建。

41.3 解剖

股后侧皮瓣是一种基于臀下动脉降支轴向设计的筋膜皮瓣。臀下动脉离开骨盆后行于梨状肌深面，然后走行于臀大肌深面。降支通常起源于臀下动脉，也走行于臀大肌深面，然后在臀下缘的中点进入大腿后部。它从大腿后部中间的筋膜下下行一直延伸到膝。降支血管在股二头肌和半腱肌之间的表面。沿血管发出多个皮肤穿支，供应覆盖的皮肤和皮下组织。

多种皮瓣设计已经被描述，包括 V-Y 推进皮瓣、宽蒂的转位皮瓣和岛状皮瓣。基于穿支的螺旋桨皮瓣也可以用来修复附近的局部缺损。

约72%的股后皮神经与主要血管系统在同一结缔组织鞘内，这使得皮瓣容易获得感觉（图41.1）[2]。

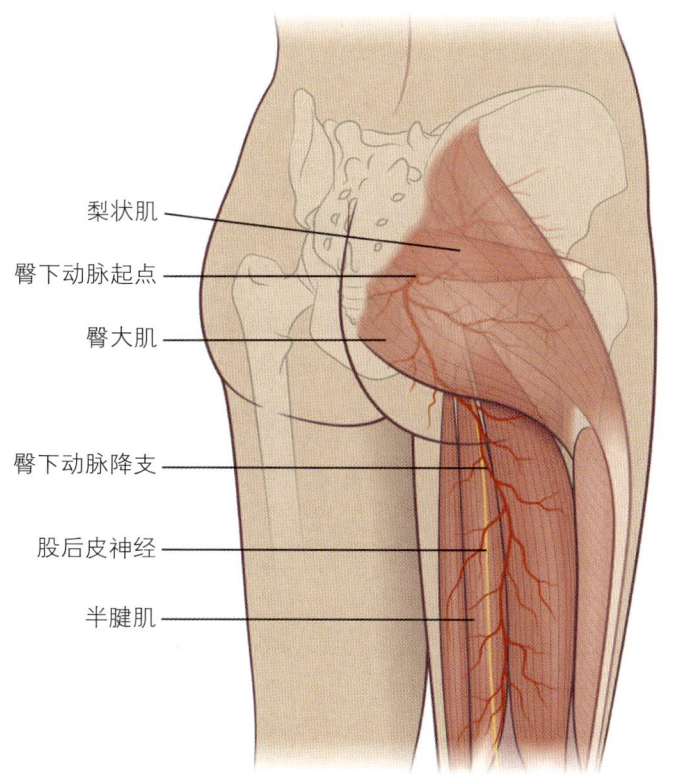

图 41.1 臀下动脉及其降支的血管解剖和相关区域肌肉

梨状肌
臀下动脉起点
臀大肌
臀下动脉降支
股后皮神经
半腱肌

41.4 皮瓣的其他类型

- 不到 10% 的降支起源于股深动脉、旋股内侧或旋股外侧动脉（对皮瓣的切取不那么重要）。
- 臀动脉穿支组成浅表血管丛也在大腿后部，尽管这通常不用于皮瓣切取。
- 也可以包括部分臀大肌（门诊患者需要护理）。
- 向近端游离更靠近臀下动脉（臀股皮瓣）可以获取更长的血管蒂[3]。

41.5 术前评估

术前的考虑因素与其他修复重建的过程相似。患者伤口愈合的危险因素，如吸烟和控制不良的糖尿病，应尽可能控制。肥胖增加了皮瓣的厚度，如果不对蒂部进行骨骼化，皮瓣的旋转更加困难。该皮瓣在坐骨压疮重建中的应用较多，许多这样的患者伴有截瘫或四肢瘫。鉴于此，在增加坐位或对重建的皮瓣直接施加压力之前，进行轮椅定位是至关重要的。以前从该区域切取过皮瓣的应在术前标记出来。特别是既往接受过臀大肌旋转组织瓣或臀下动脉穿支皮瓣的患者，在原来皮瓣切取时可能已经将臀下动脉降支切断。

41.6 定位和皮肤标记

皮瓣的标记包括首先确定股骨大转子和坐骨结节之间的中点，作为臀大肌下方降支出口的位置。多普勒影像可以帮助识别大腿后部的动脉。然后将血管蒂的出口与腘窝的中心连接起来，该连线在大腿后部的中间，以此为轴线设计皮瓣。皮瓣可设计到 15 cm 宽，长度可延伸到腘窝上方。然而，实际上允许供区直接闭合的最大的皮瓣宽度通常为 10~12 cm。这取决于患者的体质。如果切取更宽的皮瓣，供区通常需要移植来封闭。皮瓣通常通过皮肤/皮下组织在近端形成蒂（图41.2），尽管真的设计岛状蒂皮瓣，也可以将近端的皮肤去除来帮助旋转（图41.3）。该皮瓣可在患者俯卧位或截石位切取。然而，术前处于俯卧位或站立位是最容易做标记的。

41.7 手术技术

皮瓣通常从远端开始切取，然后向近端掀起。从远端切开皮肤、皮下组织和深筋膜。然后在这个层面将皮瓣从远端向近端掀起，并小心避免在肌肉组织之间进行解剖（图41.4）。通常在大腿中远1/3处就能发现血管蒂。如果有必要，为了把降支血管蒂包含在皮瓣内，可以进一步修正皮瓣，移动皮瓣近端的位置。标准操作是解剖到臀大肌的下缘（图41.5）。可以留下一个内侧或外侧的皮桥，以增加静脉回流。如果需要岛状蒂皮瓣，可以在近端臀股沟下方做一个切口。留下一个宽的皮下蒂是有利的，尽管可以进行血管蒂的完全剥离。为了增加蒂的长度以达骶部缺损，可以切开臀大肌，并将臀下动脉降支游离到根部。门诊患者不建议切开较多的臀大肌。

皮瓣游离完成后，移位到缺损处，并用标准技术植入（图41.6）。在坐骨压疮的重建中皮瓣远端可以去掉皮肤，以帮助填补下面的无效腔，并提供额外的软组织垫。考虑到典型的缺损面积大小，通常会在皮瓣边缘的下面放置引流管。

对于会阴重建，皮瓣可以通过大腿皮下隧道到达缺损处。在本病例中，患者因克罗恩病进

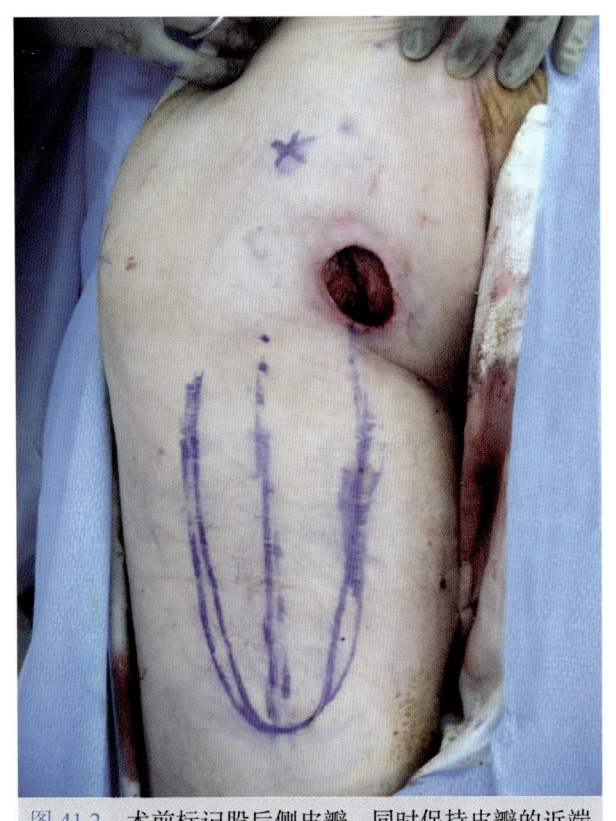

图41.2 术前标记股后侧皮瓣，同时保持皮瓣的近端皮肤/皮下组织相连

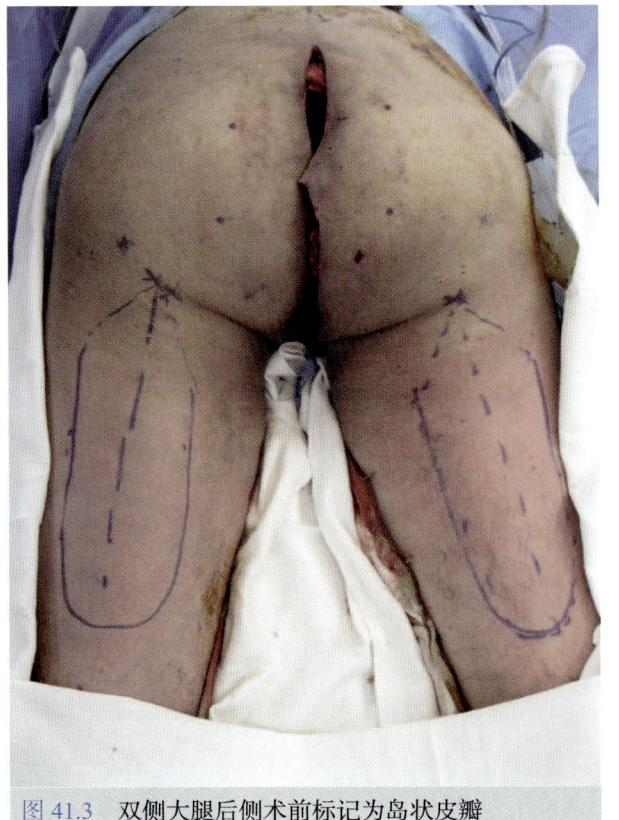

图41.3 双侧大腿后侧术前标记为岛状皮瓣

行了腹部会阴切除术。截石位切取股后侧皮瓣（图41.7）。在大腿和会阴之间建立一个皮下隧道。切除皮瓣近端蒂部的皮肤，以利于转位。也可以切取一个岛状皮瓣，但通常会留下更宽一点的蒂部以利于静脉回流。切除皮瓣远端部分皮肤，将皮下组织填充到盆腔出口（图41.8）。受区植入皮瓣，供区直接闭合（图41.9）。

41.8 供区闭合

假如切取合适宽度的皮瓣，供区部位的闭合是很简单的。如果需要，可以从内侧和外侧在深筋膜浅层游离皮肤。大腿后侧分层、线性闭合，放置引流。通常，供区闭合中最具挑战性的是供区部位切口与旋转皮瓣接触的部分。

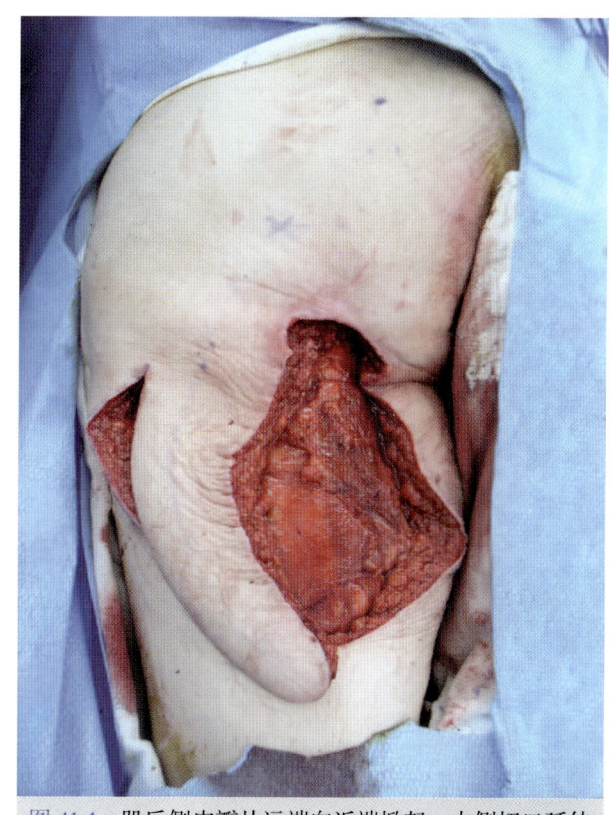

图41.4 股后侧皮瓣从远端向近端掀起。内侧切口延伸到坐骨压疮缺损处，以允许旋转。保留皮瓣近端的皮肤

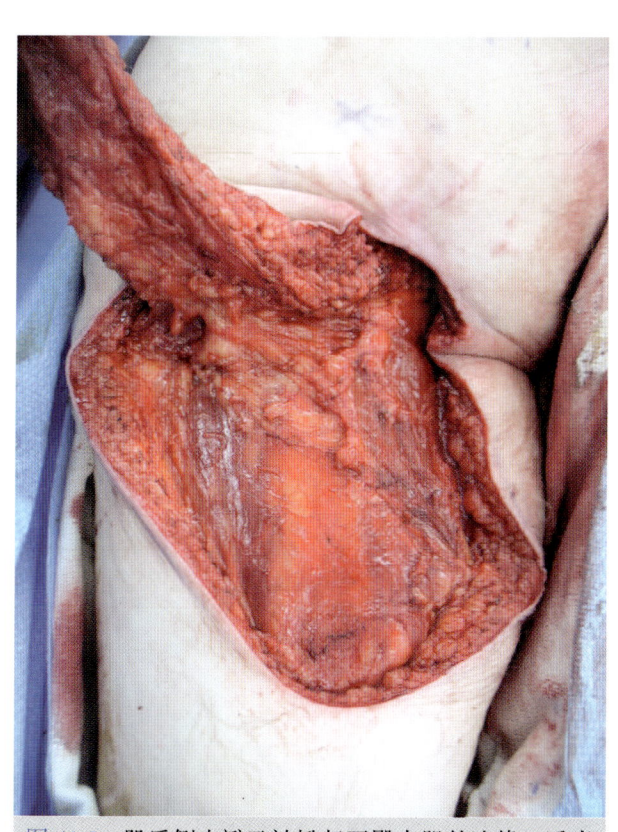

图41.5 股后侧皮瓣已被掀起至臀大肌的边缘。适当皮瓣的长度和活动性将便于其移位修复

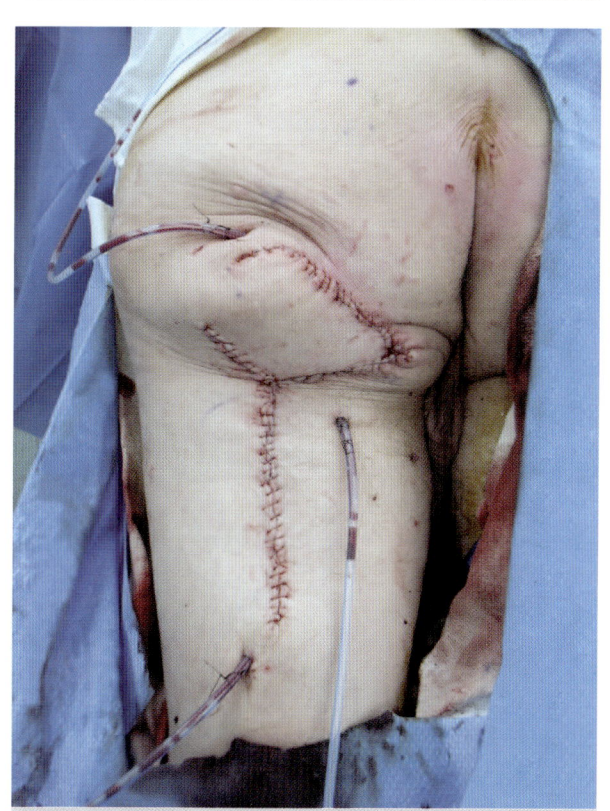

图41.6 将皮瓣植入坐骨压疮创面。去除皮瓣远端部分皮肤，以增加额外的软组织量。供区部位直接闭合

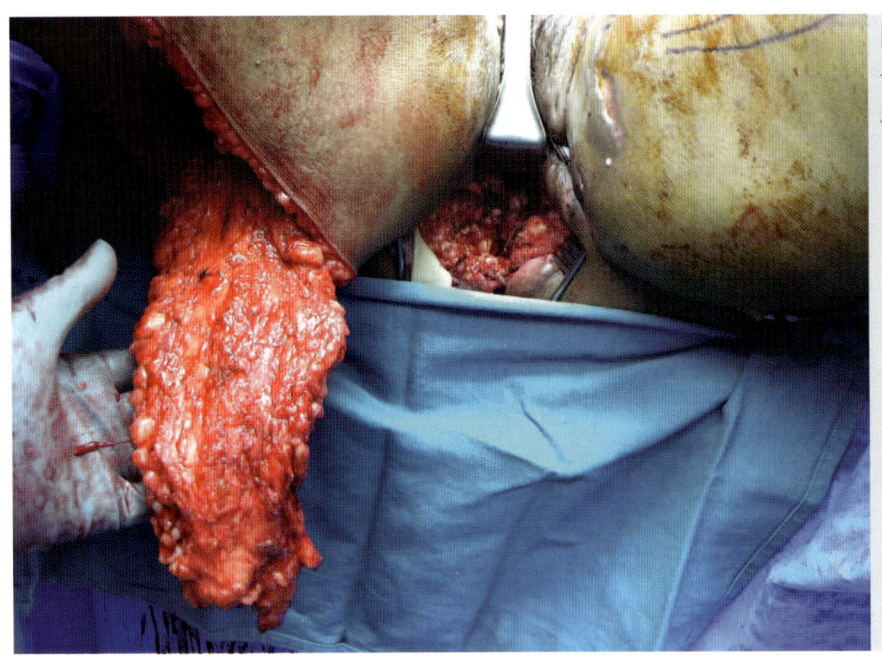

图 41.7 腹部会阴切除术后遗留会阴部缺损。截石位切取右侧股后侧皮瓣

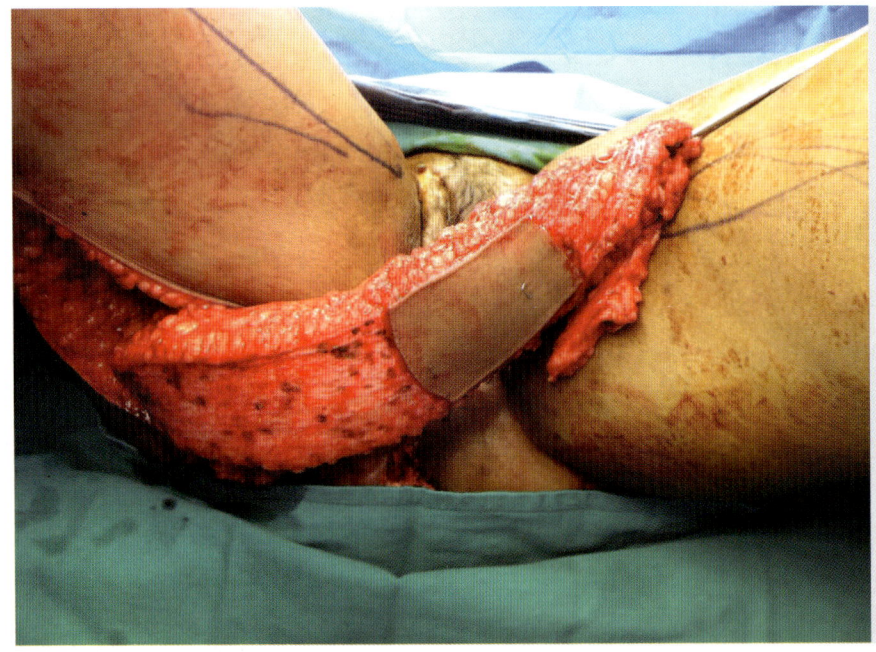

图 41.8 皮瓣的近端和远端皮肤已被切除。近端部位去除皮肤利于皮下转位，皮瓣远端用于填塞盆腔出口

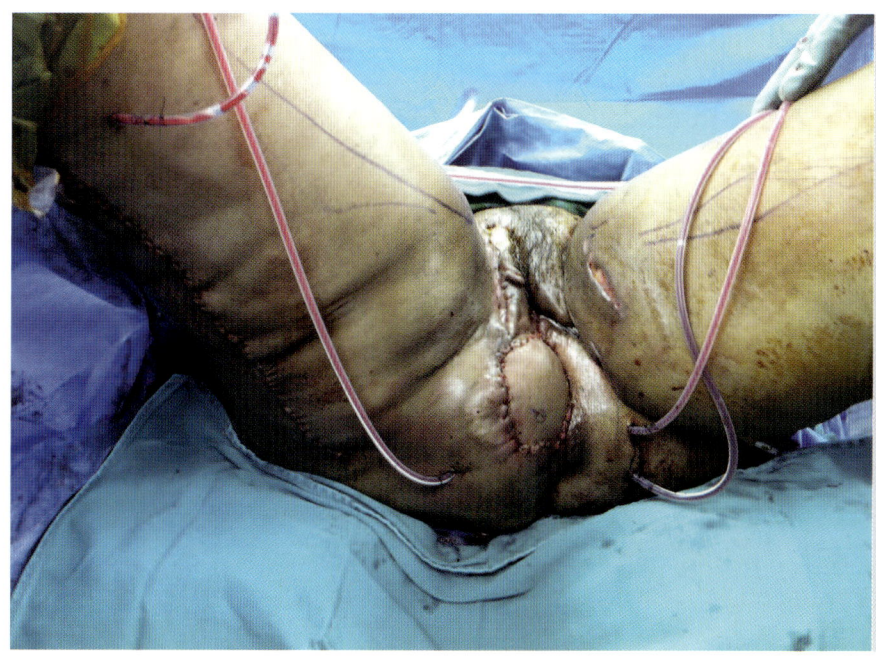

图 41.9 最后植入皮瓣，右大腿供区部位直接闭合

41.9 要点与难点

- 在深筋膜下游离皮瓣是最容易和安全的。筋膜上游离有损伤带蒂皮瓣的风险。
- 皮瓣的切取最好是从远端向近端进行。手持式多普勒可识别皮瓣深部的血管，以确保皮瓣近端包含臀下动脉降支。

（文朝喜 译，丁自海 陈超 校）

参考文献

[1] HURWITZ DJ, WALTON RL. Closure of chronic wounds of the perineal and sacral regions using the gluteal thigh flap [J]. Ann Plast Surg, 1982, 8(5):375–386.

[2] FRIEDMAN JD, REECE GR, ELDOR L. The utility of the posterior thigh flap for complex pelvic and perineal reconstruction [J]. Plast Reconstr Surg, 2010, 126(1):146–155.

[3] WINDHOFER C, BRENNER E, MORIGGL B, et al. Relationship between the descending branch of the inferior gluteal artery and the posterior femoral cutaneous nerve applicable to flap surgery [J]. Surg Radiol Anat, 2002, 24(5):253–257.

42 比目鱼肌肌皮瓣

Eric I-Yun Chang

摘要

比目鱼肌肌皮瓣主要用于小腿中间 1/3 缺损的重建，而基于远端的比目鱼肌肌皮瓣可用于小腿下 1/3 和足踝的缺损。覆盖比目鱼肌的皮肤也被用作游离穿支皮瓣，用于需要薄而柔韧的组织的头颈部重建。切取半比目鱼肌或全比目鱼肌肌皮瓣的供区部位的并发症是极低的。本章涵盖了使用比目鱼肌肌皮瓣重建的所有相关步骤，从典型的适应证到解剖结构、术前注意事项、手术技术、供区闭合，以及皮瓣的 3 种其他类型。

关键词：腘动脉，腓动脉，胫后动脉，蒂

42.1 引言

比目鱼肌肌皮瓣主要用于重建小腿中间 1/3 的缺损，而远端比目鱼肌肌皮瓣可用于重建小腿下 1/3 和踝关节的缺损[1, 2]。最近，比目鱼肌表面的皮肤也被用作游离穿支皮瓣，用于需要薄而柔韧的组织的头颈部重建[3]。切取半比目鱼肌或全比目鱼肌肌皮瓣的供区部位并发症极低。

42.2 典型适应证

- 小腿中间 1/3 的软组织缺损。
- 小腿远端 1/3 的软组织缺损。

42.3 解剖

比目鱼肌是一种双羽肌，被中央肌间隔分为内侧和外侧部分。它位于腓肠肌和跖肌的深处。这个中缝允许比目鱼肌纵向分裂，以便收获一半的肌肉（半比目鱼肌），通过剩余的肌腹保持足跖屈。比目鱼肌的起点是腓骨近 1/3（外侧比目鱼肌）的后表面及胫骨内侧缘（内侧比目鱼肌）的近半部分，止点与腓肠肌腱汇合形成附着在跟骨上的跟腱，其功能是在踝关节处使足底跖屈（图 42.1）[4]。

比目鱼肌有节段性血液供应，分为 3 个不同的区域：上、中和下。它是一块 Mathes 和 Nahai Ⅱ 型肌肉，包含来自腘动脉、腓动脉和胫后动脉的主要供血动脉和来自胫后动脉的次要供血动脉。近端部分由来自腘动脉的固有分支供应。腓动脉或胫腓干的一个或 2 个分支供应外侧比目鱼肌的中 1/3，而胫后动脉的分支供应内侧比目鱼肌的中 1/3。远端部分从腓动脉和（或）胫骨后血管的分支接收血液供应，被认为是肌肉近端和中间部分辅助血供。这些辅助分支最常发于内踝水平上方的远端胫后血管，并为远端比目鱼肌肌皮瓣提供血供[2, 5]。有时，比目鱼肌远端穿支不存在，这使得基于远端的比目鱼肌肌皮瓣不如基于近端的比目鱼肌肌皮瓣可靠。

比目鱼肌的运动神经支配来自胫神经。神经随血管伴行，近侧分支支配近端部分，远侧分支支配中部和远端部分[5]。

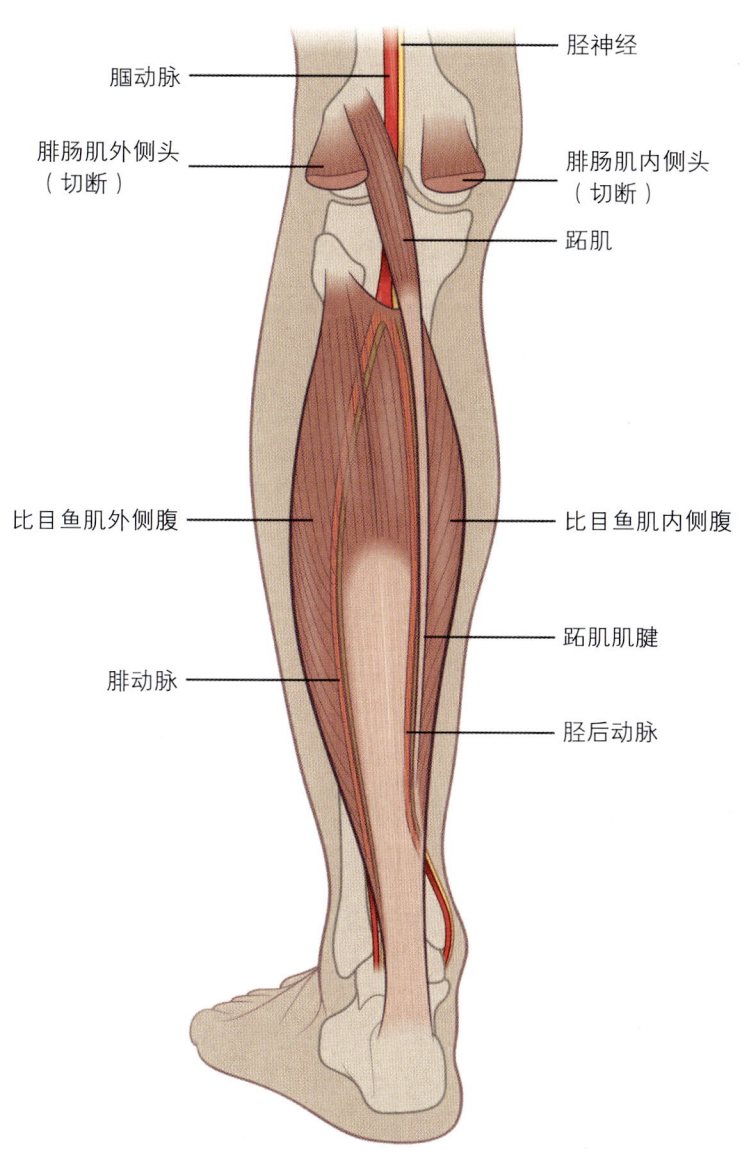

图 42.1 比目鱼肌解剖

42.4 皮瓣的其他类型

- 远端内侧比目鱼肌肌皮瓣，可旋转 90°~180° 以覆盖小腿下 1/3 和足踝的缺损。
- 复合游离腓骨和比目鱼肌肌皮瓣（此处未涵盖）。
- 游离比目鱼肌肌皮穿支皮瓣，用于重建舌、颊黏膜和上颚的口内缺损（此处未涵盖）。

42.5 术前注意事项

如果对进入下肢的血管有疑问，建议进行术前影像学评估和血管造影，以确认血管通畅并确定穿支的位置。比目鱼肌肌皮瓣通常作为肌瓣切取并覆盖皮肤移植物。比目鱼肌或外侧比目鱼肌可以携带皮岛，由小腿外侧上 1/3 的肌皮穿支提供血供。如果包括来自腓动脉的肌间隙皮支（腓骨骨皮瓣中包括相同的穿支），则可以切取更大的皮岛。

42.6 体位和皮肤标记

患者处于仰卧位，根据缺损的位置有一定的变化。如果缺损位于小腿中间 1/3 处，则腿部在膝关节和髋关节处弯曲，并在踝关节处支撑，以保持此位置，从而允许暴露和切取外侧比目鱼肌或全比目鱼肌肌皮瓣（图 42.2）。在腓骨后缘后 2 cm 处，从腓骨头下方 5 cm 到外踝正上方纵向做一个皮肤切口。如果比目鱼肌的上 2/3 包括皮岛，则使用多普勒超声来设计皮肤标记。在许多情况下，外侧入路预留用于切取带有腓骨的比目鱼肌。

42.7 手术技术

42.7.1 外侧半比目鱼肌或全比目鱼肌肌皮瓣（外侧入路）

带蒂比目鱼肌肌皮瓣最可靠地覆盖小腿中部 1/3 的缺损（图 42.3a）。如果该区域存在伤口，则切口从伤口近端和远端延伸，并清除所有无活性组织（图 42.3b）。另外，如上所述进行切口。比目鱼肌的外侧起点与腓骨分开，暴露腓骨血管（腓动静脉）。从覆盖的腓肠肌和其嵌入的跟腱继续解剖游离比目鱼肌。从远端到近端进行解剖，根据需要结扎血管以提供足够的皮瓣旋转并保留来自腓动脉的更大、更近端的血管。根据需要覆盖的缺损范围，可以旋转整个比目鱼肌或半比目鱼肌肌皮瓣。切取半比目鱼肌肌皮瓣可产生更大的旋转弧度（图 42.3c）。将比目鱼肌固定在周围的软组织上以重建缺损，并植皮覆盖比目鱼肌。

42.7.2 内侧半比目鱼肌或全比目鱼肌肌皮瓣（内侧入路）

对于内侧比目鱼肌肌皮瓣，在显露过程中注意不要损伤大隐静脉和隐神经。与外侧入路一样，将比目鱼肌与腓肠肌和跟腱分离。分离比目鱼肌的内侧起始处，暴露出趾长屈肌、胫后动脉和神经（神经血管束位于比目鱼肌和趾屈肌之间）、胫骨后肌和跗长屈肌。分离胫骨

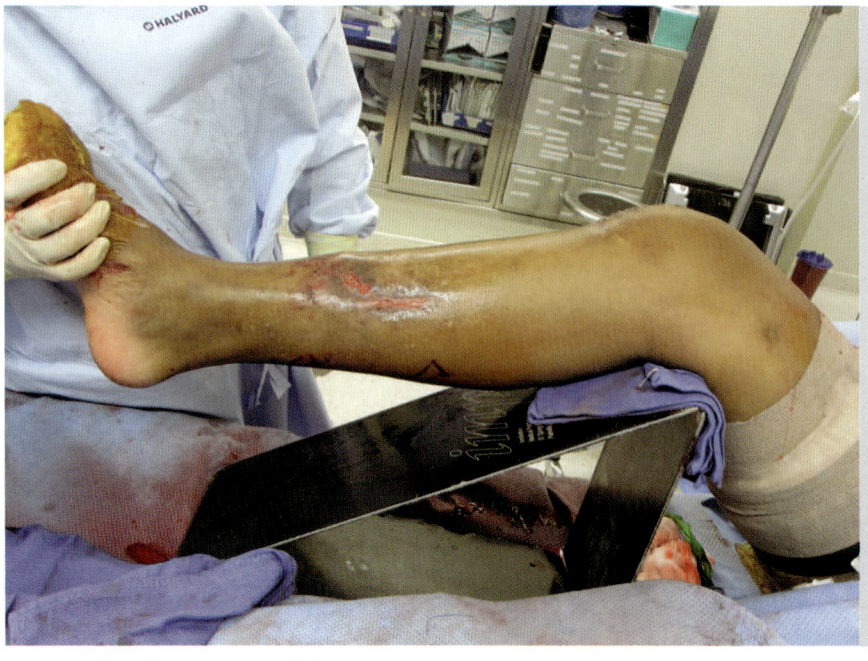

图 42.2 将患者下肢置于屈髋屈膝位，以利于比目鱼肌肌皮瓣的显露

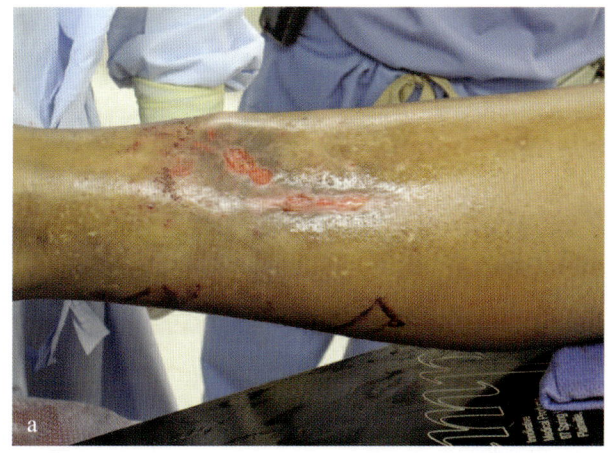
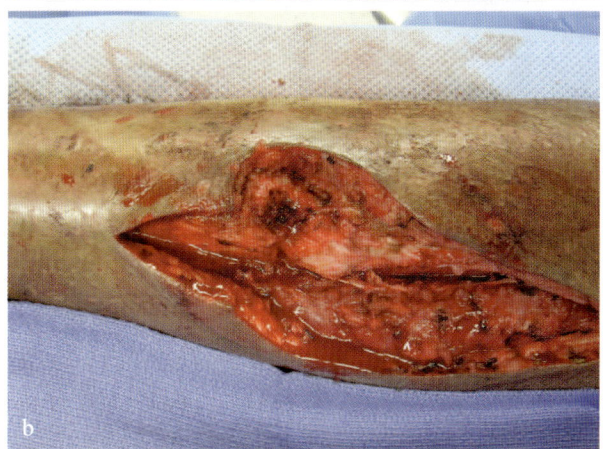
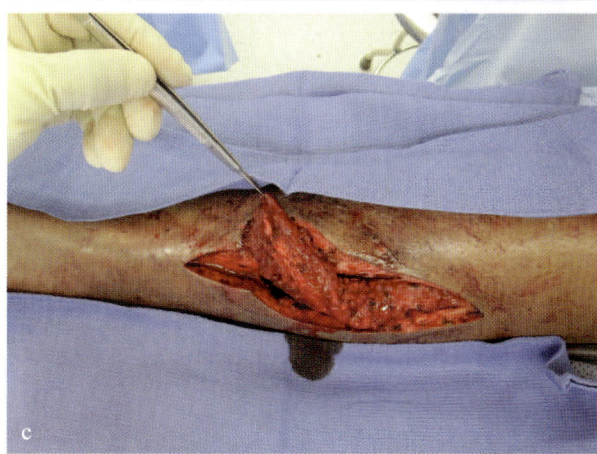

图 42.3　a. 创伤性胫骨骨折后小腿中段 1/3 的慢性溃疡及窦道。b. 彻底清创窦道及周围软组织，显露胫骨。c. 切取比目鱼肌内侧肌瓣覆盖胫骨。比目鱼肌远端已经自跟腱切断，肌间隙也已经分离以保留外侧腹

肌肉的内侧起源，暴露出趾长屈肌、胫后动脉和神经（神经血管束位于比目鱼肌和趾屈肌之间）、胫骨后肌和姆长屈肌。分离踝部水平远端肌肉。如果计划使用半比目鱼肌，则该肌沿中缝正中分开。从远端到近端进行解剖，根据需要结扎小分支血管以获得足够的旋转，并保留胫后动脉和腓动脉的主要分支血管。

42.7.3　基于远端蒂的内侧半比目鱼肌肌皮瓣

通过沿跟腱前方的比目鱼肌并平行于胫骨做一个纵向切口来分离远端蒂的半比目鱼肌肌皮瓣。切口可以从开放伤口的近端部分延伸，以防止组织瓣在皮桥下穿隧道。皮肤向侧方牵开并用多普勒探头定位来自胫后动脉的远端穿支的位置。一旦识别出远端穿支，向近端进行解剖以确定下一个在跟腱水平进入比目鱼肌的近侧端穿支。在这个近端穿支上方 2~3 cm 处解剖比目鱼肌，然后将其与跟腱分离。比目鱼肌的两个头之间的中缝沿纵轴切开到远端穿支的水平，远端穿支作为半比目鱼肌肌皮瓣的旋转点。

42.8　供区闭合

首先要以最小的损伤闭合供区切口。但是，为重建下肢缺损而游离和转位的比目鱼肌需要植皮进行覆盖。

42.9 要点与难点

- 应通过血管检查、多普勒超声和肌腹切缘的活跃出血来确认基于远端蒂的内侧比目鱼肌肌皮瓣的可行性。
- 在近端解剖起始血管的过程中，为切取游离比目鱼肌肌皮瓣可切取主要穿支周围的部分肌肉，以保护穿支。

（许兰伟 译，丁自海 陈超 校）

参考文献

[1] TOBIN GR. Hemisoleus and reversed hemisoleus flaps [J]. Plast Reconstr Surg, 1985, 76(1):87–96.

[2] SCHIERLE CF, RAWLANI V, GALIANO RD, et al. Improving outcomes of the distally based hemisoleus flap: principles of angiosomes in flap design [J]. Plast Reconstr Surg, 2009, 123(6):1748–1754.

[3] WOLFF KD, HÖLZLE F, KOLK A, et al. Suitability of the anterolateral thigh perforator flap and the soleus perforator flap for intraoral reconstruction: a retrospective study [J]. J Reconstr Microsurg, 2011, 27(4):225–232.

[4] BECK JB, STILE F, LINEAWEAVER W. Reconsidering the soleus muscle flap for coverage of wounds of the distal third of the leg [J]. Ann Plast Surg, 2003, 50(6):631–635.

[5] PELISSIER P, CASOLI V, DEMIRI E, et al. Soleus-fibula free transfer in lower limb reconstruction [J]. Plast Reconstr Surg, 2000, 105(2):567–573.

43 腓肠肌肌皮瓣

Alexander F. Mericli, David M. Adelman, Kevin Hagan

摘要

腓肠肌是用于下肢重建的主力组织瓣。以近端为蒂旋转肌肉，可以有效地修复涉及膝盖和胫骨上 1/3 部分的缺损。该肌有内侧头和外侧头，内侧头因其有更大的尺寸、更大的旋转弧度和伸展范围而最常用，并且与外侧头不同，在解剖过程中不可能损伤腓总神经。有时可能需要腓肠肌的两个头来覆盖膝盖或大腿的大面积缺陷。在这些情况下，比目鱼肌应该保持完整，以维持踝关节的跖屈。这种皮瓣最常设计为肌瓣，但也可用作肌皮瓣。腓肠肌肌皮瓣的操作相对简单，是一种持久可靠的重建方法。在本章中，作者向外科医师介绍了完成手术的每个阶段，首先是典型的适应证，然后是解剖结构、术前注意事项、手术技术、供区闭合，以及皮瓣的 2 种其他类型。

关键词：腓肠神经，小隐静脉，腓肠内侧动脉，腓肠外侧动脉，腘动脉，腓肠内侧神经，腓肠外侧运动神经，胫神经，腓总神经

43.1 引言

腓肠肌是下肢重建的主力组织瓣。以近端为蒂旋转肌肉，可以有效地修复涉及膝盖和胫骨上 1/3 部分的缺损[1-3]。肌肉有内侧头和外侧头，并且可以各自作为独立的组织瓣。内侧头因其更大的尺寸、更大的旋转弧度和伸展范围而最常用，并且与外侧头不同，在解剖过程中不可能损伤腓总神经。有时可能需要腓肠肌的两个头来覆盖膝盖或大腿的大面积缺陷。在这些情况下，比目鱼肌应该保持完整，以维持踝关节的跖屈。这种皮瓣最常设计为肌瓣，但也可用作肌皮瓣。腓肠肌肌皮瓣的操作相对简单，是一种持久可靠的重建方法。

43.2 典型适应证

- 膝盖创面覆盖。
- 小腿上三分之一的创面。
- 腘窝创面。

43.3 解剖

腓肠肌有内侧头和外侧头（图 43.1）。内侧头起源于股骨后侧，高于内侧髁。外侧头起源于股骨外上髁。两个头嵌入跟腱。肌腹从腘窝延伸到小腿的中间 1/3。平均而言，内侧头长约 15 cm，外侧头长约 12 cm。跖肌和肌腱位于腓肠肌和比目鱼肌之间，是解剖过程中的一个重要标志。腓肠神经和小隐静脉位于内侧头和外侧头之间的间隔内。腓肠肌的功能是屈膝关节和跖屈踝关节。

根据 Mathes 和 Nahai 分类，血管供应为 I 型，每个头部的血供由单一的主要血管蒂，即腓肠内侧动脉和腓肠外侧动脉独立供应。腘动脉在经过腘窝时发出腓肠内侧动脉和腓肠外侧动脉（图 43.2）。腓肠内侧动脉长 5.1 cm，腓肠外侧动脉长 4.8 cm。内侧头和外侧头都由次要的血管供血。腓肠肌内侧头也由腓肠外侧动脉和胫后动脉的细小穿支供血。腓肠肌外侧头的细小蒂来自腓

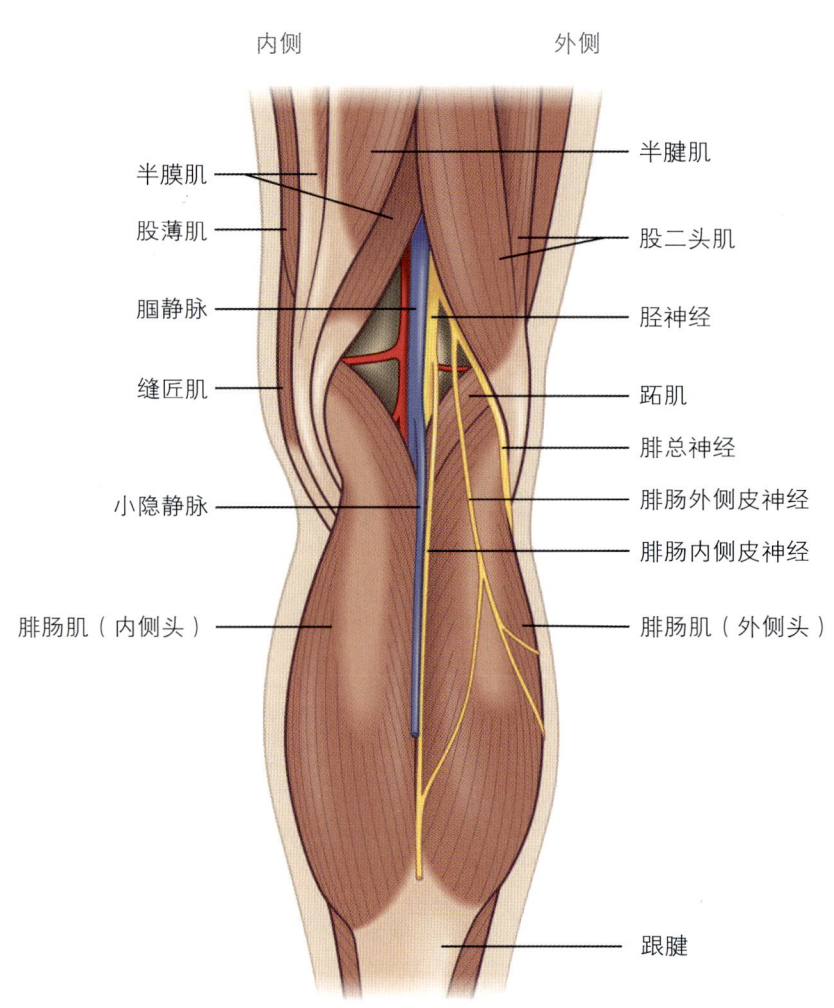

图 43.1 小腿后侧解剖，显示腓肠肌的内侧头和外侧头

肠内侧动脉。腓肠肌表面的皮肤血供由肌皮穿支供应，穿支集中在肌肉的近端穿出。

腓肠肌由腓肠内侧和外侧运动神经支配，这是胫神经的分支。神经长约 5 cm，与腓肠血管蒂部一起从腓肠肌深面进入肌肉。当切取带蒂皮瓣时，可以切断神经，以防止不必要的肌肉收缩。

切取腓肠肌外侧头肌瓣时，腓总神经解剖知识至关重要（图 43.2）。腓总神经走行于股二头肌肌腱的后内侧。它穿过腓肠肌起点远侧的腓肠肌外侧头。如果肌瓣在轻微张力下旋转和嵌入，神经会限制其旋转弧度并影响皮瓣血供。

43.4 皮瓣的其他类型

- 游离腓肠肌肌瓣或肌皮瓣（由于有其他具有更好蒂长度和口径的组织瓣选择，故很少使用）。
- 以发自腓肠内侧动脉的肌皮穿支为蒂的腓肠内侧动脉穿支组织瓣（未涉及）。

43.5 术前注意事项

虽然通常不进行 CT 血管造影、常规血管造影或 MR 血管造影，但对于有周围血管疾病的患者或创伤重建患者怀疑腘动脉或其分支损伤的患者，需术前行上述检查。术前可通过体格

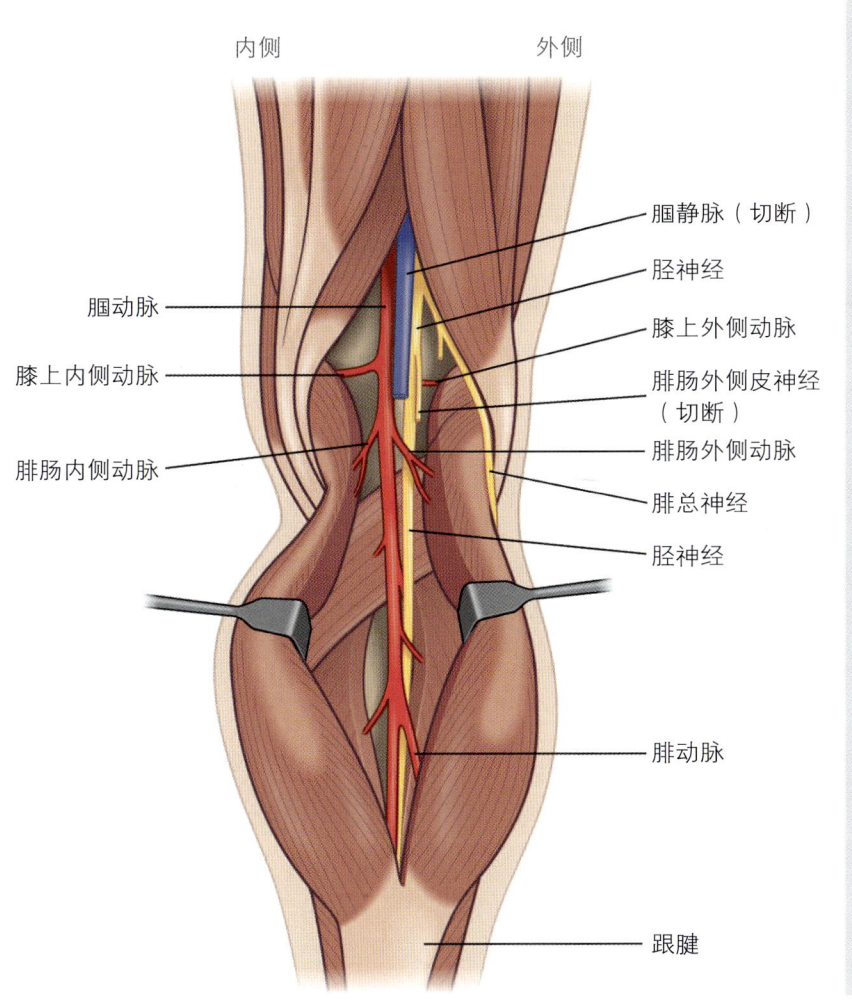

图 43.2 腓肠肌肌皮瓣相关血管神经解剖

检查评估和预计肌肉轮廓和旋转弧度。通常，可以看到和检查肌肉的表面轮廓，并可以通过要求患者跖屈踝关节以对抗阻力来使其更明显。

43.6 体位和皮肤标记

腓肠肌内侧和外侧肌瓣都可以在不同的体位切取。最常见的体位是仰卧位，屈曲膝关节。然后将髋关节外展以利于切取内侧腓肠肌，内收以利于切取外侧腓肠肌。皮瓣也可以在患者俯卧位或侧卧位的情况下切取。

在腘窝的膝关节屈曲折痕处标记一条横线，这标志着腓肠内侧动脉和腓肠外侧动脉从腘动脉发出的位置。内侧头和外侧头之间的肌肉中线也应标记。在大多数情况下，皮瓣仅被用作肌瓣，以重建已经存在的创面。在这种情况下，无论是内侧还是外侧腓肠肌都可以通过从创面放射状向外延伸的切口进行重建。如果组织瓣是肌皮瓣，那么覆盖整个肌肉的皮肤，从腘皱褶处延伸到跟腱的近端，必要时可以包括在组织瓣中。然而，皮岛的宽度一般应小于 6 cm，以便一次闭合供区。皮岛不应越过腘窝折痕。

43.7 手术技术

43.7.1 腓肠肌内侧组织瓣

在小腿中间 1/3、胫骨内侧缘后 2 cm 处做一个纵向切口，向近端呈弧形到达腘窝。如果必须穿过腘窝以促进更近端的蒂部解剖，则皮肤切口应在腘窝处成角。解剖应在皮下组织和覆盖在肌肉上的小腿筋膜之间进行，这些组织和筋膜从肌肉上分离，直至内侧头和外侧头交叉处。

应注意避免将小隐静脉和腓肠神经分开，它们在两个肌头之间的筋膜走行。两个肌腹沿其整个长度彼此分开。尽可能向近端解剖肌肉，以便于旋转和无张力插入。不需要显露血管蒂。在将半腓肠肌从跟腱上断开之前，比目鱼肌和腓肠肌之间的间隙已被明确识别和直接分离。在这个间隙内也应该找到跖肌腱。然后将肌肉与其连接的跟腱分离，在肌瓣上留下 1 cm 的腱袖（图 43.3a）。然后测试旋转弧度（图 43.3b，c）；如果旋转不充分，则向更近端解剖肌肉。也可以切断近端起点以向远端推进皮瓣。一旦血管蒂被暴露，它就可以得到保护，并且肌肉起点被断开以实现最佳旋转/推进。也可以对肌肉深表面的筋膜进行切开画线，以进一步推进肌肉和覆盖缺损（图 43.3d）。

43.7.2 腓肠肌外侧组织瓣

沿着直接覆盖小腿近端中 1/3 的外侧肌腹纵向切口暴露，或通过从膝盖或胫骨近端创面延伸的放射状切口暴露。切开小腿筋膜，将皮下组织从肌肉表面分离。找到小隐静脉和腓肠神经并注意保护。外侧腓肠肌与下面的比目鱼肌分

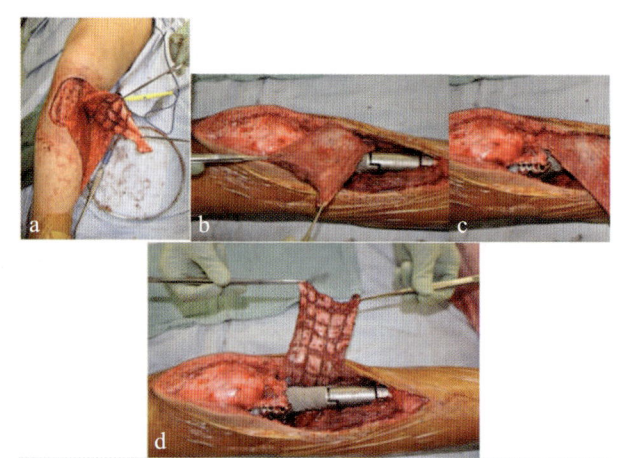

图 43.3　a. 切取腓肠肌内侧肌瓣。注意肌瓣远端 1 cm 的跟腱腱袖；作为一种嵌入的辅助结构，将它带入组织瓣是有用的。b，c. 腓肠肌的旋转弧度很大。它通常可以切取并旋转到膝盖上方、腘窝后方、胫骨中间 1/3 的前方。d. 沿着肌肉深表面和浅表面的筋膜可以切开画线，以增加皮瓣的表面积并提供额外的推进

离，与跟腱断开，留下 1 cm 长的腱袖与肌瓣相连。将内侧和外侧肌腹之间的中缝分开，形成半腓肠肌肌瓣。在外侧肌腹解剖过程中，必须注意避免损伤腓总神经或腓浅神经。意外横断、过度回缩或皮瓣位置产生的外部压力可导致神经损伤。肌肉可以穿行于腓总神经下方，以达到更大的伸展范围，但神经有拉伸损伤的风险。与内侧手术变化相似，在血管蒂暴露和保护后，可以通过断开肌腹的起点增加旋转弧。

43.7.3 腓肠肌肌皮瓣

尽管覆盖在任何一个肌腹上的皮肤都可以包含在组织瓣中，但除非皮岛非常小（宽<6 cm），否则供体部位很少可以一期缝合。这就需要植皮来封闭创面，就不那么美观了。因此，最好将肌肉作为用植皮覆盖的纯肌瓣转移，从而使供区一期缝合。

43.8 供区关闭

对于肌瓣，供区可一期缝合。切取肌皮瓣时，如果皮岛宽度超过约 6 cm，则可能需要植皮闭合供区，具体取决于患者的皮肤松弛程度。建议对供区进行闭式负压引流。

43.9 要点与难点

- 利用远端组织瓣上 1 cm 长的跟腱腱袖有助于嵌入修复并抵消肌纤维的张力。
- 在腓肠肌上的深筋膜和浅筋膜上切开画线，可使肌肉扩张，覆盖更大的表面积。该操作也有助于改善植皮区的血供。
- 通常首选腓肠肌内侧头，因为其旋转弧度更大，尺寸更大，且避开腓总神经。
- 因为皮岛切取相关的供区并发症，与肌皮瓣相比，肌肉组织瓣和植皮通常更受欢迎，植皮的肌瓣通常愈合良好，并提供一个令人满意的耐用且美观的重建（图 43.4）。

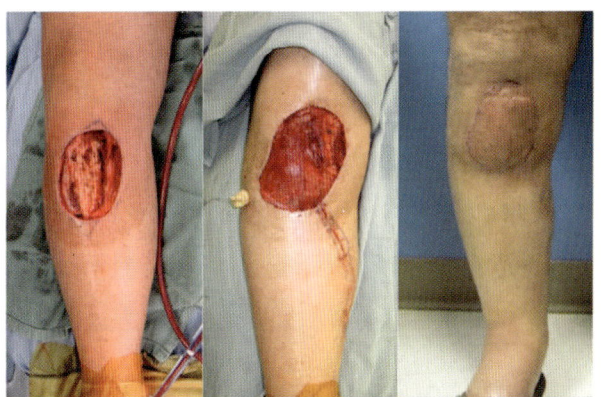

图 43.4 肉瘤切除后小腿近端前侧胫骨外露的伤口有 10 cm × 7 cm 缺损。患者的小腿在术前进行了放疗，注意色素沉着过度。切取并旋转内侧腓肠肌肌瓣以重建缺损。术后 2 个月的最终结果：对于植皮的肌瓣，请注意其外观和颜色是否匹配

（许兰伟 译，丁自海 陈超 校）

参考文献

[1] ARNOLD PG, MIXTER RC. Making the most of the gastrocnemius muscles [J]. Plast Reconstr Surg, 1983, 72(1):38–48.

[2] FELDMAN JJ, COHEN BE, MAY JW. The medial gastrocnemius myocutaneous flap [J]. Plast Reconstr Surg, 1978, 61(4):531–539.

[3] MCCRAW JB, FISHMAN JH, SHARZER LA. The versatile gastrocnemius myocutaneous flap [J]. Plast Reconstr Surg, 1978, 62(1):15–23.

44 腓肠内侧动脉穿支皮瓣

Edward I. Chang

摘要

腓肠内侧动脉穿支皮瓣是一种基于腓肠内侧动脉皮瓣改良而来的皮肤组织瓣。多年来，已有数个研究尝试描述腓肠内侧动脉穿支，尽管每个结果显示其大小和长度不尽相同，通常均存在数个穿支动脉营养该区域皮肤，这些穿支可以起源于腓肠内侧动脉的内侧支或外侧支。

与其他皮瓣供区相比，该皮瓣更薄、更柔软，同时，多数病例的皮瓣供区可以一期缝合，这是该皮瓣的另一个优势。本章涵盖成功完成该手术所需的所有要点，从典型适应证开始，讨论相关解剖学、术前注意事项、手术技术和供区闭合，同时还描述了该皮瓣的3种其他类型。

关键词：腓肠内侧动脉穿支皮瓣，腘动脉，腓肠外侧动脉，腓肠肌，腓肠内侧动脉，股后皮神经

44.1 引言

腓肠内侧动脉穿支皮瓣（MSAP）是一种基于腓肠内侧动脉皮瓣改良而来的穿支皮瓣[1-3]，尽管每个结果显示其大小和长度不尽相同，通常存在数个穿支动脉营养该区域皮肤，这些穿支可以起源于腓肠内侧动脉的内侧支或外侧支。与其他皮瓣供区相比，该皮瓣更薄、更柔软，同时，多数病例的皮瓣供区可以一期缝合，这是该皮瓣的另一个优势。

44.1.1 适应证

- 带蒂转移修复膝部及小腿近1/3缺损。
- 游离移植修复上、下肢创面。
- 游离筋膜皮瓣应用于头、颈部复杂重建，包括咽部重建、舌缺损及口内衬里的修复。

44.2 应用解剖

MSAP的主要供血动脉是腓肠内侧动脉，该动脉与腓肠外侧动脉在同一水平自腘动脉发出，二者共同营养腓肠肌及该区域皮肤。腘动脉的其他分支包括：先于腓肠内（外）侧动脉发出的膝上内（外）侧动脉和迟于腓肠内（外）侧动脉发出的膝下内（外）侧动脉。自腘动脉发出后，腓肠内侧动脉通常延续为一个内侧支和一个外侧支，它们都穿过腓肠肌的内侧头肌腹。营养MSAP的穿支血管可以源自腓肠内侧动脉的内侧支，也可以源自其外侧支，进一步的研究表明，源自外侧支的穿支血管一般更为粗大，这些穿支也更靠后，更接近内、外侧腓肠肌的中线中缝[4,5]。同时，也有一些穿支动脉源自腓肠外侧动脉，使得腓肠外侧动脉皮瓣成为一种替代术式，然而，与源自腓肠内侧动脉的穿支相比，这些穿支的可靠性较低，使得MSAP是更佳选择。当需要切取带感觉的皮瓣时，可携带大腿后方的皮神经。

穿支的位置因研究项目不同而各异，但通常在腘皱襞远端 8~12 cm 出现，距离小腿后正中线约 4.5 cm[4, 5]。穿支数量也多变，大多数作者认为有 2~4 条，并且多数为肌皮穿支。为了获得足够的血管长度和血管口径供游离移植，广泛的肌肉内的解剖、游离是必要的。至于局部转移皮瓣，对穿支血管也应该进行充分的解剖、游离穿支血管蒂，以避免皮瓣蒂部在局部转移、旋转后的张力和反折。

MSAP 的解剖标志和轴线是腘皱襞中点和内踝的连线，穿支营养的区域是小腿后上 1/3 的皮肤，范围通常为 8 cm×12 cm，将皮瓣穿支动脉在肌肉内充分解剖、游离后，其蒂部长度一般为 10.2~12.7 cm，依据文献报道，动脉、静脉的直径约为 2.2 mm 及 2.6 mm。皮瓣厚度因个体差异而不同，厚度为 4.8~8.4 mm。对于同一个体，小腿区的皮肤软组织厚度较其他皮瓣供区更薄[5, 6]。

44.3　皮瓣的其他类型

- MSAP 可以游离移植，也可以带蒂转移；当需要较大的组织量时，也可以携带部分腓肠肌，形成嵌合组织瓣。
- 皮瓣穿支位置多变，切取皮瓣时应考虑采用自由式方法。
- 当遇到多个穿支汇入一条血管的情况时，依据穿支数量，可以制备成分叶皮瓣，用于修复相邻手指的多处创面或者同时重建头、颈部的组织缺损。

44.4　术前准备

应该依据外科医师的经验和患者的身体状态选择合适患者。对于大多数患者，MSAP 要比其他部位的皮瓣（如股前外侧皮瓣、臂外侧皮瓣）要薄。对于大腿或上臂皮下组织过于肥厚的患者，MSAP 是一个合适的选择。然而，与前臂皮瓣相比，MSAP 的厚度和柔韧性均没有明显优势，皮瓣供区的选择应该将前臂皮瓣纳入备选范围。MSAP 的优势在于供区 6~7 cm 宽的刀口可以直接缝合，而无须植皮。同时，还应考虑外周血管病变导致的粥样斑块对血管蒂部潜在的不良影响，尽管其影响程度尚无广泛研究。对于患有严重外周血管疾病、糖尿病、跛行及外周脉搏检查异常的患者，皮瓣应考虑其他供区。

44.5　体位与皮肤标记

设计 MSAP 的标准标记是以腘皱襞和内踝为基准。标记需要在直立位下进行，因为在患者平卧、下肢取蛙式位时，体表标志线会扭曲、变形。MSAP 的轴线是腘皱襞中点和内踝的连线，沿该轴线，距离腘皱襞中点 8~12 cm 范围是穿支发出最密集的区域，而 6 cm 以近及 18 cm 以远极少有穿支发出（图 44.1）。有些术者在切皮之前使用便携式多普勒进行穿支定位，让人想起自由式方法。或者，可以先做一个策略性皮肤切口，可以在切口内探查皮支位置，同时保证无论穿支在轴线前方还是后方，都不会影响皮瓣的切取。

44.6　手术技术

使用上文提到的标记方法在直立体位下进行标记，这样可以获得最精确的皮瓣轴线的体表标记，即腘皱襞中点与内踝的连线。这个连线是皮支定位的合理参照，大部分情况下，皮支会在该轴线的后方发出。沿皮瓣轴线，自腘皱襞中点 8~12 cm 范围是皮支发出的密集区，便携式多普勒皮支定位可以指导皮肤切口位置。

患者需要屈曲、外旋髋关节，即采取蛙式位，以显露小腿内侧区域。或者，患者可以采用截石位，术者站在患者两腿间，这样有利于切取皮瓣。采取俯卧位最方便，然而，在采用平卧蛙式位时，不管术者是左利手，还是右利手，都能安全地进行皮瓣的切取。

首先在前方做切口，切口位置应以便携式多普勒定位的皮支穿出点为中线，当多普勒未发现穿支信号时，可以以上文中提到的皮瓣轴线为中线（图44.2）。皮肤切开后，继续向深面切开皮下组织，直至腓肠肌表面筋膜。切开筋膜，在筋膜下方向后分离，直至发现穿支血管。

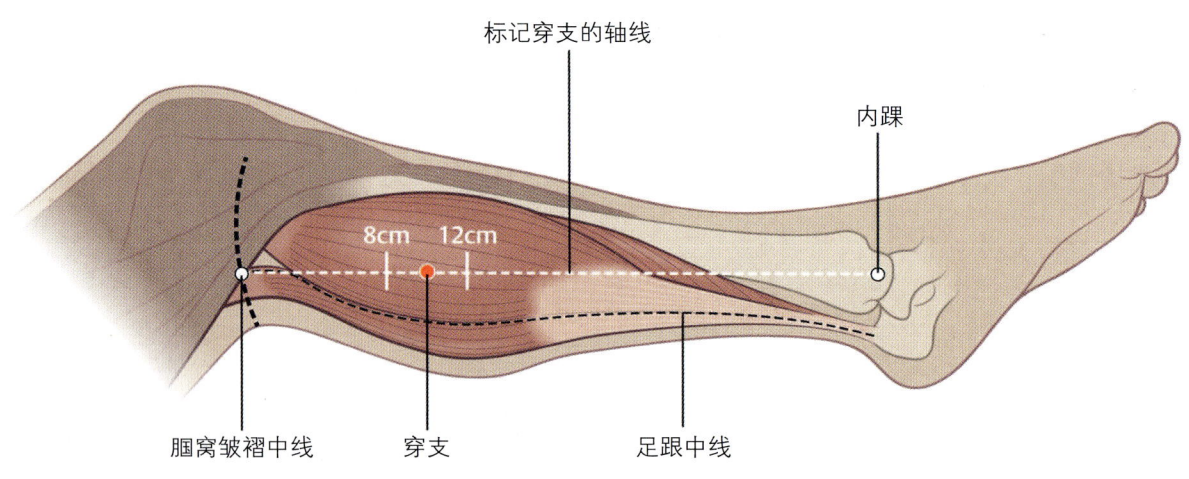

图 44.1 腓肠内侧动脉穿支皮瓣的手术标记

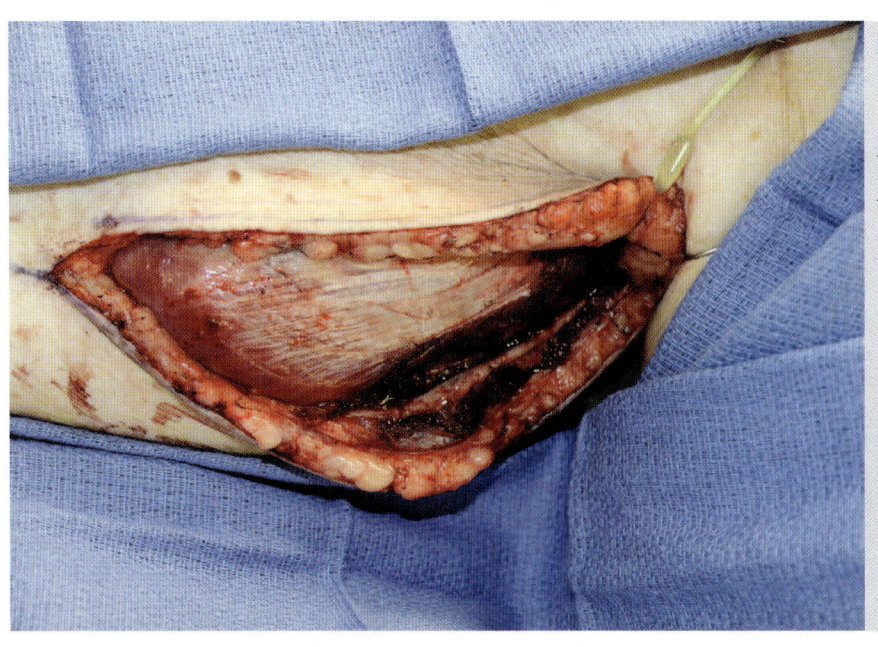

图 44.2 切开前侧皮肤及深筋膜，自筋膜下层显露穿支。向近端肌内解剖游离血管蒂，以获取足够长度及管径的血管蒂。图示右侧小腿

确认穿支合适后，自深筋膜开始向腓肠肌内解剖、游离穿支血管，尽可能地向近端分离，以获得最大的血管口径及最长的血管蒂。肌肉内的分离过程相当烦琐，因为穿支血管会发出数条肌支营养腓肠肌，结扎这些分支时应小心谨慎。注意不要裸化皮瓣的血管蒂，谨慎的做法是在其周围保留适量的肌袖，这样能最大限度地减少无意中损伤血管蒂的可能性。穿支的来源可以是腓肠内侧动脉，也可以是腓肠外侧动脉，皮瓣切取过程中应注意保护支配腓肠肌内侧头的运动神经。

皮瓣蒂部分离完毕后，以穿支为中心切开皮瓣后方皮肤（图 44.3）。皮瓣蒂部应尽可能向近端分离，以获得充分口径和长度的动脉和静脉，供游离移植微血管吻合，或者带蒂转移。

44.7 供区闭合

MSAP 的供区一般可以直接缝合。小腿内侧的皮肤松弛程度决定了皮瓣供区直接缝合时能切取的最大的皮肤宽度。尽管不同患者小腿内侧皮肤的柔韧性不同，大多数情况下切取的皮瓣宽度小于 6~7 cm 时，供区可以不费力地直接缝合。如果供区无法无张力缝合，腓肠肌内侧头可以提供良好的软组织床，残余创面可以植皮覆盖。供区内应放置闭式引流。

44.8 要点与难点

- 要在直立位对患者进行体表标记，这样能获得最精确的皮瓣轴线，供设计皮瓣使用。
- 穿支血管一般比预期的更靠后。分离寻找穿支血管时，在筋膜下方进行操作比在筋膜上方更加容易。
- 穿支位置变化较大，皮瓣的设计让人联想到自由式穿支解剖，穿支解剖需要在腓肠肌内进行，过程非常烦琐。
- 血管蒂不一定源自腓肠内侧动脉主干，也可能源自内侧支或者外侧支。将血管蒂分离至穿支起始部位可以提供更大的血管口径和更长的血管蒂。

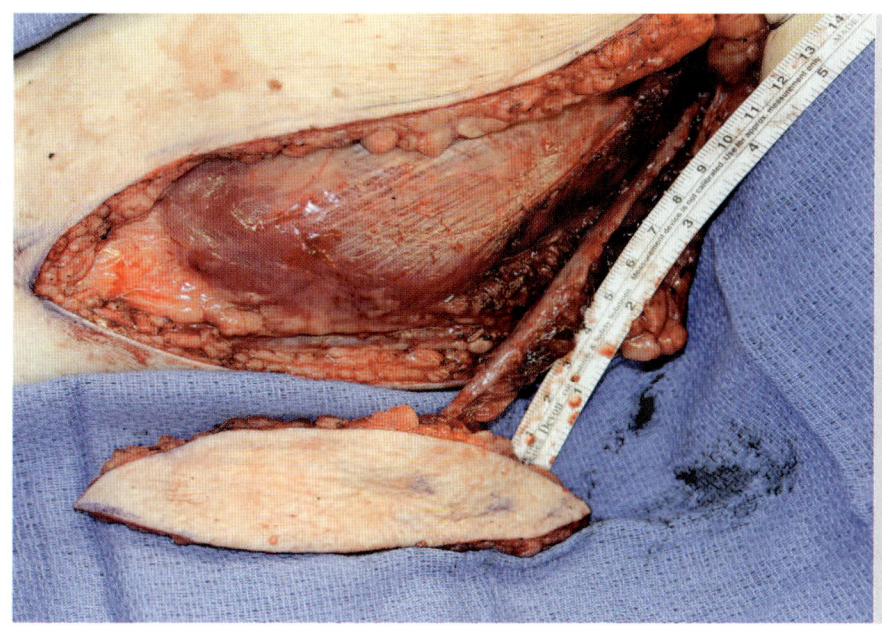

图 44.3　蒂部长度可以达到 10 cm，有的蒂部由于穿支部位而较短

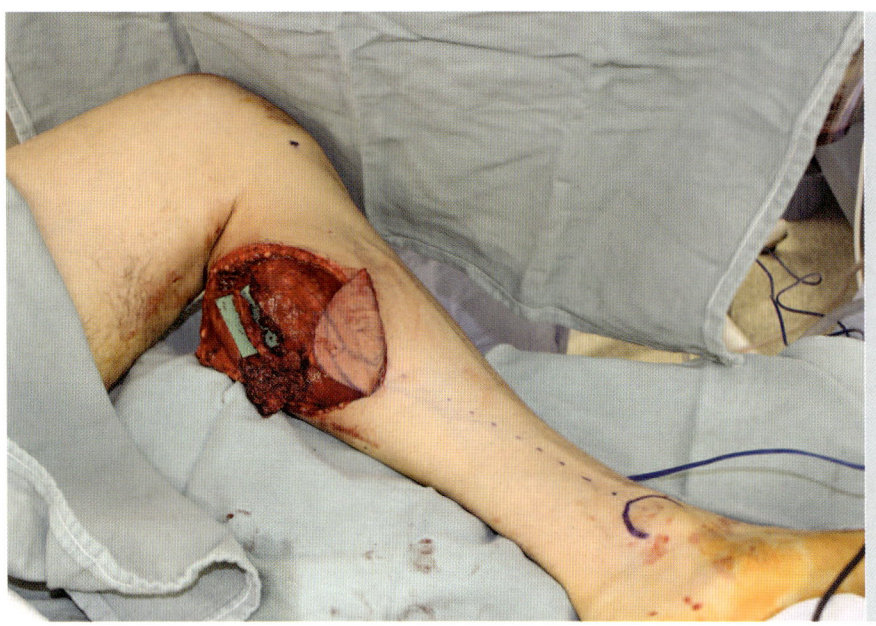

图 44.4 完成切取的腓肠内侧动脉穿支皮瓣,轴线(图中虚线)为腘窝皱褶中点到内踝的连线

(张迪 译,丁自海 陈超 校)

参考文献

[1] CAVADAS PC, SANZ-GIMÉNEZ-RICO JR, GUTIERREZ-DE LA CÁMARA A, et al. The medial sural artery perforator free flap [J]. Plast Reconstr Surg, 2001, 108(6):1609–1615, 1616–1617.

[2] KIM HH, JEONG JH, SEUL JH, et al. New design and identification of the medial sural perforator flap: an anatomical study and its clinical applications [J]. Plast Reconstr Surg, 2006, 117(5):1609–1618.

[3] HUPKENS P, WESTLAND PB, SCHIJNS W, et al. Medial lower leg perforators: An anatomical study of their distribution and characteristics [J]. Microsurgery, 2017, 37(4):319–326.

[4] MOLINA AR, CITRON I, CHINAKA F, et al. Calf perforator flaps: a freestyle solution for oral cavity reconstruction [J]. Plast Reconstr Surg, 2017, 139(2):459–465.

[5] KAO HK, CHANG KP, CHEN YA, et al. Anatomical basis and versatile application of the free medial sural artery perforator flap for head and neck reconstruction [J]. Plast Reconstr Surg, 2010, 125(4):1135–1145.

[6] SONG X, WU H, ZHANG W, et al. Medial sural artery perforator flap for postsurgical reconstruction of head and neck cancer [J]. J Reconstr Microsurg, 2015, 31(4):319–326.

45 逆行腓肠动脉皮瓣

Jon Ver Halen

摘要

用于修复小腿远 1/3 创面的可靠皮瓣并不多，腓肠神经营养皮瓣是其中之一。逆行腓肠动脉皮瓣为远端蒂的腓肠动脉皮瓣，是修复足跟和跟腱周围中等大小的皮肤软组织缺损的可靠选择。对于同时存在骨的损伤、慢性骨髓炎，或者需要有感觉的皮瓣覆盖，尤其是使用游离皮瓣修复风险较高时，也可以选择该皮瓣。本章涵盖成功完成该手术所需的所有要点，从典型适应证开始，讨论相关解剖学、术前注意事项、手术技术和供区闭合，同时还描述了该皮瓣的 8 种其他类型。

关键词：腓肠动脉，大隐静脉，腘动脉，腘静脉，腓肠内侧皮神经，胫神经

45.1 引言

修复小腿远 1/3 创面的可靠皮瓣不多。1992年，Masquelet 等首次应用腓肠神经营养皮瓣修复小腿远 1/3 的软组织缺损[1]。逆行腓肠动脉皮瓣为远端蒂的腓肠动脉皮瓣，是修复足跟和跟腱周围中等大小皮肤软组织缺损的可靠选择[2,3]。对于同时存在骨的损伤、慢性骨髓炎，或者需要有感觉的皮瓣覆盖，尤其是使用游离皮瓣修复风险较高时，也可以选择该皮瓣。

45.2 适应证

- 小腿远 1/3，尤其是足跟及内、外踝的软组织缺损。

45.3 应用解剖

该皮瓣位于腘窝与小腿中部之间，以腓肠肌内、外侧头的中缝线为中心。

顺行腓肠动脉皮瓣是一种筋膜皮瓣，Mathes 和 Nahai I 型皮瓣（一个主要蒂）。这个皮瓣以腘动脉及腘静脉发出的直接皮动脉（既腓肠动脉）和小隐静脉为基础[4]。该血管蒂由腘窝发出向下在深筋膜走行于腓肠肌头部之间，位于腓肠肌浅面。腓肠内侧动脉蒂长 4~6 cm，直径约 1.4 mm。腓肠内侧皮神经（S1~S2）在腘窝内自胫神经发出，与小隐静脉和皮动脉伴行。神经和血管束在小腿后方中部进入皮肤。皮瓣应设计在腘窝和小腿后方中部之间，以腓肠肌内外侧头的中缝线为中心。皮瓣的最大尺寸可达 15 cm × 6 cm，供区一般需要植皮覆盖。

逆行腓肠动脉皮瓣的设计与顺行类似，包括皮瓣形态和穿支血供来源，不同之处在于其蒂部位于远侧。蒂部的血供来源与腓动脉的穿支，穿支与穿支体区间的吻合血管和轴向的血管链吻合，并且与腓肠动脉伴行。同样，静脉通过小隐静脉逆行进行回流，依靠瓣膜功能不全和静脉分支确保足够的静脉回流。

45.4 皮瓣的其他类型

- 游离皮瓣：以腓肠内侧动脉穿支为蒂的游离皮瓣，或者以腓动脉穿支为蒂的游离腓肠神经筋膜皮瓣[5]。
- 组织扩张皮瓣：切取皮瓣之前进行组织扩张可

以增加皮瓣能够切取的范围。
- 神经感觉皮瓣：该皮瓣包含腓肠神经，可以切取为带感觉的皮瓣[6]。
- 延迟皮瓣：有合并症的患者建议采用延迟皮瓣，包括年龄在70岁以上，有吸烟史、肥胖史、糖尿病史或外周动脉疾病史[7]。
- 远端蒂腓肠浅动脉皮瓣：不包含腓肠神经。
- 筋膜瓣：用于合并症较多的患者[8]。
- 穿支/岛状皮瓣：有一定可能性将皮瓣蒂部由宽阔的神经筋膜皮肤蒂缩窄为仅以穿支为蒂的穿支/岛状皮瓣[9]。
- 肌皮瓣：对于骨髓炎的患者，可携带一部分腓肠肌制备成肌皮瓣。

45.5 术前准备

既然该皮瓣最终需要通过腓动脉穿支来灌注，因而对于血管通畅性有问题的患者需要格外注意。在应用该皮瓣时，下肢保肢手术的一般标准应予以满足（例如，应让患者拥有带感觉的、灵活且耐用的足）。该皮瓣主要应用于小腿下1/3，足跟及内、外踝缺损的修复，因此关于手术技巧的讨论应局限于该皮瓣的变化[10]。严重的下肢水肿会增加皮瓣切取和转移的难度，并增加伤口裂开、感染和皮瓣失败的风险。对于有血管疾病、吸烟史、水肿或其他危险因素的患者，建议推迟手术。

45.6 体位与皮肤标志

手术体位最常采用俯卧位，也有报道使用仰卧位+患肢自由位或侧卧位的。可以使用止血带创造无血手术视野，但非必需。该皮瓣由与腓肠神经伴行的腓浅动脉营养（图45.1）。在小腿下1/3，该动脉不断发出细小皮支营养皮肤。在胫腓骨间隙的下段，腓浅动脉与腓动脉的肌间隔穿支吻合。该皮瓣的静脉引流依靠小隐静脉的逆向回流。

腘窝中点与外踝和跟腱外侧缘连线中点的连线是皮瓣供血动脉的体表标志。皮瓣近端应距离腘窝皱襞5 cm以上，皮瓣宽度可以包括整个小腿后方的皮肤，皮瓣远端应距外踝5 cm以上。可以根据缺损部位的形态设计样布，依据样布来设计皮瓣（图45.2）。

45.7 手术技术

逆行腓肠筋膜皮瓣由皮肤、浅筋膜和深筋膜、腓肠神经、腓肠静脉、腓肠浅动脉和小隐静脉组成。动脉灌注由与腓肠神经伴行的腓肠浅动脉提供。皮瓣的血供由腓肠浅动脉的远端逆向供血来实现，这依赖于腓动脉系统的穿支。腓动脉和皮瓣轴心血管之间有许多吻合口。最远端的穿支是皮瓣的旋转点和关键所在，必须保留，它通常位于外踝尖上方4~5 cm处。皮瓣蒂部（宽4~5 cm）由皮下组织、深筋膜、小隐静脉、腓肠神经和伴行动脉组成。

首先在预先设计的筋膜蒂部位切开皮肤[11]，沿真皮下分离，显露腓肠神经、伴行的腓浅动脉和小隐静脉（图45.3）。必要时，可以重新设计皮瓣位置，以使腓肠神经、动脉及小隐静脉位于皮瓣正中位置。然后将皮瓣周围切开，皮瓣近端切开后需探查到小隐静脉、腓肠神经以及伴行血管，将其切断，血管结扎。如果进行延迟皮瓣修复，可将皮肤切口缝合。

如果是Ⅰ期皮瓣修复，需要进一步将皮瓣连同深筋膜一同掀起（图45.4）。如果选择应用筋膜瓣修复创面，可以选择不携带皮肤，这样是安全的，必要时在筋膜瓣表面植皮。下一步需要将皮瓣蒂部连同两侧各2~3 cm的筋膜掀

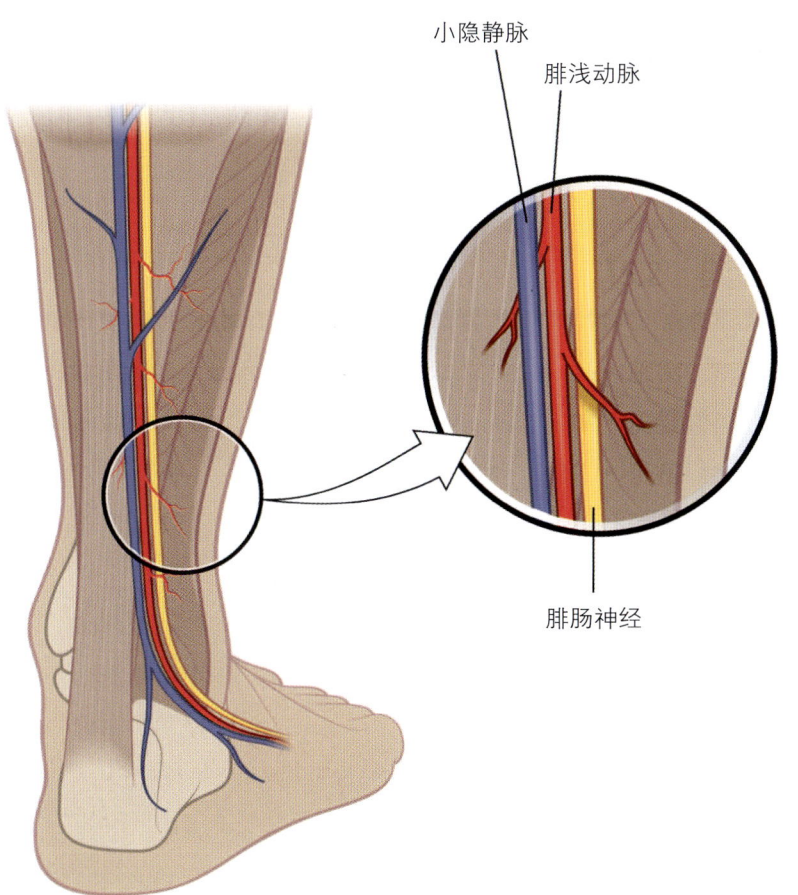

图 45.1 该皮瓣由伴行于腓肠神经的腓浅动脉供养。该动脉在小腿远端 2/3 发出小的分支到皮肤。在远段，该动脉与来自腓动脉的肌间隙皮支相吻合。静脉回流通过小隐静脉逆行回流

起，将皮瓣连同蒂部旋转 180° 覆盖创面。然后将皮桥缝合覆盖皮瓣蒂部。如果皮下隧道狭窄，可以保持皮桥开放，选择皮瓣蒂部植皮。

45.8 供区闭合

一般来说，当皮瓣宽度小于 3 cm 时，供区缺损可以直接缝合。较大的供区创面应使用中厚皮片移植。

蒂部的皮桥一般可以直接缝合以覆盖皮瓣蒂部，如果皮下隧道狭窄，可以保持皮桥开放，选择皮瓣蒂部植皮。

术后鼓励严格抬高肢体 5 天，之后，允许患者穿弹力袜行走，但一天中大部分时间仍应抬高患肢。10 天后恢复正常活动。弹力袜在 6 周后停止使用。

45.9 要点与难点

- 如患者行 I 期皮瓣修复术并发症发生危险高，应采用延迟皮瓣修复，危险因素包括年龄在 70 岁以上、吸烟史、肥胖、糖尿病史或外周动脉疾病史。
- 大多数皮瓣并发症继发于静脉引流障碍。延迟皮瓣手术或改良皮瓣蒂部的设计来增加静脉回流能力可提高皮瓣移植成功率。

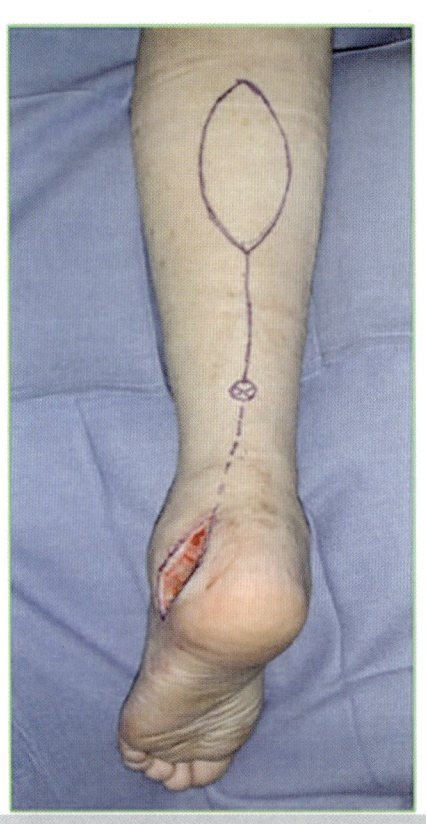

图45.2 腘窝中点到外踝与跟腱外侧缘中点连线是皮瓣血管轴线。皮瓣近端不应超过腘窝远端5 cm。宽度最大不超过小腿后侧皮肤。远端不超过外踝上5 cm。旋转点位于外踝尖上方5 cm。皮岛设计可以用参照受区缺损模版

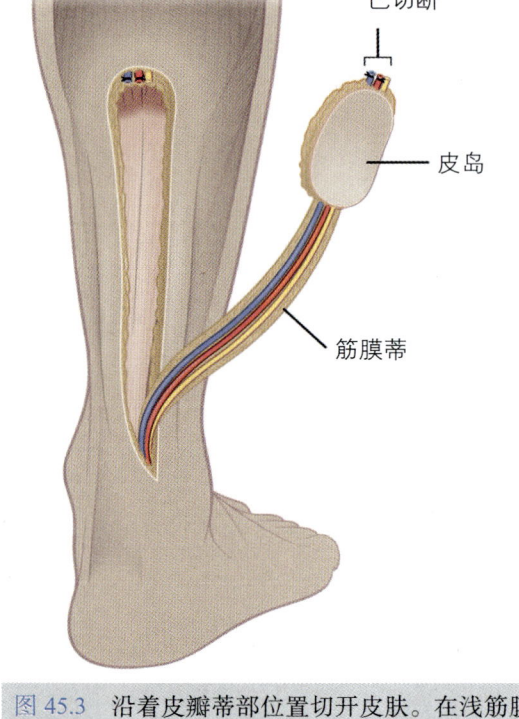

图45.3 沿着皮瓣蒂部位置切开皮肤。在浅筋膜层显露腓肠神经及伴行的腓肠浅血管、小隐静脉。通常在血管神经蒂两侧各保留2~3 cm的筋膜蒂。如果有必要可以根据蒂部位置重新设计皮瓣的位置。切开皮瓣近侧,结扎切断小隐静脉、隐神经及伴行血管。如果选择延迟转移皮瓣,可先闭合切口

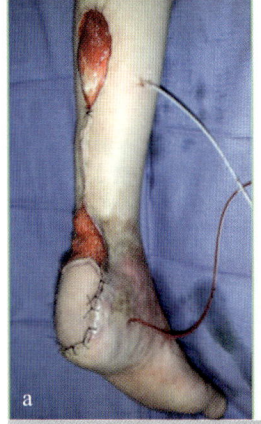 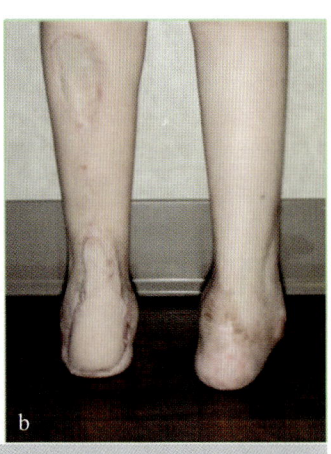

图45.4 如果皮瓣继续抬高,皮岛随深筋膜升高。如果选择薄皮瓣,无皮岛的深筋膜可安全抬高(如有必要,可进行皮肤移植)。然后将皮下筋膜蒂抬高,在神经和血管的任一侧宽为2~3 cm,皮瓣在其蒂上旋转180° 以适应缺损。皮桥通常闭合于蒂上。皮下隧道狭窄的情况下,可以保持皮桥开放,选择皮瓣蒂部植皮。供区首选直接缝合或植皮

(张迪 译,丁自海 陈超 校)

参考文献

[1] MASQUELET AC, ROMANA MC, WOLF G. Skin island flaps supplied by the vascular axis of the sensitive superficial nerves: anatomic study and clinical experience in the leg [J]. Plast Reconstr Surg, 1992, 89(6):1115–1121.

[2] HASEGAWA M, TORII S, KATOH H, et al. The distally based superficial sural artery flap [J]. Plast Reconstr Surg, 1994, 93(5):1012–1020.

[3] SCHMIDT K, JAKUBIETZ M, DJALEK S, et al. The distally based adipofascial sural artery flap: faster, safer, and easier? A long-term comparison of the fasciocutaneous and adipofascial method in a multimorbid patient population [J]. Plast Reconstr Surg, 2012, 130(2):360–368.

[4] WANG CY, CHAI YM, WEN G, et al. The free peroneal perforator-based sural neurofasciocutaneous flap: a novel tool for reconstruction of large soft-tissue defects in the upper limb [J]. Plast Reconstr Surg, 2011, 127(1):293–302.

[5] MOJALLAL A, WONG C, SHIPKOV C, et al. Vascular supply of the distally based superficial sural artery flap: surgical safe zones based on component analysis using three-dimensional computed tomographic angiography [J]. Plast Reconstr Surg, 2010, 126(4):1240–1252.

[6] AKITA S, MITSUKAWA N, RIKIHISA N, et al. Descending branch of the perforating branch of the peroneal artery perforator-based island flap for reconstruction of the lateral malleolus with minimal invasion [J]. Plast Reconstr Surg, 2013, 132(2):461–469.

[7] PARRETT BM, PRIBAZ JJ, MATROS E, et al. Risk analysis for the reverse sural fasciocutaneous flap in distal leg reconstruction [J]. Plast Reconstr Surg, 2009, 123(5):1499–1504.

[8] COŞKUNFIRAT OK, VELIDEDEOĞLU HV, SAHIN U, et al. Reverse neurofasciocutaneous flaps for soft-tissue coverage of the lower leg [J]. Ann Plast Surg, 1999, 43(1):14–20.

[9] JENG SF, WEI FC, KUO YR. Salvage of the distal foot using the distally based sural island flap [J]. Ann Plast Surg, 1999, 43(5):499–505.

[10] PRICE MF, CAPIZZI PJ, WATTERSON PA, et al. Reverse sural artery flap: caveats for success [J]. Ann Plast Surg, 2002, 48(5):496–504.

[11] RÍOS-LUNA A, VILLANUEVA-MARTÍNEZ M, FAHANDEZH-SADDI H, et al. Versatility of the sural fasciocutaneous flap in coverage defects of the lower limb [J]. Injury, 2007, 38(7):824–831.

46　游离腓骨骨皮瓣

Geoffroy C. Sisk, Patrick B. Garvey

摘要

以腓动脉为蒂的游离腓骨瓣常用于四肢长骨缺损的修复。该组织瓣可作为游离腓骨瓣用于下颌骨重建，并可通过携带源自腓动脉的骨皮穿支，以便在切取骨瓣的同时携带皮岛。携带皮岛扩大了皮瓣的适用性，可同时修复骨和软组织缺损。该组织瓣也用于肿瘤切除后的下颌骨重建，是重建骨缺损的最常用的带血运的骨瓣。其骨皮瓣的形式是下颌骨和面中部骨复合缺损的首选重建方法。本章作者详细介绍了应用游离腓骨皮瓣的每一步骤，从典型适应证开始，到解剖学，再到术前注意事项，然后是手术技术，最后是供区闭合。讨论中涉及3种不同的皮瓣类型。

关键词：皮岛，下颌骨，骨肌皮瓣，骨瓣，腓骨瓣切取

46.1 引言

Ian Taylor 于 1975 年首次描述了以腓动脉为蒂的游离腓骨瓣，用于修复四肢长骨缺损[1]。1979 年，Arthur Adamo 描述了他使用游离腓骨瓣重建下颌骨的经验[2]。在 20 世纪 80 年代早期，陈中伟和魏福全描述了一种皮瓣切取技术，该技术通过携带源自腓动脉的骨皮穿支，实现在切取骨瓣的同时携带皮岛[3,4]。携带皮岛扩大了皮瓣的适用性，可同时修复骨和软组织缺损。1989 年，Hidalgo 描述了在肿瘤切除术后使用游离腓骨皮瓣重建下颌骨[5]。目前，游离腓骨瓣是重建骨缺损最常用的带血运的骨瓣，其骨皮瓣的形式是下颌骨和面中部骨骼复合缺损的首选重建方法[6]。

46.2 典型适应证

- 下颌骨复合缺损，携带皮岛修复黏膜和（或）皮肤。
- 上颌骨切除术后缺损，需要骨移植来支撑眼眶或牙槽重建，以及骨整合牙种植体植入。
- 四肢长骨缺陷，尤其是桡骨、胫骨和股骨（带或不带皮岛）。
- 脊柱和骨盆环的骨缺损（带或不带皮岛）。

46.3 解剖

小腿分为 4 个肌间室：前肌间室（包括胫前肌、趾长伸肌和𧿹长伸肌）、外侧肌间室（腓骨肌）、后深肌间室（趾长屈肌、𧿹长屈肌和胫后肌）和后浅肌间室（比目鱼肌和腓肠肌）。腓骨与所有 4 个肌间室相邻，对皮瓣解剖的理解在很大程度上依赖于对骨骼与肌间室、间室内容物、分隔肌间室的软组织结构的解剖关系的理解（图 46.1）[7]。

胫骨和腓骨组成骨性小腿，在近端和远端胫腓关节处相互连结，并通过分隔前与后深部肌间室的纤维骨间膜连结。腓骨的主要血供来源于腓动脉，腓动脉是供应下肢远端的 3 条动脉之一[8]。腘动脉由胫骨平台后穿过，分为胫前动脉和胫腓动脉干。然后，胫前动脉穿过骨间膜从后深间室进入前肌间室。胫腓动脉干则

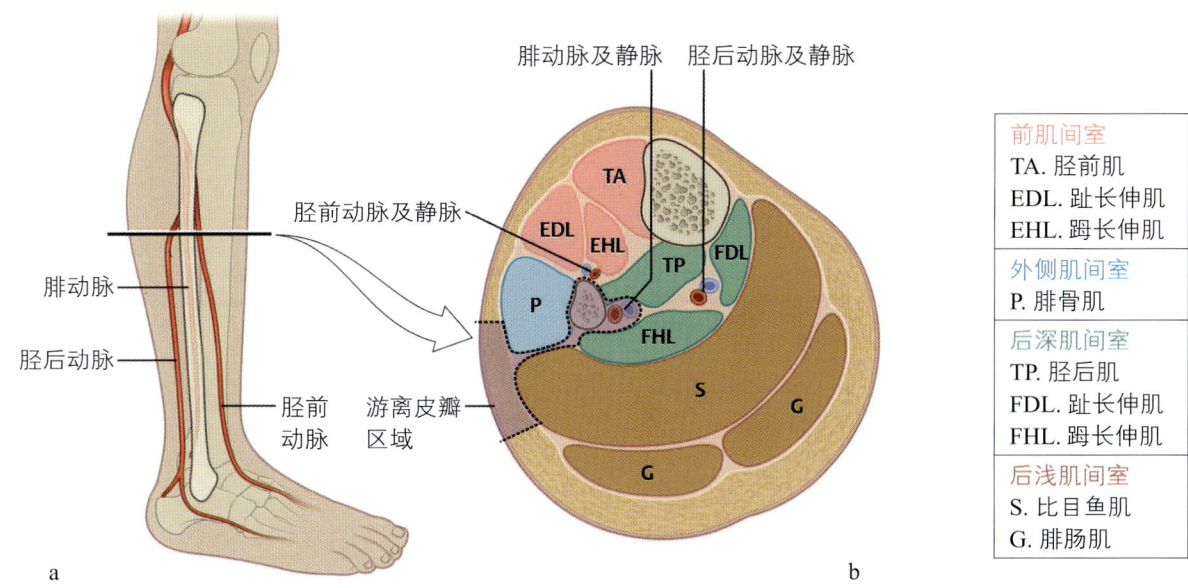

图 46.1 小腿的血管解剖。a. 与胫腓骨的关系。b. 小腿的横断面解剖。游离腓骨皮瓣包括腓骨、腓动脉和腓静脉，以及沿后侧肌间隔后表面走行的穿支血管，如横断面上的虚线所示

分为胫后动脉和腓动脉。腓动脉走行于骨间膜的后方，位于后深间室内，直接发出骨膜支营养腓骨的后内侧。在腓骨外侧面，外侧肌间室分别通过前、后肌间隔与前肌间室和后浅肌间室分开；骨皮穿支即走行于后肌间隔内。这些穿支起源于腓动脉，发出分支供应腓骨后缘或稍靠后的皮肤。

腓动脉还为周围的一些肌肉结构提供主要的血液供应，在设计三维的或复杂解剖结构缺损的皮瓣时，可以考虑携带这些肌肉结构。在后深肌间室中，跨长屈肌由直接肌穿支供应，并可与皮瓣远端一起切取。此外，比目鱼肌的近端部分也由腓动脉分支供应，如果皮瓣设计考虑需要皮瓣近端部分的肌肉，则可以包含比目鱼肌。

腓肠外侧皮神经（LSCN）通常被认为是小腿外侧感觉神经支配的主要来源，但有证据表明，其他小的皮神经可能为重叠的神经提供感觉神经支配[9, 10]。LSCN 在腓骨头附近起源于腓总神经，通常沿着比目鱼肌浅表面向下走行，平行于后肌间隔。皮瓣的神经支配不是常规要做的，但是已经有报道通过使用 LSCN 获取带感觉的皮瓣，可能对某些手术，例如阴茎再造，特别有用。

46.4 皮瓣的其他类型

- 携带跨长屈肌或比目鱼肌的骨肌皮瓣。
- 单纯骨瓣。
- 携带多个皮岛。

46.5 术前注意事项

计算机断层扫描血管造影（CTA）：脉搏微弱或无脉搏时供血不足。皮岛太过肥厚是很少见的。

46.6 体位及体表标志

患者处于仰卧位。软垫足跟支架固定在手术台上,以保持骨皮瓣供区小腿处于内旋、接近90°的屈曲位置。标记最突出的两个部位为腓骨头和外踝。在这两点之间铺开一把纸尺,沿着纸尺的前后边缘画两条纵向平行线来标记腓骨外侧面的前后边界(图46.2)。在距腓骨头5 cm处画一条水平线,代表未来腓骨近端截骨的大致位置。在外踝近侧7 cm处画第二条水平线,代表未来腓骨远端截骨的大致位置。在体瘦患者中,腓骨后方1~2 cm处轻微凹陷的纵向线可以认为是小腿后肌间隔纵向附着于小腿皮下筋膜的位置。这条线需要做标记,因为这是以腓动脉肌间隔皮穿支的皮肤穿支为中心的一条线。沿着这条线,标记腓骨头与外踝间2/3距离的点,这是大多数腓动脉肌间隔皮穿支的穿出点[4, 8, 11-14]。手持式多普勒可以沿后肌间隔更明确地定位穿支的位置。皮岛的前切口沿着先前绘制的腓骨前缘标记,至少在穿支前方2~3 cm处[6]。该前切口沿着腓骨前缘做标记,纵向长度为8 cm,以穿支为中心。在上下两个方向,该切口线向后弯曲,延伸至腓骨中部,直到末端超出远端和近端截骨标记1 cm。

如果手术设计需要切取第二个皮岛以形成双皮岛游离腓骨瓣,则近端穿支的大致位置需要沿小腿后肌间隔,标记在位于腓骨头与外踝之间距离的1/3处[8, 14, 15]。该穿支的位置可通过手持式多普勒确认。需要知道的是,并非所有患者都能使用源自腓动脉的近端穿支,因此,打算切取双皮岛游离腓骨瓣的外科医师应制订备用计划,以应对无可靠近端穿支可用的情况。

小腿周围做好准备,并以无菌方式覆盖。在患者的大腿远端,膝盖上方,扎上一条衬垫良好的无菌止血带。止血带不应放置在大腿中部,因为这会增加产生静脉止血带的机会,即止血带压紧股静脉而压不住股动脉。静脉止血带导致皮瓣游离切取期间出血增加,而不是减少。

46.7 手术技术

将患者的腿抬高,并用Esmarch软橡胶止血带从足趾到膝盖上方紧紧缠绕,以排出肢体的静脉血(即小腿放血)[6]。用Esmarch止血带并将腿抬高,止血带充气至250 mmHg,持续120 min。然后取下Esmach止血带,将腿放回足跟支撑处,使其再次屈膝,髋关节略微内旋。

沿着先前的标记进行纵向切口。向下解剖,切开皮下脂肪,直至覆盖在小腿外侧肌间室表面的小腿外侧深筋膜。在小腿近端1/3处切开深筋膜,进入外侧肌间室。深筋膜切口的正确位置可以通过弯钳向前探查以感觉小腿前肌间隔来确认。辨认腓骨长肌的肌腱,再次确认已进入外侧肌间室。然后沿外侧肌间室的整个长度纵向切开深筋膜,注意识别并避免损伤外侧肌间室远端的腓浅神经。尽管一些外科医师更倾向于在进入外侧肌间室前进行筋膜上剥离,直到解剖至小腿后肌间隔,以尽量减少腓骨瓣移植的供区并发症,作者倾向于采用筋膜下剥离技术切取皮岛,以避免意外损伤肌间隔皮穿支的树枝状结构,进而保证皮岛的血流灌注(图46.3)。

从后肌间隔向前方解剖腓骨长肌和腓骨短肌(图46.4)。腓动脉的肌间隔皮穿支沿着小腿后肌间隔从腓骨向小腿外侧皮肤走行。然后在腓骨外侧从后向前解剖腓骨长肌和腓骨短肌。注意识别并避免损伤外侧肌间室中的腓浅神经。从腓骨外侧面,继续沿腓骨从后向前分离腓骨长

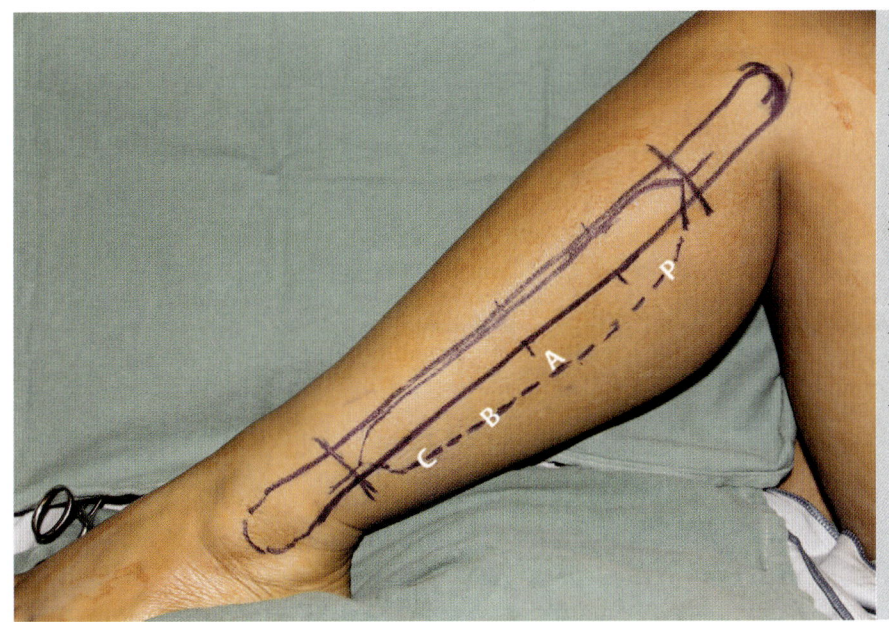

图 46.2 游离腓骨皮瓣的皮肤标记。截骨位置设计在腓骨头下方 5 cm，外踝上方 7 cm 处。皮岛的位置以腓骨后缘为中心。近端穿支（标记为 P）通常位于腓骨头和外踝之间约 1/3 处，游离腓骨皮瓣的皮岛设计通常包含 1~3 个远端穿支（标记为 A、B 和 C），最常分别出现在腓骨头和外踝之间距离的 0.5、0.6 及 0.75，以使蒂部长度最大化

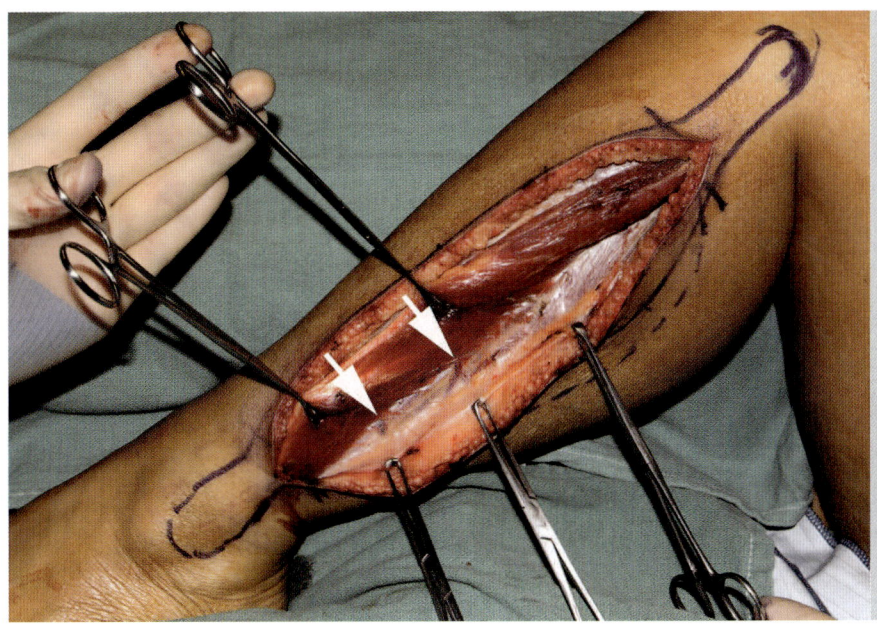

图 46.3 首先切开皮瓣的前缘，辨认后肌间隔。透过肌间隔，可以看到肌间隔皮穿支（箭头）

肌和腓骨短肌，直到显露出整个小腿前肌间隔。

继续沿着腓浅神经解剖，直至清楚地看到腓浅神经从腓总神经的起源处。从腓总神经发出之后，腓深神经与胫前血管伴行。胫前血管和腓深神经从后深肌间室穿过骨间膜，到前肌间室[6]。已知腘动脉首先在胫骨平台下方分为胫前动脉和胫腓动脉干，确定胫前动脉穿过骨间膜的位置，此位置远端一点即是近端腓骨截骨术的位置。事实上，遵循这一策略可以保证腓动脉起点的充分暴露，保证腓骨皮瓣腓动脉蒂的最大长度。将截骨点放在胫前血管起点的远端，可以暴露出胫腓动脉干，看到胫腓动脉干向外侧发出腓动脉，向内侧发出胫后动脉。在解剖这个位置时，用一个大的直角解剖器穿过骨间膜并绕过近端腓骨，然后穿过一个狭窄的铜制可塑性牵开器，以便在进行近端截骨术

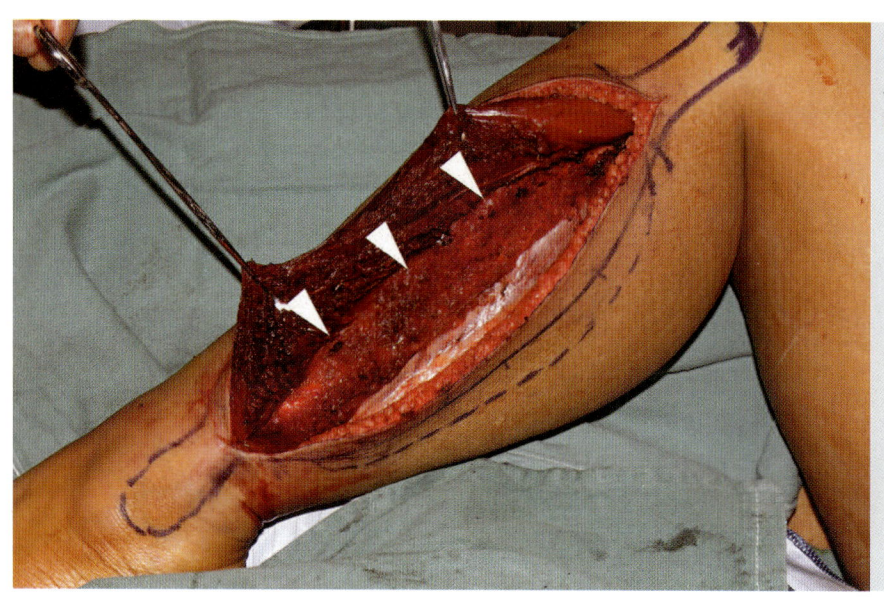

图46.4 将腓骨长肌和腓骨短肌从腓骨上解剖剥离,露出前肌间隔(箭头)

时保护深面的神经血管结构[6]。远端同样用一个直角解剖器穿过骨间膜并绕过腓骨,然后再穿过一个铜制可塑性牵开器;远端截骨点位于坚韧、纤维化的胫腓前韧带的近端,该韧带附着于腓骨远端,连接到胫骨远端外侧的腓骨切迹(图46.5)。

纵向切开小腿前肌间隔,进入前肌间室,小心分离,以免损伤胫前血管或腓深神经(图46.6)。前肌间室中首先看到的是趾长伸肌和踇长伸肌,将其从腓骨前表面剥离以暴露骨间膜。此时,利用矢状摆锯或Gilli柔性线锯进行腓骨远端和近端截骨术。骨间膜是连接腓骨内侧表面和胫骨外侧表面的结构,将其纵向分开,进入后深肌间室。分开骨间膜后可以将腓骨向外侧牵引,从而利于显露腓骨内侧和后部的附着结构并将其分离。

在骨间膜深处的后深肌间室内,首先可以看到的结构是胫骨后肌,其特征是肌纤维沿着中缝分布的双羽状肌[6]。腓动脉位于胫后肌中缝外侧,胫后动脉位于中缝内侧。腓动脉也位于胫后肌的背侧、踇长屈肌的腹侧,就像夹在两片面包之间的肉一样。然后从远端到近端解剖分离胫骨后肌与腓动脉及其伴行静脉,解剖线位于血管内侧。开始解剖时,在腓骨远端截骨位置的远端,将腓动脉分离并结扎、切断。腓动脉至胫骨后肌和踇长屈肌有许多肌支,所有这些肌支都应仔细结扎并切断,尤其是在头颈部重建中,因为腿上任何没有结扎好的分支都可能导致颈部出现压迫性术后血肿,并导致皮瓣危象。

一旦打开胫骨后肌背侧筋膜,在后深肌间室内可清楚地看到腓动脉在踇长屈肌的腹侧。踇长屈肌比胫骨后肌短,因它的起源位于腓骨近中1/3的位置。从前入路,如果注意保持在将后深肌间室和后浅肌间室分开的薄的横向肌间隔的腹侧,则可以将踇长屈肌完全从腓骨上剥离[6]。肌间隔皮穿支起源于腓动脉,位于横向肌间隔的背侧,先从后面包裹,然后从侧面包裹,沿小腿后肌间隔向上到达小腿外侧皮肤。为了从腓骨后内侧面分离踇长屈肌,分离该肌肉远端的肌纤维,直到到达横向肌间隔腹侧的无血管平面。在这个平面上,用手指或弯曲的解剖器可以安全地通过踇长屈肌的深面,并将肌肉分离,注意结扎并切断所有来自腓动脉的肌支[6]。

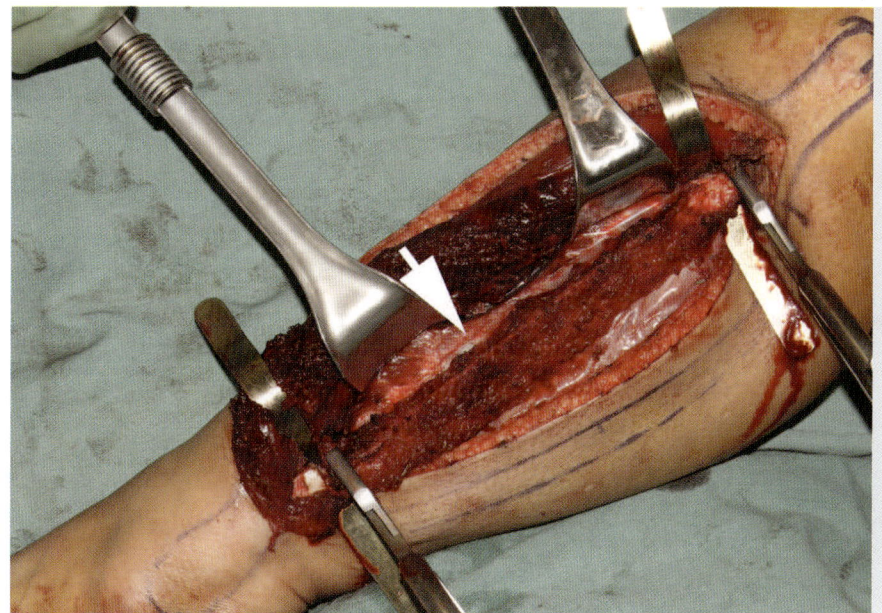

图 46.5 切开前肌间隔后,从腓骨上剥离趾长伸肌和踇长伸肌,显露骨间膜(箭头)。在上、下截骨的位置,在腓骨周围放置可塑性牵开器。在两个固定外侧和前侧间室内肌的牵开器之间,可以看到部分胫前血管

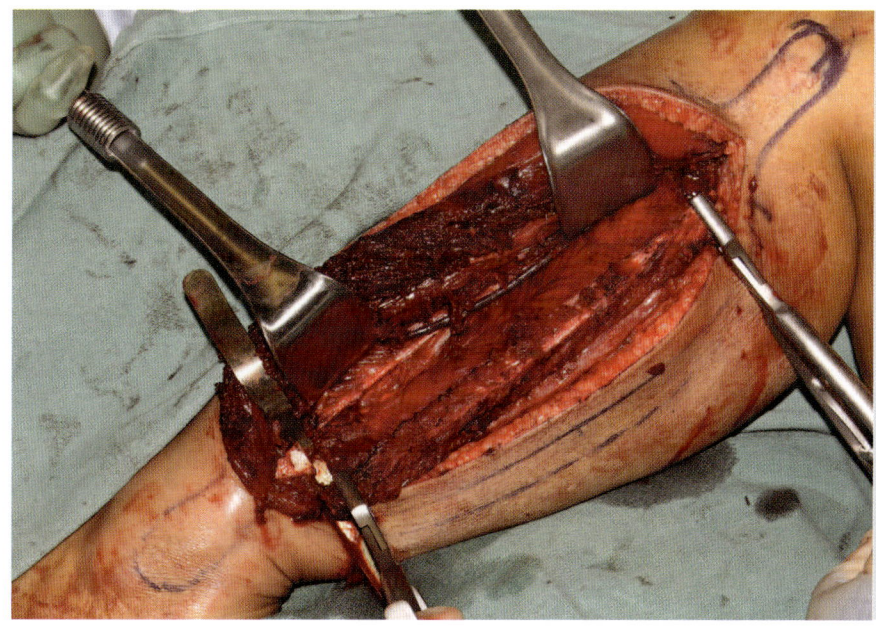

图 46.6 上、下截骨术后,用持骨钳进行侧向牵引,纵向切开骨间膜。从腓骨上解剖胫骨后肌,露出腓骨血管。结扎并切断腓骨远端血管

腓骨皮瓣切取的最后阶段包括将比目鱼肌的近端从腓骨近端分离,并完成对皮岛的分离解剖。在肌间隔皮穿支近端将小腿后肌间隔纵向分开。将比目鱼肌从腓骨近端分离,注意仔细结扎并切断发自腓动脉到所有的比目鱼肌肌支。从远端看,肌间隔皮穿支的起源位于腓骨后内侧,肌间隔的背侧(即下方)[6]。然后把肌间隔纵向切开,进入后浅肌间室。沿着腓骨内侧表面,

腓动脉的肌间隔皮穿支向比目鱼肌外侧发出几个细小的肌支。这些分支应在尽可能靠近其在比目鱼肌的入肌点进行结扎和切断,以避免损伤穿支本身[6]。然后将比目鱼肌外侧的剩余部分从腓骨处分离,这样就可以看到小腿深筋膜的底面。此时,沿着小腿深筋膜的底面可以看到腓动脉肌间隔皮穿支的树枝状结构[6]。在腓骨的远侧和近侧切口表面涂抹骨蜡,以利止血,

并将止血带放气。根据经验,到这一步,整个解剖过程可以在不到 2 小时内完成。

现在,要完成皮瓣的切取,剩下的就是做后部皮肤切口,这需要完成受体部位的切除(图 46.7)。一旦受体部位切除完成,用一块由 Esmarch 止血带绷带制作皮岛的模板,并移至腓骨切取部位。用多普勒探测腓动脉肌间隔皮穿支的位置并用 5-0 聚丙烯缝合线做体表标记。围绕缝线标记的位置,将小腿深筋膜底面的树枝状穿支带入皮瓣,以便尽可能多地携带穿支体。临时缝合固定小腿外侧的纵向切口,然后以多普勒信号标记点为中心放置 Esmarch 皮岛模板,并标记穿支体的边界。做皮肤后侧切口,形成腓骨瓣的皮岛。从后面切开深筋膜,在深筋膜深面,从后往前解剖至小腿后肌间隔。应辨认腓肠神经和小隐静脉,尽可能避免损伤这些结构。然而,如果这些结构从皮岛中部穿过,强行保留它们可能会影响皮岛的血流灌注,此种情况下作者建议可以舍弃这些结构。一旦皮岛的筋膜下剥离完成,以腓动脉为蒂的腓骨皮瓣就完全游离了。

46.8　供区闭合

闭合供区创面前,首先在后深肌间室留置封闭的引流管。用可吸收缝线间断缝合外侧肌间室肌肉切缘与前肌间室肌肉切缘。腓骨瓣皮岛供区近端的小腿深筋膜一期闭合。皮岛供区周围的筋膜切缘用可吸收缝线环周固定在外侧肌间室肌肉的表面。从大腿近端外侧取中厚皮片移植封闭创面(图 46.8)。移植皮片可以开窗,并用钉皮钉或缝线固定在腓骨皮瓣皮岛供区。植皮区可打包加压固定,防止皮片滑动剪切。用柔软的无菌纱布包扎小腿,并用 ACE 包裹。引流管连接球囊吸引瓶。用踝关节固定的骨折步行靴固定小腿,以减轻术后即刻供区疼痛,进而利于患者尽早活动。

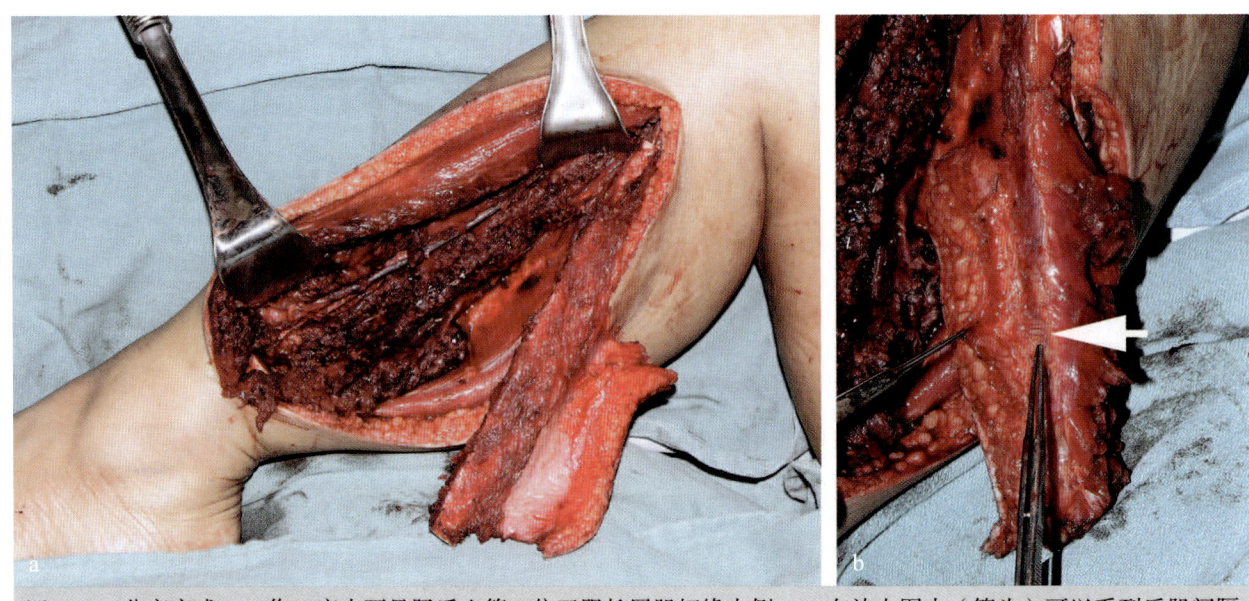

图 46.7　分离完成。a. 伤口床内可见胫后血管,位于踇长屈肌切缘内侧。b. 在放大图中(箭头)可以看到后肌间隔后表面的皮肤穿支血管(箭头)

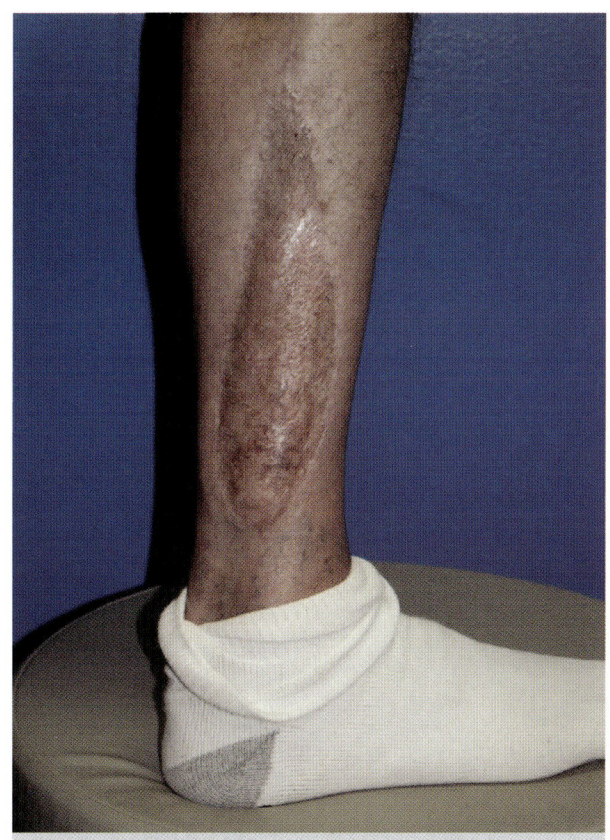

图 46.8 游离骨皮瓣移植，中厚皮片移植闭合供区后的供区外观

46.9 要点与难点

- 对于下颌骨重建，使用对侧腓骨修复下颌骨切除后缺损，以便将皮岛放置在口底、血管蒂后方，腓骨外侧面朝向外侧以便钢板固定。
- 对于上颌骨重建，使用同侧腓骨，将皮岛置于口内以便腭部表面重建，腓骨外侧面朝前方便于钢板固定，同时血管蒂朝后。
- 围绕穿支，在腓骨后缘和小腿后肌间隔皮褶前至少 2~3 cm 处做初始的皮肤切口，以确保皮瓣带入穿支体，避免损伤肌间隔皮穿支，达到最佳的皮岛灌注。
- 没有足够经验的外科医师在切取腓骨皮瓣时不鼓励其在筋膜上平面切取皮岛。在熟练掌握腓骨皮瓣的切取技术之前，建议外科医师在筋膜下平面切取皮岛。

- 向近端追踪腓浅神经到其从腓总神经的发出点。清楚地辨识这些结构可以减少皮瓣切取过程中的意外伤害。
- 找到腓浅神经的起源，以便清楚地辨认腓深神经。腓深神经与胫前血管相连。
- 确定胫前血管和腓深神经从后深肌间室穿过骨间膜进入前肌间室的位置。此位置远端即是腓骨近端的截骨位置。这样做可以确保起源于胫腓动脉干的腓动脉的最大显露，确保皮瓣血管蒂的最大长度。
- 腓动脉沿着腓骨的后内侧面，走行于胫骨后肌和踇长屈肌之间，就像三明治中两片面包之间夹的肉一样。
- 大部分腓骨都可以在止血带下从前入路切取。这有助于明确后浅肌间室内围绕腓骨周围的腓动脉肌间隔皮穿支的内侧起源。遵循这一策略则不太可能造成穿支损伤和皮岛灌注问题。
- 大部分的腓骨从前路切取可提高腓骨瓣切取的效率，根据经验，在止血带下可在 2 h 内完成。因此，一旦受体部位切除完成，仅剩余很少的皮瓣剥离需要完成，而不像皮岛的后入路那样费劲，从而可以在合理的时间内完成整个重建。
- 在持续使用止血带的情况下，从后浅肌间室内辨识腓动脉在小腿深筋膜底面上的树枝状分布。然后将穿支体可以见到的界限范围携带转移到皮瓣上。这样可以保证皮岛尽可能地以穿支体为中心，并获得最佳血供。

（张立山 译，丁自海 陈超 校）

参考文献

[1] TAYLOR GIMG, MILLER GD, HAM FJ. The free vascularized bone graft. A clinical extension of microvascular techniques [J]. Plast Reconstr Surg, 1975, 55(5):533–544.

[2] ADAMO AK, SZAL RL. Timing, results, and complications of mandibular reconstructive surgery: report of 32 cases [J]. J Oral Surg, 1979, 37(10): 755–763.

[3] CHEN ZWYW, YAN W. The study and clinical application of the osteocutaneous flap of fibula [J]. Microsurgery, 1983, 4(1):11–16.

[4] WEI FCCH, CHEN HC, CHUANG CC, et al. Fibular osteoseptocutaneous flap: anatomic study and clinical application [J]. Plast Reconstr Surg, 1986, 78(2):191–200.

[5] HIDALGO DA. Fibula free flap: a new method of mandible reconstruction [J]. Plast Reconstr Surg, 1989, 84(1):71–79.

[6] LARGO RDGP, GARVEY PB. Updates in head and neck reconstruction [J]. Plast Reconstr Surg, 2018, 141(2):271–285.

[7] CHANG EICM, CLEMENS MW, GARVEY PB, et al. Cephalometric analysis for microvascular head and neck reconstruction [J]. Head Neck, 2012, 34(11):1607–1614.

[8] GARVEY PBCE, CHANG EI, SELBER JC, et al. A prospective study of preoperative computed tomographic angiographic mapping of free fibula osteocutaneous flaps for head and neck reconstruction [J]. Plast Reconstr Surg, 2012, 130(4):541–549.

[9] BOYD JBCA, CATON AM, MULHOLLAND RS, et al. The sensate fibula osteocutaneous flap: neurosomal anatomy [J]. J Plast Reconstr Aesthet Surg, 2013, 66(12):1688–1694.

[10] BOYD JBCA, CATON AM, MULHOLLAND RS, et al. The sensate fibular osteoneurocutaneous flap in oromandibular reconstruction: clinical outcomes in 31 cases [J]. J Plast Reconstr Aesthet Surg, 2013, 66(12):1695–1701.

[11] ANTHONY JPRE, RITTER EF, YOUNG DM, et al. Enhancing fibula free flap skin island reliability and versatility for mandibular reconstruction [J]. Ann Plast Surg, 1993, 31(2):106–111.

[12] RIBUFFO D, ATZENI M, SABA L, et al. Clinical study of peroneal artery perforators with computed tomographic angiography: implications for fibular flap harvest [J]. Surg Radiol Anat, 2010, 32(4): 329–334.

[13] LYKOUDIS EGKM, KOUTSOURIS M, LYKISSAS MG. Vascular anatomy of the integument of the lateral lower leg: an anatomical study focused on cutaneous perforators and their clinical importance [J]. Plast Reconstr Surg, 2011, 128(1):188–198.

[14] YU P, CHANG EI, HANASONO MM. Design of a reliable skin paddle for the fibula osteocutaneous flap: perforator anatomy revisited [J]. Plast Reconstr Surg, 2011, 128(2):440–446.

[15] WINTERS HA, DE JONGH GJ. Reliability of the proximal skin paddle of the osteocutaneous free fibula flap: a prospective clinical study [J]. Plast Reconstr Surg, 1999, 103(3):846–849.

47 足底内侧动脉穿支皮瓣

Edward I. Chang

摘要

足底内侧动脉穿支皮瓣是修复足底缺损的理想方法。此外，游离的足底内侧动脉穿支皮瓣可用来修复对侧足，手指指腹、足趾趾腹等远端的缺损。该皮瓣的优点是其提供了无毛皮肤，非常适合重建足部负重部位，比如足跟部位的缺损。此外，该皮瓣还可以携带感觉神经，重建皮肤的感觉。与足底内侧动脉穿支皮瓣相关的内容包括适应证、解剖、术前评估、手术方法及供区修复都将在本章讨论。

关键词：足底内侧动脉，胫后动脉，趾短屈肌，蹈展肌，足底内侧神经

47.1 引言

足底内侧动脉穿支皮瓣是修复足底缺损的理想方法。此外，游离的足底内侧皮瓣可用来修复对侧足，手指指腹、足趾趾腹等远处的缺损。该皮瓣的优点是其提供了无毛皮肤，非常适合重建足部负重部位，比如足跟部位的缺损。此外，该皮瓣还可以携带感觉神经，重建皮肤的感觉[1, 2]。

47.2 适应证

- 足跟部位因外伤、肿瘤切除或溃疡等导致的皮肤缺损，足底内侧皮瓣修复十分方便，但如果供区宽度超过2 cm则需要植皮修复。
- 足底内侧动脉穿支皮瓣可游离移植来重建足部、足趾、手部、手指的皮肤缺损。

47.3 解剖

皮瓣血供来源是足底内侧动脉。足底内侧动脉是胫后动脉2个终支之一，起始点在趾短屈肌与蹈展肌之间，通常管径小于足底外侧动脉（图47.1）[3, 4]。足底内侧动脉有伴行静脉但较细小。在游离移植时，可选择伴行静脉作为回流静脉，也可选择管径较粗大的浅静脉作为回流静脉。皮瓣的感觉神经发自足底内侧神经。足底内侧神经是胫神经的分支，与足底内侧动脉伴行。足底内侧神经发出蹈趾胫侧趾底神经与三条趾底总神经，支配胫侧三个半足趾的感觉[5]。

47.4 其他术式

足底内侧动脉穿支皮瓣可以逆行转移修复足远端的缺损，此时皮瓣靠足底内侧动脉远端分支的逆行血流供血。

47.5 术前准备

对所有患者，在决定做足底内侧动脉穿支皮瓣之前都应该进行仔细的血管检查，特别是足部的血管。踝肱指数、手持式多普勒、彩超等检查都有一定的评估价值，血管造影检查则可更精确地评估血管情况。足部外伤导致的缺损，通常需要血管造影来评估足部血管情况。足底内侧动脉是胫后动脉的分支，因此当胫后动脉损伤时，不能再选择同侧足底内侧动脉穿

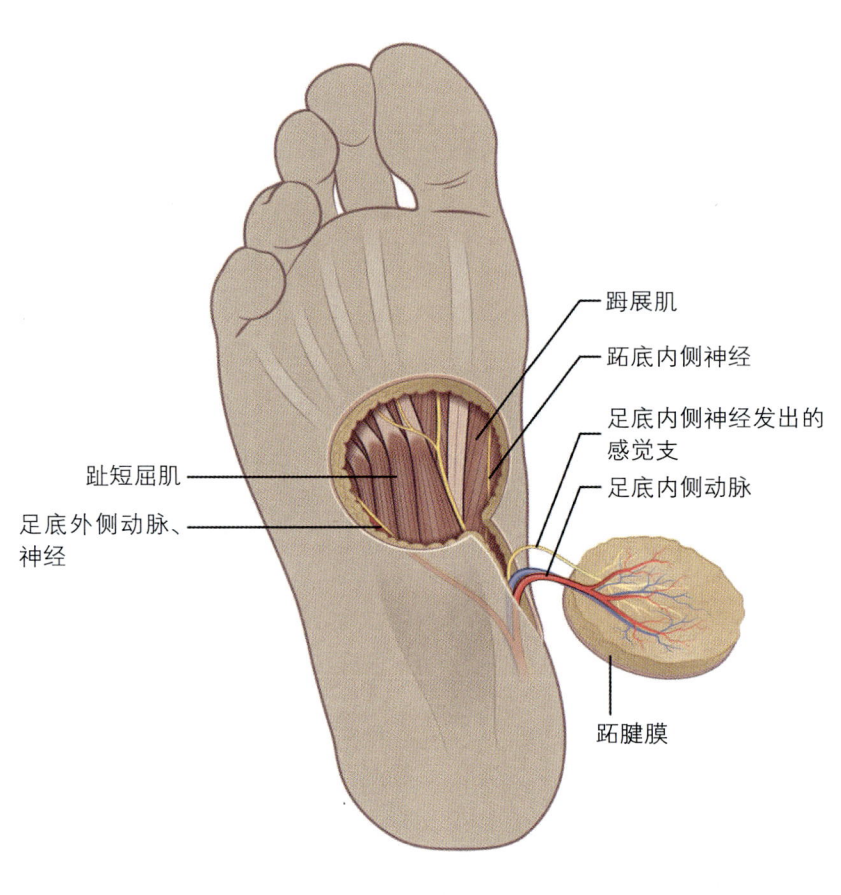

图47.1 足底解剖示意图，可见足底内侧动脉在趾短屈肌与姆展肌之间发出

支皮瓣。相似地，对于糖尿病及血管性溃疡患者，胫后动脉出现病变时也不能选择同侧足底内侧皮瓣。

47.6 体位和体表标志

在不使用止血带的情况下将足底内侧动脉穿支皮瓣抬高，这样可更清晰地显露皮支，并在皮瓣抬高时评估其灌注情况。手术时垫高足跟及足部，避免压迫小腿。手持式多普勒标记足底内侧动脉穿支位置，皮瓣设计应以穿支为轴心。

标记跖骨头的部位，因为这是负重区域，因此皮瓣设计不应超过跖骨头。理想情况下，皮瓣远端不应超过跖骨头近侧 1 cm。皮瓣内侧缘不应延伸至足背侧，一般不超过足舟骨水平。皮瓣外侧缘不应超过足底中线。由于足底外侧的皮肤由足底外侧动脉供养，因此超过足底中线的皮瓣部分血供为间接供血。

47.7 手术技术

患者准备好后，用手持式多普勒确定足底内侧动脉主要穿支的部位。皮瓣设计在足底内侧非负重区内，并以穿支为轴心。首先切开外侧皮肤，从筋膜下层掀起皮瓣。可看到从趾短屈肌与姆展肌之间发出的穿支。沿穿支逆行追溯至主干血管，然后将主干血管向近端游离足够长度。可切开姆展肌以获取更长的血管蒂。穿支血管游离后即切开内侧皮肤，如果皮下浅静脉不影响皮瓣旋转，可保留主要的皮下浅静脉以增加皮瓣回流。如果进行足底内侧穿支皮瓣游离移植，皮下浅静脉一般更粗大，更易吻合。

皮瓣剩余部分完全切开，并将皮瓣从远侧向近侧完全游离（图 47.2）。

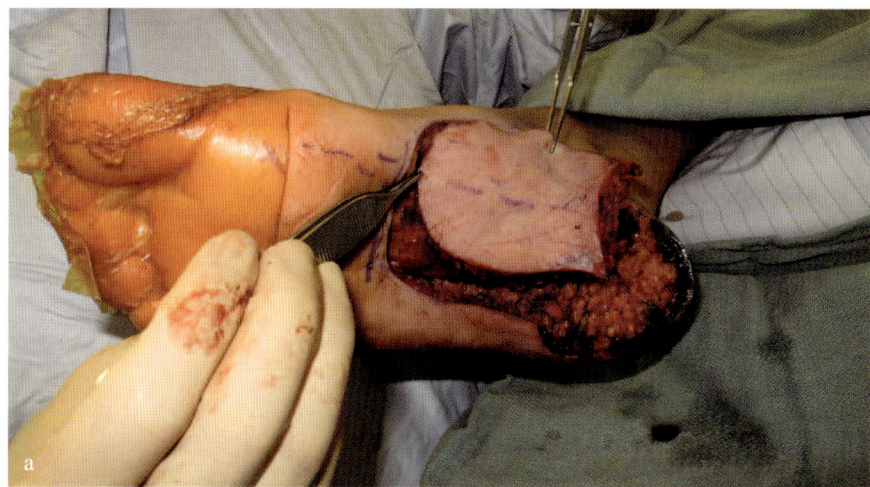
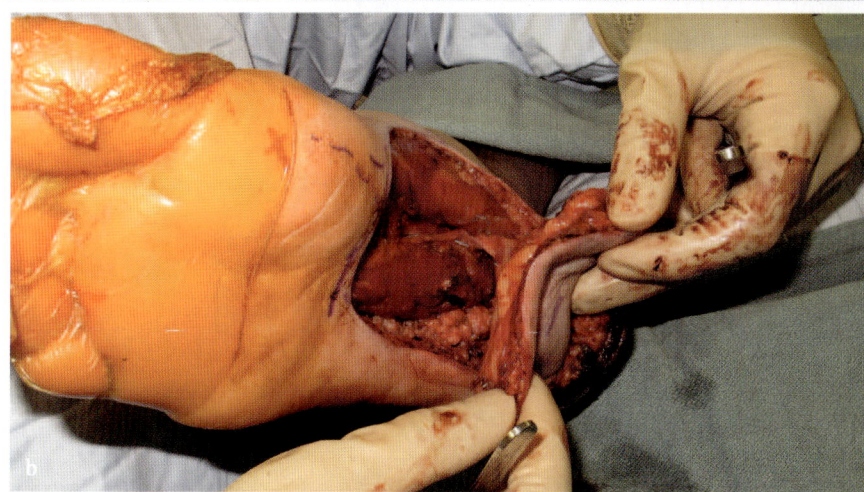
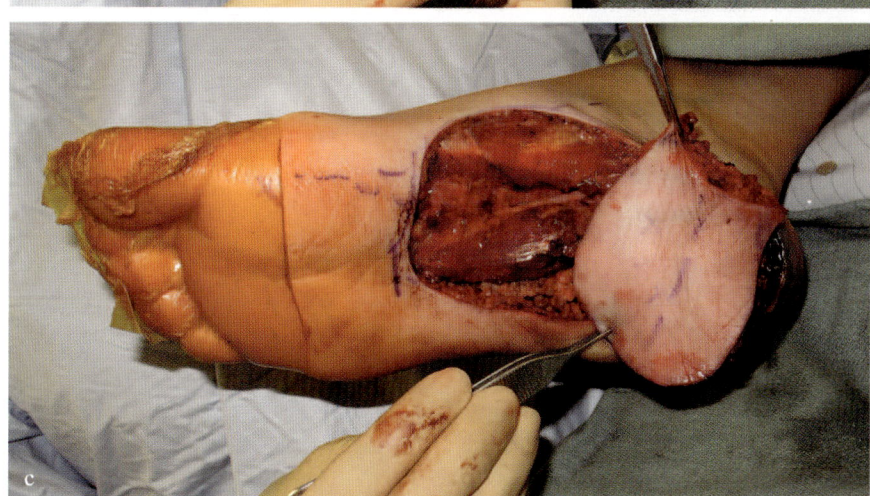

图 47.2　a. 以足底内侧动脉为蒂切取足底内侧穿支皮瓣。足底内侧动脉是胫后动脉的分支。手持式多普勒对确定穿支的位置很有帮助。b. 血管蒂从趾短屈肌与𨇰展肌之间穿出。c. 皮瓣旋转修复足跟的缺损，供区需要植皮修复

47.8 供区闭合

皮瓣供区位于足底非负重区。如果供区不能直接缝合,可行全厚或半厚皮片移植修复(图 47.3)。术后小腿应抬高,且植皮完全愈合之前禁止负重。患者足部活动及行走前,应嘱其逐步放低足部,以使皮瓣及植皮逐渐耐受足的下垂。

47.9 要点与难点

- 足底内侧皮瓣远侧缘绝对不能到达足底负重区,因此皮瓣设计不应超过跖骨头近侧 1 cm。

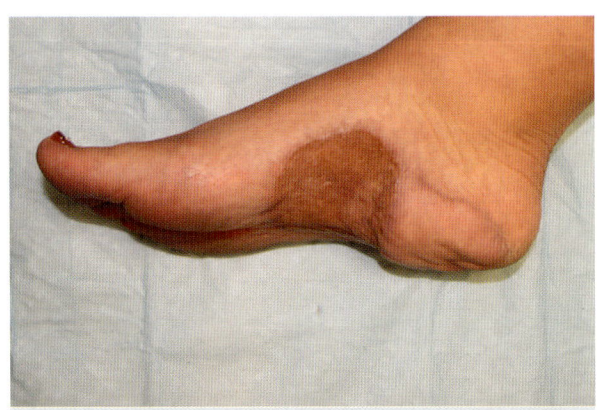

图 47.3 术后随访照片,供区植皮修复,皮瓣外形良好

- 手持式多普勒明确皮支穿出部位对皮瓣设计很有帮助。姆展肌可以切断以获得足够长的血管蒂。

(陈超 译,丁自海 校)

参考文献

[1] SHANAHAN RE, GINGRASS RP. Medial plantar sensory flap for coverage of heel defects [J]. Plast Reconstr Surg, 1979, 64(3):295–298.

[2] YANG D, YANG JF, MORRIS SF, et al. Medial plantar artery perforator flap for softtissue reconstruction of the heel [J]. Ann Plast Surg, 2011, 67(3):294–298.

[3] KOSHIMA I, NARUSHIMA M, MIHARA M, et al. Island medial plantar artery perforator flap for reconstruction of plantar defects [J]. Ann Plast Surg, 2007, 59(5):558–562.

[4] DUMAN H, ER E, IŞÍK S, et al. Versatility of the medial plantar flap: our clinical experience [J]. Plast Reconstr Surg, 2002, 109(3):1007–1012.

[5] BAKER GL, NEWTON ED, FRANKLIN JD. Fasciocutaneous island flap based on the medial plantar artery: clinical applications for leg, ankle, and forefoot [J]. Plast Reconstr Surg, 1990, 85(1):47–58, 59–60.

第八部分
淋巴水肿

48	锁骨上淋巴结移植	272
49	腹股沟淋巴结移植	277
50	淋巴管静脉吻合术	282

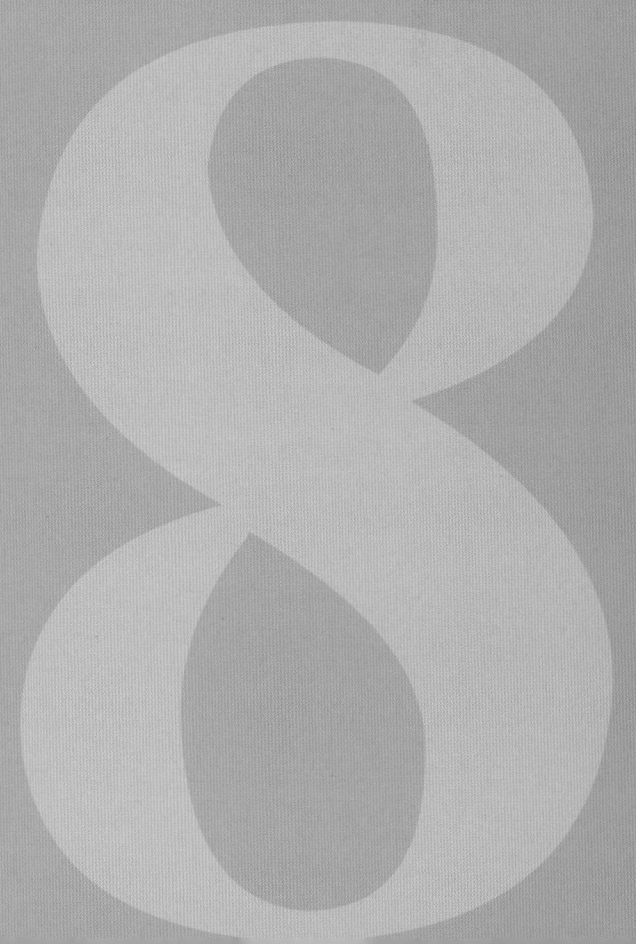

48 锁骨上淋巴结移植

Martin J. Carney, Suhail K. Kanchwala

摘要

肿瘤手术后的淋巴水肿会使患者虚弱。通常，上肢或下肢会受到影响，从而造成日常功能障碍。继发性淋巴水肿的一些后遗症包括易感染、疼痛、肿胀、凹陷性水肿和慢性皮肤变化。保守的治疗方法包括弹力袜和减压按摩，必须每天进行。血管化淋巴结移植使治愈继发性淋巴水肿成为可能。切取游离皮瓣时，连同和动静脉相连的淋巴结一起切取，然后使用显微外科技术将其移植到患肢。理想的血管化淋巴移植手术应该对供区损伤小，血管蒂部可以切取足够长度，供区的瘢痕隐蔽。锁骨上淋巴结皮瓣可满足所有这些要求。该皮瓣血供丰富，并且可以连带切取颈部淋巴结。我们也应该慎重审视在切取淋巴结皮瓣后对供区造成的影响。腹股沟组织似乎有更高的淋巴结计数，但切取后容易造成继发性淋巴水肿或淋巴漏。锁骨上淋巴结皮瓣是血管化淋巴结移植的常用皮瓣。它的供区隐蔽，与目前应用的其他皮瓣相比，供体部位发生继发性淋巴水肿的风险最低。该处解剖恒定，淋巴结易于解剖，即使对于轻度肥胖者也能有不错的效果。本章回顾了重建过程的每个步骤，列出了典型的适应证，然后讨论解剖学、术前准备、手术技术，最后是供区闭合。

关键词：血管化淋巴结移植，锁骨上淋巴结皮瓣，锁骨下静脉，右淋巴导管，胸导管，颈横动脉，锁骨上神经

48.1 引言

肿瘤手术后的淋巴水肿会给患者带来进一步损害，通常，上肢或下肢会受到影响，从而造成日常功能障碍。继发性淋巴水肿的一些后遗症包括易感染、疼痛、肿胀、凹陷性水肿和慢性皮肤变化。保守的治疗方法包括弹力袜和减压按摩，必须每天进行。血管化淋巴结移植（VLNT）使治愈继发性淋巴水肿成为可能。切取游离皮瓣时，连同和动静脉相连的淋巴结一起切取，然后使用显微外科技术将其移植到患肢。理想的血管化淋巴移植手术应该对供区损伤小，血管蒂部可以切取足够长度，供区的瘢痕隐蔽。锁骨上淋巴结皮瓣（SCL）可满足所有这些要求。该皮瓣血供丰富，并且可以连带切取颈部淋巴结。锁骨上淋巴结皮瓣由Becker等首次描述[1]。我们要重视切取血管化淋巴结皮瓣后对供区的影响，腹股沟组织似乎有更高的淋巴结计数，但切取后容易造成继发性淋巴水肿或淋巴漏[2]。锁骨上淋巴结皮瓣作为血管化淋巴结移植常用皮瓣的优势在于供区的瘢痕隐蔽，以及供区发生继发性淋巴水肿的风险较低，该处解剖恒定，淋巴结易于解剖，即使对于轻度肥胖者也能有不错的效果。

48.2 典型适应证

- 肿瘤手术（淋巴结清扫或淋巴结切除术）后四肢继发性淋巴水肿。

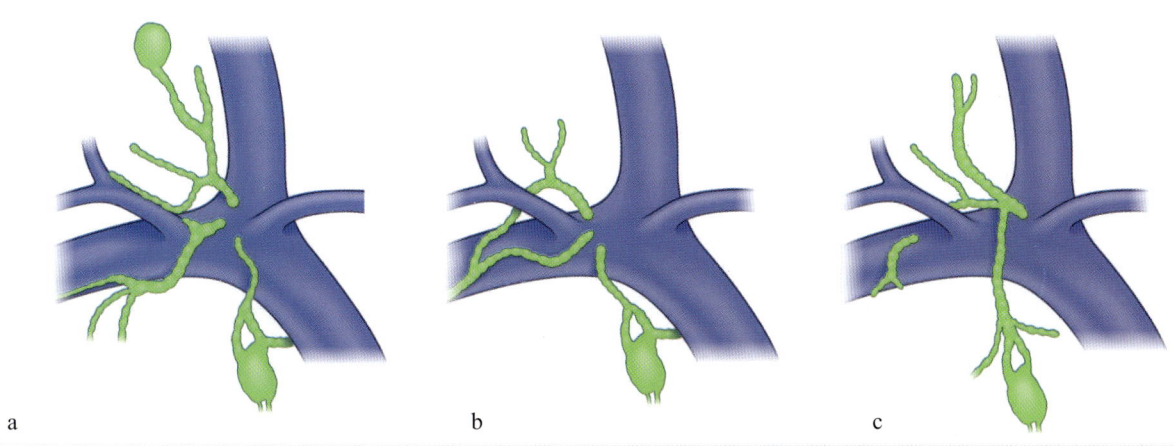

图 48.1 颈部淋巴管解剖结构的变化（a~c）

48.3 解剖

要切取的淋巴结区域位于皮下组织中，覆盖在锁骨上区域重要的神经血管结构上。该区域的淋巴结主要引流甲状腺、肺、食管和乳腺组织。该区域淋巴结引流的淋巴液通过右淋巴导管或胸导管（左）进入锁骨下静脉（图 48.1）[3]。这种与胸导管的邻近和连接使右锁骨上淋巴结皮瓣容易解剖和切取，但是在右上肢淋巴水肿的情况下会困难一些。

锁骨上淋巴结皮瓣的主要血液供应来自颈横动脉（TCA）的主要穿支血管。该动脉最常起源于甲状颈干（图 48.2）。然而，变异的颈横动脉可以起源于不同的血管，包括锁骨下动脉等，这种比例占 25% 左右。穿支动脉通常位于锁骨上方，胸锁乳突肌和颈外静脉（EJV）之间。根据受体部位的需要，这种皮瓣切取时可以带或不带皮肤组织。颈横静脉与动脉伴行，是皮瓣的重要回流静脉之一。我们的经验是优先选择两条合适的静脉，以最大程度保障锁骨上淋巴结皮瓣的淋巴回流。另一条静脉通常是颈外静脉的浅层属支。

起源于 C3 和 C4 的颈神经是位于颈阔肌正下方的锁骨上神经（图 48.3）。为了继续向血管蒂暴露方向深入剥离，可以切断该神经。在皮瓣血管蒂的深面有膈神经、副神经和臂丛神经走行。要避免暴露或损伤这些重要结构。

48.4 皮瓣的类型

- 带皮岛的锁骨上淋巴结皮瓣。
- 不带皮岛的锁骨上淋巴结皮瓣。

48.5 术前准备

在外科治疗淋巴水肿过程中，为患者制订系统的治疗方案非常重要。患者必须被诊断为继发性淋巴水肿，有确切病因，同时至少 3~5 年没有癌症复发。首先，应采用 6 个月的保守治疗，尝试对患肢进行减容。如果治疗效果停滞或无效，再考虑手术治疗。患者的病史应注重识别继发性淋巴水肿的来源，还要考虑到目前问题所在的部位。体格检查应注意重要解剖标志如锁骨、胸锁乳突肌和颈外静脉[4]。供区的术前影像学检查不是必需的，患肢的淋巴闪烁造影及术中吲哚菁绿（ICG）可用于评估淋巴

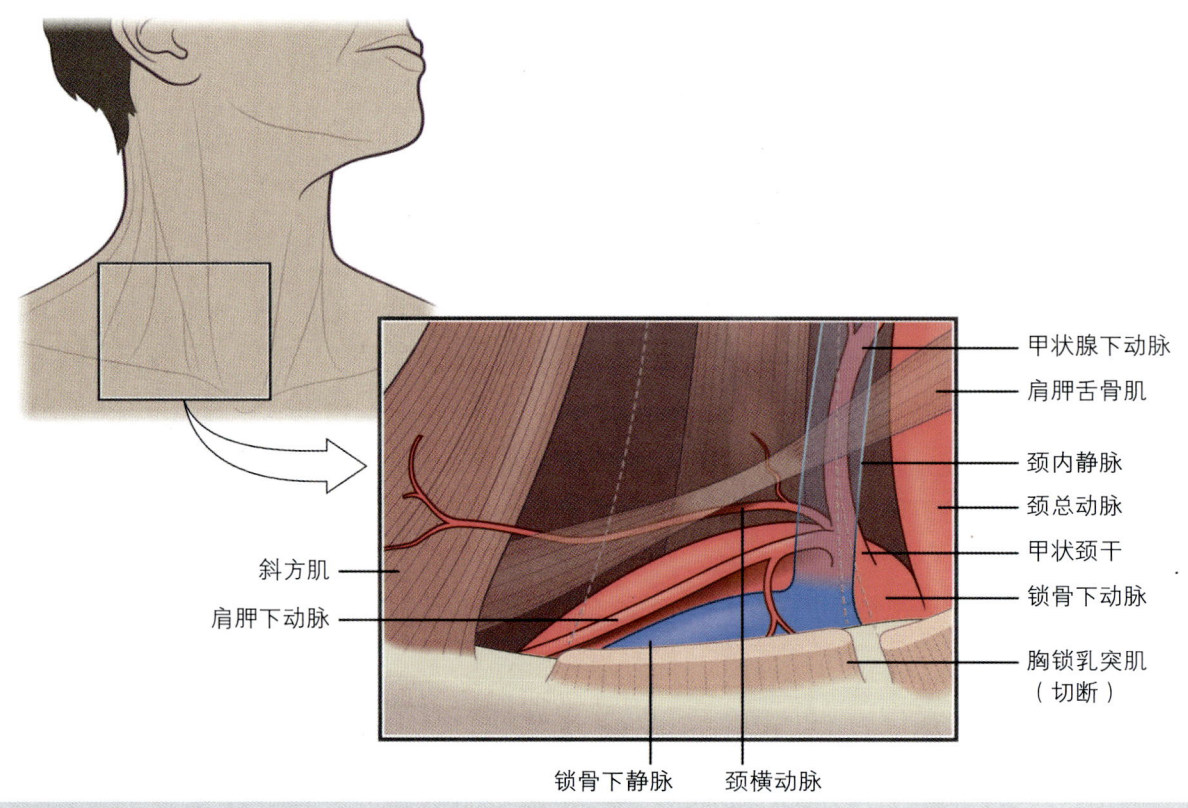

图 48.2 锁骨上淋巴结皮瓣的血管解剖学

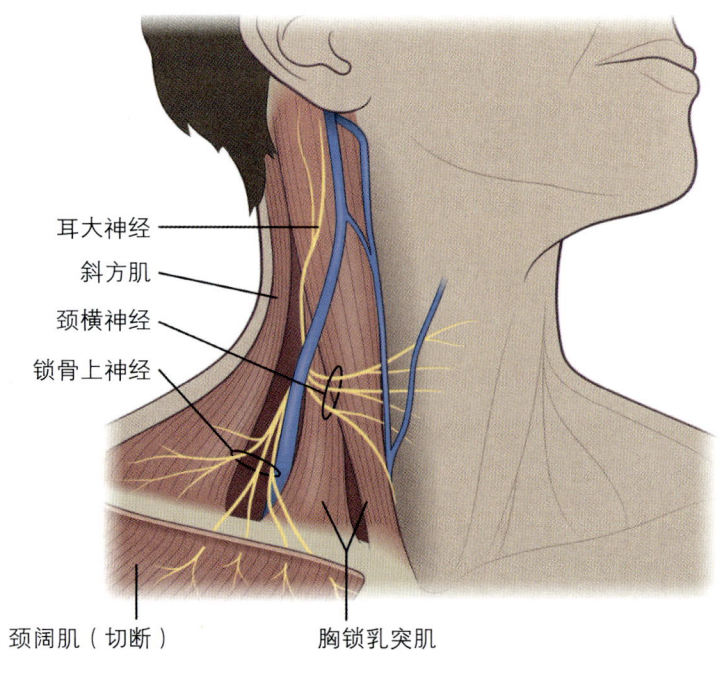

图 48.3 锁骨上淋巴结皮瓣的浅表神经，在剥离时必须将其切断，可能导致麻木和感觉异常

管的情况,以制订手术方案。

48.6 定位和体表标志

切取锁骨上淋巴结皮瓣时,患者取仰卧位,头部倾斜向对侧。这样的体位便于手术中解剖暴露。胸锁乳突肌的外侧和颈外静脉在设计皮瓣之前就应先做好标记。然后,在锁骨上方横向绘制梭形皮瓣(7 cm×3 cm)(图 48.4)。皮瓣在胸锁乳突肌的浅面,设计时,应让颈外静脉的体表投影在皮瓣中心[5]。淋巴结包含在深层脂肪中,对于淋巴结的位置和密度关系目前还没有一致意见。根据我们的经验,这些示迹线外侧部分的淋巴结密度较高,现在已经改变了手术切取方式,从传统的外侧入路改为从中部或内侧入路。

48.7 手术技术

以往的范例都是从外侧入路开始解剖的,我们现在也是从外侧入路开始解剖,但是在设计皮瓣时会更偏向内侧。我们认为,大多数淋巴结位于颈横动脉的外侧,从内侧开始解剖可能更有助于保留目标淋巴结血供。首先,沿着先前标记线在内下方做切口。要尽量完整切取淋巴结,尽量不要破坏淋巴结的交通血管和淋巴通道。接下来,仔细切开颈阔肌。然后将锁骨上方的一侧皮肤及皮下脂肪一并切开,这有助于掀起皮瓣、显露血管蒂。在这个解剖层次上可以看到浅静脉,如果可能的话应保留。皮瓣向内侧掀起,暴露出胸锁乳突肌的外侧部分。一旦切开颈阔肌,就会看到锁骨上神经,切断它,这些神经末端可做包埋,以防止神经瘤的形成。接下来,将胸锁乳突肌拉开或切断一小部分,以增加术野暴露。肩胛舌骨肌横跨术野,可以向上提起并切断,这样就可以进一步暴露深层结构。

此时,应仔细游离颈横动脉和颈横静脉。这些血管横向走行,可以追溯到甲状颈干和颈内静脉(图 48.5)。如果颈横动脉非常细,外科医师就必须将其游离的长些,以获得较粗的管径,这样可能就需要结扎更多的分支。在前斜角肌上方钝性分离,掀起皮瓣后,重要的神经血管结构,包括膈神经、副神经和臂丛神经的上部,都应保持完整。最后切开皮瓣的上半部分,并游离颈外静脉以备吻合。颈横动脉应从外侧一直追溯到甲状颈干,选择合适的长度和管径切断。所有在血管蒂周围 3~4 cm 范围的

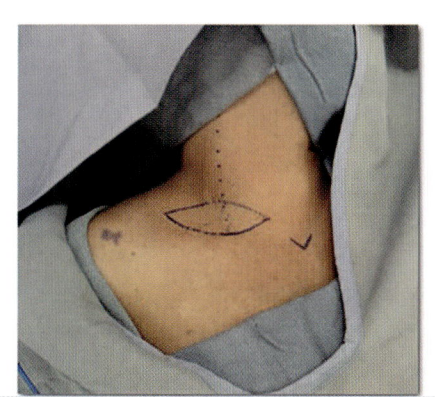

图 48.4 锁骨上淋巴结皮瓣的术前标记

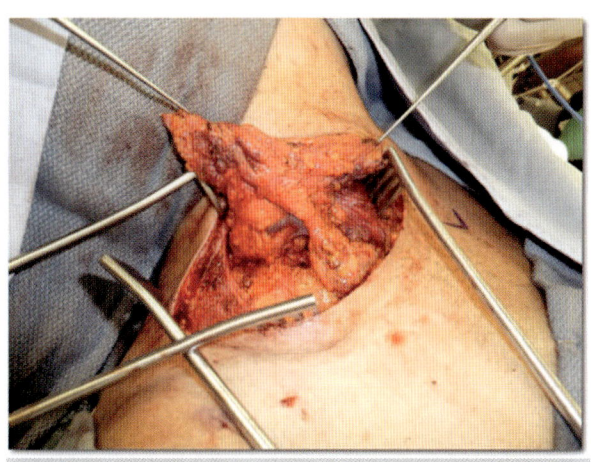

图 48.5 向上掀起锁骨上淋巴结皮瓣以显露深部的血管

脂肪都应保留,以最大限度地减少对淋巴结的破坏(图48.6)。

从内侧到外侧的解剖和脂肪的整体切取减少了手术时间,吻合两条静脉可以最大限度地使静脉回流。上肢手术患者可以将皮瓣放置在腋窝、肘关节或手腕上。同样,对于下肢手术患者,皮瓣可以嵌入腹股沟、腘窝或踝关节背部(图48.7)。

48.8　供区闭合

细致地游离切取皮瓣后,供区应该一期闭合。可以在外侧放置引流条,注意避免使引流条接近重要结构。接下来,可以用可吸收的间断缝合线缝合皮下,皮肤用滑线闭合。瘢痕应该很好地隐藏在通过锁骨上窝的松弛的皮肤内。

(刘林峰　译,丁自海　陈超　校)

参考文献

[1] BECKER C, VASILE JV, LEVINE JL, et al. Microlymphatic surgery for the treatment of iatrogenic lymphedema [J]. Clin Plast Surg, 2012, 39(4):385–398.

[2] STEINBACHER J, TINHOFER IE, MENG S, et al. The surgical anatomy of the supraclavicular lymph node flap: a basis for the free vascularized lymph node transfer [J]. J Surg Oncol, 2017, 115(1):60–62.

[3] MARDONADO AA, CHEN R, CHANG DW. The use of supraclavicular free flap with vascularized lymph node transfer for treatment of lymphedema: a prospective study of 100 consecutive cases [J]. J Surg Oncol, 2017, 115(1):68–71.

[4] OOI AS, CHANG DW. 5-step harvest of supraclavicular lymph nodes as vascularized free tissue transfer for treatment of lymphedema [J]. J Surg Oncol, 2017, 115(1):63–67.

[5] GERETY PA, PANNUCCI CJ, BASTA MN, et al. Lymph node content of supraclavicular and thoracodorsal-based axillary flaps for vascularized lymph node transfer [J]. J Vasc Surg Venous Lymphat Disord, 2016, 4(1):80–87.

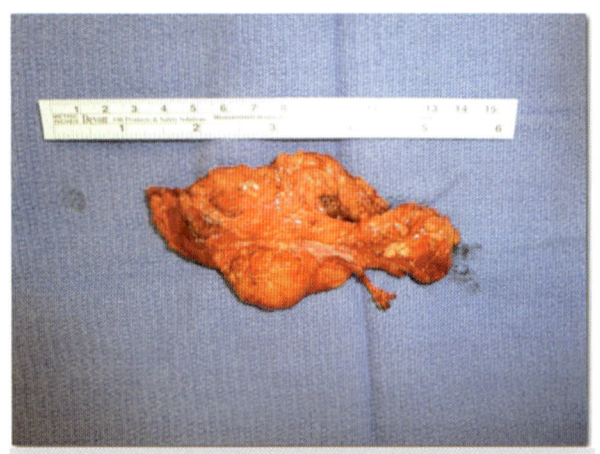

图48.6　锁骨上淋巴结皮瓣切取完成,在患肢植入皮瓣

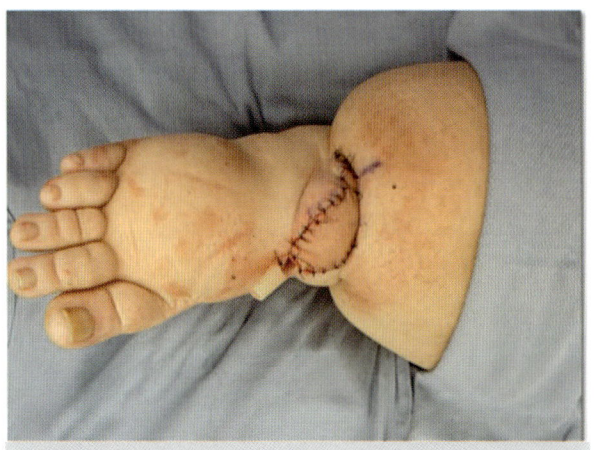

图48.7　锁骨上淋巴结皮瓣嵌入,颈横动脉与足背动脉端-端吻合。静脉吻合口包括颈横静脉至足背静脉,颈外静脉至局部浅静脉

49 腹股沟淋巴结移植

Deana Shenaq, David W. Chang

摘要

淋巴水肿治疗方面的一项最新进展就是血管化淋巴结的游离组织移植，与非血管化移植相比，这项新技术已经被证明能够显著改善患肢淋巴水肿问题。在该手术过程中，从一个区域采集健康的淋巴结，将它们移植到另一个区域，受体区域可以是原始损伤位点（如腋窝或腹股沟），也可以是发生淋巴水肿的肢体（如手腕或足踝）。一种理论认为原位移植的淋巴结能够像海绵一样吸收淋巴液，然后将淋巴液导流入血管网；另一种理论则认为血管化淋巴结的移植可能会促进淋巴管重生。淋巴结供体位置包括腹股沟、胸腔、颏下或锁骨上区域、网膜、肠系膜。对于采用腹股沟淋巴结的血管化淋巴结移植术来说，可将该手术与微血管乳房重建术结合完成，也可单独用来治疗淋巴水肿。在本章中，作者介绍了该重建手术的一些关键步骤，从典型适应证，到解剖结构、术前注意事项、手术技术，供区闭合，以及对该手术术式的改良方法。

关键词：旋髂浅动脉，腹壁下浅动脉

49.1 引言

淋巴水肿治疗方面的一项最新进展就是血管化淋巴结的游离组织移植，与非血管化移植相比，这项新技术已经被证明能够显著改善淋巴水肿问题。血管化淋巴结转移（VLNT）最早于1979年在动物模型中成功应用，并于1982年由Clodius等应用于临床[1]。在该手术过程中，从一个区域采集健康的淋巴结，将它们移植到另一区域，受体区域可以是原始损伤部位（如腋窝或腹股沟），也可以是发生淋巴水肿的肢体（如手腕或足踝）。Becker等首次提出带血管化腹股沟淋巴结游离皮瓣治疗上肢淋巴水肿[2]。关于该方法有两种不同的见解，一种理论认为原位移植的淋巴结能够像海绵一样吸收淋巴液，然后将淋巴液导流入血管网；另一种理论则认为血管化淋巴结的移植可能会促进淋巴管再生。淋巴结供体位置包括腹股沟、胸腔、颏下或锁骨上区域、网膜、肠系膜。对于采用腹股沟淋巴结的血管化淋巴结移植术来说，可将该手术与乳房重建术结合完成，也可单独用来治疗淋巴水肿。

49.2 适应证

- 上肢或下肢的淋巴水肿。
- 上肢淋巴水肿结合乳房重建。

49.3 解剖

下腹部游离皮瓣的血液供应来自髂外动脉的腹壁下动脉（DIEA）。腹股沟是最常用的血管化淋巴结供体部位之一，解剖学研究表明，其血液供应可靠地基于股动脉发出的旋髂浅动脉和腹壁下动脉。

腹股沟淋巴结可分为5组：中央区（隐股静脉接合处）、上内侧区、上外侧区、下内侧区、下外侧区。负责引流下肢的淋巴结位于内侧和

中间区域，因此建议采集位于内侧基底部的髂上（上外侧）引流淋巴结，避免发生同侧供体部位的淋巴水肿。尽管对于内侧淋巴结采集是否安全依然存在一定的争议，但是大部分意见认为一定要保留腹股沟韧带下方的深处淋巴管和淋巴结（图 49.1）。

49.4　术式改良

- 血管化淋巴结移植+自体乳房重建，采用基于腹部的游离皮瓣，治疗上肢淋巴水肿。
- 血管化腹股沟淋巴结移植，单独用于上肢或下肢淋巴水肿的治疗。

49.5　术前准备

游离淋巴结移植术最好选择中度继发淋巴水肿且理疗耐受、愿意术后继续包裹肢体末端或者穿戴压迫衣的患者。超重患者建议先减体重，因为患者术前 BMI 至少要低于 35。作者建议患者术后第一天就下床活动，因此一般不建议采用术前卧床的患者来实施该手术。

在首次就诊期间，可根据患者淋巴水肿的临床分期，建议患者做出以下手术选择：单独淋巴管静脉分流术（LVB）、单独血管化淋巴转移（VLNT），或二者结合。单独行 LVB 手术一般是为轻度淋巴水肿患者准备的（表 49.1）。如果淋巴水肿状况严重，患侧肢体可能需要先进行减容手术。如果患者同时接受 VLNT 和自体乳房重建术，则不会再同时实施 LVB，避免手术时间过长；相反，通常会在至少 3 个月后才以二次手术的形式完成该手术。

术前，每位患者都要接受淋巴水肿治疗师的评估，治疗师将对患者肢体、症状展开定量体积测定和定性分析。之后会在术后 3 个月、6 个月、

表 49.1　根据临床分期治疗淋巴水肿的手术建议

临床分期	手术方式
I	单独 LVB
II	单独 LVB 或 VLNT+LVB
III	VLNT+LVB 联合
IV	Charles' 减容手术

缩写：LVB，淋巴静脉吻合术；VLNT，血管化淋巴结转移

12 个月时对患者再次展开评估，确定是否出现好转症状。一般来说，对于原因已知的继发淋巴水肿患者来说，无须接受术前淋巴成像研究。而原发淋巴水肿患者一般要在术前接受确认性淋巴影像学检查，记录下淋巴管的功能障碍。

49.6　定位和体表标志

患者取仰卧位，从锁骨下至会阴作为术前准备区域。如果治疗上肢淋巴水肿，术前准备区域应该包括淋巴水肿的患肢、腋窝区域。如果腹股沟淋巴结移植与乳房重建一起实施，一般来说，会在术前区域标出患者的腹部位置，评估能够安全采集的腹部范围，保证原始供区能够正确缝合。横向腹部切口应该位于正常 DIEP/MS-TRAM（腹壁下动脉穿支/保留肌束的横行腹直肌肌皮瓣）皮瓣切口，和腹部皮瓣一起捕获腹股沟淋巴结。在胸腔内，利用之前的乳房切除术切口来靠近胸廓内动静脉，因为这些血管将作为受体血管。扩张切口，适当暴露腋窝，完全切除来自之前手术或放疗的纤维化瘢痕。

49.7　手术技术

对于乳腺肿瘤切除的术后患者，包含淋巴结和淋巴管的低位横向腹部皮瓣是自体乳房重

49 腹股沟淋巴结移植

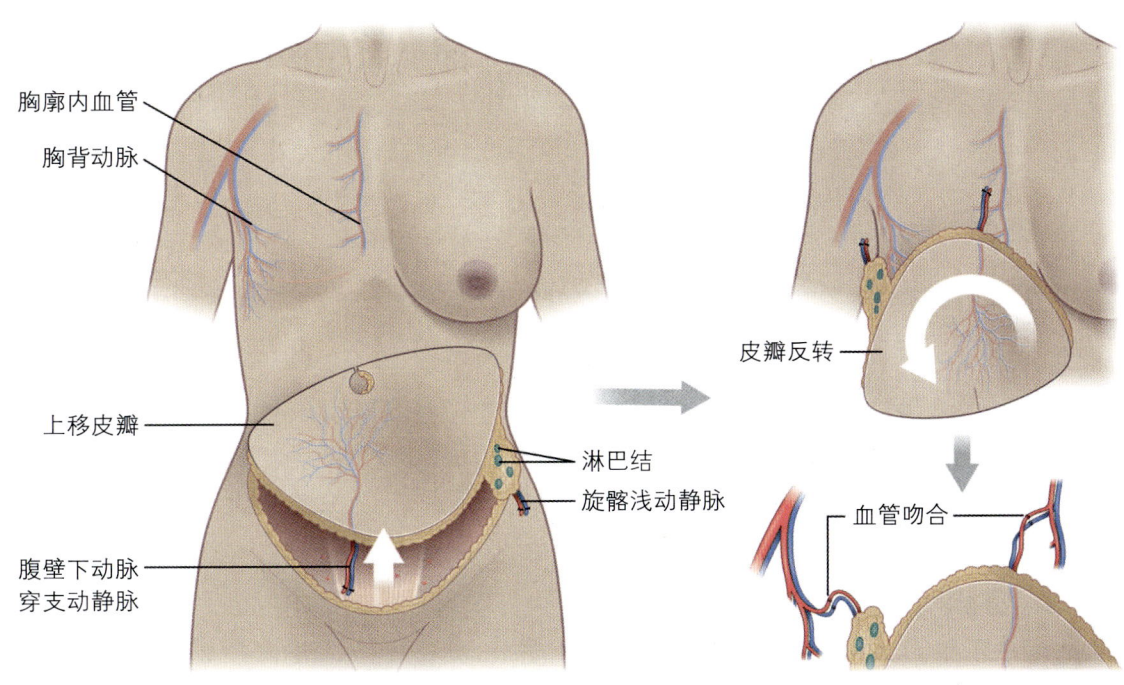

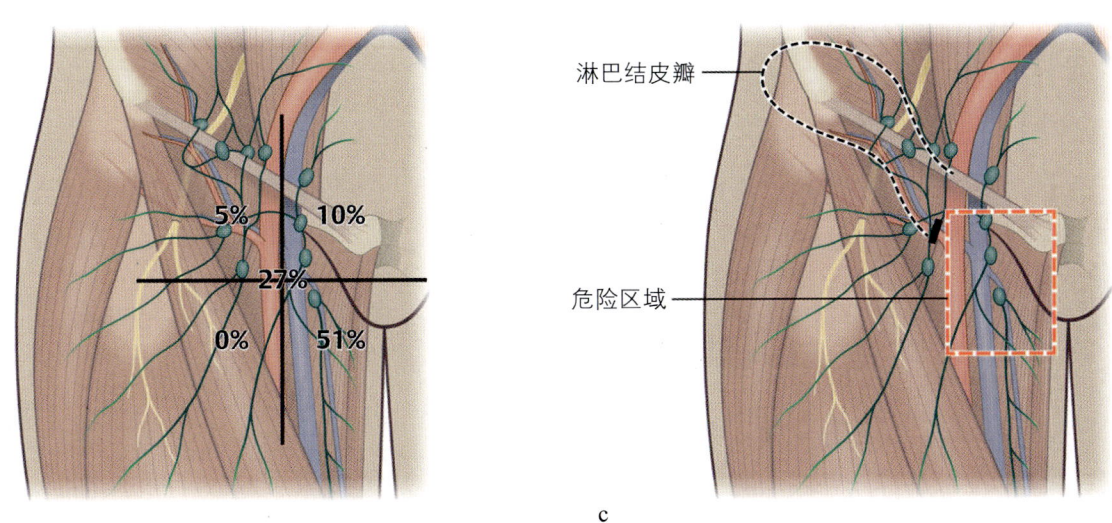

图 49.1 设计带对侧血管化淋巴结的皮瓣。a. DIEA 和 DIEV 与 IMA 和 IMV 吻合，而位于腋窝的血管化淋巴结动静脉与腋窝的可用血管吻合。b. 保护下肢淋巴引流功能的方法。van der Ploeg 等标记的前哨淋巴结的位置。c. 推荐的淋巴结皮瓣设计方案

建并同时治疗淋巴水肿更佳的选择[3, 4]。淋巴结的获取以 DIEP 皮瓣为基础，沿旋髂浅血管或腹壁浅血管整体切取淋巴结。

一般而言，对于单侧乳房重建联合 VLNT 的患者，同侧腹部皮瓣和对侧淋巴结皮瓣是乳房切除缺损的首选。VLNT 通过腹部皮瓣蒂部血管供血不需要吻合额外的动脉。然而，腋窝处 VLNT 往往需要额外的静脉吻合以进行引流。胸外侧血管、胸背动脉前锯肌支或旋肩胛血管是 VLNT 受体静脉的最佳选择，将 AFP 皮瓣定位于乳腺切除缺损的同侧，并将其旋转 180°与乳腺内血管吻合，使 VLNT 放置于腋窝。

腹部皮瓣切取采用低横腹部切口，并从腹股沟处探查淋巴组织。应注意不要侵犯腹股沟深淋巴系统和腹股沟韧带，以防止供肢淋巴回流功能障碍。为了避免供体部位发生淋巴水肿，我们通常使用反向定位技术来识别对下肢引流至关重要的前哨淋巴结，这类似于乳腺外科医师在腋窝淋巴结清扫时使用定位技术识别前哨淋巴结[5]。术前，在腹股沟供区同侧足的第 1 趾和第 2 趾的趾蹼区注射锝，锝在理想情况下会转移到腹股沟的前哨引流节点。皮瓣切取同时术中使用伽马探头/盖革计数器检测腹股沟前哨淋巴结，以避免前哨淋巴结被清扫或切除（图 49.2）。为了更精准地获取目标淋巴结，Dayan 等沿着腹股沟韧带上 5 cm 平行的 4 个部位皮内注射 0.2 mL 吲哚菁绿，利用近红外荧光技术，对目标区域淋巴管显影，识别引流躯干的淋巴结，并将其纳入腹部皮瓣[5]。摘取任何淋巴结皮瓣的潜在风险是出现供体部位血肿或淋巴漏。为了避免这种情况，需要借助显微镜进行仔细的外科解剖，并对供淋巴结的淋巴管进行结扎。我们发现，与不加选择地使用电灼相比，结扎淋巴管可减少术后淋巴漏或血清肿的问题。

移植的淋巴结定位后，持续解剖至腹壁下浅静脉（SIEV）和旋髂浅静脉（SCIV），这些淋巴结位于浅表腹股沟处，SIEV 的外侧和腹股沟韧带的上方，被脂肪组织包绕并可在脂肪组织内被探及。将腹股沟皮瓣在肌筋膜水平由外侧向内侧掀起，并在腹壁浅血管蒂水平与 DIEP/MS-TRAM 皮瓣相连。尽可能地充分解剖分离旋髂浅静脉或腹壁浅静脉，并在起始处结扎（图 49.3），以尽可能获得最大的长度和口径。

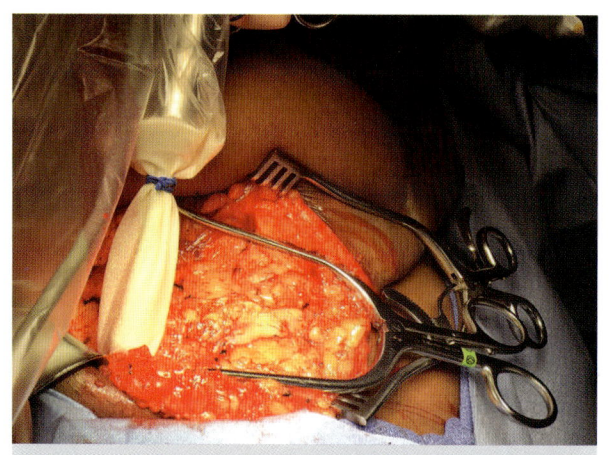

图 49.2 使用伽马探头/盖革计数器检测腹股沟前哨淋巴结，以避免其被腹部皮瓣切除

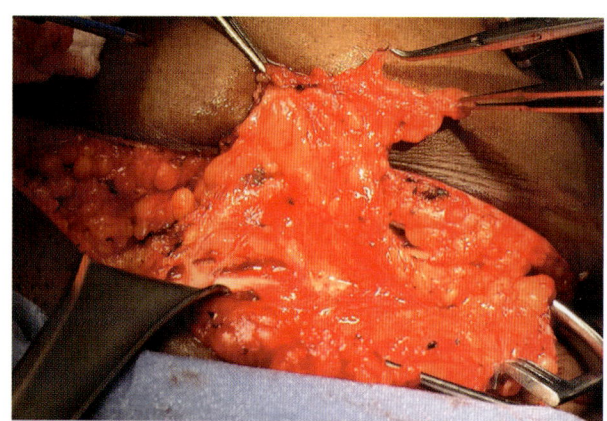

图 49.3 切除的腹股沟淋巴结及旋髂浅静脉。该患者接受了 VLNT 和游离皮瓣乳房重建

两个团队可以同时进行手术，一个团队准备受区并松解腋部瘢痕，另一个团队进行皮瓣切取。首先是广泛的腋窝瘢痕切除和松解，这是确保淋巴结移植成功及术后症状缓解的关键步骤。进行广泛切除以去除所有纤维化瘢痕，直至达到健康的脂肪组织，通常在腋窝或胸背血管的水平。并且广泛的瘢痕切除对于探查并识别血管化淋巴结的受体血管也是非常必要的。

相比于使用胸背动脉、胸背动脉的前锯肌支或胸外侧血管作为受体静脉，我们更愿意将受体静脉与腹部皮瓣上的 SCIV 或 SIEV 相吻合，通常更愿意手工吻合血管。

腹壁下血管与胸廓内动静脉的吻合通常在腋窝静脉吻合之前进行。显露胸廓内动静脉的吻合通常在腋窝静脉吻合之前。血管的制备通常在第 3 肋间进行，必要时需要进行肋骨切除，我们一般选用保留肋骨的方法用以获取胸廓内动静脉。

49.8 供区闭合

与标准 DIEP 或者 MS-TRAM 皮瓣一样，腹部术后关闭供区并放置引流管，确保上腹部皮瓣及周缘脂肪等组织能够填充切除淋巴结后导致的腹股沟处的组织缺损，避免导致无效腔。

49.9 要点与难点

- 为了避免出现供区淋巴水肿，注意只切除位于 SIEV 内侧和腹股沟韧带上方的腹股沟浅淋巴结。反向定位技术来识别并且避免切除对于下肢引流至关重要的前哨淋巴结。
- 在切取腹股沟淋巴结瓣时，注意应结扎而不是电凝烧灼淋巴管，以避免腹股沟淋巴结损伤和淋巴漏。
- 当同时进行乳房重建时，血管化淋巴结可依附于 DIEP 皮瓣存活，但是我们更倾向于在浅表系统的基础上与静脉、胸背静脉或其分支吻合以进行额外的静脉引流。
- 受体广泛的瘢痕切除对于确保有足够的受体空间及探查识别血管化淋巴结的受体血管是非常必要的。
- 为了获取最好的治疗效果，患者必须在术后持续进行相关康复锻炼，包括穿戴压迫衣。

（王云鹏　译，丁自海　陈超　校）

参考文献

[1] CLODIUS L, SMITH PJ, BRUNA J, et al. The lymphatics of the groin flap[J]. Ann Plast Surg, 1982, 9(6):447–458.

[2] BECKER C, ASSOUAD J, RIQUET M, et al. Postmastectomy lymphedema: long-term results following microsurgical lymph node transplantation[J]. Ann Surg, 2006, 243(3):313–315.

[3] SAARISTO AM, NIEMI TS, VIITANEN TP, et al. Microvascular breast reconstruction and lymph node transfer for postmastectomy lymphedema patients[J]. Ann Surg, 2012, 255(3):468–473.

[4] NGUYEN AT, CHANG EI, SUAMI H, et al. An algorithmic approach to simultaneous vascularized lymph node transfer with microvascular breast reconstruction[J]. Ann Surg Oncol, 2015, 22(9): 2919–2924.

[5] DAYAN JH, DAYAN E, SMITH ML. Reverse lymphatic mapping: a new technique for maximizing safety in vascularized lymph node transfer[J]. Plast Reconstr Surg, 2015, 135(1):277–285.

50 淋巴管静脉吻合术

Edward I. Chang

摘要

淋巴水肿是由多种病因引起的慢性疾病。在某些病例中，这种慢性的、导致人体虚弱的疾病为先天性淋巴水肿，通常来自四肢的淋巴液，因为不同淋巴管的阻塞、畸形或发育不全导致淋巴液在皮下组织积聚。在西方国家，肿瘤治疗后的并发症被广泛认为是导致淋巴水肿的主要原因。因为在癌症治疗过程中进行的淋巴清扫及辅助治疗（如放疗和化疗）引起了淋巴管的中断或阻塞，导致了肢体的淋巴回流障碍。过去，患者常常接受切除术以清除多余的淋巴和纤维化组织；然而，现在已经出现针对此病症解决淋巴水肿潜在病理问题的新方法。淋巴管静脉吻合术，也称淋巴静脉旁路手术，旨在重建受阻的淋巴系统至体循环的分流通路来改善患肢的回流受阻状况。接受淋巴管静脉吻合术的患者主观症状有显著改善，并减少了对保守治疗的依赖。然而，从客观症状上讲，较少的患者表现出淋巴水肿的体积减小。症状完全缓解的患者更是寥寥无几。本章详细介绍了该手术过程中的每个步骤，涉及典型适应证、解剖学、术前注意事项、手术方式和供区闭合。

关键词：吲哚菁绿，异硫蓝，淋巴闪烁显像，磁共振淋巴管成像

50.1 引言

淋巴水肿是由多种病因引起的人体慢性衰弱疾病。在某些病例中，这种慢性的、导致人体虚弱的疾病为先天性淋巴水肿，通常来自四肢的淋巴液[1,2]，因为不同淋巴管的阻塞、畸形或发育不全导致淋巴液在皮下组织积聚。在西方国家，肿瘤治疗后的并发症被广泛认为是导致淋巴水肿的主要原因。因为在癌症治疗过程中进行的淋巴清扫及辅助治疗（如放疗和化疗）引起了淋巴管的中断或阻塞，导致了肢体的淋巴回流障碍。过去，患者常常接受切除术以清除多余淋巴和纤维化组织；然而，现在已经出现针对此病症解决淋巴水肿潜在病理问题的新方法。淋巴管静脉吻合术（LVA），也称为淋巴管静脉旁路手术，旨在重建受阻的淋巴系统至体循环的分流通路来改善患肢的回流受阻状况。接受淋巴管静脉吻合术的患者主观症状有显著改善，并减少了对保守治疗的依赖。然而，从客观症状上讲，较少的患者表现出淋巴水肿的体积减小。症状完全缓解的患者更是寥寥无几。

50.2 适应证

- LVA 可有效治疗早期淋巴水肿，并保留现有的淋巴结构。当淋巴管道出现纤维化和瘢痕增生时，意味着疾病已进展为晚期淋巴水肿。那么，淋巴静脉吻合术将不再适用。

50.3 解剖学

淋巴管道的位置并不固定，变动幅度很大，或浅至真皮，或深至深层脂肪，位于与 Scarpa 筋膜深度相当的筋膜下方。吲哚菁绿（ICG）淋巴管造影术的使用革新了未闭合淋巴管定位的

方法。将吲哚菁绿皮下注射给药患者，此荧光染料将与由淋巴系统吸收的蛋白质结合，由此可识别适合旁路手术的淋巴管道。绝大多数情况下，所识别的未闭合淋巴管位于肘部以下及膝盖以下部位。上肢中，大多数未闭合淋巴管道位于手背和前臂，而不是上肢掌侧。淋巴静脉吻合术显然也依赖于待吻合邻近静脉的识别能力。一旦借助 ICG 荧光成像确定了合适目标，对皮肤切口后使用异硫蓝（另一种由淋巴系统吸收的染料）有助于观察皮下脂肪内的淋巴管。然而，促进静脉和淋巴管道的可视化新技术层出不穷[3]。

由于淋巴管道和静脉的直径通常不超过 0.8 mm，淋巴水肿手术领域迎来了新术语——超显微外科手术。当前，受光学部件及其放大倍率、超显微外科器械、微血管针和缝合线规格的制约，再加上有限的人类能力，一场成功的 LVA 手术的当前淋巴管直径限度约为 0.3 mm。然而，随着该领域的迅速发展，淋巴管道-静脉吻合的限制有可能突破这些条件。

50.4 淋巴管和静脉的识别

- 淋巴管道可能不含异硫蓝，因此对淋巴管仔细解剖并进行相应识别对于手术结果的成功，以及在没有异硫蓝的情况下避免无意切到其他淋巴管道至关重要。
- 某些情况下，淋巴管附近可能没有静脉，无法进行吻合术。或者，如果需要进行端-端吻合，可能不存在适用该手术的适当大小的静脉。

50.5 术前注意事项

虽然大多数 LVA 手术是在全身麻醉情况下进行的，但已有使用局部麻醉成功进行手术的案例；然而，鉴于大多数超显微外科医师使用全身麻醉进行手术，患者应完成全身麻醉手术情况下的诊断检查。全面的术前病史调查对于确定淋巴水肿的根本原因也至关重要。在西方国家，淋巴水肿最常继发于癌症治疗。病史应包括详细信息，例如淋巴水肿的病因（因为有些患者的淋巴水肿为先天或原发性的）、症状的发作和持续时间、既往辅助治疗（如化疗和放疗）、既往感染的次数和严重程度以及上肢淋巴水肿的惯用手的使用。体格检查应包括评估水肿程度和皮肤质量，可根据国际淋巴学会分期系统进行淋巴水肿分期。然而，一些人选择其他分期系统，利用 ICG 淋巴管造影成像，评估淋巴水肿严重程度和治疗方法[3]。

如诊断不明确或病史与淋巴水肿的诊断不一致，术前评估还应包括影像学研究。所有患者都应接受标准双重超声检查，以确认没有深静脉血栓形成的迹象，排除其作为单侧肢体肿胀的替代病因。淋巴闪烁显像也是评估四肢淋巴回流受阻和淋巴解剖的重要辅助手段。其他情况下，也使用过磁共振淋巴管成像来更清楚地展现可以作为 LVA 靶点的淋巴管道。所有患者还应由职业认证的淋巴水肿理疗师进行诊治和评估，理疗师是所有淋巴水肿患者护理、治疗和管理的关键。包括手动淋巴引流、压迫衣、包裹物和气动泵装置在内的治疗手段都是治疗淋巴水肿不可或缺的一部分[4]。在术前和随访期间对患者进行准确、客观的测量也很重要，最常见的方式是周长测量或失血测量计测量。

50.6 定位和体表标志

应对整个肢体做好术前准备，并沿肢体边缘覆盖手术单，确保 LVA 手术中能对所有潜在目标靶点进行处理。ICG 的使用彻底改变了该领域，旁路手术中可运用可视化手段对潜在淋巴管道进行标记。将吲哚菁绿（ICG）分成等份试样（每份 0.1~0.2 mL），经皮下注射至患肢手指之间的指蹼中（图 50.1a）。关闭房内灯光，使用红外成像设备观察未闭合淋巴管吸收 ICG 的过程。前一代成像设备可观察到 ICG 渗透近 1 cm 深的过程，但无法探知超出该深度的淋巴管道（图 50.1b）。ICG 在淋巴管道内流通通常需要几分钟的时间。皮肤可以发挥其作用以帮助将荧光染料从淋巴管道远端传输至近端。使用皮肤标记追踪吸收 ICG 的淋巴管的荧光轨迹（图 50.1c）。可视化手段通常可观察到横跨淋巴管的静脉，显示为穿过荧光标记淋巴管的线性暗影。用于识别静脉受体血管的新技术经证明可用于吻合位置的标记[5]。

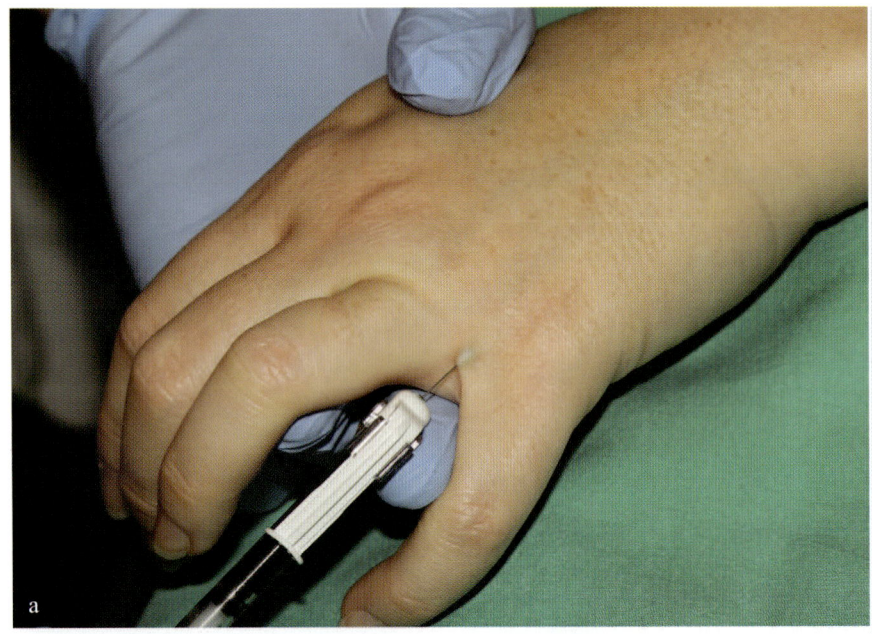

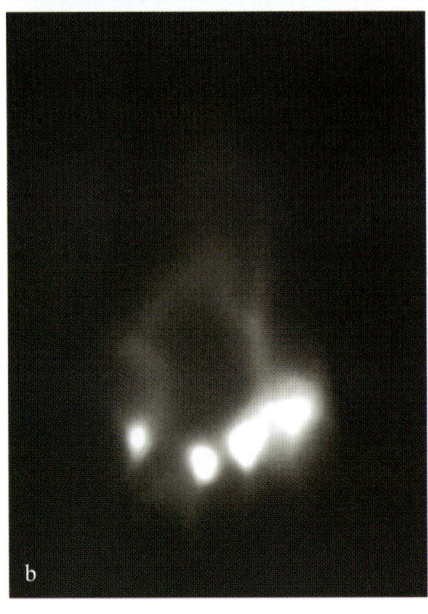

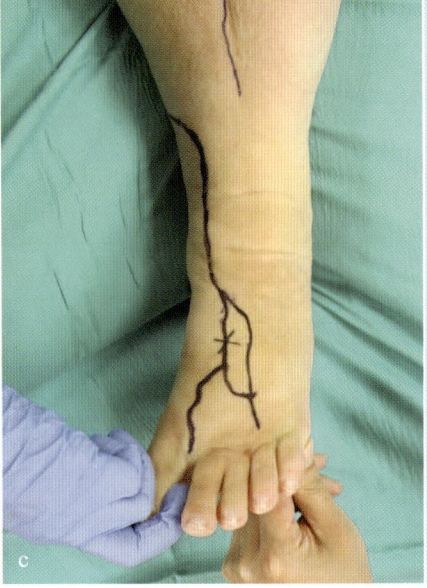

图 50.1　a. 皮下注射少量吲哚菁绿（ICG）染料。b. 左足 ICG 淋巴管造影。线性型/线性暗影，表示 ICG 从足趾趾蹼间淋巴管网进入淋巴管。c. 线性型淋巴管造型的体表投影（部分图片由 Matthew M. Hanasono 提供）

50.7 手术技术

在使用 ICG 淋巴管造影确定淋巴管道的位置后，定位潜在的受体静脉也很重要。皮肤切口的位置需处于淋巴管和静脉交叉的某处。沿切口长度注射含肾上腺素的局部麻醉剂以达到止血、麻醉目的。在预期需要进行切口的远端约 2 cm 处，在真皮中注射一些异硫蓝染料有助于淋巴管道的可视化，然后进行皮肤切口。不应切开整个真皮层。深层真皮的最后一层应使用解剖显微剪刀在高倍显微镜下剪开。此时，应仔细解剖以确定淋巴管道（图 50.2）。在解剖过程中，应注意保留适合 LVA 手术中作为受区血管的任何静脉。

一旦确定了合适的淋巴管和受体静脉，就可以进行吻合术。使用 11-0 尼龙缝合线完成吻合，将淋巴管的远端连接到受体静脉的近端（图 50.3a）。虽然已有学者将淋巴管的近端与近端受体静脉进行了吻合操作，但大多数手术是在相反的方向进行吻合的。作者使用微血管止血夹将近端淋巴管和远端静脉结扎。缝合针数虽取决于淋巴管的大小，但应以必要为限，在某些吻合术中，缝合针数可低至 3 针（图 50.3b）。

吻合完成后，确认吻合部位是否通畅至关重要。可使用多种不同的方式来确认，要么以异硫蓝染料引流到静脉中，要么使用荧光血管造影术确认 ICG 进入静脉。然后按照以下部分所述方法缝合切口。

50.8 供区闭合

LVA 手术的切口通常长 1~2 cm，缝合方式主要是看外科医师的偏向。作者更喜欢使用可吸收的单丝缝合线缝合真皮深层，使用皮肤黏合剂进行浅表皮肤闭合。或者，也可以使用不

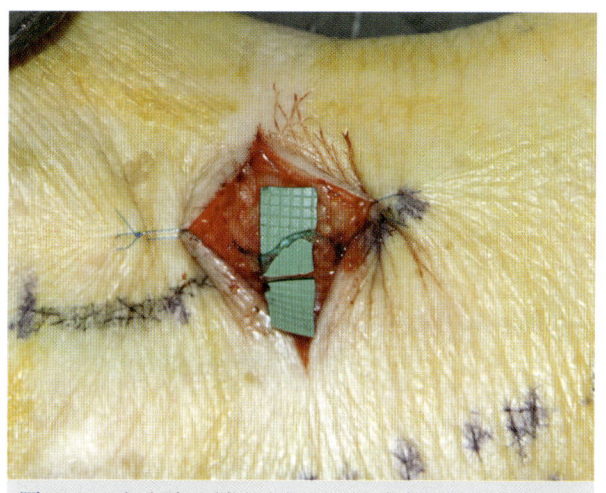

图 50.2 在皮肤上做一个切口，在高倍镜下进行解剖，以分离出充满淋巴异硫蓝染料的淋巴管和相邻的静脉（图片由 Matthew M. Hanasono 提供）

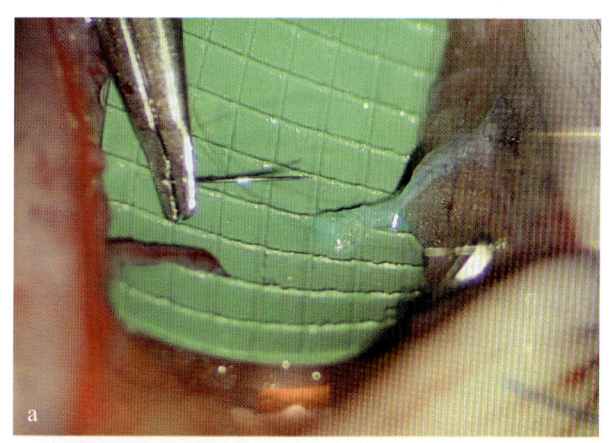

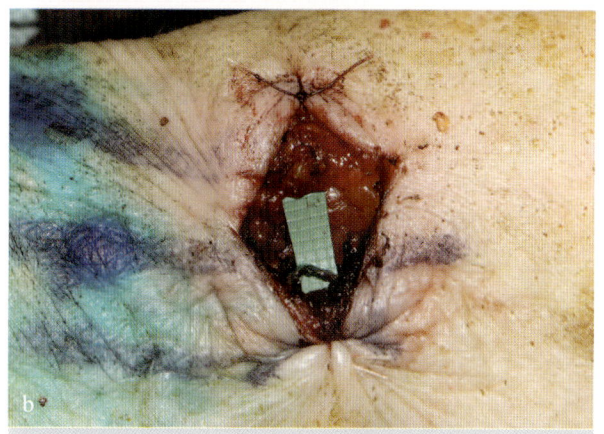

图 50.3 a. 确定了合适的淋巴管和受体静脉，就可以进行吻合术。使用 11-0 尼龙缝合线将淋巴管的远端连接到受体静脉的近端。b. LVA 吻合完成后，可以看到淋巴异硫蓝染料充满吻合口的静脉近端，表明吻合口通畅（部分图片由 Matthew M. Hanasono 提供）

可吸收缝合线来单纯间断缝合皮肤切口。

50.9　要点与难点

- 在淋巴管太小、使用6-0或7-0尼龙或聚丙烯缝合线作为支架撑开淋巴管、不依靠后壁缝合无法观察到内腔的情况下，将最大限度地降低这一并发症的风险并确保淋巴管的吻合。无法使用缝合线作为支架的淋巴管不宜采用LVA手术。
- 异硫蓝染料的使用有助于淋巴管的可视化；然而，在某些情况下，淋巴管道的管腔中不含任何染料，因此显微外科医师在识别淋巴管时要谨慎，因为此时的淋巴管处于半透明状态。
- 从静脉下针缝合至淋巴管通常更为容易，因为淋巴管管壁通常较薄，针尖更易穿过淋巴管道的管腔。从淋巴管下针则具有挑战性，并且可能无意中使缝合针缝合到淋巴管的后壁。

（钟硕　译，丁自海　陈超　校）

参考文献

[1] PASKETT ED, DEAN JA, OLIVERI JM, et al. Cancer-related lymphedema risk factors, diagnosis, treatment, and impact: a review [J]. J Clin Oncol, 2012, 30(30):3726–3733.

[2] SUAMI H, CHANG DW. Overview of surgical treatments for breast cancer-related lymphedema [J]. Plast Reconstr Surg, 2010, 126(6):1853–1863.

[3] CHANG DW, SUAMI H, SKORACKI R. A prospective analysis of 100 consecutive lymphovenous bypass cases for treatment of extremity lymphedema [J]. Plast Reconstr Surg, 2013, 132(5):1305–1314.

[4] DAYES IS, WHELAN TJ, JULIAN JA, et al. Randomized trial of decongestive lymphatic therapy for the treatment of lymphedema in women with breast cancer [J]. J Clin Oncol, 2013, 31(30):3758–3763.

[5] MIHARA M, MURAI N, HAYASHI Y, et al. Using indocyanine green fluorescent lymphography and lymphatic-venous anastomosis for cancer-related lymphedema [J]. Ann Vasc Surg, 2012, 26(2):278.